儿科疾病临床诊疗学

蔡维艳 等◎编著

中国出版集团
世界图书出版公司
广州·上海·西安·北京

图书在版编目(CIP)数据

儿科疾病临床诊疗学 / 蔡维艳等编著. —广州：世界图书出版广东有限公司, 2012.5
ISBN 978-7-5100-4567-7

Ⅰ. ①儿… Ⅱ. ①蔡… Ⅲ. ①小儿疾病-诊疗 Ⅳ. ①R72

中国版本图书馆CIP数据核字(2012)第070082号

儿科疾病临床诊疗学

责任编辑	黄 琼
出版发行	世界图书出版广东有限公司
地 址	广州市新港西路大江冲25号
	http://www.gdst.com.cn
印 刷	广东天鑫源印刷有限责任公司
规 格	787mm×1092mm 1/16
印 张	25.75
字 数	640千
版 次	2013年1月第1版第2次印刷
ISBN	978-7-5100-4567-7/R · 0181
定 价	78.00元

版权所有，翻印必究

《儿科疾病临床诊疗学》编委会

主　编　蔡维艳　单继平　姜　杰　王　莉
副主编　李　粹　蒋　妍　曲先锋　张　霞　李　东　林晓婷
　　　　　王翠霞　宋晓瑾
编　委　（按姓氏拼音排序）

蔡维艳	烟台毓璜顶医院
崔焕芹	烟台毓璜顶医院
狄　凝	山东省立医院
姜　杰	德州市立医院
蒋　妍	聊城市东昌府区妇幼保健院
李　粹	济宁医学院附属医院
李　东	山东省交通医院
林晓婷	山东省青岛疗养院
刘洁琼	邹城市人民医院
曲先锋	青岛市妇女儿童医院
单继平	济宁医学院附属医院
王翠霞	青岛市第八人民医院
完颜红心	济宁医学院附属医院
宋晓瑾	青岛市第八人民医院
王　莉	山东省立医院
张　霞	巨野县人民医院

目录
CONTENTS

儿科疾病临床诊疗学
Clinical Diagnosis and Treatment of Pediatric Diseases

前言 ··· 1

上篇 总论

第一章 儿童年龄的分期 ·· 4
第二章 儿童生长发育 ··· 7
 第一节 儿童生长发育的规律 ·· 7
 第二节 儿童各系统的生长发育 ··· 9
 第三节 神经心理的发育与评价 ·· 13
第三章 儿科疾病常见的临床症状 ·· 19
 第一节 发热 ·· 19
 第二节 惊厥 ·· 21
 第三节 呕吐 ·· 23
 第四节 多汗 ·· 24
 第五节 腹痛 ·· 25
第四章 儿科疾病的临床诊治原则 ·· 29
 第一节 病史采集和体格检查 ··· 29
 第二节 儿科疾病的影像学诊断 ·· 33
 第三节 儿科疾病的治疗与护理 ·· 39
第五章 儿科常用的操作技术 ·· 44
 第一节 物理降温法 ··· 44
 第二节 给氧法 ··· 45
 第三节 湿化与雾化 ··· 48
 第四节 胃管灌食法 ··· 49
 第五节 洗胃法和胃肠减压法 ··· 50
第六章 儿童保健 ··· 52
 第一节 各年龄期儿童保健 ·· 52
 第二节 儿童保健的具体实施 ··· 54

第七章　小儿的营养与喂养 59
第一节　小儿营养需求 59
第二节　母乳喂养 61
第三节　婴儿喂养 68
第四节　幼儿膳食 70

第八章　儿科常用的药物治疗 71
第一节　儿科药物治疗的特点 71
第二节　儿科药物选择 74
第三节　儿科药物剂量的计算 74

下篇　分　论

第九章　新生儿疾病 78
第一节　新生儿窒息 78
第二节　新生儿肺透明膜病 81
第三节　新生儿湿肺 84
第四节　胎粪吸入综合征 84
第五节　新生儿肺炎 87
第六节　新生儿寒冷损伤综合征 89
第七节　新生儿黄疸 91
第八节　新生儿溶血病 93
第九节　新生儿颅内出血 96
第十节　新生儿缺氧缺血性脑病 98
第十一节　新生儿产伤 101
第十二节　新生儿脐炎 103
第十三节　新生儿坏死性小肠结肠炎 104
第十四节　新生儿低血糖症和高血糖症 105

第十章　呼吸系统疾病 107
第一节　急性上呼吸道感染 107
第二节　急性感染性喉炎 111
第三节　急性支气管炎 112
第四节　支气管哮喘 114
第五节　肺炎 120
第六节　气胸 125
第七节　胸膜炎 126
第八节　阻塞性肺气肿 127
第九节　肺脓肿 129
第十节　脓胸和脓气胸 132

第十一章　循环系统疾病 136
第一节　小儿心律失常 136
第二节　病毒性心肌炎 142
第三节　心包炎 145

第四节　感染性心内膜炎 …………………………………………………… 149
第十二章　消化系统疾病 ……………………………………………………… 152
　　第一节　口炎 ………………………………………………………………… 152
　　第二节　小儿厌食症 ………………………………………………………… 153
　　第三节　胃食管反流 ………………………………………………………… 154
　　第四节　胃炎和消化性溃疡 ………………………………………………… 161
　　第五节　肝脏和胰腺疾病 …………………………………………………… 167
　　第六节　急性坏死性肠炎 …………………………………………………… 169
　　第七节　急性阑尾炎 ………………………………………………………… 171
　　第八节　肠套叠 ……………………………………………………………… 174
　　第九节　肠痉挛 ……………………………………………………………… 176
　　第十节　先天性巨结肠 ……………………………………………………… 177
　　第十一节　小儿腹泻 ………………………………………………………… 180
第十三章　泌尿系统疾病 ……………………………………………………… 187
　　第一节　急性肾小球肾炎 …………………………………………………… 187
　　第二节　IgA 肾病 …………………………………………………………… 191
　　第三节　过敏性紫癜性肾炎 ………………………………………………… 192
　　第四节　肾小管—间质疾病 ………………………………………………… 193
　　第五节　原发性肾病综合征 ………………………………………………… 214
　　第六节　泌尿系统感染 ……………………………………………………… 217
　　第七节　尿崩症 ……………………………………………………………… 220
　　第八节　泌尿系结石 ………………………………………………………… 223
　　第九节　药物性肾损害 ……………………………………………………… 225
　　第十节　急性肾衰竭 ………………………………………………………… 228
第十四章　造血系统疾病 ……………………………………………………… 231
　　第一节　小儿贫血 …………………………………………………………… 231
　　第二节　骨髓增生异常综合征 ……………………………………………… 238
　　第三节　血友病 ……………………………………………………………… 240
　　第四节　传染性单核细胞增多症 …………………………………………… 244
　　第五节　红细胞增多症 ……………………………………………………… 246
　　第六节　白血病 ……………………………………………………………… 249
第十五章　中枢神经系统疾病 ………………………………………………… 258
　　第一节　注意力缺陷多动障碍 ……………………………………………… 258
　　第二节　化脓性脑膜炎 ……………………………………………………… 261
　　第三节　病毒性脑炎和脑膜炎 ……………………………………………… 266
　　第四节　小儿癫痫 …………………………………………………………… 269
　　第五节　重症肌无力 ………………………………………………………… 277
　　第六节　脑性瘫痪 …………………………………………………………… 283
第十六章　内分泌系统疾病 …………………………………………………… 285
　　第一节　生长激素缺乏症 …………………………………………………… 285
　　第二节　中枢性尿崩症 ……………………………………………………… 286

  第三节 儿童糖尿病 ··· 288
  第四节 性早熟 ··· 292
  第五节 小儿肥胖症 ··· 297
第十七章 结缔组织病 ·· 301
  第一节 风湿热 ··· 301
  第二节 川崎病 ··· 304
  第三节 幼年型类风湿性关节炎 ·· 307
  第四节 幼年强直性脊柱炎 ·· 312
第十八章 营养和营养障碍性疾病 ··· 316
  第一节 蛋白质—热能营养不良 ·· 316
  第二节 小儿单纯性肥胖 ·· 319
  第三节 维生素 A 缺乏症 ··· 320
  第四节 维生素 D 缺乏性佝偻病 ·· 322
  第五节 维生素 D 缺乏性手足搐搦症 ·· 326
  第六节 锌缺乏症 ·· 328
第十九章 感染性疾病 ·· 332
  第一节 猩红热 ··· 332
  第二节 水痘 ·· 334
  第三节 结核病 ··· 335
  第四节 中毒型细菌性痢疾 ·· 344
  第五节 寄生虫病 ·· 346
第二十章 遗传性疾病 ·· 349
  第一节 21-三体综合征 ··· 349
  第二节 肝豆状核变性 ·· 351
第二十一章 常见小儿先天性心脏病 ··· 354
  第一节 继发性房间隔缺损 ·· 354
  第二节 室间隔缺损 ·· 357
  第三节 房室间隔缺损 ··· 361
  第四节 动脉导管未闭 ··· 365
  第五节 三尖瓣闭锁 ·· 368
  第六节 三尖瓣下移畸形 ·· 373
  第七节 先天性二尖瓣畸形 ·· 376
  第八节 肺动脉瓣狭窄 ··· 380
  第九节 法洛四联症 ·· 381
  第十节 室间隔完整型肺动脉闭锁 ·· 384
  第十一节 双腔右心室 ··· 387
  第十二节 三房心 ··· 388
  第十三节 完全性肺静脉异位连接 ·· 390
  第十四节 永存动脉干 ··· 393
  第十五节 右心室双出口 ·· 396
参考文献 ··· 404

前言
Preface

　　进入21世纪以来,科学技术突飞猛进地发展带动了医学科学的发展。儿科医学同样取得了很大的发展,儿科分科、分专业越来越细,对疾病诊断和治疗的新理论及新技术不断更新,鉴于此,我们组织了数位长期工作在临床一线的儿科专家,结合自己的临床实践并参考大量国内外文献,编写了这本内容简洁、实用性强,以临床诊断和治疗为主的儿科医学专著。

　　全书共分为上下2篇,共21章,上篇总论部分介绍了小儿年龄分期及其特点,小儿生长发育规律,小儿疾病的常见症状,儿童疾病诊断与治疗特点,小儿的营养与喂养等儿科相关的基础知识。下篇分论,重点阐述了儿科临床常见病的临床诊治,主要包括新生儿疾病以及呼吸、消化、泌尿、血液、神经、内分泌、心血管等系统疾病,营养性疾病,感染性疾病,遗传性疾病的病因、临床表现、诊断与治疗。最后,阐述了小儿先天性心脏病的临床诊治。

　　本书有较强的科学性和实用性,是一本对医疗、教学和研究工作者有用的参考书,尤其适合于临床一线工作者参考,有利于指导解决在儿科临床中遇到的实际问题。然而医学的发展日新月异,儿科学的诊疗还有待于医学界同道共同开拓和探讨。

　　本书编写过程中参阅了大量国内外相关文献,在此对原作者表示感谢。由于我们编写经验及组织能力水平有限,加之时间仓促,书中难免有不妥与错误之处,敬请广大读者批评指正。

《儿科疾病临床诊疗学》编委会
2012年4月

上篇 总论

第一章
Chapter 1

儿童年龄的分期

小儿自生命开始至长大成人始终处于生长发育的动态过程中。不同年龄儿童在解剖、生理、心理的发展中各有其不同特点,加上不同环境的影响,其患病种类、病理、临床表现也各异。在儿童保健和疾病诊疗工作中必须重视考虑各年龄阶段的特点。小儿生长发育虽为一连续过程,但也表现有一定的年龄阶段特性,故实际工作中可将其分为以下7期,但各期之间相互联系,相互影响,不能断然分开。

一、胎 儿 期

从卵细胞受精开始至小儿出生前统称为胎儿期。从孕妇末次月经第1天算起为40周。其周龄称妊娠龄或胎龄。若从真正受精开始算起胎儿期共38周。在实际工作中常将胎儿期划分为3个阶段:

(一)妊娠早期

此期为12周,称为胚胎期(或成胚期),是受精卵在子宫着床后细胞不断分裂长大、迅速分化发育形成各系统组织器官的时期。此期末胎儿已基本形成,可分辨出外生殖器。实际从受精到各器官形成大约8周或在10周时为主要成胚期。此期为胎儿生长发育十分重要的时期。因其发展迅速,且各器官正处于形成过程,如受内外各种因素影响(如遗传因素和孕妇受病毒感染等)则可使发育受阻,引起各种器官的先天畸形。

(二)妊娠中期

此期为16周,胎儿各器官迅速长大并继续发育完善,功能渐趋成熟,胎儿长大颇快。但在胎龄20周之前体重<500g时,由于肺的发育尚未成熟,如发生早产大多不能存活。从20～28周肺泡发育逐渐成熟,故28周(体重约1 000g)后出生者,存活的希望较多。

(三)妊娠晚期或后期

此期共12周(第28周后至40周),此期胎儿各器官形态与功能基本成熟。胎儿增大以肌肉发育与脂肪积累为主,胎儿体重增长较多。胎儿完全依靠孕妇生存,母子关系十分密切。母体受到的各类不利影响(如创伤、营养不足、劳累、各类感染、疾病、药物、心理打击等)均可影响胎儿正常生长发育。

妊娠中、晚期孕妇感染,受到放射或有毒物质侵害,营养缺乏或障碍,胎盘或脐带发生异常而导致胎儿缺氧,以及免疫性疾病(溶血症)等均可使胎儿致病,引起死胎、流产、早产或先天畸形、新生儿疾患等,故孕妇和胎儿保健十分重要。应普及孕前咨询,包括遗传咨询及婚前男女双方体检,同时进行孕妇定期检查监护与胎儿生长发育监测,指导孕妇营养与生活安排,预防感染性疾病如风疹、巨细胞病毒、疱疹病毒、弓形体病及梅毒等性病的感染,注意避免环境污染与滥用药物。孕期监护中发现高危孕妇应严密监测,及早恰当处理,以减少其危害性。疑有先天遗传性疾病者,可进行遗传咨询和产前筛查。

胎儿期因父母两方面的各种原因而发生早期流产者估计占20%,常与非整倍体染色体异常、孕妇健康与宫内环境有关。围生期死亡率,我国一般从胎儿 28 周后(或体重 1000g 以上)至出生后不满 7 整天为统计对象,其中约 1/2 死于胎儿期,而 1/2 死于早期新生儿期。随着围生医学的发展,以及加强产前保健和分娩技术的改进,近 20 年来围生期死亡率已大大降低。

二、新生儿期

自胎儿娩出、脐带结扎时算起至刚满 28d 之前称新生儿期。这一时期小儿脱离母体,为独立生活进行生理调节和适应时期,内外环境发生极大变化,而其适应能力又不完善,故易发生不少适应不良问题,如体温不升、体重下降、出血、溶血、呼吸艰难综合征等,另外还有因分娩过程带来的产伤、窒息、感染等问题。先天性畸形也是新生儿期的重要问题,新生儿期不仅发病率高,死亡率也高,占婴儿死亡率的 1/3～1/2,尤以新生儿第 1 周为高。故新生儿期保健特别强调护理、保暖、喂养、消毒隔离、预防感染。现今国际上认为分娩后让母亲及早接触新生儿,并亲自给予喂哺及皮肤按摩,有增进母乳分泌及加强母子感情和促进婴儿生理心理健康的作用。

三、婴 儿 期

出生后到满 1 周岁之前为婴儿期,其中包括新生儿期。因以乳类为主要食品又称乳儿期。此阶段生长发育迅速,为出生后生长发育最快的时期。1 年中体重增加到出生时 3 倍左右,身长增加 50%,体内各器官组织继续发育,功能不断完善。此期需要摄入较高的能量和各类营养素,尤其是蛋白质,以适应生长发育所需。但其消化吸收功能又不够完善,易发生营养和消化紊乱。免疫功能和抗病能力也正在发育中,易受各种病原侵袭,发生各种传染病、呼吸道及消化道感染。婴儿期保健重点在提倡母乳喂养、指导合理营养、及时添加辅食等,以防发生营养不良、佝偻病、贫血等,按计划免疫接种各种预防接种,注意护理和教养,开始培养良好的生活习惯及心理卫生。

婴儿期死亡率为出生后各年龄期中最高者,主要发生在新生儿期。国际上常以此衡量某一国家的卫生水平。我国解放前婴儿死亡率在大城市中也高达 150‰。新中国建立后迅速下降,20 世纪 80 年代已达 40‰以下,20 世纪 90 年代大城市下降更为迅速。

四、幼 儿 期

满 1 周岁到 3 周岁之前为幼儿期。此阶段生长发育较婴儿期稍慢,但已会独立行走,活动范围渐广,接触社会事物增多,也是智力发育如动作、语言、思维、应人应物能力迅速发展时期。因识别危险、保护自己的能力尚差,易发生意外事故如中毒、外伤等,社会交往增多,易患各种传染病如百日咳、水痘、腮腺炎等,要注意消毒隔离。小儿饮食已由乳类转换为混合膳食,必须注意此时饮食调配须适应其消化吸收能力,并应注意培养良好的饮食习惯和用勺、杯、碗进食的能力,以防止营养不良和各种营养缺乏症。此期还需训练咀嚼能力和保护牙齿。

五、学龄前期

满 3 周岁后到入小学前(大多 6～7 岁入学)为学龄前期(或称幼童期)。此阶段体格生长稳步增长,速度已较前减慢,但智能发展迅速,知识面迅速扩大,可学会自理生活及初步社交活动。他们大多进入托幼机构与同龄儿童广泛接触。此时期小儿具有高度可塑性,应加强学前教育,培养良好的品德、情感、行为和优良的生活和学习习惯。此时防病和自卫能力虽有所加强,但仍易发生传染和感染性疾病以及意外事故,应注意防护。此年龄期也常见急性肾炎、风湿病和支气管哮喘等疾病。必须保护眼睛和口腔卫生,防治寄生虫病。

六、学龄期

从入小学开始(6～7岁)到青春期(女12岁,男13岁)开始之初为学龄期,约等于小学学龄期。此时体格生长稳步增长,一般到6岁左右开始换恒牙。到此期末各器官包括脑的外形,除生殖器官外均已基本与成人接近,此期小儿由于进入正式学校学习,智能发育更为成熟,可接受更多的系统的科学文化知识,通过加强教育使其在德、智、体、美、劳各方面得到全面发展。学龄期一般发病率较低,但要注意预防近视与龋齿。端正坐、立、行、写的姿势,仍应供给丰富的营养,安排有规律的生活和适当的运动锻炼,但也要保证充足的睡眠和休息。

七、青春期(少年期)

女孩从11～12岁开始到17～18岁,男孩从13～14岁开始到18～20岁为青春期,约等于中学学龄期。青春期的开始与结束年龄个体差异较大,可相差2～4年。此期主要特点为体格生长再度加速和生殖系统的发育增速与渐趋成熟。本期结束时体格生长转慢并停止,生殖器官的发育和功能达到成人水平。此期由于神经内分泌的调节变化,常出现精神、心理、行为等方面的不稳定,必须加强教育和引导,授予生理卫生知识,了解自身正常生理、心理变化,培养优良的人生观和道德品质十分重要。此期可发生甲状腺肿、高血压、月经病等,大多与此期神经内分泌调节不稳定有关。注意充足的营养和心理卫生为本期的保健重点。

(蔡维艳)

第二章
Chapter 2

儿童生长发育

第一节 儿童生长发育的规律
Section 1

生长发育是从受精卵到成人期的整个过程,是小儿不同于成人的重要特点。生长发育是指小儿机体各组织、器官、系统形态的增长和功能成熟的动态过程。生长是小儿身体各器官、系统的增大和形态变化,是量的增加;发育是指细胞、组织、器官的分化完善与功能成熟的动态过程,是质的改变。生长和发育两者紧密相关,生长是发育的物质基础,而身体、器官、系统的发育成熟状况又反映在生长的量的变化上,两者不可截然分开。临床上常把生长发育简称发育。

一、生长发育规律

人体各器官、系统生长发育的速度和顺序都按一定的规律进行,儿科临床工作者必须充分熟悉这些规律性,以便对小儿的生长发育状况做出正确的评价,从而提出具体的指导措施。

(一)生长发育的一般规律

1. 由上到下

小儿先抬头,后挺胸,再会坐、立、行走。

2. 由近到远

先躯干发育,而后四肢。

3. 由粗到细

先手掌抓握到手指拾取物品。

4. 由简单到复杂

先会画直线,后会画圈、画人。

5. 由初级到高级

先感性认识后发展到记忆、思维、分析、判断事物。

(二)生长发育是连续的过程

生长发育在整个小儿时期不断进行,但各年龄阶段生长发育的速度不同,如体重和身长在生后第1年,尤其在前3个月增加最快,出现生后的第1个生长高峰;第2年以后生长速度逐渐减慢,到青春期生长速度又加快,出现第2个生长高峰。

(三)各系统器官发育不平衡

小儿各系统的发育速度不一,并有各自的特点。神经系统发育先快后慢,生后2年内发育较快,以后逐渐减慢;淋巴系统在儿童期生长迅速,于青春期前达到高峰,以后逐渐达成人水平;

生殖系统发育较晚。其他如心、肝、肾、肌肉等系统的增长基本与体格生长平行见图2-1。

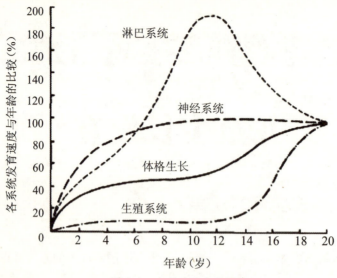

图2-1 主要系统生长规律

（四）个体差异

小儿生长发育虽按一定的规律发展,但在一定范围内受遗传、营养、性别、环境、教育等的影响而存在相当大的个体差异,因此,任何正常值都不是绝对的,必须考虑影响个体的不同因素,根据每一个小儿发育的具体情况才能做出正确的判断。

二、影响生长发育的因素

（一）遗传因素

小儿生长发育的特征、潜力、趋向等均受父母双方遗传因素的影响。种族和家族的遗传信息影响深远,如皮肤、头发的颜色,面部特征,身材高矮,性成熟的迟早以及对疾病的易感性等都与遗传有关。遗传代谢缺陷病、内分泌障碍、染色体畸变等都可严重影响小儿的生长发育。

（二）环境因素

1. 营养

小儿的生长发育必须有充足的营养物质供给、合理的搭配,才能使生长潜力得到最好的发挥。宫内营养不良的胎儿不仅体格生长落后,还严重影响脑的发育;出生后营养不良,特别是第1~2年内的严重营养不良,可影响体重的增长,使机体的免疫、内分泌和神经等调节功能低下,甚至影响到成人的健康。

2. 性别

男孩和女孩的生长发育各有其规律与特点,如女孩的青春期开始较男孩早1~2年,但其最终平均生长指标却较男孩低,这是因为男孩青春期虽然开始较晚,但其延续时间较女孩为长,故最终体格发育明显超过女孩。故在评估小儿生长发育水平时应分别按男孩、女孩标准进行。

3. 疾病

疾病对生长发育的影响十分明显,急性感染性疾病常使体重减轻;长期慢性疾病则影响体重和身高的发育;内分泌疾病常引起骨骼生长和神经系统发育迟缓;先天性心脏病、肾小管酸中毒、糖原累积病等先天性疾病对生长发育的影响更为明显。

4. 孕母情况

胎儿在宫内的发育受孕母的生活环境、营养、情绪和疾病等各种因素的影响。妊娠早期的病毒感染可导致胎儿先天畸形；孕母严重营养不良可引起流产、早产和胎儿体格生长以及脑的发育迟缓；孕母受到某些药物、放射线辐射、环境毒物和精神创伤等影响者，可导致胎儿发育受阻。

5. 家庭和社会环境

良好的居住环境，如阳光充足、空气新鲜、水源清洁、无噪声、住房宽敞，健康的生活习惯和科学的护理、正确的教养和体育锻炼、完善的医疗保健服务等都是保证儿童生长发育达到最佳状态的重要因素。近年来，社会环境对儿童健康的影响引起高度关注。自两伊战争以来，伊拉克儿童健康状况急剧下降是社会环境影响儿童健康的最好例证。

综上所述，遗传决定了生长发育的潜力，这种潜力又受到众多外界因素的作用与调节，两方面共同作用的结果决定了每个小儿的生长发育水平。作为儿科医师必须充分熟悉这些因素的作用，正确判断和评价小儿生长发育情况，及时发现问题，查明原因并予以纠正，以保证其正常生长发育。

（姜杰）

第二节　儿童各系统的生长发育

Section 2

一、体格生长

临床上常用的体格生长指标有体重、身长（高）、坐高（顶臀长）、头围、上臂围和皮下脂肪等。

（一）体重

体重为各器官、系统、体液的总重量，是反映儿童生长与营养状况的重要指标；也是儿科临床医师作为计算药量、输液量和热量的依据之一。

新生儿出生体重与胎次、胎龄、性别和宫内营养状况有关。我国2005年9省市城区调查结果显示，男婴平均出生体重为(3.33±0.39)kg，女婴为(3.24±0.39)kg，与世界卫生组织（WHO）的参考值相近（男为3.33kg，女为3.2kg）。

小儿体重的增长不是等速的，年龄越小、增长速率越快，出生至6个月呈现第1个生长高峰期。出生后前3个月增加700～800g/月，其中第1个月可达1 000克；4～6个月增加500～600g/月；7～12个月增加300～400g/月。因此，生后3个月的婴儿体重约为出生时的2倍（约6kg），1岁时婴儿体重约为出生时3倍（约9kg），2岁时体重约为出生时的4倍（约12kg）。2岁至青春前期体重增长减慢，年增长约2kg。进入青春期后，由于性激素和生长激素的协同作用，体格生长又复加快，出现第2个生长高峰期，持续2～3年。

小儿体重可按以下公式计算：

<6个月龄　体重(kg)=出生体重(kg)+月龄×0.7

7～12月龄　体重(kg)=6(kg)+月龄×0.25

1岁至青春期前　体重(kg)=年龄×2+8

同年龄、同性别的正常小儿体重差异一般在10%，如果体重增长过多，超过一定范围应考虑肥胖症，低于标准15%则应考虑营养不良等疾病。

测量方法：使小儿排空大小便，脱去小儿衣帽，矫正体重计指针为"0"。新生儿和婴儿用磅秤，精确读数到10g，儿童用50kg的拉杆秤，精确读数到50g。小儿体重增加过快过多，常见儿童肥胖症；过少或不增，常见营养不良。

(二)身长(高)

身长指头顶到足底的垂直长度,是反映骨骼发育的一个重要指标。

身长增长与种族、遗传、营养、内分泌、运动和疾病等因素有关,身长的增长规律与体重相似,年龄越小增长速度越快。

小儿出生时身长平均为50cm,生后第1年增长最快,约为25cm,1岁时约75cm。第2年身长速度增长减慢,全年增加10～12cm,即2岁时身长约87cm。2岁以后身长增长平稳,每年增长6～7cm。

2～12岁身长的估算公式为:身长(cm)=年龄×7+70(cm)。

测量方法:小于3岁小儿使用卧式测板,面部朝上,两腿伸直,头顶及足底接触测板的两端,所得长度为身长,精确读数到0.1cm。3岁以上儿童使用身长计测量,精确读数到0.1cm。立位测量与仰卧位测量值相差1～2cm。

身长在进入青春早期时出现第2个增长高峰,其增长速度是儿童期的两倍。女孩进入青春期较男孩约早两年,故女孩在10～13岁时常较同龄男孩为高;男孩的青春发育期虽开始晚,而持续时间较女孩长,故男孩最终成人身高通常较女孩为高。

组成身长的头、脊柱和下肢等各部分的增长速度是不一致的,生后第1年头部生长最快,脊柱次之;至青春期时下肢增长最快。故头、躯干和下肢在各年龄期所占身高的比例不同。有些疾病可造成身体各部分的比例失常,这就需要测量上部量(从头顶至耻骨联合上缘)和下部量(从耻骨联合上缘至足底)以帮助判断。初生婴儿上部量>下部量(中点在脐上);随着下肢长骨的增长,中点下移至脐下;6岁时在脐与耻骨联合上缘之间,12岁时即位于耻骨联合上缘,即上、下部量相等见图2-2。身长增加过快过多常见巨人症,增加过慢过少常见侏儒症。

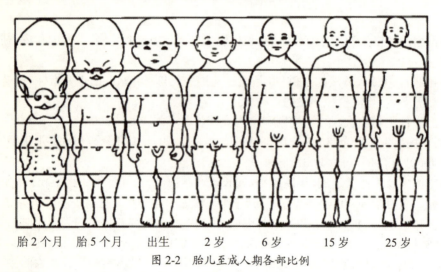

图2-2 胎儿至成人期各部比例

(三)坐高

由头顶到坐骨结节的高度。小于3岁儿童取仰卧位测量,称为顶臀长。坐高的增长代表头颅与脊柱的发育。

(四)头围

头围与脑和颅骨的发育密切相关,胎儿期脑发育居全身各系统的领先地位,故出生时头围较大,33～34cm。第1年全年增加约12cm,故1岁时头围约46cm;第2年头围增长渐慢,2岁时头围约48cm;5岁时约为50cm;15岁时头围接近成人,为54～58cm。头围测量在2岁内最有价值。头围较小常提示脑发育不良,头围过大、增长过速常提示脑积水。

测量方法:使用软尺紧贴头皮,经眉弓上方突出处至枕后结节最高点绕头一周的长度。精确读数到0.1cm。

（五）胸围

胸围的大小与肺和胸廓的发育有关。出生时胸围平均为32cm，比头围小1～2cm，1岁左右胸围等于头围。1岁以后胸围应逐渐超过头围，其差数约等于小儿的岁数减1。胸廓变形常见于佝偻病、先天性心脏病等。

我国2005年9省市城区体格生长的衡量数字显示男童头、胸围相等的时间是15月龄，提示我国儿童胸廓发育较落后，除营养因素外，可能与不重视上肢与胸廓锻炼有关。婴儿期锻炼上肢与胸廓发育的好方法是适度的啼哭和被动体操。

测量方法：使用软尺沿乳头下缘至肩胛骨下缘绕胸一周的长度，取呼、吸的平均值。精确读数到0.1cm。

（六）上臂围

上臂围值代表上臂肌肉、骨骼、皮下脂肪发育水平，反映了小儿的营养状况。1岁以内上臂围增长迅速，1～5岁期间增长缓慢。在无条件测体重和身高的情况下，小于5岁小儿可测量上臂围以反映其营养状况：大于13.5cm为营养良好；12.5～13.5cm为营养中等；小于12.5cm为营养不良。

二、骨骼和牙齿的生长发育

（一）骨骼发育

1. 头颅骨

颅骨随脑的发育而增长，可根据头围大小、囟门闭合早晚等来衡量颅骨的发育。前囟对边中点连线长度在出生时为1.5～2.0cm，以后随颅骨发育而增大，6个月后逐渐骨化而变小，在1～1.5岁时闭合；后囟在出生时已很小或已闭合，最迟于生后2～3个月闭合。前囟检查在儿科临床很重要，早闭或过小见于小头畸形；闭合过晚、过大见于佝偻病、先天性甲状腺功能减低症等；前囟饱满常见颅内压增高，如脑积水、脑炎、脑膜炎、脑肿瘤等疾病，而凹陷则常见于极度消瘦或脱水患儿。

2. 脊柱

脊柱的增长反映脊椎骨的发育。生后第1年脊柱增长快于四肢，1岁以后四肢增长快于脊柱。新生儿出生时脊柱仅呈轻微后凸；3个月左右随着抬头动作的发育出现颈椎前凸；6个月后能坐时出现胸椎后凸；1岁左右开始行走时出现腰椎前凸；至6～7岁时这3个脊椎自然弯曲才为韧带所固定。生理弯曲的形成与坐姿、直立姿势有关，小儿期应注意保持坐、立、走的正确姿势和选择适宜的桌椅，以保证儿童脊柱的正常形态和发育。

3. 长骨的发育

长骨的生长和成熟与体格生长有密切关系。长骨干骺端的骨化中心按一定的顺序和部位有规律地出现，可以反映长骨的生长发育成熟程度。通过X线检查，长骨骨骺端骨化中心的出现时间、数目、形态变化及其融合时间，可判断骨骼发育情况。一般摄左手X线片，了解其腕骨、掌骨、指骨的发育。腕部出生时无骨化中心，其出生后的出现顺序为：头状骨、钩骨（3个月左右）；下桡骨（约1岁）；三角骨（2～2.5岁）；月骨（3岁左右）；大、小多角骨（3.5～5岁）；舟骨（5～6岁）；下尺骨骺（6～7岁）；豆状骨（9～10岁）；10岁时出齐，共10个。故1～9岁腕部骨化中心的数目（称为骨龄）约为其岁数加1。临床上常测定骨龄以协助诊断某些疾病，如生长激素缺乏症、甲状腺功能减低症、肾小管酸中毒时明显落后；中枢性性早熟、先天性肾上腺皮质增生症则常超前。

（二）牙齿的发育

牙齿的发育与骨骼有一定关系。人的一生有两副牙齿，即乳牙（共20个）和恒牙（共32个）。小儿出生后4～10个月乳牙开始萌出，12个月尚未出牙者可视为异常。出牙顺序如图2-3所示。

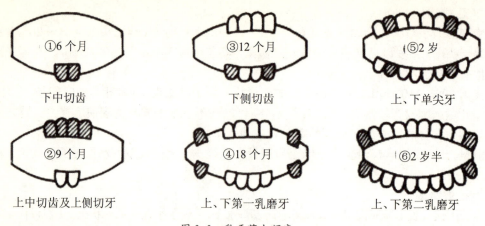

图 2-3 乳牙萌出顺序

一般于 2~2.5 岁出齐。2 岁以内乳牙的数目约为月龄减 4~6。6 岁左右开始萌出第 1 颗恒牙即第 1 磨牙,位于第 2 乳磨牙之后;7~8 岁时,乳牙按萌出先后逐个脱落代之以恒牙,12 岁左右萌出第 2 磨牙;18 岁以后出现第 3 磨牙(智齿),但也有终身不出此牙者,恒牙一般在 20~30 岁时出齐。

出牙为生理现象,但个别小儿可有低热、流涎、睡眠不安、烦躁等症状。牙齿的健康生长与蛋白质、钙、磷、氟,以及维生素 A、维生素 C、维生素 D 等营养素和甲状腺激素有关。食物的咀嚼有利于牙齿生长。较严重的营养不良、佝偻病、甲状腺功能减低症、21-三体综合征患儿,可有出牙迟缓、顺序颠倒、牙质差等情况。

三、生殖系统发育

分胚胎期性分化和青春期生殖器官、第二性征及生殖功能生长两个过程。胚胎期性分化从受精卵开始,Y 染色体短臂决定胚胎的基因性别,在 H-Y 基因控制下原基生殖腺的髓层细胞迅速增殖,胚胎 5~6 周时形成胎儿睾丸,8~12 周形成附睾、输精管、精囊、前列腺芽胚。46XX 的合子因无 H-Y 基因,原基生殖腺髓层退化,胎儿 12 周后形成卵巢、输卵管、子宫。生殖系统的发育通过下丘脑—垂体促性腺激素—性腺轴(HPGA)调节。

青春期生长的年龄与第二性征出现顺序有很大个体差异。性早熟(precocious puberty)指女孩在 8 岁以前,男孩 10 岁以前出现第二性征,即青春期提前出现;女孩 14 岁以后,男孩 16 岁以后无第二性征出现为性发育延迟。

(一)男性生殖系统发育

男性生殖器官包括睾丸、附睾、阴茎的形态、功能和第二性征。出生时男婴睾丸大多已降至阴囊,约 10% 男婴的睾丸尚位于下降途中某一部位,一般 1 岁内都下降到阴囊,少数未降者称隐睾。第二性征生长主要表现为阴毛、腋毛、胡须、变声及喉结的出现。青春期以前睾丸体积不超过 3.0ml,长径不足 2.0cm,阴茎长度不足 5cm。青春期睾丸体积 18ml(12~20ml),长径约 4.0cm,阴茎约 12cm。在阴茎生长 1 年左右或第 2 生长高峰之后(青春中期)男孩出现首次遗精,是男性青春期的生理现象,较女孩月经初潮晚约 2 年。按 Tanner 分期将男性生殖器官生长分成 5 阶段。一般男性第二性征发育顺序依次是睾丸、阴茎、阴毛、腋毛、胡须、喉结、变声,全部经历 2~5 年。身高生长突增同时阴茎增大或睾丸增大 2 年后达生长高峰,此时,阴毛生长已处 III~IV 阶段。

(二)女性生殖系统发育

女性生殖器官包括卵巢、子宫、输卵管、阴道的形态、功能发育和第二性征发育。一般女孩第二性征发育顺序依次是乳房、阴毛、初潮、腋毛。青春前期卵巢发育非常缓慢。青春期卵巢从原来的纺锤体状开始迅速增长逐渐成圆形,性功能开始发育。月经初潮时卵巢尚未完全成熟,重量仅成人的 1/3;性功能随卵巢成熟逐渐完善。月经初潮是性功能发育的主要标志,大多在乳房发育 1 年后(Ⅲ~Ⅳ阶段)或身长高峰之后。女性乳房发育按 Tanner 分期亦可分为 5 阶段。X 染色体任何部分缺失均使卵巢发育不良。

(蒋妍)

第三节　神经心理的发育与评价
Section 3

小儿神经、心理功能的发育是在神经系统生长成熟的基础上进行的。包括感知、运动、语言、情感、思维、判断和意志性格等方面,除先天遗传因素外,小儿的神经心理发育健康与否与其所处的环境和受到教养水平的关系尤为密切。

一、神经系统的发育

神经系统的发育在胎儿期领先于其他各系统。新生儿脑重平均为 370g,占体重的 10%~12%;已达成人脑重(约 1 500g)的 25% 左右。出生后第 1 年脑的生长发育特别迅速,1 岁时脑重达 900g,为成人脑重的 60%;4~6 岁时脑重已达成人脑重的 85%~90%。新生儿大脑已有全部主要的沟回,但皮层较薄、沟裂较浅,神经细胞数目已与成人相同。出生后脑重的增加主要由于神经细胞体积增大和树突的增多、加长,以及神经髓鞘的形成和发育;3 岁时神经细胞分化已基本完成;8 岁时接近成人。神经纤维髓鞘化到 4 岁时才完成,故在婴儿期各种刺激引起的神经冲动传导缓慢,且易于泛化,不易形成兴奋灶,易使其疲劳而进入睡眠状态。

胎儿的脊髓发育相对较成熟,出生后即具有觅食、吸吮、吞咽、拥抱、握持等一些先天性反射和对强光、寒冷、疼痛等的反应。脊髓随年龄而增长、加长。脊髓下端在胎儿时位于第 2 腰椎下缘;4 岁时上移至第 1 腰椎,故作腰椎穿刺时应注意选择部位,以免造成脊髓损伤。新生儿和婴儿肌腱反射较弱,腹壁反射和提睾反射也不易引出,到 1 岁时才稳定。3~4 个月前小儿肌张力较高,凯尔尼格(Kernig)征可为阳性,2 岁以下小儿巴宾斯基(Babinski)征阳性亦可为生理现象。

二、感知、运动、语言的发育

婴幼儿神经心理的发育反映在日常生活行为中,此期的发育也称行为发育;2~3 岁以后出现更多的智能活动。

(一)感知的发育

感知觉是通过各种感觉器官从环境中选择性地取得信息的能力,其发育对其他能区的发育起重要促进作用。

1. 视觉

新生儿已有视觉感应功能,瞳孔有对光反应。不少新生儿有眼球震颤的现象,3~4 周后自行消失。由于对晶体的调节功能和眼外肌反馈系统发育未完善,新生儿视觉只有在 15~20cm 距离处最清晰,在安静清醒状态下可短暂注视物体。1 个月可凝视光源,开始有头眼协调,头可跟随移动的物体在水平方向转动 90°;3~4 个月时喜看自己的手,头眼协调较好,可随物体水平转动180°；6～7个月时目光可随上下移动的物体呈垂直方向转动，并可改变体位、协调动作，能看到下落的物体，喜欢红色等鲜艳明亮的颜色；8～9个月时开始出现视深度感觉，能看到小物体；18个月时已能区别各种形状；2岁时可区别垂直线与横线；5岁时可区别各种颜色。

2. 听觉

听力与儿童的智能发育有关。出生时鼓室无空气，听力差。生后3～7d听觉已相当良好，3～4个月时头可转向声源，听到悦耳声时会微笑；7～9个月时能确定声源，区别语言的意义；13～16个月时可寻找不同高度的声源，听懂自己的名字；4岁时听觉发育完善。

3. 味觉和嗅觉发育

小儿的嗅觉出生时已发育成熟，闻到乳味就会寻找乳头，对甜与酸等不同味道可产生不同的反应；3～4个月时能区别愉快与不愉快的气味；4～5个月对食物的微小改变已很敏感，为味觉发育关键时刻，此期应适时添加各类辅食，使其习惯不同味道的食物；7～8个月开始对芳香气味有反应。

4. 皮肤感觉的发育

皮肤感觉包括触觉、痛觉、温度觉和深感觉等。触觉是引起某些反射的基础，新生儿眼、口周、手掌、足底等部位的触觉已很灵敏，触之即有反应，如瞬眼、张口、缩回手足等，而前臂、大腿、躯干则较迟钝。新生儿已有痛觉，但较迟钝；第2个月起才逐渐改善。出生时温度觉就很灵敏，尤其对冷的反应，如一离开母体环境、温度骤降就啼哭；3个月时已能区分31.5℃与33℃的水温差别；2～3岁时能通过接触区分物体的软、硬、冷、热等属性；5岁时能分辨体积相同、重量不同的物体。

（二）运动的发育

运动发育或称神经运动发育，可分为大运动（包括平衡）和细运动两大类。运动的发育既依赖于感知等的参与，又反过来影响其他能区及情绪的发育。

1. 平衡与大运动

(1)抬头：新生儿俯卧时能抬头1～2s；3个月时抬头较稳；4个月时抬头很稳，并能自由转动。

(2)坐：新生儿腰肌无力，至3个月扶坐时腰仍呈弧形；6个月时能双手向前撑住独坐；8个月时能坐稳，并能左右转身。

(3)爬：新生儿俯卧位时已有反射性的匍匐动作，2个月时俯卧能交替踢腿；3～4个月时可用手撑起上身数分钟；7～8个月时可用手支撑胸腹，使上身离开床面，有时可在原地转动身体；8～9个月可用双上肢向前爬；12个月左右爬时手膝并用；18个月左右可爬上台阶。从小学习爬的动作有助于胸部和臂力的发育，扩大接触周围事物的机会。

(4)站、走、跳：新生儿双下肢直立时稍可负重，可出现踏步反射和立足反射；5～6个月扶立时双下肢可负重，并上下跳动；8个月时可扶站片刻；10个月时可扶走；11个月时可独自站立片刻；15个月可独自走稳；18个月时可跑步和倒退行走；24个月时可双足并跳；30个月时会独足跳1～2次。

2. 精细动作

手指精细运动的发育过程为：新生儿两手紧握拳；3～4个月时握持反射消失，可自行玩手，看到物体时全身乱动，并企图抓扒；6～7个月时出现换手与捏、敲等探索性动作；9～10个月时可用拇、食指拾物，喜撕纸；12～15个月时学会用匙，乱涂画；18个月时能垒2～3块积木；2岁时可垒6～7块积木，并会翻书。

（三）语言的发育

语言是人类特有的高级神经活动，用以表达思维、观念等心理过程，与智能关系密切，是儿童全面发育的标志。语言的发育要经过发音、理解和表达3个阶段。新生儿已会哭叫，以后咿呀发音，逐渐听懂别人的话。当婴儿说出第一个有意义的字时，意味着他真正开始用语言与人交往。一般1岁时开始会说单词，以后可组成句子，先会用名词，而后才会用动词、代名词、形容词、介词等；从会讲简单句子到复杂句子。

（四）心理活动的发展

人的心理活动包括感觉、记忆、思维、想象、情绪、性格等众多方面。初生小儿不具有心理现象，待条件反射形成时标志着心理活动发育的开始，且随年龄的增长，一直处于不断发育的过程中。了解不同年龄小儿的心理特征，对保证小儿心理活动的健康发展十分重要。

1. 注意的发展

是认知过程的开始。注意力分为无意注意和有意注意，前者是在感知发育基础上自然发生的；后者是自觉的、有目的。婴儿期以无意注意为主，随着年龄的增长、语言的丰富和思维能力的发展，逐渐出现有意注意。5～6岁后儿童能较好地控制自己的注意力。

2. 记忆的发展

记忆是将所学得的信息贮存和"读出"的神经活动过程，可分为感觉、短暂记忆和长久记忆3个不同的系统。长久记忆又分为再认和重现两种，再认是以前感知的事物在眼前重现时能被认识，重现是以前感知的事物虽不在眼前重现，但可在脑中出现。即"被想起"。1岁内婴儿只有再认而无重现，随年龄的增长，重现能力亦增强。幼年儿童只按事物的表面性质记忆信息，即以机械记忆为主，而不能抽象概念化，随着年龄的增加和理解、语言、思维能力的加强，小儿有意识的逻辑记忆开始逐渐发展。

3. 思维的发展

是心理活动的高级形式。思维分为具体形象思维和抽象概括的逻辑思维两种，前者依据具体事物的形象联想进行，后者以概念、判断、推理进行。1岁以后的小儿开始产生思维。在3岁以前只有最初级的思维形式，即直觉活动思维，思维与客观物体或行动联系在一起，如拿玩具汽车边推边说"汽车来了"；3岁以后儿童生活范围扩大，开始有了初步抽象概括性思维；6～11岁以后儿童逐渐学会综合分析、分类比较等抽象思维方法，具有进一步独立思考的能力。

4. 想象的发展

想象也是一种思维活动。新生儿无想象能力；1～2岁儿童仅有想象的萌芽，如模仿妈妈给布娃娃喂饭；3岁后儿童随经验和语言的发展，已有初步有意想象，如将几个布娃娃放在一起，设想是妈妈、弟弟和自己等。学龄前期儿童仍以无意想象为主，有意想象和创造性想象到学龄期才迅速发展。

5. 意志的发展

小儿初生时没有意志，随着语言、思维的发展，婴幼儿开始有意识行动，年龄渐长，语言思维发展越深入，社会交往越多，在成人教育的影响下，意志逐步形成和发展。积极的意志品质有自觉、坚持、果断、自制等特性；消极的意志品质则表现为依赖、顽固和易冲动等品性。在日常生活、游戏和学习过程中应注意培养儿童的积极意志，增强其自制能力、责任感和独立性。

6. 情绪、情感的发展

情绪是人体对事物情景或观念所产生的主观体现和表达。外界环境对情绪的影响甚大，新生儿因生后不易适应宫外环境，较多处于消极情绪中，表现不安、啼哭；而哺乳、抱、摇、抚摸等则可使其情绪愉快。婴幼儿情绪表现的特点，常为时间短暂，反应强烈，容易变化，易冲动等。随着年龄的增长，儿童对不愉快因素的耐受性逐渐增加，能够有意识地控制自己，情绪渐趋向稳定。情感是在情绪的基础上产生对人、对物的关系的体验。幼儿期的小儿已有高级情绪初步发展，可区分好与不好、喜欢与不喜欢；随年龄的增长和与周围人交往的增加，使儿童对客观事物的认识逐步深化，情感也日益分化，产生信任感、安全感、同情感、友谊感、荣誉感等。

7. 个性和性格的发展

个性是每个人处理环境关系的心理活动的综合模式，包括思想方法、情绪反应、行为风格等。婴儿期由于一切生理需要均依赖成人，逐渐建立对亲人的信赖感。幼儿时期已能独立行走，说出自己的需要,故有一定自主感,但又未脱离对亲人的依赖,常出现违拗言行与依赖行为相交替现象。学龄前期小儿生活基本能自理,主动性增强,但主动行为失败时易出现失望和内疚。学龄期开始正规学习生活,重视自己勤奋学习的成就,如不能发现自己的学习潜力将产生自卑心理。青春期体格生长和性发育开始成熟,社交增多,心理适应能力加强但容易波动,在感情问题、伙伴问题、职业选择、道德评价和人生观等问题上处理不当时,易发生性格变化。性格一旦形成即有相对稳定性,故家长、老师和社会的关切爱护和正确引导对青春期少年建立优秀品质十分重要。

8.早期的社会行为

儿童的社会行为是各年龄阶段相应心理功能发展的综合表现。智能的判断很大程度上基于社会行为的成熟状况。小儿社会行为与家庭经济、文化水平、育儿方式、小儿性格、性别、年龄等有关,具有以下特点:

新生儿对成人的声音和触摸可产生反应,包括看、听、表现安静和愉快等;2~3个月时小儿以笑、停止啼哭、伸手等行为以及眼神和发音表示认识父母;3~4个月的婴儿开始出现社会反应性的大笑,这是小儿早期参加游戏的表现,此期小儿能发现和玩弄自己的手指、脚等;7~8个月的小儿可表现出认生(避开眼光、皱眉、哭、紧偎母亲等),对玩具发声(笑、尖叫、模仿声音等),自喂饼干,寻找落下或被当面遮藏的东西;9~12个月时是认生的高峰,可表演拍手游戏,做再见等许多面部表情;12~13个月小儿喜欢玩变戏法和躲猫猫游戏;18个月的儿童逐渐有自我控制能力,成人在附近时可独自玩很久,易发脾气,开始表现违拗性;2岁时不再认生,易与父母分开,喜玩扮演父母角色的游戏;3岁后可与小朋友做游戏,能遵守游戏的规则,玩耍中常出现新的行为和词汇,逐渐可区别一些抽象概念,如近与远、快与慢等。如表2-1所示。

三、小儿神经心理发育的评价

儿童神经心理发育的水平,可以反映儿童在感知、运动、语言和心理等过程中的各种能力,对这些能力的评价称为心理测试。心理测试没有诊断疾病的意义,仅能判断儿童神经心理发育的水平。心理测试需由经专门训练的专业人员根据实际需要选用,不可滥用。

(一)能力测试

1.筛查性测验

(1)丹佛发育筛查法(DDST):DDST主要用于6岁以下儿童的发育筛查,实际应用时对4.5岁以下的儿童较为实用。测试内容分为大运动、细运动、语言、个人适应性行为4个能区。

(2)绘人实验:适用于5~9.5岁的儿童,要求被测儿童依据自己的想象绘一全身正面人像,以身体部位、各部比例和表达方式的合理性计分。

(3)图片词汇测试(PPVT):适用于4~9岁儿童的一般智能筛查。PPVT的工具是120张图片,每张有黑白线条画4幅,测试者说一个词汇,要求儿童指出所在图片其中相应的1幅画。测试方法简单,尤适用于语言或运动障碍者。

2.诊断测验

(1)Gesell发育量表:适用于4周至3岁的婴幼儿,从大运动、细运动、个人—社会、语言和适应性行为5个方面测试,结果以发育商(DQ)表示。

(2)Bayley婴儿发育量表:适用于2~30个月婴幼儿,包括精神发育量表、运动量表和婴儿行为记录。

(3)Stanford-Binet智能量表:适用于2~18岁儿童。测试内容包括幼儿的具体智能(感知、认知、记忆)和年长儿的抽象智能(思维、逻辑、数量、词汇),用以评价儿童学习能力以及对智能发育迟缓者进行诊断及程度分类,结果以智商(IQ)表示。

(4)Wechsler学前及初小儿童智能量表(WPPSI):适用于4~6.5岁儿童。通过编制一整套

表 2-1 小儿运动、言语、智能发育发展过程

年龄	粗、细动作	语言	适应周围人物的能力与行为
新生儿	无规律、不协调动作；紧握拳	能哭叫	铃声使全身活动减少
2月	直立及俯卧位时能抬头	发出和谐的喉音	能微笑，有面部表情；眼随物转动
3月	仰卧位变为侧卧位；用手摸东西	咿呀发音	头可随看到的物品或听到的声音转动180°；注意自己的手
4月	扶着髋部时能坐；可在俯卧位时用两手支撑抬起胸部；手能握持玩具	笑出声	抓面前物体；自己玩弄手，见食物表示喜悦；较有意识地哭和笑
5月	扶腋下能站得直；两手各握一玩具	能喃喃地发出单词音节	伸手取物；能辨别人声；望镜中人笑
6月	能独坐一会；用手摇玩具		能认识熟人和陌生人；自拉衣服；自握足玩
7月	会翻身；自己独坐很久；将玩具从一手换入另一手	能发"爸爸"、"妈妈"等复音，但无意识	能听懂自己的名字；自握饼干吃
8月	会爬；会自己坐起来、躺下去；会扶着栏杆站起来；会拍手	重复大人所发简单音节	注意观察大人的行动；开始认识物体；两手会传递玩具
9月	试独站，会从抽屉中取出玩具	能懂几个较复杂的词句，如"再见"等	看见熟人会伸手要人抱；或与人合作游戏
10~11月	能独站片刻；扶椅或推车能走几步；拇、食指能对指拿东西	开始用单词，一个单词表示很多意义	能模仿成人的动作；招手、"再见"；抱奶瓶自食
12月	独走、弯腰拾东西；会将圆圈套在木棍上	能叫出物品的名字，如灯、碗；指出自己的手、眼	对人和事物有喜憎之分；穿衣能合作，用杯喝水
15月	走得好；能蹲着玩；能叠一块方木	能说出几个词和自己的名字	能表示同意、不同意
18月	能爬台阶；有目标地扔皮球	能认识和指出身体各部分	会表示大小便；懂命令；会自己进食
2岁	能双脚跳；手的动作更准确；会用勺子吃饭	会说2~3个字构成的句子	能完成简单的动作，如拾起地上的物品；能表达喜、怒、怕、懂
3岁	能跑；会骑三轮车；会洗手、洗脸；脱、穿简单衣服	能说短歌谣，数几个数	能认识画上的东西；认识男、女；自称"我"；表现自尊心、同情心、害羞
4岁	能爬梯子；会穿鞋	能唱歌	能画人像；初步思考问题；记忆力强、好发问
5岁	能单腿跳；会系鞋带	开始识字	能分辨颜色；数10个数；知物品用途及性能
6~7岁	参加简单劳动，如扫地、擦桌子、剪纸、泥塑、结绳等	能讲故事；开始写字	能数几十个数；可简单加减；喜独立自主

不同测试题,分别衡量不同性质的能力,将得分综合后可获得儿童多方面能力的信息,较客观地反映学前儿童的智能水平。

(5)Wechsler 儿童智能量表修订版(WISC-R):适用于 6～16 岁儿童,内容与评分方法同 WPPSI。

(二)**适应性行为测试**

智力低下的诊断与分级必须结合适应性行为的评定的结果。国内多采用日本 S-M 社会生活能力检查,即婴儿—初中学生生活能力量表。此表适用于 6 个月～15 岁儿童社会生活能力的评定。

(蒋妍)

第三章
Chapter 3

儿科疾病常见的临床症状

第一节 发 热
Section 1

发热为儿科疾病较为常见的症状,许多病因均可引起发热,大多数儿童发热是由一种可查出的微生物引起,或在短期内消退,故可根据病史、体征及实验室检查做出诊断;也有部分病例临床表现不典型,常需经过一段时间观察和一些特殊检查才可确诊;个别病例,虽然经过详细检查,仍不能查出病因。

一、病因与发病机制

引起发热的原因可分为感染性与非感染性两方面。除各种原因外最终引起发热的大多数起因是内源性致热源(白介素-1、白介素-6和肿瘤坏死因子)的形成。它可以直接作用于下丘脑体温调节中枢而影响产热和散热。由外源性致热源所诱导的细胞因子变化可持续发生60～90min,可继发性引起下丘脑前列腺素E(PGE_2)的产生,引起局部环腺苷酸增高,抑制体温调节中枢,使体温调控点升高,引起发热。发热也是一种炎性反应的临床表现,这种炎性反应是由细胞因子所介导的机体防御机制所产生。

二、诊 断

(一)临床表现

儿童发热可归类为:①伴有局部症状的短期发热;②不伴有局部症状的发热;③原因不明的发热。临床上按体温高低分为4类(均以腋下体温为标准):①低热:＜38℃;②中:38～39℃;③高热:39～41℃;④超高热:＞41℃。按热型分为弛张热(每日体温波动在2℃以上)、间歇热(体温在39℃以上,经数小时下降至正常,经一至数天又再次发热)、稽留热(热度在39℃以上,每日体温波动在1℃以内,可持续数天或数周)、波浪热(体温在数天内逐渐上升,达到高峰后又逐渐下降至正常,经过一段时间间歇后再次发生,反复多次呈波浪式)、双峰热(在24h内有2次波动,形成双峰)。大多数感染或炎症过程中,热型的特征并无重要的诊断意义,但疟疾、霍奇金病、布鲁菌病和周期性中性粒细胞减少症等的热型常具诊断价值。

(二)病理

人体可以保持较恒定的体温,主要在于体内有产热和散热的内调节系统(即物理性和化学性调节),这种物理性和化学性调节系统,与神经、体液调节系统密切相关,主要受体温调节中枢(主要位于皮肤和丘脑下部)的支配。为了调节产热和散热平衡,新陈代谢和皮肤、呼吸、循环、泌尿及内分泌系统均参与此种生理活动。机体通过下丘脑体温调节中枢,使调定点升高而起发热。

(三)实验室及其他检查

1. 常规检查

应包括血、尿、便常规,胸部X线透视或摄片,结核菌素试验,血沉及血、尿培养,特别是在小于6个月的男婴和小于12个月的女婴及小于12个月未做包皮环切的男婴检查。血片吉姆萨或瑞氏染色后直接镜检可对疟疾、锥虫病、梨浆虫病或回归热作出诊断。

2. 血沉增快

(ESR > 30mm/h,Westergren法)提示有炎症存在,需要对感染性、自身免疫性或恶性病变作进一步检查。血沉低,不能排除感染或幼年类风湿性关节炎。

3. 血培养

应常规做需氧菌培养,厌氧培养阳性率极低,仅在疑有厌氧菌感染时考虑选做。对心内膜炎、骨髓炎或菌血症导致深部脓肿等病变应多次重复血培养。多菌菌血症提示为内源性感染或胃肠道病变所致。钩端螺旋体、土拉伦斯菌或鼠疫杆菌的培养需特殊的培养基和培养条件,不作为常规检查。

4. 怀疑早期脑膜炎

患者或小于3个月婴儿怀疑细菌感染者,在抗生素治疗前应常规进行腰穿检查并将脑脊液送细菌培养。

5. 血氧饱和度测定

在小婴儿隐匿性细菌性肺炎的诊断中至关重要,由于婴幼儿肺炎中3%缺乏典型的呼吸道症状及肺部体征。

6. 根据特殊病史和体格检查的提示进行鼻窦、乳突或胃肠道的X线检查

对不明原因发热不伴其他局部症状、体征的患者,胃肠道X线检查在诊断炎性结肠病有意义。

7. 骨髓检查

有助于诊断白血病、转移性肿瘤、分枝杆菌、真菌或寄生虫感染以及组织细胞增多症、嗜红细胞现象。必要时进行骨髓细菌、分枝杆菌和真菌培养。

8. 血清学检查

(包括抗链球菌溶血素"O"测定、黏蛋白、二苯胺、类风湿因子、肥达反应、冷凝集试验、嗜异性凝集试验、甲胎蛋白测定、补体结合试验、血凝抑制试验、抗核抗体、梅毒凝集反应、酶的测定等)有助于诊断风湿热、感染性单核细胞增多症、巨细胞病毒感染、弓形虫病、沙门菌病、兔热病、布氏杆菌病、钩端螺旋体病,有时对幼年类风湿性关节炎、恶性肿瘤也有诊断意义。

9. 放射性核素检查

有助于诊断骨髓炎和腹部脓肿。泌尿系感染中核素^{99}锝扫描对肾盂肾炎的确诊率为60%～80%。超声心动有助于亚急性感染性心内膜炎的诊断。超声波检查可分辨腹腔内肝脓肿、膈下脓肿、盆腔脓肿和脾脏脓肿。

10. 患者应常规进行腹部B超检查,CT和磁共振检查

对头、颈、胸部、腹膜后、肝脏、脾脏、腹腔及胸腔内淋巴结、肾脏、盆腔和纵隔处的病变有鉴别意义,对可疑病变的确诊非常有帮助,且很少导致误诊。

11. 组织活检

有助于发热待查的确诊。支气管镜、腹腔镜、纵隔镜和胃肠道内镜可以提供直接镜检,必要时可取组织进行活检。

(四)鉴别诊断

首先应查明发热时其他阳性体征属于哪一系统,再结合年龄、季节、流行病史以及必要的化验或 X 线检查等进行鉴别。发热与病情轻重不一定平行。除急性感染之外,急骤的体温升高还可见于热辐射(中暑、环境温度太高)、大量出血、严重贫血(溶血危象时)、过敏性疾患、恶性肿瘤及术后恶性高热(由于气候炎热、手术时间过长、细菌毒素、脱水、酸中毒、麻醉、输血或输液反应等原因所致)等。

1. 有局部症状的短期发热

其诊断可以通过病史、体格检查、有或无实验室检查确诊。

2. 不伴有局部症状的发热

病史和体格检查不能提示诊断,但实验室检查可明确病原。3 岁以下婴幼儿多见,70%的感染可以确定病原。新生儿可能是社区获得性感染或新生儿脓毒败血症。3 个月以内婴儿的发热常提示严重细菌感染性疾病(10%～15%)或自限性非特异性病毒感染。前者包括脓毒症、脑膜炎、泌尿道感染、胃肠炎、骨关节炎和脓毒性关节炎。约 5%的发热婴儿有菌血症,其病原包括李斯特菌、β链球菌(导致新生儿后期脓毒症、脑膜炎)以及社区获得性病原菌,如沙门菌属、大肠杆菌、脑膜炎奈瑟菌、肺炎链球菌、b 型流感嗜血杆菌和金黄色葡萄球菌。此外,这个年龄组还可能发生中耳炎、肺炎、脐炎、乳腺炎和皮肤、软组织感染。3 个月以内的发热患儿有 40%～60%是由病毒感染引起。与细菌感染相比,病毒性疾病有明显的季节性。冬季常见呼吸道合胞病毒和流感 A 病毒感染,肠道病毒感染多发生在夏秋季节。

3. 发热待查(FUO)

一般指 2 周以上的体温升高(体温＞ 37.5℃)。病因包括感染性疾病、结缔组织病、恶性肿瘤和其他疾病,其中前三类疾病为 FUO 的主要病因。FUO 约占发热患者的 20%。根据北京儿童医院对 744 例 FUO 儿童的临床分析,感染性疾病占 63.2%,结缔组织病占 13.7%,恶性肿瘤占 4.7%。

(王莉)

第二节 惊 厥

Section 2

惊厥是全身或局部骨骼肌群突然发生不自主收缩,常伴意识障碍。这种神经系统功能暂时紊乱、神经细胞异常放电的现象,大多由于过量的中枢神经性冲动引起,亦可由于末梢神经肌肉刺激阈的降低,如血中游离钙过低引起的低钙惊厥。小儿惊厥的发生率是成人的 10 ～ 15 倍,惊厥是儿科常见而危重的急症。

一、病因与发病机制

1. 感染性

(1)颅内感染:细菌、病毒、原虫(弓形体、疟疾等)、寄生虫(肺吸虫、血吸虫、囊虫、包虫等)引起的脑膜炎、脑炎、脑膜脑炎、脑脓肿等。

(2)颅外感染:

高热惊厥——年幼儿任何突发高热的颅外感染均可能引起惊厥,其发病率为 2%～8%,这是小儿惊厥最常见的原因。

中毒性脑病——急性感染过程中可出现类似脑炎的表现,但非系病原体直接侵入脑组织,而可能是与感染、中毒、人体对病毒的变态反应、缺氧、脑充血水肿、小血管内膜细胞肿胀造成脑局部缺血性坏死等多种因素有关。

破伤风——是因破伤风梭状杆菌经脐部侵入引起,常在出生后 7 天左右发病,故又称新生儿破伤风、"七日风"等。一般以哭吵不安起病,患儿想吃,但口张不大,吸吮困难。随后牙关紧闭、面肌抽搐,出现苦笑面容,双拳紧握,上肢过度屈曲,下肢伸直,呈角弓反张状。强直性痉挛阵阵发作,间歇期肌强直继续存在,轻微刺激均可引起痉挛发作。患儿神志清醒,早期多不发热。

瑞氏(Reye)综合征——是一种以急性脑病合并肝脂肪变性为特点的综合征。本病的发生与 B 型流感病毒和水痘病毒等感染的流行有关,发疾病高峰年龄为 6 岁(4～12 岁)。患儿先有前驱上呼吸道病毒感染,出现轻度发热、咳嗽、流涕、疲倦等征候。起病 4～7d 时可突然发生反复呕吐,继而出现嗜睡、行为改变、反应迟钝;神经系统受累症状呈进行性恶化,出现惊厥、昏迷、颅内压增高征,直至死亡,通常无神经系统定位体征。肝呈轻至中度增大,肝功能异常,但病儿始终无黄疸。

2.非感染性

(1)颅内疾病:原发性癫痫,如大发作、婴儿痉挛等;占位性病变,如肿瘤、囊肿、血肿等;颅脑损伤,如产伤、缺氧、外伤等;颅脑畸形,如脑积水、脑血管畸形、神经皮肤综合征等;其他还有脑白质营养不良、脱髓鞘病等。

(2)颅外疾病:

代谢性——低血糖、低血钙、低血镁、低血钠、高血钠、高胆红素血症,遗传代谢缺陷,如苯丙酮尿症、半乳糖血症、有机酸尿症、维生素 B_6 依赖症、脂质累积症等;维生素(D_1、B_6、D、K)缺乏等。

中毒性——药物,如中枢兴奋药、氨茶碱、阿托品、抗组织胺类药、山道年、哌嗪、异烟肼、阿司匹林、安乃近、氯丙嗪等;植物,如毒蕈、白果、桃仁、苦杏仁、荔枝、木薯、发芽马铃薯、马桑子、苍耳子、蓖麻子、地瓜子等;农药,如 1605、1509、敌敌畏、敌百虫、乐果、666、DDT 等;杀鼠药,如磷化锌、安妥等;其他,如一氧化碳、煤油、汽油中毒等。

心源性——严重的心律失常可致急性心源性脑缺血综合征(阿—斯综合征),法洛四联症失水时易致脑血栓,克山病可引起脑栓塞等,均可导致惊厥。

肾源性——任何肾脏疾病或泌尿系畸形导致高血压或尿毒症时均可引起惊厥。

其他——出血性疾病伴颅内出血者,嗜铬细胞瘤发生高血压脑病者接种百日咳疫苗后,每日大剂量放射治疗(损伤血管内皮可致脑水肿及多处出血)等,均可导致惊厥。

二、诊 断

(一)临床表现

典型惊厥发作时患儿意识丧失,全身骨骼肌不自主、持续性地强直性收缩,继之继续(痉挛性)收缩。常见于癫痫的大发作。乳幼儿惊厥常无强直性发作,只有肢体阵挛性惊厥,但如患破伤风则以强直性惊厥为主。

新生儿惊厥更不典型,阵挛性惊厥可局限于单肢和面部,也可散为半身性惊厥,一般神志清楚;可有肌阵挛发作(双上肢、双下肢或四肢与颈肌突然屈曲一次或多次);强直性惊厥除破伤风外常见于早产儿的脑室内出血;其细微发作常见于早产儿,可表现为阵发性眼球转动、斜视、凝视或上翻,也可反复眨眼,面肌抽动似咀嚼、吸吮动作,也可表现为阵发性面红、苍白、流涎、出汗或呼吸暂停而无抽搐。这些细微发作不是典型的惊厥,而是发作,故称"新生儿惊厥发作"比

"新生儿惊厥"更为恰当。

(二)实验室及其他检查

血液生化检查显示转氨酶升高,血氨升高,血糖降低,凝血酶原时间多延长,血清胆红素正常或稍高,淀粉酶有时升高。脑脊液检查,除压力升高外,大都正常。脑电图显示广泛性慢波,符合脑病。护理要点:防止窒息及外伤,有效降温,密切观察病情变化。

(王莉)

第三节 呕　吐

Section 3

呕吐可见于不同年龄的孩子,严重的呕吐甚至使孩子呈呼吸暂停的窒息状态。孩子长期反复呕吐可导致气血不足、营养不良。

呕吐是由于食管、胃或肠道呈逆蠕动,并伴有腹肌强力痉挛性收缩,迫使食管或胃内容物从口、鼻腔涌出。

一、新生儿呕吐

(一)幽门肥大性狭窄

幽门是胃的出口,是通往肠道的一个"关卡"。由于幽门肌肉畸形增厚、肥大、水肿,通往肠道的"关卡"只能打开得很小,使胃内的食物不能顺利进入肠道。胃壁肌肉强烈收缩,使食物进入肠道的阻力很大,于是就从嘴里反流出来。

患先天性幽门肥大性狭窄的新生儿,出生后一切正常,偶然在吃奶之后吐几口奶。但是到了十天左右,呕吐次数逐日增多,吐出的奶量也越来越多。

(二)肠梗阻

新生儿时期的肠狭窄与肠闭锁引起肠腔不通是严重的疾病。治疗效果的好坏在很大程度上决定于早期发现、早期诊断和早期治疗,而早期发现的关键在认识这种病的表现。

患以上疾病的新生儿,肠道在胎儿发育过程中由于某些因素而停顿,引起肠腔不通畅。婴儿在出生后一天就开始出现呕吐,而且是越吐越剧烈,可能吐出唾液、奶块、黄绿色的胆汁、肠液,甚至是大便样的东西。小儿的全身情况恶化,没有胎粪排出,或仅有很少胎粪,或有青灰色的黏液样物排出。如畸形位置高,腹部可能不胀,反之可出现腹胀。

(三)肠旋转不良

肠旋转不良也是引起呕吐的一种常见病。患有肠旋转不良的小儿和正常新生儿一样,在24h 内就排出墨绿色的胎粪,吃奶也很好。但是到了出生后第 3~5d,却开始出现呕吐,次数多少不一,时轻时重。有些小儿呕吐可自行缓解一段时间。

二、幼儿呕吐

(一)消化道器质性梗阻

食管、胃或肠内容物下行受阻,而被迫逆行以致呕吐。如先天性消化道发育畸形(不同部位闭锁或狭窄);稍大的孩子则多为后天性肠扭转、肠套叠、肠梗阻(如常见的蛔虫梗阻)。

(二)消化道感染性疾病

肠炎、胃炎、阑尾炎由于炎症对于胃、肠的刺激,可呈反射性呕吐,常伴有腹痛、恶心、腹泻、腹胀。

(三)身体功能异常

如果发生全身性感染或代谢障碍等情况时,常伴有发热、食欲减退、恶心、腹胀等中毒症状。

(四)脑神经系统疾病

如发生颅内高压症状、脑膜刺激征或颅内占位性病变,能引起中枢性喷射性呕吐,呕吐前并不恶心,但伴有头痛、嗜睡、昏迷、惊厥等其他神经性症状。

(五)中毒

毒物对胃肠道局部刺激及毒物作用于中枢神经系统而导致呕吐。

(姜杰)

第四节 多 汗
Section 4

汗液分泌过多称为多汗。出汗本是一种生理现象,机体通过出汗蒸发,可吸收、散发热量,以维持体温正常。但如在环境温度、衣被保温适宜,小儿安静或入眠时,仍大量出汗,就有可能为病理性多汗,但需结合其他伴随症状进行分析。如经仔细检查未发现任何异常,出汗仍可能是生理性的。因出汗多少存在个体差异,有的与遗传有关。小儿新陈代谢旺盛,活泼多动,出汗一般比成人多。

一、病 因

(一)大脑皮质的影响

如精神紧张、恐惧、感情激动,脑损伤,剧烈疼痛,家族性自主神经功能异常等。

(二)下视丘出汗中枢及其以下通路受激动致交感神经兴奋

1. 感染性疾病

慢性感染,如结核等;重症感染,如败血症、感染性休克、热性病的退热期等。

2. 风湿性疾病

风湿热、类风湿病及系统性红斑狼疮等。

3. 代谢、内分泌、营养性疾病

身体虚弱、低血糖、佝偻病、婴儿坏血病、肥胖症、甲状腺功能亢进、脑垂体功能亢进、糖尿病等。

4. 心血管疾病

如充血性心力衰竭、休克。

5. 药物和毒物

解热镇痛药、催吐药、毛果芸香碱、哌替啶(杜冷丁)等,及汞、铅、砷、有机磷、无机磷等中毒。

6. 其他

如嗜铬细胞瘤、间脑综合征。

(三)颅内、脑干、脊髓及交感神经节的炎症或损伤

如颅内炎症、出血、损伤、脊髓灰白质炎、感染性多发性神经根炎、脊髓空洞症、横断性脊

髓炎或损伤。多汗需根据伴随的症状、体征及必要的实验室检查进行鉴别诊断，不宜仅根据多汗来诊断疾病。

二、诊　　断

关于多汗症目前尚无统一的诊断标准。无明显诱因肉眼可见汗腺分泌亢进持续6个月以上并符合以下条件的两项者即可确诊：①双侧出汗部位对称；②一周至少发作一次；③发病年龄小于25岁；④有阳性家族史；⑤睡眠时无多汗；⑥影响日常的工作生活。如果伴有发热、夜汗、体重减轻应注意存在继发性多汗的可能。

（李　粹）

第五节　腹　　痛
Section 5

腹痛是小儿时期常见症状之一。幼儿及儿童能自行诉说腹痛，但多数不能说清腹痛的确切部位，常以脐周腹痛为主或诉说为全腹痛；婴儿常表现为持续或阵发性哭闹、面色苍白及特殊固定体位。腹痛中一部分属于急腹症，常需急诊外科治疗，如延误诊断或漏诊可造成严重后果。因此，儿科医师需耐心细致地观察与检查。认真进行分析、鉴别，以求在短期内作出正确诊断和适当治疗。

一、病　　因

（一）腹内疾病

肠寄生虫病，急性胃炎、肠炎，痢疾，便秘，出血性坏死性小肠炎，肠系膜淋巴结炎，原发性腹膜炎，胆囊炎、胰腺炎，腹部结核（包括肠结核、肠系膜淋巴结结核、结核性腹膜炎等），肝脓肿、膈下脓肿等。

（二）腹外或全身性疾病

呼吸系统疾病，如肺炎、胸膜炎、肺动脉栓塞等；心血管系统疾病，如心肌炎、心包炎、多发性大动脉炎、急性心力衰竭等；变态反应性疾病，如过敏症、荨麻疹、支气管哮喘等；风湿性疾病，如过敏性紫癜、系统性红斑狼疮、皮肤黏膜淋巴结综合征等；代谢性疾病，如糖尿病、卟啉病等；泌尿系统疾病，如尿毒症等；神经系统疾病，如癫痫、肋间神经痛、铅中毒等。

（三）外科疾病

肠套叠，急性阑尾炎，胆管蛔虫症，嵌顿疝，肠梗阻，胃、十二指肠溃疡合并穿孔，肠穿孔、回肠憩室穿孔，急性腹膜炎，肠重复畸形、肠旋转不良，大网膜扭转，肾结石、肾盂积水，肠系膜脓肿、髂窝脓肿，肝脾破裂，睾丸蒂扭转、卵巢囊肿扭转等。

（四）再发性腹痛

属于慢性腹痛范畴，特点为腹痛呈发作性，每月均有发生，连续3个月或更长时间，发作严重时可影响小儿正常活动，发作间歇期常恢复如常。再发性腹痛多数属于功能性腹痛，部分由器质性疾病引起，需认真鉴别。

二、诊　　断

(一)病史

1. 年龄

不同年龄腹痛常见原因不尽相同。新生儿以肠痉挛为常见，亦可为先天性消化道畸形所致肠梗阻或胎粪性腹膜炎；婴儿期以肠炎、肠套叠、嵌顿疝为多见；幼儿及儿童以肠寄生虫病、胆管蛔虫症、胃炎、肠炎、阑尾炎、溃疡病、过敏性紫癜等较常见。

2. 发作时间及情况

起病急骤、病程短应考虑急腹症可能；起病慢、病程长或急性发作后腹痛断续发生者，多为慢性腹痛。如慢性腹痛患儿转为持续性痛或突发剧痛，应考虑由慢性腹痛转为急腹症可能。

3. 性质

腹痛可为阵发性绞痛、持续性钝痛或放射痛。阵发性绞痛多由管状器官的肌肉痉挛或梗阻引起，如肠道、胆管或输尿管等痉挛或梗阻，常见疾病为肠道、胆管蛔虫，肠套叠、肠梗阻、尿路结石等。钝痛常为器官被膜受牵拉引起，如肝、肾、阑尾及腹膜等炎症肿胀所引起的被膜牵扯，疼痛部位多与器官病变部位一致。放射痛为内脏疼痛通过自主神经沿相应的脊神经放射到相应部位，如肝胆病疼痛放射至右肩。此外，腹部以外器官疾病所致疼痛，可放射到腹部，如大叶性肺炎所致放射性腹痛。

4. 部位

最先腹痛的部位，多为病变所在部位。如右上腹痛，多为肝胆、十二指肠、肺、胸膜或膈下病变；左上腹痛，常为结肠、胰腺、脾脏疾病或腹膜病变；右下腹痛为阑尾炎、回肠炎、肠系膜淋巴结炎、右侧输尿管结石等病变；脐周疼痛以肠寄生虫病、急性肠炎多见，也应考虑有肠梗阻及阑尾炎早期可能；不固定腹痛，多见于肠道疾病。转移性腹痛如由起始的上腹或脐周痛转移至右下腹，为阑尾炎所致。

5. 腹痛诱因

有过食或不洁饮食史等诱因者常表现为消化不良、胃肠炎、痢疾等；药物所致腹痛，可有服药史；变态反应性疾病，可有接触过敏源史。

6. 腹痛伴随症状

(1)发热：腹痛同时伴有发热，提示炎症性疾病；痛初不发热，以后发热者，常为继发感染。

(2)呕吐：腹内脏器炎症或全身感染所致呕吐，常于疾病早期发生，呕吐次数不多，为胃内容物。高位肠梗阻，呕吐出现早；低位肠梗阻呕吐较晚。幽门以上梗阻，呕吐物为胃内容物，不含胆汁；十二指肠壶腹以下梗阻，呕吐物含胆汁；结肠梗阻呕吐物带粪臭味；溃疡病出血，有呕血或呕吐物呈咖啡样；肠蛔虫或胆管蛔虫，可呕出蛔虫。

(3)排便及排气：腹痛无排便、排气伴呕吐，应考虑有不同部位肠梗阻，个别病例在排出梗阻以下少量肠内容物后无排便排气，勿误以为有少量排便即可排除肠梗阻诊断；腹痛伴腹泻者，为腹泻病或肠炎；肠套叠可排出果酱样或深红色黏液血便；出血坏死性肠炎，排出棕褐色或赤豆汤样便；痢疾排脓血便；过敏性紫癜有便血及皮肤紫癜。

(4)呼吸系统症状：腹痛有咳嗽，可为上呼吸道感染伴肠系膜淋巴结炎；有咳嗽、气急，为大叶性肺炎。

(5)黄疸：腹痛伴黄疸，应考虑肝胆炎症或胆管梗阻性疾病；黄疸伴贫血，见于溶血性贫血。

(6)心血管系统症状：腹痛伴心悸、胸闷等，考虑为心肌炎或心包炎；伴肝大、水肿、端坐呼吸或发绀，为心力衰竭。

(7)泌尿系统症状：尿频、尿急、尿痛伴脓尿或血尿，应考虑为尿路感染或结石；有尿流中断见于膀胱结石；腹痛伴浮肿、大量蛋白尿为肾病伴原发性腹膜炎。

(8)关节痛：应考虑风湿性疾病，如过敏性紫癜、系统性红斑狼疮等。

(二)**体检**

除全身各系统详细检查外，腹部为检查重点。

1. 望诊

有中毒面容多为感染性疾病所致；有气急或呼吸困难，应考虑肺、胸膜或心脏疾病；腹式呼吸受限，提示腹内炎症；有肠型及蠕动波有肠梗阻可能。

2. 触诊

腹部触诊需耐心、细致，由浅、中入深，左右上下对比反复检查。全腹柔软不伴明显或固定压痛，可基本排除外科急腹症；有明显右下腹压痛、反跳痛，为阑尾炎。全腹反跳痛，为腹膜炎或胃、肠穿孔；腹痛伴腹部包块，可能为肠梗阻、蛔虫性肠梗阻、炎性包块、囊肿扭转或肿瘤等；腹股沟包块不能回纳，为嵌顿疝。

3. 叩诊

肝浊音界消失，考虑为胃肠穿孔；叩诊鼓音，为肠充气，有肠梗阻可能；有移动性浊音，提示有腹水。

4. 听诊

全腹不规则肠鸣音亢进，可能为肠炎；阵发性肠鸣音亢进伴气过水声或金属音，可能为机械性肠梗阻；肠鸣音消失，提示肠麻痹可能。

5. 肛门指检

穹窿处触痛，为腹膜炎；血便提示肠套叠；肿块提示卵巢囊肿扭转可能。

(三)**实验室及其他检查**

1. 一般检查

(1)血常规：白细胞总数和分类计数，如升高提示腹痛系由炎症引起；红细胞、血红蛋白检查，有助于贫血诊断。

(2)尿常规：可帮助泌尿系统疾病的诊断。

(3)粪常规：有助于肠道、寄生虫、感染或肠套叠等的诊断。

2. 特殊检查

(1)血、尿淀粉酶测定：有助于胰腺炎诊断。

(2)血胆红素、尿三胆及尿血红蛋白：可了解有无黄疸及确定黄疸性质。

(3)尿卟啉检查：可协助卟啉病诊断。

(4)影像学检查。

3. X 线检查

(1)胸部 X 线检查：对肺炎及胸膜炎等疾病诊断有帮助。

(2)腹部正侧位片、卧位 X 线平片：对外科急腹症可提供诊断依据，可明确肠梗阻、肠穿孔、腹膜炎等诊断。

(3)胃肠钡餐检查：可协助胃炎、消化道溃疡、憩室、息肉等诊断。

(4)空气或钡餐灌肠检查：可证实肠套叠、结肠息肉等诊断。

(5)静脉肾盂造影：疑有尿路病变者，除摄腹部平片外，可考虑做静脉肾盂造影。

(6)胆管造影：疑胆管疾病者可进行。

4. 腹部 B 超、CT 检查

可检查和发现腹部有无积液、肿块等，亦可对胆石症、肝脓肿、膈下脓肿等提供诊断线索或依据。

5. PPD 及结核抗体等检查

对结核病诊断有帮助。

6. EEG

考虑腹痛可能与癫痫或颅内疾病有关时可进行此项检查。

7. 腹腔镜或剖腹探查

必要时可考虑进行此项检查。

（蔡维艳）

第四章
Chapter 4

儿科疾病的临床诊治原则

第一节　病史采集和体格检查
Section 1

熟练掌握儿科的病史采集、记录和体格检查的内容、程序、方法以及分析判断等方面的特点、方法和技巧，是开展儿科临床诊疗工作的基础。仔细全面地采集病史、规范进行体格检查和正规书写病历对培养临床综合能力和确立疾病的诊断十分重要。临床实验室的发展和医疗诊断设备的更新为疾病的诊断提供了更多、更精确的手段。

一、病史采集和记录

病史采集的要点是重点问、认真听，从家长提供的信息中发现对病情诊断有用的线索，进行综合分析和总结。在病史询问过程中态度要和蔼亲切，语言要通俗易懂，要注重与家长的沟通，要关心家长与孩子，以取得家长和孩子的信任，同时要尊重家长和孩子的隐私并为其保密。病史采集内容包括：

（一）一般内容

正确记录患儿的姓名、性别、年龄（采用实际年龄：新生儿记录天数；婴儿记录月数；1岁以上记录几岁几个月）、种族，父母或抚养人的姓名、职业、年龄、文化程度、家庭住址及其联系方式（如电话），病史叙述者与病儿的关系以及病史的可靠程度。

（二）主诉

主要症状或体征及其时间。例如："间歇腹痛 3d"、"持续发烧 5d"。

（三）现病史

为病历的主要部分，详细描述此次患病的主要症状、病情发展和诊治经过。要特别注意以下几点：①要仔细询问主要症状的特征，如咳嗽的询问应包括：持续性还是间断性，剧烈还是轻咳，单声或连续性，阵发性咳嗽，有无鸡鸣样吼声，有无痰及其性状，咳嗽在一日中何时较重，有无任何伴随症状等；②有鉴别意义的有关症状包括阴性症状，也要询问并记录在病史中；③病后小儿的一般情况，如精神状态、吃奶或食欲情况、大小便、睡眠等以及其他系统的症状；④已经做过的检查和结果；⑤已经进行治疗的患者要询问用药的情况，如药物名称、剂量、方法、时间、治疗的效果及有无不良反应等。

（四）个人史

包括出生史、喂养史、发育史，根据不同的年龄和不同的疾病在询问时各有侧重详略。

1. 出生史

第几胎第几产，是否足月、早产或过期产；生产方式，出生时有无窒息或产伤，Apgar 评分，出生体重,母孕期情况等。新生儿、小婴儿、疑有中枢神经系统发育不全或智力发育迟缓等的患儿更应详细了解围生期有关情况。

2. 喂养史

母乳喂养还是人工喂养或部分母乳喂养,以何种乳品为主,配制方法,喂哺次数及量,断奶时间,添加其他食物的时间、品种及数量,进食及大小便情况。年长儿还应注意了解有无挑食、偏食及吃零食的习惯。了解喂养情况对患有营养性或消化系统疾病的儿童尤为重要。

3. 生长发育史

包括体格生长和神经心理发育两方面。常用的生长发育指标有:体重和身高以及增长情况,前囟闭合及乳牙萌出的时间等;发育过程中何时能抬头、会笑、独坐、走路;何时会叫爸爸、妈妈。学龄儿童还应询问在校学习成绩和行为表现等。

(五)既往史

包括以往疾病史和预防接种史。

1. 既往患病史

需详细询问既往患过的疾病、患病时间和治疗结果;应着重了解传染病史,认真了解有无药物或食物过敏史。

2. 预防接种史

对常规接种的疫苗应逐一询问。何时接受过何种预防接种,具体次数,有无反应。

(六)家族史

家族中有无遗传性、过敏性或急慢性传染病患者。父母是否近亲结婚、母亲分娩情况、同胞的健康情况(死亡者应了解原因和死亡年龄)。

(七)传染病接触史

疑为传染性疾病者,应详细了解可疑的接触史,包括患儿与疑诊或确诊传染病患者的关系、该患者的治疗经过和归转、患儿与该患者的接触方式和时间等。

二、体格检查

(一)体格检查的注意事项

(1)询问病史时就应该开始和患儿建立良好的关系,消除或减少其恐惧,取得患儿的信任和合作,并同时观察患儿的精神状态、对外界的反应及智力情况。

(2)为增加患儿的安全感,检查时应尽量让孩子与亲人在一起,婴幼儿可坐或躺在家长的怀里检查,检查者应顺应患儿的体位。

(3)检查的顺序可根据患儿当时的情况灵活掌握。由于婴幼儿注意力集中时间短,安静时先检查心肺听诊、心率、呼吸次数和腹部触诊等易受哭闹影响的部位;容易观察的部位次之,如四肢躯干骨骼、全身浅表淋巴结等;对患儿有刺激而患儿不易接受的部位最后查,如口腔、咽部等,有疼痛的部位也应放在最后检查。

(4)检查时态度和蔼,动作轻柔,冬天时双手及所用听诊器胸件应先温暖;检查过程中既要全面仔细,又要注意保暖;对年长儿还要照顾他(她)们的害羞心理和自尊心。

(5)对急症或危重抢救病例,应先重点检查生命体征或与疾病有关的部位,全面的体检最好在病情稍稳定后进行,也可边抢救边检查。

(6)小儿免疫功能差,为防止交叉感染,检查前后均应清洗双手,使用一次性或消毒后的压舌板。

(二)检查方法

1. 一般状况

询问病史的过程中,留心观察小儿的营养发育情况、神志、表情、对周围事物的反应、皮肤颜色、体位、行走姿势和孩子的语言能力等。

2. 一般测量

包括体温、呼吸、脉搏、血压、身长、体重、头围、胸围等。

(1)体温:①腋下测温法:将消毒的体温表水银头放在小儿腋窝中,将上臂紧压腋窝,保持5～10min,36～37.2℃为正常。②口腔测温法:准确方便,保持3min,37.2℃为正常,适用于神志清楚而且配合的6岁以上的小儿。③肛门内测温法:测温时间短、准确。小儿取侧卧位,下肢屈曲,将已涂满润滑油的肛表水银头轻轻插入肛门内3～4cm,测温2min,36.5～37.5℃为正常,1岁以内小儿、不合作的儿童以及昏迷、休克患儿可采用此方法。④耳内测温法:用耳温测定仪插入外耳道内,20s左右。此法准确快速,不会造成交叉感染,可应用于各种情况的小儿,但仪器贵,临床目前比较少用。

(2)呼吸、脉搏:应在小儿安静时进行。小儿呼吸频率可通过听诊或观察腹部起伏而得,也可将棉花少许置于小儿鼻孔边缘,观察棉花纤维的摆动而得,要同时观察呼吸的节律和深浅。对年长儿一般选择较浅的动脉如桡动脉来检查脉搏,婴幼儿最好检查股动脉或通过心脏听诊来检测。要注意脉搏的速率、节律、强弱及紧张度。各年龄组小儿呼吸脉搏正常值如表4-1所示。

表4-1 各年龄组小儿呼吸、脉搏(次/分)

年龄	呼吸	脉搏	呼吸:脉搏
新生儿	40～45	120～140	1:3
<1岁	30～40	110～130	1:(3～4)
2～3岁	25～30	100～120	1:(3～4)
4～7岁	20～25	80～100	1:4
8～14岁	18～20	70～90	1:4

(3)血压:测量血压时应根据不同的年龄选择不同宽度的袖带,一般说来,袖带的宽度应为上臂长度的1/2～2/3。袖带过宽时测得的血压值较实际值偏低,过窄时则较实际值为高。新生儿多采用多普勒超声监听仪或心电监护仪测定血压,简易潮红法也可用。不同年龄小儿血压的正常值可用公式推算:

收缩压(mmHg) = 80 + (年龄×2)

舒张压应该为收缩压的2/3(mmHg与kPa的换算为:mmHg测定值÷7.5 = kPa值)。

3. 皮肤和皮下组织

应在自然光线下仔细观察身体各部位皮肤的颜色,有无苍白、黄染、发绀、潮红、皮疹、淤点(斑)、脱屑、色素沉着,毛发有无异常,触摸皮肤的弹性,皮下组织及脂肪的厚度,有无水肿及水肿的性质。

4. 淋巴结

包括淋巴结的大小、数目、活动度、质地、有无粘连和(或)压痛等。颈部、耳后、枕部、腹股沟等部位尤其要认真检查,正常情况下在这些部位可触及单个质软的黄豆大小的淋巴结,活动,无压痛。

5. 头部

(1)头颅:观察大小、形状,必要时要测量头围;观察前囟大小及紧张度,有无凹陷或隆起;小婴儿要观察有无枕秃和颅骨软化,血肿或颅骨缺损等。

(2)面部:观察有无特殊面容、眼距宽窄、鼻梁高低,注意双耳位置和形状等。

(3)眼、耳、鼻:观察有无眼睑浮肿、下垂、眼球突出、斜视、结膜充血、眼分泌物、角膜浑浊、瞳孔大小、形状、对光反应。检查双外耳道有无分泌物、局部红肿及外耳牵拉痛,若怀疑有中耳炎时应用耳镜检查鼓膜情况。观察鼻形,注意有无鼻翼扇动、鼻腔分泌物及通气情况。

(4)口腔:观察口唇色泽有无苍白、发绀、干燥、口角糜烂、疱疹。口腔内颊黏膜、牙龈、硬腭有无充血、溃疡、黏膜斑、鹅口疮,腮腺开口处有无红肿及分泌物。检查牙齿数目及龋齿数以及舌质和舌苔颜色。咽部检查时医生一手固定小儿头部使其面对光源,一手持压舌板,在小儿张口时进入口腔,压住舌后根部,利用小儿反射性恶心暴露咽部的短暂时间,迅速观察双扁桃体是否肿大,有无充血、分泌物、脓点、伪膜及咽部有无溃疡、充血、滤泡增生、咽后壁脓肿等情况。

6. 颈部

颈部是否软,有无斜颈、短颈或颈蹼等畸形,颈椎活动情况;甲状腺有无肿大,气管位置;颈静脉充盈及搏动情况,有无颈肌张力增高或弛缓等。

7. 胸部

(1)胸廓:注意有无胸廓畸形,如鸡胸、漏斗胸、肋膈沟;胸廓两侧是否对称,心前区有无隆起,有无桶状胸;有无肋间隙饱满、凹陷、增宽或变窄、肋骨串珠等。

(2)肺:注意呼吸频率和节律有无异常、呼吸困难和呼吸深浅改变;吸气性呼吸困难时可出现"三凹征",即胸骨上窝、肋间隙和剑突下吸气时凹陷;呼气性呼吸困难时可出现呼气延长。叩诊时用力要轻或可用直接叩诊法(用两个手指直接叩击胸壁)。听诊时呈支气管肺泡呼吸音,应注意听腋下、肩胛间区及肩胛下区有无异常,因肺炎时这些部位较易听到湿性啰音。

(3)心:望诊时观察心前区是否隆起,心尖搏动强弱和搏动范围。正常小儿搏动范围在2~3cm之内。触诊主要检查心尖搏动的位置及有无震颤,并注意部位和性质(收缩期、舒张期或连续性)。通过叩心界可估计心脏大小、形状及其在胸腔的位置,3岁以内婴幼儿一般只叩心脏左右界。叩左界时从心尖搏动点左侧起向右叩,听到浊音改变即为左界,记录为第几肋间左乳线外或内几厘米;叩右界时先叩出肝浊音界,然后在其上一肋间自右向左叩,有浊音改变时即为右界,以右胸骨线(胸骨右缘)外几厘米记录。各年龄小儿心界参考表4-2内容。小婴儿第一心音与第二心音响度几乎相等。随年龄的增长,心尖部第一心音较第二音响,而心底部第二音超过第一音。小儿时期肺动脉瓣区第二音比主动脉瓣区第二音响(P2＞A2)。有时可出现吸气性第二心音分裂。学龄前期及学龄儿童常于肺动脉瓣区或心尖部听到生理性收缩期杂音或窦性心律不齐。

表4-2 各年龄小儿心界

年龄	左界	右界
<1岁	左乳线外1~2 cm	沿右胸骨旁线
2~5岁	左乳线外1 cm	右胸骨旁线与右胸骨线之间
5~12岁	左乳线上或乳线内0.5~1 cm	接近右胸骨线
>12岁	左乳线内0.5~1 cm	右胸骨线

8. 腹部

望诊在新生儿或消瘦小儿常可见到肠型或肠蠕动波,新生儿应注意脐部有无分泌物、出血、炎症,脐疝大小。触诊应尽量争取小儿的合作,可让其躺在母亲怀里或在哺乳时进行,检查者的手应温暖、动作轻柔,小儿哭闹不止,可利用其吸气时作快速叩诊。检查有无压痛主要观察小儿表情反应,不能完全依靠小儿回答。正常婴幼儿肝脏可在肋缘下1~2cm处扪及,柔软无压痛;6~7岁后不应在肋下触及。小婴儿偶可触及脾脏边缘。叩诊可采用直接叩诊或间接叩诊法。小儿腹部听诊有时可闻及肠鸣音亢进,如有血管杂音时应注意杂音性质、强弱及部位。

9. 脊柱和四肢

注意有无畸形、躯干与四肢比例和佝偻病体征,如"O"型或"X"型腿、手镯、脚镯样变、脊柱侧弯或后凸等;观察手、足指(趾)有无杵状指、多指(趾)畸形等。

10. 会阴肛门和外生殖器

观察有无畸形(如先天性无肛、尿道下裂、两性畸形)、肛裂;女孩有无阴道分泌物、畸形;男孩有无隐睾,包皮过长、过紧,鞘膜积液和腹股沟疝等。

11. 神经系统

根据病种、病情、年龄等选择必要的检查。

(1)一般检查:观察小儿的神志、精神状态、面部表情、反应灵敏度、动作语言能力、有无异常行为等。

(2)神经反射:新生儿期特有的反射,如吸吮反射、拥抱反射、握持反射是否存在;有些神经反射有其年龄特点,如新生儿和小婴儿期提睾反射、腹壁反射较弱或不能引出,但跟腱反射亢进,并可出现踝阵挛;2岁以下的小儿Babinski征可呈阳性,但一侧阳性,另一侧阴性则有临床意义。

(3)脑膜刺激征:如颈部有无抵抗、Kernig征和Brudzinski征是否阳性。正常小婴儿由于在胎内时屈肌占优势,故生后头几个月Kernig征和Brudzinski征也可阳性。因此,在解释检查结果意义时一定要根据病情,结合年龄特点全面考虑。

(蔡维艳)

第二节 儿科疾病的影像学诊断

Section 2

近年来,小儿影像学诊断技术有了划时代的进展。继传统X射线之后,X射线计算机断层扫描技术于20世纪70年代应用于临床,20世纪80年代磁共振成像和PET-CT相继问世,还有超声诊断医学等,极大提高了临床诊断水平,尤其是为中枢神经系统疾病诊断提供了直观、清晰的相关疾病的图像依据。

一、儿科放射线诊断技术

(一)概述

X射线成像分为传统X射线检查技术和数字X射线成像技术。

1. 传统X射线检查技术

传统X射线检查技术是德国科学家伦琴发现了X射线之后应用于临床的,现在仍是临床诊断简单、实用的检查方法,可应用于各系统和人体各部位的检查。缺点是对小儿有X射线辐射,检查要严格掌握指征。

传统X射线成像检查方法分为常规检查、特殊检查和造影检查3大类。

(1)常规检查:常规检查有透视和普通X射线摄影。

①透视:透视适用于人体自身组织的天然对比较好的部位。胸部透视可观察肺、心脏和大血管;腹部透视观察有无肠道梗阻和膈下游离气体;骨关节透视主要观察有无骨折脱位及高密度异物,在透视下进行各种造影和介入。②普通X射线摄影:普通X射线摄影是临床上最常用最基本的检查方法,适用于人体的任何部位,所得照片称为平片。

(2)特殊检查:常用的有体层摄影、高千伏摄影、软X射线摄影和放大摄影等。

①体层摄影:是使某一选定层面上组织结构的影像显示清晰,同时使层面以外的其他组织影像模糊不清的检查技术。常用于平片难以显示、重叠较多和较深部位的病变,有利于显示病变的内部结构、边缘、确切部位和范围等。随着CT的出现和重建技术的发展,体层摄影已很少应用。②高千伏摄影:是用120kV以上管电压产生穿透力较强的X射线以获得在较小的密度值范围内显示层次丰富的

光密度影像照片的一种检查方法。③软 X 射线摄影：40kV 以下管电压产生的 X 射线,能量低,穿透力较弱,故称"软 X 射线"。通常由钼靶产生,故又称为钼靶摄影。软 X 射线摄影常用于乳腺、阴茎、咽喉侧位等部位的检查。④放大摄影：利用 X 射线几何投影原理使 X 射线影像放大,用于观察骨小梁等细微结构。

(3)造影检查：普通 X 射线检查依靠人体自身组织的天然对比形成影像,对于缺乏自然对比的结构或器官,可将密度高于或低于该结构或器官的物质引入器官内或其周围间隙,人为的使之产生密度差别而形成影像,此即造影检查。引入的物质称为对比剂,也称造影剂。

2. 数字 X 射线成像技术

包括计算机 X 射线摄影、数字 X 射线摄影和数字减影血管造影。

(1)计算机 X 射线摄影(CR)：CR 是使用可记录并由激光读出 X 射线影像信息的成像板(IP)作为载体,经 X 射线曝光及信息读出处理,形成数字式平片影像。

(2)数字 X 射线摄影(DR)：是在 X 射线电视系统的基础上,利用计算机数字化处理,使模拟视频信号经过采样和模/数转换后直接进入计算机形成数字化矩阵图像。包括硒鼓方式、直接数字 X 射线摄影和电荷耦合器件摄影机阵列等多种方式。

(3)数字减影血管造影(DSA)：DSA 是 20 世纪 80 年代继 CT 之后出现的一种医学影像学新技术,它将影像技术、电视技术和计算机技术与常规的 X 射线血管造影相结合,是数字 X 射线成像技术之一。基本设备包括 X 射线发生器、影像增强器、电视透视、高分辨率摄像管、模/数转换器、电子计算机和图像贮存器等。其基本原理是以 X 射线发生器发出的 X 射线穿过人体,产生不同程度的衰减后形成 X 射线图像,X 射线图像经影像增强器转换为视频影像,然后经电子摄像机将其转变为电子信号,再经对数增幅、模/数转换、对比度增强和减影处理,产生数字减影血管造影图像。

(二)临床应用

X 射线技术对下列疾病可提供快速诊断。

1. 传统 X 射线检查技术的临床应用

(1)呼吸系统：肺不发育和肺发育不全、肺透明膜病、湿肺病、吸入性肺炎、大叶性肺炎、支气管肺炎、金黄色葡萄球菌肺炎、支原体肺炎、间质性肺炎、肺囊肿、小儿肺结核、膈疝、纵隔气肿、脓胸、气胸与液气胸、胸腔积液、特发性肺含铁血黄素沉着症、气管支气管异物。

(2)循环系统：常规摄取后前位和左侧位照片,摄片要求位置端正,心脏轮廓清晰,通过正位像可观察降主动脉及气管、主支气管,肺门及周围血管清晰可见。左侧位片可借助食管吞钡观察左房,鉴别纵隔与大血管病变,观察下腔静脉与左心室关系。左前斜位指病儿向右旋转 60～70°照片,适宜观察左右心室及右房大小和主动脉弓(降)部全貌,右前斜位照片指令患儿向左旋转 45～55°同时吞钡的照片观察左房与食管关系,判断左房大小并可观察右室流出道,肺动脉段突出程度。复杂型先天性心脏病例摄片应包括上腹部,便于肝、脾、胃位置的观察。

(3)消化系统：先天性贲门失弛缓症、食管裂孔疝、幽门肥厚性狭窄、肠套叠、坏死性小肠结肠炎、先天性巨结肠。

(4)泌尿系统：肾胚胎瘤(肾母细胞瘤或 Wilms 瘤)、神经母细胞瘤。

(5)骨骼系统：软骨发育不全、佝偻病。

2. 高千伏摄影的应用

常用于胸部,能较好地显示气管、主支气管、肺门区支气管和被骨骼及纵隔重叠的结构和病灶。

3. CR 系统的临床应用

对骨结构、关节软骨及软组织的显示优于传统的 X 射线成像。能清晰显示听小骨、前庭、半规管等结构,并能准确判断鼻窦窦壁有无骨质破坏。CR 对肺部结节性病变的检出率及显示纵隔结构如血管及气管等方面优于传统 X 射线片,但在间质性病变和肺泡病变的显示上则不如传统 X 射线片。CR 在显示肠管积气、气腹和泌尿系结石等病变方面优于传统 X 射线摄影。

4. DR 的临床应用范围

DR 的临床应用范围与 CR 基本相同。

二、儿科 CT 诊断技术

(一)概述

计算机体层摄影(computed tomography,CT)技术是由 Conmack AM 和 Hounsfied CN 发明的。显示的是人体某个断层的组织密度分布图,图像清晰,提高了病变的检出率和诊断准确率,应用于临床以来有了飞速发展。螺旋 CT 由单排发展到现在的 64 排,一次曝线可获多层信息,提高了 X 射线利用率,减少了曝线剂量,扫描覆盖面增大,扫描速度提高。CT 成像的基本原理是用 X 射线束对人体检查部位一定厚度的层面进行扫描,由探测器接收该层面上各个不同方向的人体组织对 X 射线的衰减值,经模/数转换输入计算机,通过计算机处理后得到扫描层面的组织衰减系数的数字矩阵,再将矩阵内的数值通过数/模转换,用黑白不同的灰度等级在荧光屏上显示出来,即构成 CT 图像。

(二)临床应用

1. 平扫、增强扫描检查

平扫、增强扫描可检查以下疾病。

(1)小儿颅脑疾病:脑裂畸形、脑灰质异位、胼胝体发育不全、透明隔发育畸形、小脑扁桃体延髓联合畸形;新生儿缺氧缺血性脑病、新生儿颅内出血、外部脑积水;先天性巨细胞包涵体病毒感染、先天性弓形体感染、先天性风疹感染、新生儿单纯疱疹病毒感染、病毒性脑炎、结核性脑膜炎。瘤:小脑幕上室管膜瘤、大脑半球原始神经外胚瘤或胚胎性肿瘤;小脑幕上室内肿瘤(脉络丛肿瘤、室管膜下巨细胞星形细胞瘤)、鞍上池及下丘脑—视交叉部位肿瘤(颅咽管瘤、下丘脑错构瘤)、松果体区肿瘤(生殖细胞瘤、畸胎瘤、松果体母细胞瘤)。

(2)小儿胸部疾病:支气管囊肿、肺隔离症、特发性肺间质纤维化、朗格汉斯巨细胞组织细胞增生症、白血病、特发性肺含铁血黄素沉着症、肺炎、肺结核、前纵隔肿瘤(胸腺瘤、生殖细胞瘤)、中纵隔肿瘤(恶性淋巴瘤、气管囊肿)、后纵隔肿瘤(神经母细胞瘤、食管囊肿)。

(3)小儿腹部 CT 诊断:肝母细胞瘤、肝脓肿、胆总管囊肿、先天性肝内胆管扩张、急性胰腺炎、胰腺囊肿、胰母细胞瘤、肾母细胞瘤、肾恶性横纹肌样瘤、肾上腺出血、肾上腺神经母细胞瘤。

2. 特殊扫描

特殊扫描可作如下诊断。

(1)薄层扫描:是指扫描层厚≤5mm 的扫描,用于检查较小病灶或组织器官和三维重组后处理。

(2)重叠扫描:扫描时设置层距小于层厚,使相邻的扫描层面有部分重叠,避免遗漏小的病灶。

(3)靶扫描:对感兴趣区进行局部放大扫描的方法,可明显提高空间分辨率,主要用于肺小结节、内耳、垂体及肾上腺等小病灶或小器官的检查。

(4)高分辨率 CT(high-resolution CT,HRCT)扫描:采用薄层扫描、高空间分辨率算法重建及特殊的过滤处理,可取得有良好空间分辨率的 CT 图像,对显示小病灶及细微结构优于常规 CT 扫描。常用于肺部弥漫性间质性或结节性病变、垂体、内耳或肾上腺等检查。

三、儿科磁共振诊断技术

(一)概述

磁共振成像(magnetic resonance imaging,MRI)是利用原子核在磁场内共振所产生的信号经重建成像的一种成像技术。是无创性检查，无X射线辐射，且分辨率高。对新生儿缺氧缺血性脑病、脑先天畸形、血管性疾病、蝶鞍区及颅后窝等病变的诊断优于其他影像学方法。基本原理是通过对静磁场中的人体施加某种特定频率的射频脉冲，使人体组织中的氢质子受到激励而发生磁共振现象，当终止射频脉冲后，质子在弛豫过程中感应出MR信号，经过对MR信号的接收、空间编码和图像重建等处理过程，即产生MR图像。

（二）临床应用

1. 儿科磁共振成像临床常规应用

可用于诊断脑先天畸形，如胼胝体发育畸形；神经皮肤综合征，如神经纤维瘤病、结节硬化；脑血管畸形，如脑内动脉瘤、烟雾病。对颅内各种肿瘤的诊断具有明显优势。对溶酶体贮积病、线粒体脑肌病、颅内感染、多囊性脑软化、新生儿缺氧缺血性脑病、早产儿脑损伤、颅内出血、蛛网膜囊肿、脊髓肿瘤等神经系统病变的诊断给临床医生提供了可靠依据。MRI是其他影像学胸部病变检查的补充。MRI能显示纵隔的确解剖结构，显示纵隔肿瘤的确大小、形态、轮廓、范围及肿瘤是否有液化坏死和出血，肿瘤与心脏大血管、气管和食管的关系。腹部MRI检查的适应证是肝、胆、胰肿瘤，胆总管囊肿，胆管闭锁，胰管畸形，腹膜后肿瘤，腹腔囊肿等。小儿泌尿系统磁共振水成像(MR urography,MRU)技术是近年发展起来的一项新技术，适用于小儿各种疾病尤其是泌尿系统积水性疾病的检查。还适用于肾脏、腹腔囊性疾病，肾脏肿瘤等的诊断。

2. 脉冲序列应用

常用的有自回旋波(spin echo,SE)序列、梯度回波(gradient echo,GRE)序列、反转恢复(inversion recovery,IR)序列等。

(1)SE序列：是临床上常用的成像序列。T_1WI适于显示解剖结构，也是增强检查的常规序列；T_2WI更易于显示水肿和液体，而病变组织常含有较多水分。

(2)GRE序列：是临床上常用的快速成像脉冲序列。主要用于屏气下腹部单层面快速扫描、动态增强扫描、血管成像、关节病变检查。

(3)IR序列：主要用于获取重T_1WI，以显示解剖，通过选择适当的反转时间可得到不同质子纵向磁化的显著差异，获得比SE脉冲序列更显著的T_1加权效果。

3. 脂肪抑制

短T_1高信号可来源于脂肪、亚急性期血肿、富含蛋白质的液体及其他顺磁性物质，采用STIR等特殊脉冲序列可将图像上由脂肪成分形成的高信号抑制下去，使其信号强度降低，即脂肪抑制，而非脂肪成分的高信号不被抑制，保持不变。

4. MR血管成像(magnetic resonance angiography,MRA)

是使血管成像的MRI技术，一般无需注射对比剂即可使血管显影，安全无创，可多角度观察，但目前对小血管和小病变的效果还不够令人满意，还不能完全代替DSA。

5. MR水成像

是采用长TR、很长TE获得重度T_2加权，从而使体内静态或缓慢流动的液体呈现高信号，而实质性器官和快速流动的液体如动脉血呈低信号的技术。通过最大强度投影重建，可得到类似对含水器官进行直接造影的图像。目前常用于MR胆胰管成像、MR尿路造影、MR脊髓造影等。水成像具有无需对比剂、安全无创、适应证广、成功率高、可多方位观察等优点。

6. 磁共振功能成像(functional magnetic resonance imaging,fMRI)

是在病变还未出现形态变化之前，利用功能变化来形成图像，以进行疾病早期诊断或研究某一脑部结构功能的技术。主要包括弥散成像、灌注成像和皮质激发功能定位成像等。

四、儿科超声诊断技术

(一)概述

超声(ultrasound)波为一种机械波,具有反射、散射、衰减及多普勒效应等物理特性,通过各种类型的超声诊断仪,将超声波发射到人体内,其在传播过程中遇到不同组织和器官的分界面时,将发生反射或散射形成回声,这些携带信息的回声信号经过接收、放大和处理后,以不同形式将图像显示在荧光屏上,即为超声图像。其优点是无损伤、无辐射、方便,新生儿在暖箱内时即可操作。

(二)临床应用

1. 儿科超声波常规应用

早产儿缺氧缺血性脑损伤包括:早产儿颅内出血、早产儿脑室周围白质软化、新生儿缺氧缺血性脑病、脑先天性畸形、颅内感染(包括宫内感染和生后感染)、肾脏肿块(包括肾母细胞瘤、婴儿型多囊肾、成人型多囊肾、肾积水)、肾上腺肿块(包括神经母细胞瘤、新生儿肾上腺出血)、肝脏肿块(包括肝母细胞瘤和肝癌、肝血管瘤、肝脓肿)、肝肿大(包括胆管闭锁和新生儿肝炎、脂肪肝、肝糖原累积病)、脾肿块(包括脾囊肿、脾脓肿、淋巴瘤)、其他囊性肿块(包括肠系膜囊肿、囊性畸胎瘤、肠重复囊肿、胆总管囊肿、卵巢囊肿、子宫阴道积液)、其他实质性肿块(包括淋巴瘤、横纹肌肉瘤)、急腹症(包括急性阑尾炎、肠套叠、肥厚性幽门狭窄、肠旋转不良)、腹腔脏器损伤等。

2. 病变的形态学研究

超声检查可获得各脏器的断面成像图,显示器官或病变的形态及组织学改变,对病变做出定位、定量及定性诊断。

3. 功能性检查

通过检测某些脏器、组织生理功能的声像图变化或超声多普勒图上的变化做出功能性诊断,如用超声心动图和多普勒超声检测心脏的收缩及舒张功能、用实时超声观察胆囊的收缩和胃的排空功能。

4. 器官声学造影

是将某种物质引入靶器官或病灶内以提高图像信息量的方法。此技术在心脏疾病的诊断方面已经取得良好效果,能够观察心脏分流、室壁运动和心肌灌注情况,测定心肌缺血区或心肌梗死范围及冠状动脉血流储备。目前此技术已推广至腹部及小器官的检查。

6. 介入性超声的应用

包括内镜超声、术中超声和超声引导下进行经皮穿刺、引流等介入治疗。高能聚焦超声还可用来治疗肿瘤等病变。

五、儿科核素诊断技术

(一)儿科 SPECT 诊断技术

1. 概述

单光子发射型计算机断层(single photon emission computed tomography,SPECT),放射性药物引入人体内后,与脏器或组织相互作用,参与体内代谢过程,被脏器或组织吸收、分布、浓聚和排泄。放射性核素在自发衰变过程中能够发射出射线,如γ射线,能够被γ造像机等显像仪器定量检测到并形成图像,从而获得核素或核素标记物在脏器和组织中的分布代谢规律,达到诊断疾病的目的。

由于小儿处于生长发育阶段,对辐射敏感,特别是骨髓及生殖腺受辐射影响较大,故应选择半衰期短、不含β射线、γ射线能量低且能从体内迅速排出的放射性药物,而且显像前一定要用复方碘溶液或过氯酸钾封闭甲状腺。检查前2d开始服药,根据所用放射性碘的剂量多少,可服3～5d。放射性药物的剂量可根据体重或年龄计算,按年龄计算(Webster)公式为:

小儿剂量＝(年龄＋1)/(年龄＋7)×成人剂量

2.临床应用

(1)临床一般应用:临床可应用于癫痫灶定位以及急性小儿偏瘫综合征、病毒性脑炎、川崎病、心肌炎、肺栓塞、先天性肾畸形、先天性胆管畸形、小儿肿瘤等的诊断。

(2)静态显像(static imaging):当显像剂在器官组织或病变内达到分布平衡时所进行的显像称静态显像。多用来观察脏器和病变的位置、形态、大小和放射性分布,也可根据一定的生理数学模型,计算出一些定量参数,定量研究脏器的局部功能和局部代谢。

(3)动态显像(dynamic imaging):显像剂引入人体后以一定速度连续或间断地多幅成像,用以显示显像剂随血流流经或灌注脏器、或被器官不断摄取与排泄、或在器官内反复充盈和射出等过程所造成的脏器内放射性在数量或位置上随时间而发生的变化,称为动态显像。

(4)局部显像(regional imaging):指显影范围仅限于身体某一部位或某一脏器的显像。

(5)全身显像(whole body imaging):显像装置沿体表从头到脚匀速运动,依序采集全身各部位的放射性并显示成为一帧影像称为全身显像。常用于全身骨骼显像、全身骨髓显像、探寻肿瘤或炎症病灶,有重要的临床价值。

(6)平面显像(planar imaging):将放射性显像装置的放射性探头置于体表一定位置,显示某脏器的影像称为平面显像。

(7)断层显像(section imaging):用特殊的放射性核素显像装置在体表自助连续或间断采集多体位的平面影像数据,再通过计算机重建称为各种断层影像。有助于检出较小病变和进行较为精确的定量分析。

(8)阳性显像(positive imaging):又称热区显像,指在静态显像上以放射性增高为异常的显像,如肝血池显像、骨骼显像、放射免疫显像。

(9)阴性显像(negative imaging):又称冷区显像,指在静态显像上以放射性减低为异常的显像,如心肌灌注显像、肝显像、肾显像等。

(二)儿科PET/PET-CT诊断技带

1.概述

正电子发射型计算机体层摄影(positron emission tomography,PET)是正负电子湮没所发出的成对光子的复合检测。通过将^{11}C、^{13}N、^{15}O、^{18}F等核素标记在人体所需营养物质(如葡萄糖、氨基酸、水、氧等)或药物上,PET可从体外无创、定量、动态观察这些物质进入人体后的生理、生化变化,追踪引入体内正电子放射性药物的生物学分布情况,从而揭示脏器、组织、细胞、分子内的放射性药物分布及动态变化过程,以此诊断疾病和研究生命活动规律。PET-CT是将专用型PET和高档多排螺旋CT组合在一起的仪器,扩大了图像信息量,有利于疾病的定位、定性和定量诊断。

2.临床应用

(1)临床一般应用:原发性癫痫在PET显像上表现为发作期葡萄糖代谢率升高,放射性异常浓聚;发作间期葡萄糖代谢率降低,放射性稀疏、缺损。结合发作期与发作间期显像,对原发性癫痫诊断的灵敏度和特异性接近90%,^{18}F-FDG PET在致痫灶定位的诊断上有独特的优势。其他还有川崎病、心肌病、新生儿心脏大动脉转位、脑肿瘤、淋巴瘤、原发性骨髓瘤、神经母细胞瘤、感染性炎症等,也可利用PET显像进行诊断。

(2)PET在肿瘤中的应用:有助于异常肿块良恶性鉴别及恶性程度的判断;肿瘤病程分期及患者

预后的评价;临床治疗效果的评价与肿瘤耐药的评价;鉴别肿瘤治疗后残存组织的性质,即局部病灶已坏死或仍有存活的肿瘤;肿瘤复发的早期判断及复发或转移诊断和转移病灶定位及组织活检部位的选择。

(3)PET 在神经系统疾病中的应用:①^{18}FDG PET 显像结果对脑肿瘤的病理分型,良恶性的鉴别和分级、分期,肿瘤复发和放疗、化疗坏死的鉴别等有重要价值。②PET 还可研究脑缺血和梗死时的参数,如局部脑血流量、局部脑氧代谢、氧摄取分数和局部脑血容量等血流代谢定量指标,从而为脑血管病的早期诊断、及时治疗和预后评估等方面提供依据。③PET 显像不仅能发现癫痫患者的发作病灶,为手术切除提供定位,而且还能探讨癫痫发作的机制。应用受体显像可以研究脑功能化学机制的变化,为精神分裂症、早老性痴呆等疾病的早期诊断提供客观依据。

(4)PET 在心脏病中的应用:可进行心肌血流灌注、心肌葡萄糖代谢、心肌脂肪酸代谢、心肌神经受体等方面的显像。对冠心病诊断、心肌梗死范围和大小的测定、心肌缺血、心肌病的研究评价及手术后疗效评价等都有极准确的诊断,是目前其他显像手段所无法达到的高准确性、高定量性显像。

(姜杰　蒋妍)

第三节　儿科疾病的治疗与护理
Section 3

小儿处于不断生长发育过程、语言表达能力差、疾病谱、疾病过程和转归等各方面与成人有诸多的不同之处,因此在治疗和处理上更需要耐心、爱心和精湛的医术,并充分考虑年龄因素,才有利于患儿身心健康的早日恢复。

一、小儿药物治疗

药物治疗在小儿疾病的防治中占重要地位,不同年龄对药物的敏感性、耐受性及药物的反应各有其特点。生长发育中的小儿因器官功能发育尚不成熟,疾病多变,选择药物必须慎重、确切,剂量要求适当,根据小儿药物动力学特点,用药时要考虑到该药的体内运转、吸收分布及排泄等差异,实施合理用药,以发挥药物的最大疗效,减少其副作用及毒性反应,这是小儿药物治疗的重要原则。

(一)儿科药物治疗的特点
由于药物在体内的分布受体液的 pH 值、细胞膜的通透性、药物与蛋白质的结合程度、药物在肝脏内的代谢和肾脏排泄等因素影响,小儿期的药物治疗有以下特点。

1. 药物在组织内分布因年龄而异
如巴比妥类、吗啡、四环素在幼儿脑浓度明显高于年长儿。

2. 小儿对药物的反应因年龄而异
如吗啡对新生儿呼吸中枢的抑制作用明显高于年长儿,麻黄碱对未成熟儿升高血压的作用却很低。

3. 肝脏解毒功能不足
小儿肝脏系统发育不成熟,使某些药物的代谢延长,药物的半衰期延长,增加了药物的血药浓度和毒性作用。尤其是新生儿和早产儿更明显。

4. 肾脏排泄功能不足
新生儿肾功能尚不成熟,药物及其分解产物在体内滞留时间延长,使药物的毒副作用增强,尤其是未成熟儿给药更应多加注意。

5. 先天遗传因素

有的家族对某些药物有药物过敏史和先天性异常反应，对有这种遗传病史的患儿要慎用某些药物。

（二）药物的选择

选择用药的主要依据 3 个方面：①小儿年龄、病种和病情；②小儿对某些药物的特殊反应；③药物对小儿的远期影响。

1. 抗生素

因小儿的免疫系统功能发育不完善，容易患各种感染性疾病，故抗生素是小儿常用的药物。在给小儿使用抗生素时，除要掌握其药理作用和用药指征外，更要注意其毒副作用，长期使用广谱抗生素易引起肠道菌群失调并继发其他细菌、真菌的感染。临床应用某些抗生素时必须注意其毒副作用，如氨基糖苷类药物损害肾和听力。氯霉素可抑制造血功能，对新生儿、早产儿还可导致"灰婴综合征"。

2. 镇静止惊药

若患儿有高热、烦躁不安、剧咳不止时可考虑用镇静药，出现惊厥时可用苯巴比妥、地西泮、水合氯醛等镇静止惊药。

3. 退热药

在临床上一般使用乙酰氨基酚和布洛芬，剂量不宜过大，但可反复使用。

4. 肾上腺皮质激素

短疗程常用于过敏性疾病、重症感染性疾病，长疗程则用于肾病综合征、自身免疫性疾病、血液病，哮喘、某些皮肤病可局部用药。但在使用时应注意其副作用：①短期大量用药可掩盖病情，在未明确诊断时不能使用。②长期使用还可使肾上腺皮质萎缩，可降低免疫力。③长期使用可抑制骨骼的生长发育，可影响水、盐、蛋白质及脂肪的代谢，引起血压增高和库欣综合征。④小儿患水痘时禁用激素，以防加重病情。

5. 泻药和止泻药

小儿便秘多采用饮食调节和通便法，一般不用泻药；小儿腹泻可用双歧杆菌或乳酸杆菌调节肠道的微生态环境，因止泻药减少胃肠蠕动，使肠道内毒素无法排出，反而加重病情，故不主张用止泻药。

6. 止喘镇咳药

哮喘患儿提倡局部吸入 β_2 受体激动剂类药，必要时可用氨茶碱，但新生儿、小婴儿慎用。一般不用镇咳药。多用祛痰药或雾化吸入法，可使分泌物稀释易于咳出。

7. 孕期及哺乳期用药

注意对胎儿及乳儿的影响，如抗生素、激素、镇静剂、阿司匹林及抗癌药物等，可通过胎盘引起胎儿畸形或毒性反应，或通过乳汁使乳儿发生毒性反应。

（三）给药方法

1. 口服法

是最常用的给药方法，简单易行。药物剂型有水剂、片剂及冲剂。给小儿喂药时，应将小儿抱起或头略抬高，以免呛咳。病情需要时可采用鼻胃管给药。

2. 注射法

有皮下、肌肉、静脉、鞘内及胸、腹膜等注射法，注射法比口服法起效快、效果好，但对小儿刺激大，适用于急症或重病患儿。一般口服药能取得良好效果的，不用注射给药，避免操作复杂及出现不良反应。

3. 外用药

常用的外用药有软膏、混悬剂、水剂、粉剂。注意防止小儿用手抓摸,误入眼、口引起意外。

4. 其他方法

雾化吸入法较常用,灌肠法不多用。

(四)药量计算方法

1. 按体重计算法

简单易行,是最常用、最基本的计算方法。可算出每日或每次需要量:每日(次)剂量＝体重(kg)×每日(次)每千克体重所需药量。患儿体重以实际体重为准,年长儿按体重计算如超过成人入量则以成入量为上限。

2. 按体表面积计算法

按体表面积比按年龄、体重计算更为准确,但因其计算烦琐,临床较少应用。小儿体表面积公式如下:<30kg 小儿体表面积(m^2)＝体重(kg)×0.035＋0.1;>30kg 小儿体表面积(m^2)＝[体重(kg)－30]×0.02＋1.05。每日剂量＝体表面积(m^2)×每平方米面积每日需要量。

3. 按年龄计算法

剂量幅度大,不需十分精确的药物,如止咳药、营养药等可按年龄计算:每日每岁剂量＝年龄(岁)×每岁需要量。

4. 按成人折算法

此法多用于未提供小儿剂量的药物,适合于幼儿以上的儿童。小儿剂量＝成人剂量×小儿体重(kg)/50。

因为年龄、病情、病种、用药目的不同,用药量也不同,所以无论采用哪种方法计算小儿用药量,均要根据小儿的实际情况,才能得出确切的药物用量。

二、心理治疗

随着医学模式的转变,心理因素在儿科疾病治疗及康复中的重要性逐渐被重视。儿童心理和情绪障碍,如焦虑、退缩、抑郁和恐怖等,可发生在一些疾病的过程中,尤其是在神经系统、消化系统、内分泌系统、循环及泌尿系统等疾病在治疗过程中,容易发生这种障碍,它既是这些疾病的后果,又可成为疾病病情加重和治疗效果不佳的原因之一。因此,儿科医护人员在疾病治疗过程中要重视各种心理因素,掌握小儿临床心理治疗和护理的基本知识。

常用的心理治疗包括支持疗法、行为疗法、疏泄法等,对初次治疗者要细心了解、观察,多以暗示和循循善诱的方法帮助患儿疏泄内心郁积的压抑,激发情绪释放,减轻心理压力和精神障碍程度,以促进原发病康复。安静、舒适、整洁的住院环境及医护人员的爱心、亲切的语言、轻柔动作和周到的服务均有利于消除患儿的焦虑、紧张、恐惧的心理和情绪障碍。

三、儿科护理

儿科护理是疾病治疗过程中极为重要的一个环节,许多治疗操作均通过护理工作来实施。良好的护理在促进患儿康复中具有重要作用,儿科医生应关心和熟悉护理工作,医护密切协作以提高治疗效果。

(一)细微的临床观察

由于小儿语言表达能力有限,常以哭闹来表达身体的不适,患儿的姿态、表情、动作等方面的异常,可能成为诊断的线索。因此应重视细微的临床观察,如发现小儿不断的摇头,拍打头部,可能是头痛和耳痛的表现,即要仔细检查患儿前囟有无隆起、耳道有无流脓、精神状态有无异常改变。

(二)合理的病室安排

病室要整齐、清洁、安静、舒适、空气新鲜、室温在18℃左右。为提高治疗及护理的质量,可按年龄、病种、病情轻重和护理要求合理地安排病房及病区。

1. 按年龄分区

如新生儿和早产儿病室、小婴儿病室、年长儿病室。

2. 病情分区

重危者收信抢救监护病室,恢复期病儿可集中一室。

3. 按病种分区

将同类病儿集中管理,传染病则按病种隔离。

(三)规律的病房生活

保证充足的睡眠及休息,定时进餐,尽可能的集中时间进行治疗和诊断操作,以免经常打扰患儿休息。

(四)预防医源性疾病

病室定期清扫和消毒、医护人员注意洗手、严格执行无菌操作,预防交叉感染和医源性疾病。医护人员检查完毕要及时拉好床栏、取走体温表、药杯等物品,以免意外伤害。喂药喂奶要将婴儿抱起,防止呛咳、呕吐引起窒息。

四、饮食与胃肠外营养

根据不同病情、不同年龄选择适当的饮食,有助于疾病的治疗和康复。不当的饮食可使病情加重,甚至危及生命。

(一)基本膳食

包括普通饮食、软食、半流质和流质饮食。

(二)特殊饮食

1. 少渣饮食

纤维素含量少,对胃肠刺激性小,易消化,适用于胃肠感染患儿。

2. 无盐和少盐饮食

每天食物中食盐的含量小于3g时为无盐饮食,小于4g时为低盐的食物。适用心、肾功能不全有水肿的患儿。

3. 低蛋白饮食

减少膳食中的蛋白质含量,以碳水化合物如马铃薯、甜薯、水果等补充热量。适用于尿毒症、肝昏迷和急性肾炎和少尿期的患儿。

4. 高蛋白饮食

在一日餐中添加富含蛋白质的食物,如鸡蛋、鸡肉、瘦肉、肝、豆制品等,适用于营养不良、消耗性疾病患儿。

5. 低脂肪饮食

膳食中不用或禁用油脂、肥肉等。适用于腹泻、肝胆、胰腺疾病和高脂血症的患儿。

6. 低热能饮食

在一日三餐的普通饮食中既要减少碳水化合物和脂肪含量,又要保证蛋白质和维生素的需要量,可选用鱼、蛋、豆类、蔬菜和瘦肉等,适用于单纯性肥胖症患儿。

7. 贫血饮食

每日增加含铁食物,如动物血、动物肝、各种肉类等。

8. 代谢病专用饮食

如不含乳糖食物用于半乳糖血症病儿,糖尿病饮食等。

9. 特殊乳制品

不同比例的稀释奶用于早产儿和患病的新生儿,脱脂奶和酸奶用于腹泻婴儿,蛋白奶可提供丰富蛋白质,适用于营养不良儿,豆制代乳粉不含乳糖,适用于牛乳过敏和乳糖酶缺乏者。

10. 检查前饮食

(1) 潜血饮食:连续 3d 食用不含肉类、动物肝脏、血和绿叶蔬菜等饮食,用于消化道出血等待检查的患儿。

(2) 胆囊造影饮食:用高蛋白、高脂肪食物如油煎荷包蛋等,使胆囊排空,以检查胆囊和胆管功能。

(3) 干饮食:食用米饭、馒头、鱼、肉等含水分少的食物,以利于尿浓缩功能试验和 12h 尿细胞计数等检查。

(三)胃肠外营养

不能通过胃肠道获得足够营养的患儿,需要用静脉营养液提供各种营养素。静脉营养液由平衡氨基酸、葡萄糖、脂肪乳剂、电解质、多种维生素和微量元素组成。可通过周围小静脉或中心静脉 24h 均匀输入,输入量每日不超过 135ml/kg。一般静脉营养液浓度较高,是血浆的 5 倍左右,应用时需逐渐增加剂量。氨基酸用量开始为 0.5g/(kg·d),以后增加至 2~3g/(kg·d);葡萄糖浓度一般不超过 12.5%;脂肪乳剂开始为 0.5~1g/(kg·d),逐渐增加至 2~3g/(kg·d)。混合液用输液泵 24h 均匀输入。

(狄凝)

第五章
Chapter 5
儿科常用的操作技术

第一节 物理降温法
Section 1

发热是由于丘脑下部体温调节中枢的调定点升高而出现产热增多和散热减少而导致体温上升的现象。多为人体的一种保护性反应,有利于疾病恢复。只有在易出现发热惊厥的小儿或肛温在39℃以上时,可用非甾体类解热药物如扑热息痛、布洛芬等。在体温高于41℃的紧急情况下急需迅速降低体温时,可以使用物理降温。但要注意避风,并要随时观察孩子的精神状态,通常体温降到38℃即可。如出现皮肤发花等异常情况,应停止物理降温。

一、散热降温法

小儿高热时,若周围环境温度不很冷,采用揭去被子、解开衣服等是促进入体散热的最好方法,主要适用于新生儿。

二、水降温法

(一)温水擦浴

解开患儿衣服,如室温在22℃以上可脱去所有衣服。用小毛巾在温水(32～34℃)中浸透,给患儿进行擦浴,持续擦洗前额、枕部、颈部、腋窝、腹股沟部等大血管流经处及四肢20min左右。

(二)温水洗浴

将门窗关好,不可有对流风或直吹风,室温24～26℃,水量以没至躯干为宜。托起肩部,身体卧于盆中,时间以5～10min为宜,半小时后测体温。注意:水温不可过冷或过热,浴中需加水时应在远离患儿处搅动。病情加重及精神、面色、呼吸出现异常应立即停止。

(三)温湿敷

利用热的扩散原理,随孩子的大小,用小毛巾或大毛巾浸泡于低于病儿体温1～2℃的温水中,拧干后铺放在患儿的胸腹部,或裹住患儿身体,只需露出面部及足底,约10min更换一次。如病儿脸色发紫、发抖、四肢发凉时,应停止使用。

(四)温水浸足法

用低于体温2～3℃的温水浸泡双足30min。

三、冷敷降温法

温水降温法及解热剂无效时,在应用冬眠灵的基础上使用。

(一)冷湿敷法

将毛巾浸透在冰水或冷水中后拧成半干,将毛巾放在病孩头上,待毛巾变暖后更换。两块小毛巾可交替使用。高热时还可以放在额部、腋下、大腿根部。

(二)冰敷法

将10%盐水冰袋外边用布包好,将冰袋按平,置于前额或置于枕后,如没有冰袋可将10%盐水放于热水袋或双层塑料袋中冰冻后应用,情况紧急时也可用冰棍代替。注意:皮肤和冰袋之间要用毛巾或手绢隔开,以免患儿不舒服或局部组织冻伤。胸部和腹部不可放冰袋,以防止心率减慢或腹泻。

(三)酒精擦浴

将橡皮单及浴巾铺于身下,揭下盖被,覆上大毛巾或浴巾,脱去衣服,再将被子折至床尾。将纱布浸透在30%～50%的酒精或白酒中(加等量温水或加热到30℃左右),拧成半干后进行擦浴。方向如下:①上肢:腋下→颈侧→上臂外侧→手背,腋下→上臂内侧→手心;②下肢:侧髋部→大腿外侧→足背;③腹股沟→大腿内侧。注意:①3岁以下不可用;②胸腹部不可擦,以免引起心率减慢及腹泻,操作时需观察病儿皮肤的颜色、呼吸及脉搏;③动作要轻柔,皮肤擦至发红为宜,不要将皮肤擦破;④洗毕将病儿裹在毛巾被或棉被中,不要随即穿衣。30min后宜再测体温。

(四)冷盐水灌肠

婴幼儿用冷盐水150～300ml,儿童用300～500ml,冷盐水温度为20℃左右。

(王莉 狄凝)

第二节 给氧法

Section 2

一、目的

提高肺泡内氧的分压,从而能提高氧的弥散能力,使低氧血症得到改善。

二、适应症

(1)各种原因所致的呼吸功能不全,包括呼吸系统疾患所致者及其他系统疾患影响呼吸中枢者。
(2)循环功能不全,包括各种原因所致的心力衰竭及休克。
(3)严重贫血。
(4)循环血量不足,见于急性失血或脱水。

三、指征

(1)呼吸困难。
(2)心动过速、血压增高。

(3)烦躁不安。

(4)皮肤色泽的改变(青紫)。

四、操作方法

(一)鼻导管给氧法

用净水将鼻导管润滑后从鼻腔插入,插入的深度为4～8cm,再用胶布固定于鼻旁。新生儿、婴幼儿的氧流量为0.5～1L/min。较大儿童氧气的流量一般为2～3L/min,吸入浓度在30%左右,氧气必须经过湿化瓶,以增加其湿度。缺点是刺激鼻黏膜,患者会感到不适。氧气的浓度及流量应逐渐增加,且应密切观察病情。若患儿神志、缺氧及心率等状态均见改善时可连续给予。若缺氧虽获得改善,心率稍下降,但意识状态逐渐恶化或出现呼吸抑制现象时,则系二氧化碳潴留加重的表现. 此时可适当减少给氧的流量和浓度,宜静脉给呼吸兴奋剂或改用机械通气给氧以增加患儿的通气量。注意:①鼻导管给氧法虽最简单、有效,但方法一定要正确,导管必须插至鼻咽部(通常以鼻尖至外耳道口长度为合适),且应避免鼻腔分泌物堵塞导管;②经常抽吸咽喉及气管中的分泌物,保持呼吸道通畅;③干燥氧,特别是高浓度、大流量氧对呼吸道的刺激性很大,可导致气道干燥,痰液更黏稠使之不易咳出,因此应用水泡式湿化器或湿化瓶加60～70℃热水等办法,保持氧气的湿润。

(二)双鼻孔鼻塞给氧

因不影响患者饮食,易为患者接受,以往常用的鼻导管法已渐淘汰。吸入氧浓度(FiO_2)可按下式计算:FiO_2(%)＝21＋氧流量(L/min)×4,一般的给氧量为5～6L/min,故FiO_2最多可达40%～45%。

(三)漏斗法

整个漏斗扣在鼻子上面,边缘距面部皮肤稍有距离,婴幼儿又不易固定,氧气大部分流掉,吸入不多,效果不佳。但对极度烦躁不安、不能接受鼻导管法的患儿,此法可取。

(四)面罩给氧法

封闭式面罩不利于CO_2排出,不宜使用,目前多用开放式面罩,呼气可经活瓣装置排出,借助高流量氧气,可使供氧浓度达到80%以上,也是常用的给氧方法。

(五)头罩法

用硬塑料头罩。氧流量3～5L/min,氧浓度可维持在45%左右。最好通过雾化器。头罩大小约40cm×40cm×40cm,小的易有CO_2存留。

(六)氧帐给氧

可随意调节帐内氧浓度、湿度,在需要吸入较高浓度氧气时使用。以透明塑料薄膜做成40～60cm见方的小帐,置于患儿上半身或头面部,不需完全密闭。以3～5L/min流量输入氧气,可维持帐内氧浓度的40%～50%,而无二氧化碳蓄积。由于呼出气水分在帐内的存积,可增加帐内湿度。特别是用雾化器输氧同时带入水雾,其相对湿度可达90%以上,尤其适用于气管切开后痰液较干稠的病儿。缺点:①不便于观察及护理;②氧气帐内温度平均比外界室温高1～2℃,夏日闷热,不适用。

(七)口罩雾化给氧

通过雾化器口罩给氧,小儿流量3～5L/min,氧浓度40%～60%,因为氧通过雾化器,部分雾粒可达到细支气管,高湿度可以防止氧气干燥,稀释痰液使其易于咳出,有利于保持呼吸道通畅。

(八)高压氧治疗

高压氧治疗,所谓高压氧疗法系指在高于一个绝对大气压(ATA)环境中的氧气疗法。该疗法适用于各种存在缺氧的疾病,包括各种急性中毒尤其是窒息性毒物中毒。治疗方法为:入舱后迅速闭舱,在 15～30min 内逐渐加压至 2～2.5ATA,给予面罩吸氧 30～40min,休息 5～10min,如此反复 2～3 次,经 30～45min 减压过程后出舱,每日 1 次,一般需治疗 5～10 次。昏迷患者可通过气管插管吸氧。但有出血倾向、气胸、肺大泡、青光眼、视网膜剥离、严重高血压者为高压氧治疗禁忌证。ARDS 应用高压氧也弊大于利,不宜采用。HIE 可用高压氧舱全舱给氧法,每日治疗 1 次,氧浓度为 90%～100%,压力为 2kPa,每次 2h,视病情可连续进行 5～10 次,至临床症状及 B 超示脑水肿消失。有惊厥者,待抽搐停止、呼吸脉搏稳定后入舱,合并颅内出血则在病情稳定 6h 后入舱。

(九)高频喷射通气给氧法

通气喷射频率为正常呼吸频率 3 倍以上,驱动氧压为 0.5～1.0kg/cm^2,吸呼比为 1:1.5。但频率过高,可以影响 CO_2 排出。

(十)正压给氧法(呼吸机给氧)

1. 呼气末正压通气(PEEP)

可使呼气相气道压力仍保持在高于大气压水平,故可有效防止肺泡萎陷,增加功能残气量,降低肺内分流,改善 V/Q 失调,尤有利于 ARDS 治疗;但过高的呼气末压力(>980Pa 或>10cmH$_2$O)可能增加呼气阻力及肺血管阻力,应予避免,一般在 294～475Pa(3～5cmH$_2$O)即可。

2. 持续气道正压通气(CPAP)

是在患者存在自主呼吸基础上,在呼气相和吸气相均由呼吸机向气道输入一个恒定气流,使气道持续保持正压,故十分有利于防止气道和肺泡萎陷,改善肺顺应性,并可减少呼吸功消耗。其压力可为 0.3～0.5kPa,对 ARDS 及 COPD(慢性阻塞性肺疾患)均有较好疗效。

3. 反比通气(IRV)

即用呼吸机使吸气与呼气之时间比≥1,亦即明显延长正压吸气时间,从而有利于肺泡复张,恢复换气,并使充气较快的肺泡快速饱和充气而使多余气体进入通气较慢的肺泡,从而改善气体分布及 V/Q 比例,增加弥散面积,有类似 PEEP 的作用,且延长吸气时间有利于血红蛋白的氧合,有助于低氧血症的纠正。但气道平均压过高(1.372kPa 或>14cmH$_2$O)反有不良作用,如气压伤、减少心搏出量、肺循环压力增高等,应予避免。

(十一)"内给氧"法

用 10%葡萄糖液将 3%双氧水作 10 倍稀释后,缓慢静脉推注(低枕位,每次 50ml)或静脉滴注(溶液需避光,每次 500ml)。

(十二)氧气袋供氧法

家庭吸氧常用氧气袋(又称氧气枕、氧气囊),多为长方形橡皮袋,袋的一角设有橡皮管,管上安有螺旋夹,用来调节氧气流量。氧气袋容量小,轻便,适用于家庭急救及救护途中。给氧前先用湿棉签清拭鼻腔,用干净水润滑鼻导管,打开螺旋夹,调节气流量,调好后把鼻导管轻轻插入患者一侧鼻孔,插入长度为从鼻尖到耳垂长度的 1/4～1/3,然后用胶布条将鼻导管固定在鼻翼上。氧气袋内压力降低时,用手压或让患者枕在氧气袋上,以利氧气供给。给氧过程注意观察缺氧改善的情况,导管是否被分泌物堵塞,导管是否脱出,并应及时处理。使用氧气袋要注意严防烟火,不用时关紧旋夹,存于阴凉处,谨防与火接触。

(李粹 张霞)

第三节 湿化与雾化
Section 3

一、蒸气吸入疗法

（一）用品

治疗盘、蒸气吸入器、集气筒、药液、毛巾或治疗巾、火柴、弯盘。

（二）操作方法

(1) 向水锅内加入约为容器4/5的热开水，将配好的药液倒入药杯中，点燃酒精灯，待喷出均匀的蒸气时，套上集气筒携至患儿床边。患儿取坐位、斜坡卧位或侧卧位，将毛巾围在颌下，接上弯盘。

(2) 将吸入器移近患儿口鼻部，嘱患儿张口对着蒸气做深呼吸。其口与蒸气喷口距离，视蒸气强弱而作适当调整，一般为10～15cm。每次吸入时间为15～20min。

(3) 吸入完毕，移去吸入器，熄灭酒精灯，擦干患儿面部，取下弯盘和毛巾，嘱暂勿外出，以免受凉。

(4) 注意：吸入前检查吸入器各管口是否通畅，必要时用金属细丝疏通堵塞的管口，水锅内盛水不宜过满，酒精灯内乙醇不宜过多，防止外溢造成意外，经常检查水锅橡皮圈是否漏。吸入过程中应经常观察情况，以防爆炸或烫伤。室温过高时，不宜使用。治疗完毕后，应将锅内余水冷却后倒尽，药杯洗净。

二、超声雾化吸入疗法

（一）用品

超声雾化治疗器、螺纹管、面罩、药液、小治疗巾。

（二）操作方法

将冷蒸馏水250ml加入雾化器水槽内，治疗中注意槽内水位，水浅时及时添加。将所需药液（雾化液加入敏感的水溶性抗生素，如青霉素G钠、庆大霉素或丁胺卡那霉素等，每日剂量可按常规全日肌肉注射或静脉注射给药的1/4～1/2计算，也可每次加入α-糜蛋白酶2～5mg、生理盐水10～15ml）倒入雾化罐，将雾化罐放入水槽内嵌紧。连接螺纹管和面罩，将口罩紧密安置在患儿口鼻上。接通电源，预热3min后打开雾化开关，见指示灯亮并有气雾溢出，按需要调节雾量。雾化吸入时间依所需剂量而定，一般快速雾化雾量为3ml/min，需4～5min，缓慢雾化雾量为1ml/min，需7～8min，1次治疗吸入药液一般为10ml。雾化吸入后，取下面罩，用小治疗巾擦干面部。给另一患儿治疗时，应更换消毒面罩和螺纹管，依上法进行治疗。用毕，先关雾化开关，经3～5min后，关电源开关，然后拔除电源。取下螺纹管和面罩，浸泡于消毒液内，30min后晾干备用。倒去雾化罐内剩余药液，用温开水洗净。倒去槽内余水，用纱布揩干（注意勿碰撞槽底中央的圆形小陶瓷片）。每日2～3次，连用1～2周。

三、气道冲洗吸引法

（一）适应证

气管切开，气管插管。

（二）操作方法

吸引前应加大患儿吸氧浓度。冲洗液一般用生理盐水，痰液黏稠者用2%碳酸氢钠，忌用高渗或低渗溶液。将冲洗液注入气道5～10ml，禁带针头注入冲洗液。用无菌镊将一次性无菌导管置入气道，连接负压吸引器，吸引顺序应从下呼吸道始逐渐向上，边旋转边逐渐后退，避免同一根导管再进入呼吸道吸引。一般吸引时间不超过10～15s，每1～2h冲洗、吸引1次，以便气道湿化及痰液稀释。拔出吸引管后，继续加大给氧数分钟。如在气道冲洗吸引期间，患儿出现明显的缺氧、低血压、心律失常等，应暂时停止吸引并加大氧浓度吸入。

四、保湿法

(1)间歇湿化0.45%盐水500ml加庆大霉素12万U，每次吸痰前后缓慢注入气管1～5ml，每日总量为100～200ml。

(2)持续湿化法：以输液方式将湿化液通过头皮针缓慢滴入气管内，滴速控制在3～6滴/min，每昼夜不少于100～200ml，湿化液中可根据需要加入抗生素或其他药物。

(3)纱布保湿法单纯人工气道者，在人工气道口覆盖盐水纱布，以0.2%盐水保持潮湿。

（蒋妍　李东）

第四节　胃管灌食法
Section 4

胃管灌食法包括鼻饲法。

一、目　的

常用于早产儿、昏迷、冬眠或其他不能经口进食和/或吞咽障碍的病儿，以补充必要的营养物质、水和电解质。

二、用　品

鼻饲包（治疗碗、压舌板、镊子、胃管、30～50ml注射器、纱布、治疗巾），治疗盘（液状石蜡、松节油、棉签、胶布、夹子、别针、听诊器），适量温开水（38～40℃），鼻饲饮料200ml（38～40℃）。

三、操作方法

备齐用物携至患儿床旁，向家属及患儿解释目的、方法及注意事项，以取得合作。患儿视病情取坐位、斜卧位或仰卧位，将治疗巾铺于患儿颌下，清洁鼻腔或口腔。用液状石蜡纱布润滑胃管前段，左手持纱布托住胃管，右手持镊子夹住胃管前段沿一侧鼻孔或口腔缓慢插入。至咽喉部时，清醒的年长患儿嘱做吞咽动作。早产儿、婴幼儿及昏迷患者，将头略向前倾，同时将胃管送下。插入长度相当于由患儿鼻尖到耳垂到剑突的长度。用注射器抽吸胃内容物，如有胃液抽出，即证明管已至胃中。如未抽出胃液，可用以下方法检查：①将听诊器放剑突下。用注射器向胃管内注入3～5ml空气，如能听到气过水声，表示管在胃中；②如有憋气、呛咳、呼吸困难、发绀等情况，或将胃管外端浸入一碗水中有持续多量气泡溢出，则表示误入气管，应立即拔出，休息片刻后重插。若插管过程中患儿出现恶心,应暂停片刻,嘱患儿做深呼吸或做吞咽动作,随后迅速将管插入,以减轻不适。用胶布将胃管固定于鼻梁部或口角旁,胃管外端接注射器,先回抽,见有胃液抽出,即注入少量温开水,再慢慢注入温度适宜的流质饮食。饲毕,用温开水少许冲洗胃管。然后将胃管开口端反折,用纱布包裹,夹子夹紧,用别针固定于患儿枕旁或衣服上。需要时记录饮食量。将注射器用温开水洗净,放入治疗碗内,用纱布盖好备用。注射器每晨更换1次,所用物品应每日消毒1次。长期鼻饲者应每周更换胃管1次(晚间拔出,次晨换另一鼻孔插入),每日进行口腔护理。拔胃管法:①置弯盘于患儿颌下,胃管开口端用夹子夹紧放入弯盘内,轻轻揭去用以固定的胶布;②用纱布包裹近鼻孔端的胃管,快速拔出胃管,将胃管盘起放在弯盘中;③清洁患儿口、鼻、面部,必要时,用松节油擦拭胶布痕迹,协助患儿取舒适卧位。

(曲先锋　林晓婷)

第五节　洗胃法和胃肠减压法
Section 5

一、洗 胃 法

(一)目的

清除胃中积食、积液及毒性物质。

(二)用品

洗胃包(洗胃盆、漏斗洗胃管或粗胃管、压舌板、治疗碗),治疗盘(液状石蜡、弯盘、纸巾、胶布、棉签、治疗巾、橡皮围裙、注射器、量杯、开口器、舌钳、牙垫、检验标本容器、听诊器),洗胃溶液。洗胃溶液常用的有生理盐水、温开水,$1.25\% \sim 2.5\%$ 碳酸氢钠溶液,$1:5000$ 高锰酸钾溶液等。用量一般为 $2000 \sim 5000ml$,中毒患儿则需 $10000ml$ 以上或更多,温度为 $37 \sim 40℃$,另带污水桶1只。有条件者可用洗胃机[控制台,溶液桶(瓶),污水桶(瓶)]。

(三)操作方法

经口腔或鼻腔插入胃管(方法见鼻饲法),先抽尽胃内容物,必要时留标本送检验。证实胃管确在胃内后,即可洗胃。洗毕,反折胃管迅速拔出,以防管内液体误入气管。帮助患儿漱口、洗脸,安卧休息。整理用物并消毒,记录灌洗液及洗出液总量和性质。

(1)漏斗洗胃法:①将漏斗放置低于胃部的位置,挤压橡皮球,抽尽胃内容物。②抬高漏斗距口腔 $30 \sim 50cm$,徐徐倒入洗胃液 $100 \sim 300ml$(依年龄),当漏斗内尚有少量溶液时,速将漏斗倒转并低于胃部水平以下,利用虹吸作用引出胃内液体,使其流入污水桶内。如液体不能顺利流出,可将胃管中段的皮球加压吸引(先将皮球前端胃管反折,然后压闭皮球,再放开胃管)。③胃内溶液流完后,再抬高漏斗。如此反复灌洗,直至洗出液与灌洗液相同为止。

(2)注洗器或注射器洗胃法:用注洗器或注射器接胃管吸尽胃内容物后,注入洗胃液约 $200ml$ 左右,再抽出弃去,反复冲洗,直至洗净为止。

(3)自动洗胃机洗胃法:将配好的洗胃液置清洁溶液桶(瓶)内。将洗胃机上的药液管一端放入溶液桶内液面以下,出水管的一端放入污水桶(瓶)内,胃管的一端和患儿洗胃管相连接。调节好液量大小,接通电源后按"手吸"键,吸出胃内容物,再按"自动"键,机器开始对胃进行自动冲洗。待冲洗干净后,按"停机"键。注意:①吞入腐蚀性毒物(如强酸、强碱),新近上消化道出血,食管或贲门狭窄或梗阻,主动脉弓瘤患儿,均禁忌洗胃。②当中毒性质不明时,应抽出胃内容物送验,洗胃液可选用温开水或等渗盐水,待毒物性质明确后,再采用对抗剂洗胃。③每次灌入量以 300ml 为限。如灌入量过多,有导致液体从口鼻腔内涌出而引起窒息的危险,并可使胃内压上升. 增加毒物吸收;可引起迷走神经兴奋,导致反射性心搏骤停。心肺疾病患儿,更应慎重。④洗胃过程中,如有阻碍、疼痛、流出液有较多鲜血或出现休克现象,应立即停止施行洗胃。洗胃过程中随时观察患儿呼吸、血压、脉搏的变化,并做好详细记录。⑤幽门梗阻患儿洗胃,须记录胃内滞留量。服毒患儿洗胃后,可酌情注入 25%硫酸钠 30～60ml 导泻。⑥用自动洗胃机洗胃,使用前必须接妥地线,以防触电,并检查机器各管道衔接是否正确、牢,运转是否正常。打开控制台上的按钮向胃内注入洗胃液的同时观察正压表(一般压力不超过 40kPa),并观察洗胃液的出入量。如有水流不畅,进、出液量相差较大,可交替按"手冲"和"手吸"两键,进行调整。用毕及时清洗。

二、胃肠减压法

(一)目的
(1)解除肠内压力,缓解单纯性或麻痹性肠梗阻的腹胀症状,清除胃肠积气、积液。
(2)腹部较大手术前做胃肠减压,减少并发症。
(二)操作方法
经口腔或鼻腔插入胃管(方法见鼻饲法),吸出全部胃内容物后将管再送入 10cm 左右,让患儿右侧卧位,数小时后,管尖端即可通过幽门达十二指肠水平。检查引流管是否通过幽门,可用 X 线腹部透视或慢慢注入空气 10ml,同时在腹部听诊,音响最大处为管端位置,固定引流管于病儿上唇及面颊部,连接减压装置。注意:①随时检查导管是否通畅,每 2h 冲管 1 次,保持引流通畅,做到有效减压。②如自管内注入药物时应停止吸引,夹管 1h。③记录引流液的性质及量,有血性引流液时应立即停止引流。④如需将导管保留较长时间,可在鼻咽腔涂硼酸甘油或液体石蜡以减少刺激,保护黏膜。

(李东　张霞)

第六章 Chapter 6

儿童保健

儿童保健属儿科学与预防医学相交叉的分支学科,专门研究各年龄期小儿的生长发育、营养保健、疾病防治和健康管理,并采取有效措施,防止不利因素,以促进和保证儿童身心的健康成长。

第一节　各年龄期儿童保健
Section 1

一、胎儿期及围生期保健

胎儿的发育与孕母的健康、营养状况、疾病、生活环境和情绪等密切相关,故胎儿期保健亦即以孕母的保健为主。

(一)预防遗传性疾病与先天畸形

父母婚前应进行遗传咨询,禁止近亲结婚以减少遗传性疾病的可能性;妊娠早期应尽可能避免各种病毒感染;避免接触放射线、烟酒以及铅、苯、汞、有机磷农药等化学毒物;患有心、肾疾病、糖尿病、甲状腺功能亢进、结核病等慢性疾病的孕妇应在医生指导下进行治疗。对高危产妇应定期产前检查,必要时终止妊娠。

(二)保证充足营养

孕母应加强铁、锌、钙、多种维生素等重要营养素的补充。

(三)给予孕母良好的生活环境

保持心情舒畅,减少精神负担,避免过重体力活动,注意劳逸结合,以防发生流产、早产及异常产等妊娠期合并证。

(四)加强高危儿的监护

对有产时感染出生的新生儿,以及早产儿、过期产儿、低体重儿、出生异常等高危儿应置于新生儿监护病房(NICU)予以特殊监护。

(五)预防并及时处理各种围生期疾病

如新生儿窒息、低血糖、低血钙、低体温、颅内出血等疾病。

二、新生儿期保健

新生儿期是婴儿出生后适应外界环境的重要阶段,初生新生儿需经历一段时间的生理调节,才能适应宫外环境。新生儿期，特别是生后1周内的新生儿发病率和死亡率极高，约占婴儿死亡中的1/2～2/3，故新生儿保健重点在生后1周内。

(一)出生时护理

产房温度保持在25～28℃；新生儿娩出后立即清理口、鼻、咽腔内黏液，保证呼吸道通畅；严格消毒、结扎脐带；记录出生时评分、体温、呼吸、心率、体重与身长；新生儿出生后观察6h，正常者母婴同室，高危儿送NICU；尽早喂母乳。

(二)家庭保健

(1)注意保暖，冬季应使室温保持在20～22℃，湿度以55%为宜，无条件时可用热水袋等保暖措施，避免体温不升；夏季应避免室内温度过高。

(2)指导母亲正确哺乳，以维持良好的乳汁分泌。母乳不足或无法进行母乳喂养的婴儿，应指导母亲使用科学方法进行人工喂养。

(3)新生儿皮肤娇嫩，应注意保持皮肤清洁，勤洗澡，根据室温选择合适的衣服。臀部皮肤容易感染，应选择吸水性好、浅色尿布，或用透气性好的尿不湿，注意勤换。

(4)重视婴儿早期情感、心理的发育，父母应通过多与婴儿说话、抚触、亲吻、拥抱等方式加强母(父)婴情感交流。

(5)养成细致观察婴儿的习惯，注意婴儿的睡眠、面色、哭声、精神、吃奶及大小便情况，发现异常及时就医。

三、婴儿期保健

婴儿期体格生长发育速度最快，对能量和营养素的需要量相对较大，必须摄入丰富的各种营养素满足需要，但其消化功能尚不完善，易致消化功能紊乱和营养不良等疾病。因此，应提倡纯母乳喂养至4～6个月；科学进行混合喂养或人工喂养；自2～3个月开始可添加辅食。定期进行体格检查，以便早期发现缺铁性贫血、佝偻病、发育异常等。坚持户外活动，常做空气浴、日光浴和被动体操；用带有声、光、色的玩具促进婴儿感知发育。按计划免疫程序完成基础免疫。

四、幼儿期保健

此期的保健措施有：①加强营养，尽早训练幼儿的自行进食能力。②重视与幼儿的语言交流，通过游戏、讲故事、唱歌等方式促进幼儿语言等智能方面的发育；培养幼儿的自我生活能力，安排规律生活，养成良好的生活习惯，如睡眠、进食、排便、沐浴、游戏、户外活动等。③每3～6个月体格检查一次，监测生长发育情况，筛查龋齿、听力、视力异常，预防营养缺乏性疾病的发生。④预防传染病，防止异物吸入、烫伤、跌伤等意外伤害事故的发生。

五、学龄前期保健

学龄前期儿童具有较大的可塑性，是性格形成的关键时期。保健重点为：①加强教育，注意培养其学习习惯、想象与思维能力，使之具有良好的心理素质；通过游戏、体育活动增强体质，在游戏中学习遵守规则和与人交往；②每年体检1～2次，进行视力、龋齿、缺铁性贫血、寄生虫等常见病的筛查与矫治；③保证充足营养，预防外伤、溺水、误服药物以及食物中毒等意外事故。

六、学龄期保健

此期儿童求知欲强,理解、分析、综合能力逐步完善,是接受科学文化教育的重要时期。保健措施有:合理安排生活、学习和锻炼,保证足够的营养和睡眠;注意防止近视和龋齿;注意正确的坐、立、行姿势;预防并正确处理精神、情绪、行为等方面的问题。

七、青春期保健

此期为体格发育的第2个高峰期,性别差异显著。由于与社会接触增多,外界环境对其影响越来越大,常可引起心理、行为、精神等方面的不稳定。保健方面注意:①供给充足营养,以满足生长发育所需。②培养良好的学习习惯,合理安排生活和学习。③加强素质教育,重视体育锻炼。④预防屈光不正、龋齿、缺铁性贫血等常见病的发生。⑤多方面、多渠道进行法制教育、安全教育和社会公德教育,学习交通规则和意外事故防范知识,减少意外伤害事故的发生。⑥进行正确的性教育和生理、心理、行为指导,保证青少年的身心健康。

(李粹 李洁琼)

第二节 儿童保健的具体实施
Section 2

一、护　理

(一)居室

应阳光充足,通气良好,冬季室内温度尽可能达到18～20℃,湿度为55%～60%。母婴应同室,便于母亲,哺乳和料理婴儿生活。患病者不应进入小儿居室,尤其是新生儿、早产儿的居室。

(二)衣着(尿布)

应选择浅色、柔软的纯棉织物,宽松而少接缝,以避免摩擦皮肤。冬季不宜穿得过多、过厚,以免影响四肢循环和活动;襁褓不应包裹过紧,以免影响婴儿自如活动。婴儿最好穿连衣裤或背带裤,不用松紧腰裤,以利胸廓发育。幼儿学会走路、会表达大小便时最好不穿开裆裤。

二、营　养

合理喂养是保证儿童生长发育及健康的先决条件,对家长和有关人员,必须及时进行有关母乳喂养、婴儿的辅食添加、如何顺利度过断乳期、幼儿期正确的进食行为培养、学龄前及学龄期儿童的膳食安排等内容的宣教和指导。

三、计划免疫

是根据儿童的免疫特点和传染病的发生情况,按照科学的免疫程序,有计划地进行疫苗接种,以提高人群的免疫水平,达到控制和消灭传染病的目的。按照我国卫生部的规定,婴儿必须在1岁内完成卡介苗,脊髓灰质炎三联混合疫苗,百日咳、白喉、破伤风类毒素混合制剂,麻疹减毒疫苗和乙型肝炎病毒疫苗5种疫苗的接种。此外,根据流行地区和季节进行乙型脑炎疫苗、流行性脑脊髓膜炎疫苗、风疹疫苗、流感疫苗、腮腺炎疫苗、甲型肝炎病毒疫苗等的接种。

免疫接种的禁忌证有:①患肝炎、急性传染病、自身免疫性疾病、免疫缺陷病或其他严重疾病者;②有明确过敏史者禁止接种白喉类毒素、破伤风类毒素、麻疹疫苗(特别是鸡蛋过敏者)、脊髓灰质炎糖丸疫苗(牛奶或奶制品过敏)、乙肝疫苗(酵母过敏或疫苗中任何成分过敏);③患结核病、急性传染病、肾炎、心脏病、湿疹及其他皮肤病者不予接种卡介苗;④发热、腹泻、急性传染病期和接受免疫抑制剂治疗期间,忌服脊髓灰质炎疫苗;⑤百日咳菌苗偶可产生神经系统严重并发症,故小儿及家庭成员患癫痫、有抽搐史及神经系统疾病者,禁用百日咳菌苗。

四、儿童心理卫生

健康包括身体和精神心理两个方面。随着生活节奏加快,儿童承受的压力越来越大,由于心理行为障碍所引起的疾病日益增多。儿童心理保健的目标是以预防为主,根据儿童心理发展规律,在家庭及社会环境的影响下,通过有益的教育和训练,自幼培养儿童健康的心理、完善的人格、灵活的适应能力,使小儿具有乐观、豁达、积极向上、勇于克服困难和适应社会的良好素质。

(一)习惯的培养

1. 睡眠习惯

应自幼培养儿童有规律的睡眠习惯。①儿童居室的光线应柔和,睡前避免过度兴奋,婴儿应有自己的、放在固定位置的床位,使睡眠环境稳定。②不要随意改变儿童的睡眠时间,保证充足的睡眠、每天应保证的睡眠时间:新生儿20～22h,婴幼儿12～13h,学龄前儿童10～11h,7岁以上儿童9～10h。③婴儿可利用固定乐曲催眠入睡,不拍、不摇、不可用喂哺催眠,对幼儿可用柔和声音重复讲故事帮助其入眠。

2. 进食习惯

从婴儿期就应注意训练儿童进食能力,培养良好的进食习惯。①1～2个月小婴儿尚未建立昼夜生活节律,胃容量小,可夜晚哺乳1～2次;②3～4个月后逐渐停止夜间哺乳;③4～6个月婴儿可添加辅食,使其适应多种食物的味道,避免挑食、偏食,同时应训练用勺进食;④7～8个月后学习用杯喝奶、水;⑤9～10个月的婴儿开始有主动进食的要求,可先训练其自己抓取食物的能力,尽早让小儿练习自己用勺进食,促进眼、手协调动作,并有益于手指肌肉发育,同时也使儿童的独立性、自主性得到发展。

3. 排便习惯

随食物性质的改变和消化功能的成熟,婴儿大便次数逐渐减少到每日1～2次时,便可开始训练坐便盆、定时排大便。当儿童会走路,有一定表达能力、能听懂成人语言时,就可训练控制大小便,一般1岁左右的小儿已可表示便意,3岁以后可训练睡前排尿而夜间可不排尿。

4. 卫生习惯

从婴儿期起就应培养良好的卫生习惯,定时洗澡、勤换衣裤,保护会阴部清洁,不随地大、小便。乳儿在哺乳或进食后可喂给少量温开水清洁口腔;2～3岁以后培养,小儿饭后漱口、食前、便后洗手的习惯;5岁后锻炼自己早晚刷牙。不吃生水和不洁的瓜果等食物。不随地吐痰,不乱扔果皮纸屑。

(二)社会适应性的培养

儿童的社会适应性行为是各年龄阶段相应神经心理发展的综合表现,与家庭经济水平、育儿方式、儿童性别、性格、年龄密切相关。

1. 独立能力

应在日常生活中培养婴幼儿的独立能力,如自行进食、控制二便、独自睡觉、自己穿衣、穿鞋等;年长儿,则应培养其独立分析、解决问题的能力。

2. 控制情绪

儿童控制情绪的能力与语言、思维的发展和成人的教育有关。儿童常因要求未能满足而不能控制自己的情绪,或发脾气,或发生侵犯行为,故成人对儿童的要求与行为应按社会标准或予以满足,或加以约束,或预见性地处理问题,减少儿童产生消极行为的机会。用诱导方法而不用强制方法处理儿童的行为问题,可以减少对立情绪,有利于儿童控制力的发展。

3. 意志

在日常生活、学习、游戏中应该有意识培养儿童克服困难的意志,增强其自觉、坚持、果断和自制的能力。

4. 社交能力

养育过程中,经常给予儿童积极愉快的感受,如:喂奶时抚触,与孩子眼对眼微笑,说话、唱歌、拥抱;常与孩子做游戏、讲故事等,都会增加孩子与周围环境和谐一致的生活能力。注意培养儿童之间互助友爱,鼓励与其他小朋友互相谦让、增进友谊;让孩子在游戏或有益活动中学习与人交流的技巧,增进语言交流能力。

5. 创造能力

通过游戏、讲故事、绘画、听音乐、表演、自制小玩具等可以培养儿童的想象力和创造力。启发式地向儿童提出问题,引导儿童自己去发现、思考、探索,有助于促进儿童思维能力的发展,开发儿童的智慧潜能。

(三)父母和家庭教育的作用

父母的教养方式和态度、与小儿的亲密程度等,直接影响到儿童个性的形成和心理健康。从小与父母建立相依感情的儿童,日后会有良好的社交能力和人际关系。婴儿期与母亲接触密切的儿童语言和智能发育较好。家庭教育民主氛围较浓的儿童善与人交往、机灵大胆而有分析思考能力。反之,如父母管教过严,常打骂儿童,则儿童缺乏自信心、自尊心、恃强性和紧张性高,对人缺乏感情;父母过于溺爱的儿童缺乏独立性、任性、情绪不稳定。父母应了解不同年龄阶段儿童的心理发育特点,理解儿童的行为,以鼓励性的正面教育为主,对儿童的不良行为应及时说服、抑制、纠正;父母更应提高自身素质,言行一致,以身作则教育儿童。

五、定期健康检查

0~6岁散在儿童和托幼机构的集体儿童应进行定期的健康检查,系统观察小儿的生长发育、营养状况,及早发现异常、进行指导和采取相应措施。

(一)新生儿访视

由社区妇幼保健人员于新生儿出生28d内家访3~4次,高危儿应适当增加家访次数。家访的目的是早期发现问题,及时指导处理,降低新生儿发病率。家访内容有:①新生儿出生情况和生活状态,有无出生时窒息、产伤,吃奶、睡眠、大小便情况等;②预防接种情况;③喂养与护理指导;④体重监测,每周测体重1次并记录;⑤体格检查,重点检查有无产伤、黄疸、畸形、皮肤与脐部感染。每次访视后,应认真填写访视卡,待小儿满月后转至有关保健机构。

(二)儿童保健门诊

小儿应定期接受儿童保健单位的健康检查,以早期发现问题、正确指导。定期检查的频度根据儿童生长发育的速度而定,年龄越小,检查间隔宜越短,以便及时发现生长发育的变化,防止发生生长偏离;高危儿、体弱儿应适当增加检查次数。定期检查内容为:①体格测量及评价,3岁后每年测视力、血压1次;②询问个人史及既往史;③全身各系统检查;④常见病的实验室检查,如缺铁性贫血、寄生虫病等,对临床可疑佝偻病、微量元素缺乏、发育迟缓等疾病应作相应的筛查实验。

六、体格锻炼

体格锻炼是增强儿童体质,提高免疫能力,保证身心健康的重要手段。小儿从出生后2周至1个月即可开始锻炼,随年龄循序渐进。

(一)户外活动

即"空气浴"和"日光浴"。一年四季均可进行,既可增加儿童对冷空气的适应能力,又能接受日光照射、防止佝偻病的发生。婴儿出生后1个月即可进行户外活动,户外活动时间由短逐渐延长。冬季注意身体保暖。

(二)皮肤锻炼

1. 婴儿皮肤按摩

每日早晚进行,每次15min左右,在婴儿面部、胸、腹、背及四肢、足底有规律的轻揉与捏握,通过刺激皮肤,有益于循环、呼吸、消化、肢体肌肉的放松与活动。皮肤按摩不仅有益于生理功能,也是父母与婴儿之间情感交流的最佳方式之一。

2. 温水浴

温水浴不仅可保持皮肤清洁,还可促进新陈代谢,增进食欲,有利于睡眠和生长发育。冬季应注意室温、水温,作好温水浴前的准备工作,减少体表热能散发。

新生儿脐带脱落后即可行温水浴,每日1~2次。

3. 擦浴

7~8个月以上的婴儿可进行身体擦浴。擦浴时室温保持在16~18℃,水温32~33℃,待婴儿适应后,水温可逐渐降至26℃。先用毛巾浸入温水,拧半干,然后在婴儿四肢做向心性擦浴,擦毕再用干毛巾擦至皮肤微红。

4. 淋浴

适用于3岁以上儿童。每日1次,每次冲淋1~3min,水温35~36℃,浴后用干毛巾擦至全身皮肤微红。待儿童适应后,可逐渐将水温降至26~28℃。

5. 游泳

有条件者可从小训练,但注意应有成人相伴看护。

(三)体育运动

1. 婴儿被动操

可促进婴儿运动系统的发育,改善血液循环。适于2~6个月婴儿,每日1~2次,由成人给婴儿做四肢伸屈运动,逐渐过渡到主动操。

2. 婴儿主动操

6~12个月婴儿大运动开始发育,可训练婴儿爬、坐、仰卧起身、扶站、扶走、双手取物等动作。

3. 幼儿体操

12~18个月幼儿,在成人的扶持帮助下,进行有节奏的活动;18个月~3岁幼儿可配合音乐,做模仿操。

4. 儿童体操

如广播体操、健美操,以促进动作协调性和肌肉骨骼的发育。

5. 游戏、田径与球类

年长儿可利用木马、滑梯等器械进行锻炼,做各种田径活动和球类、舞蹈、跳绳等运动。

七、预防意外伤害

(一)窒息与异物吸入

3个月以下的婴儿应注意防止因被褥、母亲身体、吐出的奶液等造成的窒息。较大婴幼儿应防止食物、果核、钮扣、硬币等异物吸入气管。

(二)中毒

注意食物的清洁卫生,防止食物在制作、存放、出售过程中处理不当所致的食物中毒;避免食用有毒的食物,如毒蘑菇、含氰果仁(苦杏仁、桃仁、李仁等)、白果仁等。药物应放于儿童拿不到的地方,认真对待儿童用药,防止误服造成伤害。

(三)外伤

婴幼儿居室的窗户、楼梯、阳台、睡床等都应置有栏杆,防止坠床和从高处跌落。远离厨房,避免开水、油、汤等烫伤。保管好易造成损伤的物品。教育年长儿不可随意玩火柴、打火机、煤气等易燃危险物品。室内电器、电源应有防止触电的安全装置。

(四)溺水与交通事故

教育儿童不可独自去江河、湖泊、池塘和水井处玩耍;遵守交通规则,不可随意在机动车道上跑行或横穿马路。

(王莉 刘洁琼)

第七章 Chapter 7

小儿的营养与喂养

营养是体格发育、身心健康和智力发育的重要物质基础。出生后的营养,主要靠母乳和摄入的食物。小儿生长发育迅速,需要营养相对多,而消化功能尚未成熟,因此,营养、喂养原则既要满足需要,又要适应消化能力。

第一节 小儿营养需求
Section 1

一、热 能

机体新陈代谢所需热能,由食物中蛋白质、脂肪、碳水化合物在机体内"燃烧",供给基础代谢、生长发育、活动所需、食物特殊动力作用(食物在体内消化、吸收、利用所耗能量)和排泄损失的热量五方面需要。热量需要有个体差异,如消瘦儿比肥胖儿每日所需热量要高;多动、好哭小儿比安静、多睡小儿需热量要高;生长越快,需热量越大。一般按1岁内婴儿需460.24kJ/(kg·d),即110kcal/(kg·d)计算,以后每递增3岁减41.8kJ/(kg·d),即10kcal/(kg·d),例如12岁时为292.6kJ/(kg·d),即70kcal/(kg·d)。到青春期需热量又再增加。长期热量供应不足,生长发育停滞,消瘦;过高,又出现肥胖。

二、水

是体内不可缺少的物质,重要性仅次于空气。是体液及细胞组织的主分成分;维持体内营养输送、代谢、排泄、分泌、体温调节、呼吸氧化过程以及体液正常渗透压。水来源于饮水、食物中的水及食物氧化和组织细胞代谢所产生的内生水。进食量大,摄入蛋白质和无机盐多者,水需要量多;牛乳喂养儿水需要量较人乳喂养儿为多;年龄越小,需水量越多。一般婴儿需水量150ml/(kg·d),以后每递增3岁减25ml/(kg·d),例如12岁时为50ml/(kg·d)。水供给不足,可引起脱水、电解质紊乱。

三、蛋 白 质

是机体组织和细胞的重要组成物质,为酶、激素、抗体成分之一,供生长发育与组织修复所需。总热能的 12%～15% 来自蛋白质,1g 蛋白质可供能 16.74kJ(4kcal)。蛋白质由多种氨基酸组成,人体必需氨基酸须从食物中取得,计有 9 种,分别是赖氨酸、色氨酸、苯丙氨酸、亮氨酸、异亮氨酸、苏氨酸、缬氨酸、蛋氨酸、组氨酸。不同食物所含氨基酸也不同,因而需要量也就不同,如母乳喂养儿需蛋白质 2g/(kg·d);牛乳喂养儿需(3～4)g/(kg·d);混合喂养儿需 38/(kg·d)。生长发育越快,需要蛋白质量也越多,其中优质蛋白质的量要达到 1/3～1/2,才能满足小儿生长发育的需要。鱼、肉、奶、蛋、肝脏、大豆中含有必需氨基酸,生物学价值高,90% 被吸收,为优质蛋白质;植物性蛋白质,如米、麦等谷类缺少必需氨基酸中的任何一种,称为不完全蛋白质,生物学价值低,仅 80% 被吸收;混合喂养可起到蛋白质互补的作用。长期蛋白质缺乏,引起生长停滞、贫血、肌无力、营养不良性浮肿、免疫力低下、易感染;过多又引起食欲不振、消化紊乱、便秘、酸中毒、加重肾脏负担,致使机体慢性失水及发生不明原因低热。

四、脂 肪

是体内主要供能物质,有利于脂溶性维生素吸收,防止身体热量散失和保护脏器不受损伤。总热能的 30%～35% 来自脂肪,1g 脂肪可供能 37.66kJ(9kcal)。脂肪是由一个甘油分子和三个脂肪酸分子所构成。人体必需脂肪酸在体内不能自行合成,需经常由食物中供给,它们是亚油酸、亚麻酸和花生四烯酸,其中以亚油酸更为重要,又称为不饱和脂肪酸,来自乳类、鱼类、植物油,鱼油中所含的长链多价不饱和脂肪酸,不仅能防止动脉粥样硬化,还有益智的作用。其他动物性脂肪所含必需脂肪酸少,如猪、羊、牛油,应少食。一般婴儿脂肪需要量(4～6)g/(kg·d);6 岁后为 3g/(kg·d)。脂肪代谢不稳定,含脂肪高的食品,如果储存不当,容易发生酸败,出现"哈啦味",不应再食用。长期脂肪缺乏可发生营养不良,生长迟缓和脂溶性维生素缺乏;供给太多会出现消化不良、肥胖症、酮症酸中毒。

五、碳水化合物

是体内主要供能来源,总热量的 50% 来自碳水化合物,1g 碳水化合物可供能 16.74kJ,即 4kcal。碳水化合物可分为单糖——葡萄糖、果糖、半乳糖;双糖——乳糖、蔗糖、麦芽糖;多糖含于谷类中。乳类所含糖是乳糖,新生儿及小婴儿易消化吸收。婴幼儿碳水化合物需要量为 12g/(kg·d);儿童为 10g/(kg·d)。长期碳水化合物供应不足,影响生长发育,发生低血糖,动用蛋白质及脂肪产热而出现营养不良、酮症酸中毒;过多体重增长快,但苍白、虚胖、抵抗力低,易感染,肠内发酵增加,刺激肠蠕动,引起腹泻。

六、维生素与矿物质

是维持正常生长与生理功能所必需的一类营养物质,虽不供能,但参与和调节代谢过程,与酶系统有密切关系,是构成许多辅酶的成分。长期摄入量不足,不仅影响生长发育及脑的功能,而且还可引起各种相应的缺乏症和代谢障碍,严重影响小儿健康,甚至危及生命。

七、食物纤维

来自植物细胞壁,包括纤维素、半纤维素、果胶、角质素、木质素等。属于复合碳水化合物,虽不能产热,无营养价值,但粗纤维食品既能锻炼牙齿和咀嚼肌,促进牙齿生长和肠蠕动,防止便秘;能防止结肠、直肠癌;防治糖尿病;降低血清胆固醇,对肥胖症、高血压、冠心病也有防治作用。因此,食物不要加工过细。含粗纤维较多的食品有玉米、小米、黄豆、红薯;蔬菜中的韭菜、油菜、芥菜、黄花菜等;有些干果、水果也含较多粗纤维,如橘子、桃子、橄榄、枣子、花生、柿子等;海带、黑木耳、蘑菇等也含较多纤维素。缺乏纤维素的孩子经常便秘,舌苔厚腻、口臭、食欲差;但过多纤维素易和肠道中的铁、锌、铜、钙等元素相结合,减少这些元素的吸收及部分氨基酸的利用。因此,每日给孩子适当地吃一些纤维素就可以了。

(蒋妍)

第二节 母乳喂养
Section 2

母乳是婴儿最理想的食品。近十几年来,国际上已将保护、促进和支持母乳喂养作为妇幼卫生工作的一项重要内容。世界卫生组织提出:到2000年,4～6个月的婴儿纯母乳喂养率达到80%。之后适时地添加辅食,维持母乳喂养至2岁以上。

一、母乳分期及特点

(一)初乳
指产后7d天内乳汁。量较少,质略稠,含蛋白质及细胞多,色微黄,因含β-胡萝卜素高,具抗氧化作用;比重高,富含微量元素锌、维生素A及免疫物质SIgA及生长发育调节因子,如牛磺酸;含生长因子,有助于消化道成熟,但含脂肪及乳糖少。初乳可作为第一次免疫剂,使刚出生的新生儿少患病。

(二)过渡乳
指产后7～14d的乳汁。已逐渐变成白色,较初乳脂肪和乳糖含量逐渐增多,蛋白质含量逐渐减少,乳量(500～600)ml/d。

(三)成熟乳
指产后14d后至9个月的乳汁。量逐渐增多,3个月时达800ml/d左右,有报道双胞胎母乳量可达2 500ml/d,母乳量可随小儿需要量而进行调节。

(四)晚乳
指产后9个月以后的母乳。

二、母乳喂养的意义

母乳喂养对母子双方都具有重要意义。

对乳儿方面:①母乳含有婴儿出生后4～6个月内生长发育所需的全部营养物质和重要的微量元素,钙、磷比例合适,均易于消化吸收。②母乳,尤其是初乳,含有丰富的抗感染物质,如抗体、补体、溶菌酶、乳铁蛋白、抗葡萄球菌因子、双歧因子和多种活性细胞（淋巴细胞、中性粒细胞和巨噬细胞），尤其是SIgA，可增强婴幼儿的抗病能力。与人工喂养相比，母乳喂养婴儿4～6月龄内腹泻、肺炎等患病率低2.5倍，腹泻死亡率低25倍。因此，母乳喂养被列为挽救儿童生存的四大战略之一。③人乳喂养的婴幼儿很少过敏，比牛乳喂养过敏儿低7倍。牛乳喂养儿易患湿疹、哮喘、荨麻疹、腹泻。④母乳中含有促生长发育及益智物质，如胰岛素、甲状腺素、氢化考的松、人乳促生长因子等促进生长的内分泌激素；还含有益智的乙磺酸（牛磺酸）、脂肪酶、胆固醇、不饱和脂肪酸，是婴儿脑神经细胞发育所必需的营养物质，有利于智力发育，保障视力，参与胆汁代谢，降低日后心血管疾患和糖尿病的发生。⑤母乳中矿物质及蛋白质的含量较牛乳低，但质量高，既能满足小儿需要又减轻了肾脏负荷；母乳喂养的新生儿出血性坏死性小肠结肠炎发生率比牛乳喂养儿低5倍；婴儿糖尿病及淋巴腺瘤发生率也比牛乳喂养儿大大减少。⑥频繁吸吮，口腔及面部肌肉运动，有助于婴儿面部正常发育，且可预防由奶瓶喂养引起的龋齿。⑦母乳喂养卫生、经济、方便、温度适宜且无菌，母乳分泌量可随婴儿生长发育逐渐增加。⑧母子频繁的皮肤接触，增加了母子感情，给孩子以母爱，也便于母亲随时观察、照顾和教育自己的孩子，有利于早期智力开发。

就母亲方面而言，主要有如下好处：①哺乳母亲经过新生儿吸吮产生催产素，促进子宫收缩，减少产后出血。②喂奶期停经，还可以抑制排卵，减少受孕机会，延长生育间隔，有利于避孕；哺乳期闭经保存体内蛋白质、铁和其他人体所需的营养物质，有利于产后康复。③降低日后乳腺癌和卵巢癌的发病率。

除此之外，母乳喂养还对社会有利，主要表现在：①母乳喂养有利于促进婴幼儿心理与社会适应性的发育，培养良好的性格，有利于优生优育。②母乳喂养的婴儿很少生病，可以减少医疗费用，提高人口素质。

三、母乳喂养的保障措施

①开展母乳喂养宣传和指导。从孕期开始结合产前检查，对孕妇进行有关母乳喂养的宣教，把母乳喂养的好处及处理方法告诉所有的孕妇，使她们懂得唯有母乳是自己孩子最理想的食品，尽可能让孩子哺自己的奶水，使之健康、聪明。②早期皮肤接触，早吸吮。正常平产的新生儿，出生吸净口咽及鼻腔分泌物、断脐、全身揩干后，尽可能于产后30min内裸体与母体接触。母取半卧位，抱着自己的孩子，使其下额贴乳房，胸、腹贴母亲胸、腹，孩子鼻尖对着乳头，妈妈看着孩子，这样进行早期皮肤接触30min以上，并同时做早吸吮。母亲的泌乳反射、立乳反射及喷乳反射依赖于孩子吸吮、感情交流，出生后30min内最容易建立，从而促进乳汁分泌。此时新生儿的觅食、吸吮及吞咽反射最强，若此时能吃到几口母亲的奶，那是非常好的。剖宫产出生的新生儿，母亲在手术中，可先抱孩子给妈妈看看，亲一亲，作部分皮肤接触，然后放在妈妈手术床边的小床上，待母子一同回休养室后半小时至1小时，补作部分皮肤接触及早吸吮。医护人员要帮助母亲和新生儿作早期皮肤接触及早吸吮，并注意保暖及孩子的安全。如果孩子出生胎龄＜32周、体重＜1 500g、重度窒息、有遗传性代谢性疾病，例如半乳糖血症不能吃母乳；母亲有产前或产时子痫，产后仍神志不清、休克、精神病、开放性结核、心脏病心功能不全等疾病时，就不能作早期皮肤接触及早吸吮了。③母婴同室。指正常的新生儿出生后，一直与妈妈在一起，每天洗澡、检查、预防接种等母自分开的时间不超过1h，称为母婴同室。这样便于孩子饿了、妈妈奶胀了随时喂母乳；同时母亲可随时关心、照料自己的孩子；有助于母子感情建立，促进泌乳；并在医护人员指导帮助下，学会照料自己的孩子，为出院后继续母乳喂养打好基础。④按需哺乳。按需哺乳就是按照孩子的需要和母亲的需要来进行哺乳。不要定时定量，孩子饿了、哭了要吃或母亲奶胀就喂。尤其是生后的头几天内，一定要给孩子勤吸勤喂，刺激催乳素分泌，使乳汁分泌得更多。第1天乳汁量约60～80ml/d，

第 2 天约 100ml/d,第 3 天约 200ml/d,出院时可达 500～600ml/d。完全能满足孩子的需要,不需再加喂其他任何饮料。⑤废除奶瓶、奶嘴。避免新生儿产生"乳头错觉",不愿意再吸妈妈的奶头。除母乳外,不要给 4 个月以内的婴儿喂任何饮料及食物,开奶前更不要给孩子喂糖水,以免婴儿吃饱了对母乳的渴求量减少而影响母乳的分泌。另一方面,吸奶少也容易使原先奶多的母亲奶胀,甚至发生乳腺炎。且奶瓶、奶嘴、牛奶易污染,发生腹泻和食物过敏。⑥母亲营养好、食欲好,奶量就多,质量就好;精神愉快、睡眠好、得到丈夫及家庭的支持,乳汁分泌就多。而忧愁、悲伤、紧张、情绪不好、吸烟等都会使奶量减少。⑦社会、单位的支持。上班地点有哺乳室,母亲能利用喂奶时间给孩子哺乳,以保证孩子所需的奶量。

四、4～6 个月内婴儿应纯母乳喂养

4～6 个月以内小儿体内无 SIgA,又不可能从其他饮料、食品中得到,只有母乳含有丰富的 SIgA。SIgA 像一层膜覆盖在消化道、呼吸道及泌尿道黏膜上,防止黏膜感染。婴儿要到 4 个月后免疫系统才逐渐开始建立,自己能分泌 SIgA。健康母亲的乳汁量相质完全能满足 4～6 个月内婴儿生长发育的营养需要,即使是双胎也不例外。

但母乳中维生素 K、维生素 D 及 B 族维生素含量少,因此主张新生儿出生、满月、婴儿有腹泻、肝胆疾病或妈妈本身有维生素 K 缺乏,牙龈有出血情况时,应给小儿肌注或口服维生素 k_1 1～2mg/次,直至添加辅食以预防维生素 K 依赖因子缺乏症;冬天出生的婴儿,因日光照射不足,小儿生长发育又快,从母乳中得的维生素 D 量又有限,应给服预防量的维生素 D_2 400～800U/d 来预防维生素 D 缺乏性佝偻病。同时应给口服活性钙或乳酸钙以防婴儿手足搐搦症的发生。每日给服复合维生素 B 1 片,可预防 B 族维生素缺乏。

五、母亲喂奶方法

(一)喂奶体位
母亲喂奶时可取坐、卧、侧卧、立位、走着喂,体位要舒适,全身肌肉要放松,一手抱着孩子的颈背部,另一手抱着孩子臀部,孩子面对着母亲,身体也搂向母亲,做到"三贴"(胸贴胸,腹贴腹,下颏贴乳房),使婴儿头与背部在一条直线上。

(二)含接姿势
母亲要先用乳头触孩子的口唇,使孩子出现觅食反射,待下唇向外翻、口张得足够大时,把乳头及乳晕的大部分送到孩子口中,孩子舌头像匙子一样卷起,缓慢而有力地吸吮,面颊部鼓起,有规律地吞咽,并可听到咽奶声。

(三)乳房排空
每次喂奶应吸空一侧乳房,再吸另一侧。下次喂奶则从未吸它的一侧开始。这样孩子就能吃到含蛋白质高的前奶和含脂肪高的后奶。每次哺乳时间为 15～20min,以孩子吃饱为准。

六、学会挤奶

(一)挤奶适应证
①婴儿或母亲生病时,需暂时分离。例如,母亲高热暂不能喂奶或孩子生病暂不想吃奶。此外,母亲因工作或外出暂不能喂奶;孩子生病住院治疗,暂不宜喂奶等。②小孩病态,如唇裂、腭裂、脑发

育不全、吸吮无力或极低体重儿还无吸吮、吞咽能力等。③母亲奶胀，孩子不易含接、吸吮，在喂奶前需稍挤出一些奶，使乳晕稍软，便于孩子含接；乳头凹陷未纠治前；乳腺管堵塞、乳头疼痛等情况。

（二）挤奶方法

医护人员要教会妈妈自己挤奶，而不要包办代替。挤奶前要把手洗干净，可热敷或轻轻按摩乳房，母取前倾体位，四指并拢，食指与拇指放在乳头根部向外 2cm 乳晕处，两指向胸壁按挤后放松，依各个方向，把乳晕下面乳窦内储存的乳汁均挤空，存入已消毒的广口瓶或杯内，每侧乳房每次挤 1～5min，再挤对侧，两侧交替共挤 20～30min。挤奶手法正确，乳头不会疼痛。母儿分离时，每天挤不得少于 5 次。因乳房是供需器官，挤的次数越多，分泌的量也就越多。

（三）储存

挤出的奶在冷藏室内可储存 24h，放在冷冻室内可储存 1 个月。孩子吃前取出复温 37℃再喂。

七、母乳喂养禁忌证

如前所述，母乳喂养好处很多，但有下列情况之一者，应停止母乳喂养。

母亲方面：子痫产后神志仍未清醒、精神病、各种原因引起的休克、心脏病（心功能不全Ⅲ级～Ⅳ级）、急、慢性肝炎活动期、肝功能异常或急性、亚急性肝坏死、开放性肺结核、肾脏疾病已致肾衰竭、母亲服用对乳儿有毒性药物期间。

婴儿方面：有遗传性代谢性疾病，如半乳糖血症禁忌母乳喂养，苯丙酮尿症、枫糖尿症可在密切监测下行部分母乳喂养。

八、母乳喂养中的几个问题

（一）乳头内陷

产后经常用两手指将乳头向外轻轻提拉数次，两手食指在乳晕的周围上下左右牵引、挤压，使乳头向外突起，每天至少做 2～3 次，每次做 3min，此外，还应帮助新生儿含接乳头及乳晕大部分，勤吸吮，内陷乳头多能纠正。

（二）乳房胀

多见于分娩后头几天的产妇，由于没做到充分有效地让新生儿吸吮，吸吮次数及时间不够，所以奶胀。应鼓励妈妈勤喂奶，如果孩子一时吃不掉，则可稍挤出部分奶储存于奶库（冰箱）备喂，但不必把吃不掉的奶每次全挤掉。

（三）乳头痛、皲裂

乳头痛的原因主要是婴儿含接姿势不正确，只含乳头根部而把乳窦口封住，所以孩子只吸空奶头，越吸不到奶就越用力吸，母亲就会感到乳头痛。用肥皂或酒精等刺激物擦洗乳头；吸吮时没把乳晕大部分含入口中，仅吸空乳头，而引起乳头破裂，称为乳头皲裂。如一例乳头皲裂，可让婴儿先吸健侧，后吸皲裂侧乳头；停止哺乳时用食指轻轻按压婴儿下颌，使孩子张嘴慢慢地吐出奶头，并挤 2 滴乳汁涂在乳头上，使乳头短暂暴露干燥，以便愈合。母亲内衣应柔软、宽松，应穿全棉布或针织的内衣。

（四）乳汁少

在乳汁少的产妇中，约有 95% 是由于医护人员对母亲帮助指导不够，喂奶的次数少，时间短，或吸吮不充分，只含空奶头，妈妈对喂奶信心不足；4%～5% 是由于母亲生病暂时乳汁减少，或婴儿生病暂时吃奶需要量少而使乳汁暂时减少；仅有 1% 的母亲乳房乳腺发育不良使乳汁少。

前两种情况通过指导,做到充分有效的吸吮及正确地含接,母儿病愈,奶量是会逐渐增多的。如果乳汁仍少,可用以下方法促进乳汁分泌:①食疗。鲫鱼汤,丝瓜、黄花菜汤,猪蹄和黄豆汤。②针灸。膻中、乳根、天宗、少泽穴针灸。②中药。王不留行、穿山甲、玉米须、黄芪纯服。④西药。催产素滴鼻,灭吐灵10mg/次,每日3次,连用7~14d。注意,此法对母儿有一定副作用。⑤按摩。母亲取坐位,身体向前弯曲,双臂交叉放在桌边,按摩者双手握拳,伸出拇指在乳母背部沿脊柱两旁,从胸部向颈部和腰部,拇指向下向外按摩2~3min,每日2次。

(五)漏奶

可能由于奶胀所致。除可用毛巾垫着奶头,防止经常漏奶使衣服湿透结奶痂而发硬外,可服中药黄芪10g、五味子3g,每日1剂,水煎服,一般服7~10d漏奶可止。大部分乳母,在产后3个月漏奶也能自止。

九、特殊婴儿母乳喂养

(一)早产儿

对于早产儿,母乳除具备前述优点外,还有许多独特之处,能充分满足早产儿的营养需要,可通过母乳来补偿一些由于孕后期过早脱离母体而造成的营养不足,以满足早产儿生长发育速度比足月儿快得多的需要,如早产儿母亲的初乳中,蛋白质含量比足月儿母亲初乳高80%,乳糖和低聚糖、不饱和脂肪酸也高,对早产儿脑发育有利;早产儿母乳更适宜早产儿的消化吸收;母乳又含有比足月儿母乳更多的免疫活性物质,能提高早产儿免疫力。因此,早产儿一定要母乳喂养。

有的早产儿由于出生太早,体重极低,甚至低于1 000g,各器官系统发育不完善,出生后无吸吮、觅食、吞咽等反射,妈妈一定要勤挤奶,用滴管或匙子耐心地喂,少吃多餐。一般胎龄已满32周,已具备以上3个反射,全身一般情况稳定或偶有屏气、心率慢,即可在早产儿清醒时尽早试喂、勤喂母乳,每日喂奶不少于12次,以防发生低血糖。

(二)母乳喂养与黄疸

母乳喂养发生黄疸见于如表7-1所列两种情况。

(三)体重增长特点

母乳喂养儿正常生长速度每天25~30g,每周不低于125g,每月为500~1 000g,小儿生长发育具有跳跃性,生后第3周、第6周及3个月生长最快,甚至有几天容易出现饥饿感,表现哭闹,总要吃,母亲应满足孩子需要,勤喂多喂,不要误认为自己奶不够而加辅食。

(四)体重增长缓慢

1.分类

体重增长缓慢分如下2种类型:①生长缓慢:指出生后最初几个月体重增长缓慢,每天增长量<15g。外表尚健康。②体重不增:新生儿生后10d体重仍继续下降,3周还未回升到出生体重。表现高钠性脱水、睡眠时间长、营养不良、氮质血症。

2.临床表现

体重增长缓慢的临床表现有:①烦躁型:表现哭吵要吃,但每次吸吮时间又很短,吃后常有吐奶,表现母婴不协调,每日尿次少于6次,色浓且味重。②满足型:睡眠时间长,吃奶次数少,吸吮时间短,因此摄入热量及营养不足,致体重不增,只好通过睡眠来减少能量的消耗。母亲误认为自己孩子乖而易忽视。

3.原因

造成小儿体重增长缓慢的原因有:①满足型为先天性食欲不振(厌食症),可能有间脑——

表 7-1　母乳喂养与黄疸

	母乳喂养性黄疸（母乳缺乏性黄疸）	母乳性黄疸综合征
特点	(1) 发生率约 3%； (2) 早发性黄疸，出生后 3~4d 出现； (3) 持续时间<10d； (4) 总胆峰值（256.5~342.0）μmol/L[（15~20）mg/dl]； (5) 多见于初产妇的孩子。	(1) 发生率<1%； (2) 迟发性黄疸，出生后 7d 左右出现； (3) 持续时间 3 周~3 个月； (4) 总胆峰值常大于 342.0μmol/L（20mg/dl）； (5) 多见于经产妇的足月儿。
原因	(1) 添加了其他饮料，对母乳摄入量减少； (2) 哺乳次、量少，缺乏母乳； (3) 胎粪延迟排出，使胆红素肠—肝循环量增加，引起血中胆红素升高。	(1) 孕酮的代谢产物使游离胆红素高； (2) 未酯化的长链脂肪酸抑制肝脏葡萄糖醛酸转移酶活性； (3) 脂肪酶分解成不饱和脂肪酸，抑制肝酶活性 (4) 母乳喂养者肠道中 β-葡萄糖醛酸等酶活性高，使胆红素肠—肝循环增加，引起血中胆红素升高。
处理	(1) 白天、夜间均要勤喂； (2) 双侧乳房要做到有效吸吮； (3) 胎粪延迟排出要处理，灌肠或中药通便。	(1) 明确诊断，排除病理性黄疸； (2) 若胆红素<342.0μmol/L，不必停止喂奶；若胆红素>342.0μmol/L，暂停喂母乳 24~48h； (3) 有异常情况，如胆红素脑病前驱症状，进一步检查处理。

神经内分泌功能的缺陷。②婴儿患病。常见的有：感染使食欲不振，加之对抗感染，修复损害的组织使能量消耗增加；先天畸形造成喂养困难，如腭裂、先心、神经系统缺陷等；先天性代谢性疾病，需限制摄食量，如苯丙酮尿症、枫糖尿症、半乳糖血症，以及甲状腺功能低下、肠吸收不良综合征等。③母亲喂养不当或母亲精神因素、生病、月经期致暂时性母乳不足（母乳期暂时性危机）。

4.处理

对体重增长缓慢小儿常作如下处理：①母婴有病应行病因治疗。如婴儿吸收障碍可考虑静脉补充一些营养物质，如白蛋白、小儿复方氨基酸、脂肪乳剂、水乐维他等。②指导母亲合理喂养。③母亲注意营养，多摄入汤水，保证充足睡眠，精神愉快，树立母乳喂养信心，全身放松，保证足够的乳汁分泌量。④如确实母乳不足致婴儿体重不增，用促进乳汁分泌方法仍无效，应加辅食。

（五）唇裂、腭裂儿喂养

唇裂吸吮时，口腔内负压不够，使吸吮无力，可在生后 24h 内修补，未修补前，喂奶时手指压住唇裂处或乳房紧贴唇裂处，增大吸吮负压。腭裂儿喂奶多使乳汁吸入呼吸道致吸入性肺炎。故应竖抱喂奶，2 岁时可行腭裂修补。如唇裂及全腭裂，可戴腭托，2 岁尽早修补。术前如经常呛奶，也可挤奶用匙或小杯喂。

（六）口腔结构异常、病变的喂奶

1.舌系带过短

使舌体被牵拉，不能很好地卷住奶头及乳晕而做有效地吸吮运动，可作舌系带剪切术。

2.口腔炎

是指口腔黏膜的炎症，病变也见于舌、齿龈、口角。单纯疱疹病毒引起疱疹性口腔炎，常急性起病，发热，可有流涎。口腔黏膜可见直经 2~3mm 的圆形疱疹，破后形成溃疡，可伴颌下腺肿大。治疗局部可涂疱疹净，肌注干扰素 2.5 万~10 万 U/d 连用 3d，可痊愈。由链球菌、金黄色葡萄球菌、肺炎双球菌等引起急性球菌性口炎，临床可见高热、流涎、口腔剧痛，舌、唇内及颊黏膜等处可见大小不等的糜烂或溃疡,可蔓延至咽喉部伴颌下淋巴结肿大。治疗可每日用1%～3%双氧水洗溃疡面,然后涂1%龙胆紫,口服维生素B_2及细菌敏感的抗生素。

(七)代谢异常疾病的喂养

1. 半乳糖血症

此症发病率大约1/5万,为常染色体隐性遗传性疾病。由于酶的缺陷,半乳糖不能转变为葡萄糖,而使葡萄糖减少和半乳糖及其代谢产物堆积在脑、肝、肾及眼晶体。出生时正常,喂奶后出现临床症状。不安、拒食、呕吐、腹泻、黄疸、肝大,甚至肝硬化、出血、白内障、小头畸形、智力障碍、肌张力低、营养不良、低血糖、易感染。此病不能母乳喂养,完全停止乳类食品,只能用谷类、大豆制品、蛋、肉、脂肪以及各种维生素喂养,控制饮食至少到3岁,并行细胞内酶活性监测。国内外已开展孕期取绒毛细胞或羊水细胞作酶测定,行产前诊断及早期新生儿半乳糖血症筛查。

2. 糖尿病

发病率约1/20万,为常染色体隐性遗传性疾病。由于分支酮酸脱羧酶缺陷,使亮氨酸、异亮氨酸、缬氨酸3种分支氨基酸及酮酸衍生物蓄积在脑,而出现反应低下、拒食、尖叫、角弓反张、惊厥、昏迷、智力障碍甚至死亡。蓄积物从尿排出而闻到枫糖样鼠尿霉臭气味。患此病小儿能进行部分或全部母乳喂养,但需监测血中分支氨基酸量,要使亮氨酸<10mg/dl,并给维生素B_1 20～200mg/d,终生应限制蛋白质摄入量。产前羊水测定支链酮酸脱羧酶的活性为正常的25%以下。新生儿筛查方法可靠。

3. 苯丙酮尿症(PKU)

发病率约1/1.6万,为常染色体隐性遗传性疾病。由于肝内苯丙氨酸羧化酶缺陷,使肝内苯丙氨酸不能转化为酪氨酸。临床表现为白皮肤、黄头发、智能低,70%小头畸形,25%有抽搐、呕吐、兴奋不安、湿疹。汗及尿因含有苯乙酸而出现霉臭味。此病儿出生后可部分或全部母乳喂养,因母乳中苯丙氨酸含量低,仅为牛奶含量的1/4。并可加脂肪及糖的低苯丙氨酸奶粉或代乳品混合喂养,例如可加大米、小米、土豆、菜和水果等,禁食蛋、肉、豆类和荤菜。国内已能生产低苯丙氨酸奶粉。应定期测血中苯丙氨酸含量,正常<0.122mmol/L(2mg/dl),患儿控制在0.3～0.6mmol/L(即5～10mg/dl),饮食控制应持续到10岁后。本病同胞再现风险率为1/4,故再次妊娠应检查羊水细胞DNA作出基因诊断及新生儿血和尿筛查。

(八)肠绞痛

多见于出生后至3个月健康婴儿。在无明显诱因下,每晚定时屈腿急哭,可闻肠蠕动声。可能由于过度喂养或母亲进食牛奶、咖啡、大蒜、洋葱、卷心菜、萝卜、豆类、杏子、桃子、西瓜等食物,致使婴儿肠道产气过多,引起腹胀、腹痛。处理应安定母亲情绪,解除父母思想紧张;婴儿腹痛发作时,可抱着婴儿,使其腹部放在母亲肩部稍加压并走动,使婴儿不孤独;也可以用手掌顺时针方向轻揉孩子腹部,以解除痉挛;可服食母生助消化,必要时可服复方樟脑酊0.05～0.06ml/(kg·次)或阿托品0.01mg/(kg·次)。

十、断　奶

随着小儿生长发育需要,消化吸收功能逐渐成熟,乳牙萌出,咀嚼力增强,4～6个月起逐渐添加辅食,不断进食半固体到固体食物,喂奶次数也逐渐减少。但第二年的母乳质和量仍能满足小儿部分营养需要,故母乳量仍多者,可喂到2岁左右再逐渐断奶。切忌骤然断奶。断奶宜选在春季或秋季为好。

(姜杰)

第三节 婴儿喂养
Section 3

婴儿喂养要求既要达到有足够的热能、丰富的营养物质,又要适合婴儿消化、吸收特点。母乳是最佳的食物,已作过叙述。但如果母乳不足或因各种原因不能母乳喂养时,就要采用人工喂养或混合喂养。

一、人工喂养

用动物乳或植物性代乳品喂养者称人工喂养。

(一)鲜牛乳

是首选较好的代乳品。其缺点是:含酪蛋白多,难于消化;含不饱和脂肪酸、乳糖及免疫物质比人乳少;易受细菌污染。

矫正方法:可加水或米汤稀释,使蛋白质浓度降低,凝块变小;加5%～8%的糖,以增加热量;煮沸消毒并使凝块变小易于消化、吸收。

需要量:个体差异大,以吃饱为度。原则按每日所需热量计算所需牛乳量,但全日总量不大于1 000ml,婴儿4个月后,不足的热量以逐渐添加其他辅食补充,例如,3个月婴儿体重=3kg + 3 × 0.7kg≈5kg,每日所需热量和水可由下式计算:

每日需热量:460.24kJ/kg × 5kg = 2 301.20kJ

每日需水量:150ml/kg × 5kg = 750ml

每100ml 8%糖牛奶产热量为418.5kJ,故2 301.20kJ需8%糖牛奶550ml,分6次喂,平均90ml/次左右。除550ml牛奶外,应再给水750 - 550 = 200(ml),这儿的水可以是水,也可以是米汤、果汁或菜汤,补授或加入奶中。每日糖为550 × 0.08 = 44(g)。

(二)羊乳

羊乳的营养价值大致与牛乳相同,但乳白蛋白含量较牛乳高,脂肪颗粒近似人乳,为婴儿良好食品;缺点为叶酸、维生素B_{12}较牛乳、人乳少,易发生巨幼红细胞贫血,长期喂羊乳应补充叶酸及维生素B_{12}。

(三)乳制品

1. 全脂奶粉

为鲜牛乳加热浓缩、喷雾、干燥而成,蛋白质和脂肪分别占25%和28%,酪蛋白颗粒变细变软,但维生素C被破坏。使用时按容量1:4调制,即1匙奶粉加4匙水,或按重量1:8调制,即20g奶粉加160g水,相当于新鲜牛奶的浓度。奶粉易消化,不易污染,易运输保存。

2. 蒸发奶

由鲜牛奶加热蒸发,浓缩至原容量的1/2而成,加开水1倍,即复原为全奶。蒸发奶凝块细软,易消化,并已消毒。

3. 婴儿配方奶粉(婴儿调制奶粉)

改变全脂奶粉成分,使之接近人乳,适宜婴儿喂哺。减少酪蛋白及部分盐分,加入脱盐乳清蛋白并调整白蛋白与酪蛋白之比,增加乳糖、各类维生素、矿物质和微量元素,如锌、铁、铜等;以植物油代替牛乳脂肪,以增加不饱和脂肪酸;加入牛磺酸等,益智、易于消化、吸收。

4. 脱脂或半脱脂奶粉

将牛奶中脂肪几乎全部脱去或脱去1/2的奶制品。牛奶中脂肪含量为3.5g/dl,半脱脂奶中脂肪含量为1.5g/dl,全脱脂奶中脂肪含量为0.5g/dl。用于对脂肪消化不良或腹泻的婴儿。因脂肪含量低,热能供应不足,不宜长期喂养小儿。否则发生营养不良及脂溶性维生素缺乏症。

5. 酸牛奶

为鲜牛乳加入乳酸杆菌发酵或加入乳酸或桔汁于鲜牛乳中而成为酸牛奶。其中酪蛋白凝块小。使胃内酸度提高,有助于消化。此外,发酵法制成的酸牛奶能有效地抑制大肠杆菌的繁殖,对腹泻婴儿更为适宜,故适合于消化不良或食欲差的婴儿短期应用。

值得指出的是,不宜用甜炼乳、麦乳精和乐口福来代替牛奶。炼乳为牛乳蒸发浓缩至原体积的2/5,再加40%蔗糖制成。糖高,蛋白及脂肪含量低,长期以炼乳喂哺,可致营养不良性浮肿、贫血、生长停滞、免疫功能低下易生病、脂溶性维生素缺乏症。麦乳精主要成分是糖,约占其总量的70%,蛋白质仅含8%～12%,脂肪只含8%～10%,与炼乳缺点一样,不宜喂养婴儿。

(四) 其他代乳品

代乳品中,大多数以豆为主,因大豆含多种必需氨基酸,且大豆的脂肪中不饱和脂肪酸约占80%,磷脂占1%～2%,对促进小儿的智力发育,预防高血压、冠心病均有良好的作用。

1. 5410 代乳粉

由米粉45%,大豆粉28%,蛋黄粉5%,豆油3%,蔗糖16.5%,骨粉1.5%,盐0.5%,核黄小米0.5%组成。100g含蛋白质17.1g,脂肪12.8g,碳水化物66.0g,钙608mg,磷490mg,维生素B_1 0.11mg,维生素B_2 0.63mg,烟酸1.09mg,供能量1 874.88kJ(即448kcal)。营养价值高,且价格低廉,适合婴儿的需要。

2. 豆浆

500g洗净大豆加4 000g(4 000ml)水浸泡8～12h,磨细,去渣留汁,得豆浆3 000g。每500g豆浆中加食盐0.5g,乳酸钙1.5g,淀粉10g,糖30g,即为甜豆浆,供热能267.84kJ/dl(即64kcal/dl)。可加工成豆浆粉或豆奶,便于保存。0.5kg黄豆相当于1.25kg瘦肉或1.5kg鸡蛋或6kg牛奶的蛋白质含量。含大量谷氨酸,但脂肪和糖含量不足,供热能较低,含钙量少。适用于乳糖吸收不良或对牛奶过敏者。

3. "宝宝乐"乳儿粉

由大豆、大米、砂糖、维生素及无机盐等组成。

4. 家制简易代乳粉

大米500g洗净在锅内炒熟,取3～5个鸡蛋,打匀后分3～4次倒入炒米上,炒好后加钙粉5g、食盐3g拌匀磨粉。

5. 乳儿糕、糕干粉

含蛋白质、脂肪过低,不宜单独作为婴儿主食。

二、混合喂养

母乳不足时,可母乳加人工喂养,两者混合,称混合喂养。

(一) 补授法

每次哺乳后补充一定量的牛(羊)奶或植物性代乳品。

(二) 代授法

人工喂养1d喂哺数次代替母乳,但每日哺母乳次数应多于3次,否则母乳分泌有迅速减少的可能。

三、辅食的添加

随着婴儿生长发育的需要,消化功能不断成熟,不论是母乳喂养还是人工和混合喂养,均应不断地添加辅食,这对锻炼婴儿咀嚼功能,对婴儿乳牙的萌出及语言的发育均有益。添加捕食的时间:人工及混合喂养儿可以从 2～4 周开始;母乳喂养儿从 4～6 个月开始。在婴儿健康,消化功能正常的情况下,由少到多,由稀到稠,由细到粗,由软到硬,由一种到多种逐渐添加辅食。根据营养需要和消化功能,大体顺序如下:

前 3 个月,以汤剂为主,可给鱼肝油、果子汁、菜场、米汤等,可在两次喂奶间或喂奶后补授。

4～6 个月,以糊剂为主。4 个月给蛋黄、鱼泥、菜泥,同时可加奶糕、米糊、稀粥等,用匙喂。

7～9 个月,随着乳牙不断萌出,使婴儿练习咀嚼,可给碎菜、蒸蛋,9 个月可给小肝块、猪及兔肉泥、血块、豆腐、饼干、馒头、煮烂面条等。

10～12 个月,10 个月加芝麻酱、肉松、色松、碎鱼、豆腐块、肝及肉小块,11 个月加碎核桃仁半个,12 个月加海带、黄花朵、青菜,可吃软饭、细面条、馄饨、饺子、包子等。每餐给植物油 5～10g。

(姜杰)

第四节　幼儿膳食
Section 4

幼儿在不断生长发育中,乳牙也还在不断萌出,活动量较婴儿增加,应供给充足的热产及优质蛋白质。适宜量为蛋白质 2～3g/(kg·d),脂肪 3.5g/(kg·d),碳水化合物 12g/(kg·d)。食物宜细、软、烂、碎,尽量少吃糖,不吃巧克力及酒心糖,避免吃豆粒、花生、瓜子,以防呛入气管。忌油炸、油腻、洒、咖啡、浓茶以及刺激性食物。不要让该子养成吃汤泡饭的习惯。营养要平衡,色、香、味佳,且多样化,主食应粗细粮合理搭配,能使蛋白质起到互补作用;副食应荤素、干稀合理搭配。每日除三次正餐外,上、下午各加一次点心。饭后可饮汤。晚上睡前可饮一杯牛奶或豆浆。这样既满足热量、蛋白质、脂肪及碳水化合物的需要,也解决了维生素、矿物质全面供给。

随着生活水平的日益提高,吃肉已是日常生活的普遍现象。但由于幼儿消化能力尚弱,吸收功能不完善,肉类吃得过多。本利于幼儿智力的发育,不利于幼儿注意力的集中,不利于幼儿文静性格的养成。

烹调除注意色、香、味等感官状态外,还应注意烹调方法,以尽量保持其营养价值,利于消化。例如,米不可久洗,一般洗 2～3 次就可以,不加碱,食物应新鲜,以蒸、炖、煮为好。

从 2～3 岁开始,就应该注意培养孩子独立生活个性,养成定时、定点、坐着用匙或筷专心进食,不挑食,不偏食,少吃零食,饭前洗手,饭后漱口,早、晚刷牙等良好的饮食卫生习惯。

(蒋妍)

第八章
Chapter 8
儿科常用的药物治疗

第一节 儿科药物治疗的特点
Section 1

一、药物吸收特点

小儿生长发育和成熟的变化使药物的生物利用度出现相应的变化。儿童成熟变化对药物吸收的影响程度取决于给药途径,并与所用药物的剂型有关。婴儿和年长儿大多数使用的液体剂型都是溶液剂,也有一些是混悬剂。一般来说口服剂型生物利用度高低的顺序为:溶液剂>混悬液>颗粒剂>胶囊剂>片剂>包衣片。药物静脉注射或滴注时,由于直接进入体循环,所以没有吸收过程。新生儿和婴幼儿心率较快,血液循环比成人快,静脉给药能更快地进入全身循环。肌肉注射、皮下注射等血管外给药时,药物在吸收部位扩散,进入周围毛细血管或淋巴管,再进入血液循环。新生儿、婴幼儿肌肉组织相对较少,低于年长儿,更低于成人,故肌注或皮下注射给药吸收不恒定。

二、药物分布

在选择起始负荷剂量或确定一种理想的药物剂量方案以达到要求的靶组织浓度时,需要了解药物的Vd。一些药物的Vd在早产儿和足月儿之间或新生儿与婴儿、儿童、成人之间存在明显差异。这些差异与年龄因素相关,如体内水的含量与分布、蛋白结合特征、血液动力学因素(如心输出量、局部血流、膜通透性等)。体内水分的含量和分布的差异是不同年龄组之间Vd差异的主要原因。

药物与循环血浆蛋白结合的程度直接影响药物的分布特征。只有游离的药物才可能从血管内分布至其他体液和组织,并与受体结合、发挥作用。药物蛋白结合率显著影响Vd、清除率和药理效应的强度,这种结合能力与年龄相关,表现在与血浆蛋白水平和相应结合位点的数量、亲和力常数、病理生理状况、内源性物质竞争结合血浆蛋白的存在与否相关。

白蛋白、α_1酸性糖蛋白是血浆中重要的药物结合蛋白质。这些蛋白质的浓度受年龄、营养状况和疾病的影响。碱性药物和中性药物主要与α_1酸性糖蛋白、脂蛋白结合,而大多数酸性药物主要与白蛋白结合。婴儿期血清白蛋白、总蛋白浓度均较低,至10~12月达成人水平。α_1酸性糖蛋白也有类似的成熟过程,新生儿血浆中的浓度比母体血浆约低3倍,在12月龄达到与成人相应的水平。

除年龄外,一些内源性物质存在于血浆中,司与血浆蛋白结合,并竞争药物结合位点。在新生儿时期,游离脂肪酸、胆红素等可竞争白蛋白结合位点,并影响游离与结合型药物浓度之间的平衡,可产生严重后果。临床上如药物蛋白结合率＞80％、药物清除率有限而 Vd 又较小时(常＜0.15L/kg),发生蛋白结合位点的竞争替换,可导致游离血药浓度过高而引起不良反应。对早产儿和新生儿用药前先评价药物与胆红素竞争蛋白结合位点的能力,对预防胆红素脑病有一定的意义。

三、药物代谢

一旦药物分子存在于体内,就已开始清除。药物的清除率常用一些药动学参数描述,如清除率或总体清除率。药物的总体清除率涉及体内所有清除机制。药物代谢的主要器官是肝脏,肾、小肠、肺、肾上腺、血液(磷酸酶、酯酶)和皮肤也可能代谢某些药物。对大多数药物(亲脂性弱酸或弱碱),生物转化使其成为极性更大的水溶性复合物,以利于药物从机体清除。虽然大多数药物的生物转化导致原药药理作用减弱或失活,但也有药物可转化成活性代谢产物或中间产物(如茶碱转化成为咖啡因)。另一方面,一些没有药理活性的原药可通过生物转化在清除前转化成为活性组分,即前体药物。

肝脏代谢药物的酶系统有肝微粒体酶,主要参与氧化、还原、水解等过程。另一类为葡萄糖醛酸转移酶,参与经氧化、还原、水解代谢后的产物与葡萄糖醛酸的进一步结合,使其成为水溶性代谢产物,以便排出体外。在这些氧化酶系统中,对细胞色素 P_{450} 系统已进行了大量深入的研究。出生时药物氧化酶浓度与成人肝相似,但酶活性较低。在新生儿期依靠氧化途径代谢的药物其体内清除率常较低;出生后,肝细胞色素 P_{450} 单氧化酶系统成熟迅速,约在6月龄达到甚至超过成人的代谢活性值。某些水解酶,如血液酯酶的活性在新生儿期也较低。血液酯酶对可卡因的代谢清除很重要,因而新生儿血浆酯酶活性的低下是新生儿可卡因代谢缓慢的原因。

由于代谢产物的排泄在早产儿和足月儿相对较慢,对大婴儿、儿童或成人临床上并不重要的代谢产物积蓄现象在早产儿和足月儿就可能发生。如茶碱 N－甲基化成为咖啡因,后者在成人较易经代谢或通过肾脏排泄,但在早产儿因肝酶不成熟,不易使其代谢;同时肾脏排泄又较缓慢,结果易引起咖啡因明显蓄积和毒性反应。

临床上可通过了解药物体内过程来设计个体化给药方案。如早产儿、新生儿用常规剂量(每24h 75～100mg/kg)氯霉素可引起致死性灰婴综合征,当调整剂量至每24h 15～50mg/kg以代偿肝葡萄糖醛酸转移酶活性不足,则可取得较好的临床效果,避免毒性作用的产生。

儿童代谢药物的最终能力可能受遗传调节,如肝脏的某些基因突变可引起药物代谢减慢,药物遗传倾向性可能为药物中毒高危患者提出重要的线索。

四、药物排泄

每个单位时间内肾小球滤过的药物量取决于肾小球滤过率、肾血流量和血浆蛋白结合率。药物滤过量与蛋白结合率呈负相关,只有游离药物可能由肾小球滤过和排泄,肾血流量变异很大,出生时平均 12ml/min,5～12月龄时达成人水平。足月婴儿肾小球滤过率出生时 2～4ml/min,2～3d 时增加至 8～20ml/min,3～5月龄时达成人水平。在 34 周胎龄前,肾小球滤过明显低下并增加缓慢。

五、小儿药物治疗的影响因素

小儿药物治疗的特点受体液的 pH 值、细胞膜的通透性、药物与蛋白质的结合程度、药物在肝脏内的代谢和肾脏排泄等因素等多种因素的影响。

(一)年龄对药物胃肠道吸收的影响

血管外使用的药物在进入全身循环并分布到作用部位前,必须穿过许多生理膜从而影响其吸收率。虽然一些益生菌不被吸收,一些营养成分可通过主动转运和促进扩散而吸收,但大多数药物在胃肠道经过被动扩散而吸收。患者的一些重要因素可影响胃肠道吸收药物的速率和吸收量,如消化道的 pH 值、有无胃内容物及其种类、胃排空时间、胃肠动力情况等。这些过程均与儿童的年龄因素有关,而且具有高度变异性。在口服用药时应考虑下列因素:新生儿的胃液分泌、肠蠕动和胆汁分泌功能均较婴儿或儿童低下,胃排空时间较短;婴儿和儿童胃液分泌、肠蠕动和胆汁分泌功能正常,胃排空时间增加。尽管这些脏器的功能、容量有一个逐渐成熟过程,新生儿与小婴儿对大多数口服用药的总体生物利用度还是很好的。因此,不论什么时间,如有可能均应首选口服途径。口服法是最常用的给药方法,幼儿一般用液体制剂如糖浆剂、合剂、冲剂等较合适,也可将药片捣碎后加糖水吞服。年长儿可用片剂、药丸或胶囊剂。小婴儿喂药时最好将小儿抱起或头略抬高,以免呛咳将药吐出。病情需要时可采用鼻饲给药。

(二)肌肉注射和经皮给药及其影响因素

除口服外,另一种血管外用药途径是肌肉注射。肌肉注射法一般比口服法奏效快,对有明显呕吐等胃肠道用药不耐受者尤其适用。肌注的药物一般应当是水溶性、生理性 pH 值,以防沉淀并减少及减慢注射部位药物的吸收,避免吸收不规则。药物的脂溶性有利于药物向毛细血管扩散。为确保吸收入体循环,应保证有适当的局部血液灌流。在重危患儿,由于心输出量下降和血循环障碍,局部灌注不良,可影响药物的吸收。但肌注药物对小儿刺激大,常引起局部疼痛,肌肉注射次数过多还可造成硬结,以及注射部位不当引起的局部臀肌挛缩、影响下肢功能等,临床应考虑这些问题。

皮肤是各种治疗药物和环境化学物质吸收的另一种重要器官。一种药物经皮肤吸收量直接与皮肤水化程度相关,而与角化层的厚度呈负相关。足月新生儿的皮肤作为一种功能性屏障虽比早产儿皮肤更有效,但其体表面积和体重之比较成人大 3 倍。因此,同样一种药物经皮肤应用,吸收入体循环的药物量(生物利用度),在新生儿比成人大 3 倍。如皮肤灌注良好,表面用药可成为新生儿用药的一种重要途径。皮肤外用药以软膏为多,也可用水剂、混悬剂、粉剂、贴剂或贴片等。要注意小儿用手抓摸药物,误经皮肤或入眼、口吸收引起意外。

(三)静脉给药及其影响因素

静脉给药是肠道外给药的最常用方法,能迅速达到有效血液浓度,对半衰期短的药物(如血管活性药物)可进行较灵活的剂量调节,尤其适用病情严重的患儿需迅速给药、昏迷或呕吐不能服药、消化道疾病不易吸收药物时。一般认为静脉给药迅速、完全,但并不一定恰当。静脉输入有效剂量所需时间取决于若干因素:静脉输入液体速度、药物注入的系统死腔、药物稀释容量、静脉输液系统对药物的吸附等。由于大多数标准静脉输液系统包括延伸管都是为成人设计的,长度较长且容量较大,因此,相对来说,死腔较大。如婴儿、儿童输液速度较慢,可引起明显的输入滞后。可采取几个步骤来减少婴儿、儿童的静脉给药问题,包括:标准化并记录总给药时间;记录用于输液管道和静脉给药的液体的容量与成分;间歇静脉注射药物的稀释和输注容量标准化;避免将输液管与其他同时输注但不同速度的液体混合连接;优先使用较大内径的静脉内置管;将液体挂在相对特定高度;应用低容量延伸管等。

(四)其他方法

新生儿应用肺表面活性物质需通过气管内给药。小儿雾化吸入药物在临床较常用。灌肠法小儿采用不多,可用缓释栓剂。含剂、漱剂则很少采用。

(蒋维艳)

第二节 儿科药物选择
Section 2

选择用药的主要依据是小儿年龄、病种和病情,同时要考虑小儿对药物的特殊反应和药物的远期影响。

一、抗生素

小儿容易患感染性疾病,故常用抗生素等抗感染药物。儿科工作者既要掌握抗生素的药理作用和适应证,更要重视药物对机体不利的一面。长期抗生素应用容易引起菌群失衡、体内微生态紊乱,引起真菌或耐药菌感染,造成医疗资源的浪费及毒副作用的增加。

二、肾上腺皮质激素

肾上腺皮质激素具有抗炎、免疫抑制、抗过敏等效应。短疗程常用于过敏:性疾病、重症感染性疾病等;长疗程则用于治疗肾病综合征、血液病、自身免疫性疾病等。儿童在使用肾上腺皮质激素中必须重视的副作用有:①短期大量用药可掩盖病情,诱发和加重溃疡病,故诊断未明确时不用;②较长期使用可抑制骨骼生长,影响水、电解质、蛋白质、脂肪代谢,引起血压增高和库欣综合征、肾上腺萎缩等;③可降低免疫力使病灶扩散;④水痘患儿在激素应用后可出现出血性水痘或细菌感染,导致病情加重或死亡,故禁用。

三、其他

药物退热药、镇静止惊药、镇咳止喘药、止泻药等应用特点请参阅有关参考书。

(姜杰)

第三节 儿科药物剂量的计算
Section 3

一、按小儿体重计算

是最常用、最基本的计算方法,可算出每日或每次需用量。每日(次)剂量=病儿体重(kg)

×每日(次)每千克体重所需药量。将总剂量单次或分多次给予,常根据药物的半衰期、疾病的性质、药物的协同或拮抗、肝肾功能、患儿的年龄等确定。如对于半衰期长的药物,用药间隔常延长;而对于半衰期较短的药物,用药间隔缩短;半衰期极短的药物常需用静脉持续给药维持。一般感染与严重感染、中枢感染与其他感染用药剂量常不同;肝肾功能不全时药物剂量常需减少。对于新生儿或早产儿,常以生后日龄决定用药量与间隔,有时还需结合孕周龄来计算。需连续应用数日的药,如抗生素、维生素等,都按每日剂量计算,再分次给予。而临时对症用药,如退热及部分止惊药常按每次剂量计算。病儿体重应以实际测得值为准,年长儿按体重计算如已超过成人量则以成人量为上限。

二、按体表面积计算体表面积

因其与基础代谢、肾小球滤过率等生理活动的关系密切,用此法计算用药量较按年龄、体重计算更为准确、科学。小儿体表面积计算公式为:体重<30kg,小儿体表面积(m^2)=体重(kg)×0.035+0.1;体重>30kg,小儿体表面积(m^2)=(体重kg−30)×0.02+1.05。

三、按年龄计算

对剂量幅度大、不需十分精确计算的药物,如营养类药物和非处方药等可按年龄计算,比较简单易行。

四、从成人剂量折算

小儿剂量=成人剂量×小儿体重(kg)/50,此法仅用于未提供小儿剂量的药物。因小儿体液占体重的比例较大,用此方法所得剂量一般都偏小,故不常用。

总之,不管采用上述任何方法计算剂量,都必须与病儿具体情况相结合,才能得出比较确切的药物用量,如新生儿、小婴儿或营养不良儿因肝、肾功能较差,一般药物剂量宜偏小;用药目的、对象不同,剂量也不同;不同的剂量,其药理作用也有差异,这些都是儿科用药确定剂量应考虑的问题。

五、个体化剂量

即使药物剂量根据患者体重、体表面积及成熟状况调整,对平均剂量或常规推荐剂量的药物,临床疗效差异很大。这一差异是药动学和药效学个体差异及许多生物变异的结果,如代谢、病理生理及遗传差异。由于存在药物疗效及毒性的个体差异,对特殊患者需调整给药方案,尤其是对某些药物,如血管活性药的剂量可根据患儿出现的即刻、易定量(如血压、心率等)的临床反应进行调整。而对某些药物则需要结合临床反应和测定血浆或血清浓度进行药物剂量调整。这种治疗方案称为靶浓度方案。而一种药物的药理或毒理反应可能直接与特异血清浓度范围有关。

文献所报道的药物治疗浓度范围常根据少数患者,绝大多数是成人的研究而确定的。这些治疗范围代表了平均值,仅49%的人群包括在均数±2SD范围内,因此血清药物浓度的临床监测只能作为药物干预和剂量调整的参考,使用时必须注意到个体化。例如:一个患者的某药物血清浓度在低于有效治疗浓度时即有完全的临床反应,而另一个患者,同一种疾病,用同一种药物,可能需要血清浓度在治疗浓度范围以上,才能获得相同程度的阳性治疗反应。因此,血清药物浓度的治疗范围只能作为治疗的指导,最终必须通过临床反应来评价药物有效性。

体液中药物浓度测定有助于减少药物毒性反应,同时达到最理想的治疗效果,为评价疾病治疗过程或药物相互作用对药物分布的影响提供了有效方法。治疗性药物浓度监测并非对所有药物都是必须、必要和实用的。对药效学已较为清楚的药物,如利尿剂的利尿效果、抗高血压药降低血压作用等,并不需要常规监测血浓度。为了使药物监测具有临床价值,必须弄清浓度一反应或浓度一毒性之间的关系。患者年龄、疾病严重度均可能影响药物浓度、有效性及毒性之间的相关性。虽然大多数药物有"推荐"的治疗范围,只有有限的几种药物具有明确的药物血清浓度与效应的相关性资料。

应用血清药物浓度监测以指导治疗时,应首先了解该药物的药动学特性,以便确定用药后适当的采血时间及合理解释药物浓度和治疗反应。在治疗药物监测中,血药峰浓度通常指分布达平衡后所达到的高峰血浓度,因为这时的峰浓度才与靶部位的药物浓度动态平衡,从而反映药理效应强度。因此,用药时间与推荐的"高峰"取血样时间有一定的间隔。此外,许多药物的药动学和药效学受生物节律的影响,这种时间节律对药物分布的影响也是临床确定合适的给药和采血监测时间应考虑的问题。

(王莉)

下篇 分论

第九章 Chapter 9

新生儿疾病

第一节 新生儿窒息
Section 1

新生儿窒息是指婴儿由于产前、产时或产后的各种病因引起气体交换障碍,在出生后 1min 内无自主呼吸,或在数分钟后仍有呼吸抑制而导致低氧血症、高碳酸血症和酸中毒。是引起新生儿死亡和儿童伤残的重要原因之一。由于诊断标准未完全统一,国内文献报道的发病率差异很大。

一、病　因

窒息的本质是缺氧,凡影响母体和胎儿间血液循环和气体交换的原因,都会造成胎儿窒息。

(一)孕母因素

①母亲疾病如严重贫血、心脏病、高血压;②胎盘原因如前置胎盘、胎盘早剥或胎盘老化等;③孕母吸毒、吸烟或被动吸烟;④孕母年龄≥35 岁或＜16 岁以及多胎妊娠。

(二)分娩因素

①如胎头过大或孕母骨盆过小、胎位不正所致难产和窒息;②使用高位产钳、臀位、胎头吸引不顺利;③产程中的麻醉药、镇痛剂和催产药使用不当等。

(三)胎儿因素

①早产儿呼吸中枢发育不够成熟,易诱发呼吸衰竭;②宫内感染可抑制呼吸中枢;③羊水或胎粪吸入致使呼吸道阻塞;④呼吸道梗阻畸形所致呼吸道阻塞。

(四)脐带因素

如脐带脱垂、打结或绕颈。

二、病理生理

大多数正常新生儿生后 2s 开始呼吸,5s 后啼哭,10s 到 1min 出现规律呼吸。新生儿窒息多为胎儿窒息(宫内窘迫)的继续,其本质是缺氧。缺氧可导致细胞代谢、功能障碍和结构异常,甚至死亡。不同细胞对缺氧的易感性各异,以脑细胞最为敏感,其次是心肌、肝和肾上腺。窒息缺氧可以导致新生儿呼吸改变。

(一)原发性呼吸暂停

当胎儿或新生儿发生低氧血症和酸中毒时,呼吸和心率增快,出现机体血流重新分布,肺、肠、肾、肌肉、皮肤等血流量下降,而供给生命器官(脑、心肌、肾上腺)的血流量增加,以优先增加其供氧量。此时,血压增高,心输出量增加。如果窒息病因持续存在,随即呼吸停止、心率减慢,称为原发性呼吸暂停。此时,心功能尚好,肌张力存在,如及时去除病因,合理复苏,可以自发地恢复自主呼吸。如缺氧未及时纠正,随即转为呼吸停止、心率减慢,即继发性呼吸暂停。

(二)继发性呼吸暂停

缺氧持续存在,则出现喘息样呼吸,继而心率继续减慢,血压下降,肌张力消失,苍白,呼吸运动减弱进而继发性呼吸暂停。在本阶段,生命器官供血减少,脑损伤发生。心、肾等多器官受到缺氧缺血损伤,并出现严重代谢性酸中毒、电解质紊乱。患儿对刺激无反应,不能自发地恢复自主呼吸,如无外界正压呼吸帮助则往往可致死亡。

三、临床表现

胎儿缺氧(宫内窒息)时首先表现为胎动增加,胎心率增快;晚期胎动减少甚至消失,胎心率变慢或停搏;肛门括约肌松弛,羊水被胎粪污染。若胎心率每分钟超过160次或在100次以下,或羊水中有胎粪污染均提示胎儿缺氧。

新生儿娩出后有窒息者可根据其皮肤颜色判断轻重程度。皮肤呈青紫者称青紫窒息(或轻度窒息),其心率、呼吸、对刺激反应、肌张力等多为正常,病情较轻;皮肤呈白色者称苍白窒息(或重度窒息),其心音弱,肌张力低下,反射消失或迟钝,示病情严重。

新生儿娩出时窒息程度可按生后1min内的Apgar评分来区分,0~3分为重度窒息,4~7分为轻度窒息,8~10分为正常,如表9-1所示。分别于出生后1min和5min进行评分。1min评分反映窒息严重程度,而5min以后评分有助于预后判断。若评分不正常者,应在10min及20min再评。

表9-1 新生儿Apgar评分表

体征	评分标准		
	0	1	2
皮肤颜色	青紫或苍白	身体红,四肢青紫	全身红
心率(次/min)	无	<100	>100
弹足底或插鼻管反应	无反应	有些动作,如皱眉	哭、喷嚏
肌张力	松弛	四肢略屈曲	四肢活动
呼吸	无	慢,不规则	正常,哭声响

新生儿窒息后可并发多脏器功能损害如缺氧缺血性脑病、颅内出血、胎粪吸入综合征、缺血性心肌损害、坏死性小肠结肠炎、高胆红素血症和急性肾衰竭等,因此重度窒息是新生儿死亡的重要原因之一。窒息持续时间对婴儿预后起关键的作用。因此,慢性宫内窒息、重度窒息复苏不及时或方法不当者预后可能不良。

四、辅助检查

对宫内缺氧胎儿,可通过羊膜镜了解胎粪污染羊水程度或胎头露出宫口时取头皮血进行血气分析,以估计宫内缺氧程度;生后应检测动脉血气、血糖、电解质、血尿素氮和肌酐等生化指标。

五、治 疗

窒息的复苏应由产科和儿科医生共同进行。对高危产妇、估计胎儿分娩时有窒息可能者,应做好复苏的准备工作。

(一)ABCDE复苏方案

新生儿窒息复苏应严格按 ABCDE 复苏方案进行。A(airway):清除呼吸道分泌物;B(breathing):建立呼吸;C(circulation):维持正常循环,保证足够心搏出量;D(drugs):药物治疗;E(evaluation):评价。尤以前 3 项最为重要,其中 A 是根本,B 是关键。评价的主要指标是呼吸、心率和肤色。在复苏过程中,应不断以上述指标评价复苏效果。

(二)复苏步骤和程序

1.最初评估

出生后立即用数秒钟时间快速评估 4 项指标:①是足月吗?②羊水清吗?③有呼吸或哭声吗?④肌张力好吗?如以上任何 1 项为"否",则进行以下初步复苏步骤。

2.初步复苏步骤

(1)保暖,新生儿娩出后即置于远红外线或其他方法预热的保暖台上。

(2)摆好体位,肩部以布卷垫高 2~3cm,使颈部轻微伸仰。

(3)清理呼吸道,肩娩出前助产者用手挤捏新生儿的面、颏部,排出其口、咽和鼻中的分泌物。新生儿娩出后立即用吸球或吸管,先口咽,后鼻腔,吸净口、咽和鼻腔的分泌物。如羊水混有胎粪,且新生儿无活力,在婴儿呼吸前,应做气管插管,将胎粪吸出。如羊水清或羊水污染但新生儿有活力(有活力的定义:呼吸规则、肌张力好及心率>100次/min)可不进行气管内吸引。

(4)擦干,温热干毛巾快速揩干头部及全身,减少散热。

(5)触觉刺激,婴儿经上述处理后仍无呼吸,可采用拍打足底或摩擦婴儿背部 2 次以诱发自主呼吸。以上步骤要求在生后 30s 内完成。

3.复苏气囊面罩正压通气

触觉刺激后,出现正常呼吸,心率>100次/min,肤色红润或仅手足青紫者可予观察。若新生儿仍呼吸暂停或抽泣样呼吸,心率<100次/min;或持续性中心性青紫,应立即用 100% 的氧进行正压通气。最初的几次正压人工呼吸需要 2.94~3.92kPa(30~40cmH$_2$O),以后维持在 1.96kPa(20cmH$_2$O),通气频率为 40~60次/min,以心率增加接近正常、胸廓起伏、听诊呼吸音正常为宜。经 30s 充分正压人工呼吸后,如有自主呼吸,再评估心率,如心率>100次/min,可逐渐减少并停止正压人工呼吸。如自主呼吸不充分,或心率<100次/min,继续用气囊面罩或气管插管正压通气。

气管内插管的指征:①有羊水胎粪吸入需要吸净者;②重度窒息需较长时间加压给氧人工呼吸者;③应用气囊面罩复苏器胸廓扩张效果不好或仍然发绀者;④拟诊膈疝儿;⑤需要气管内给药者(如肾上腺素、肺表面活性物质等)。

4.胸外心脏按压

如正压通气 30s 后,心率持续<60次/min,应做胸外心脏按压。用双拇指或中食指法。按压胸骨体下 1/3,频率为 90次/min(每按压 3 次,正压通气 1 次),按压深度为胸廓前后径的 1/3。

5.药物治疗

(1)肾上腺素:100% 氧气充分正压人工呼吸、同时胸外按压 30s 后,心率仍<60次/min,应立即给予 1:10 000 肾上腺素 0.1~0.3ml/kg,脐静脉导管内注入,或 0.3~1ml/kg 气管导管内注入静脉或气管内滴入。5min 后可重复一次。

(2)扩容剂:给药 30s 后,心率<100次/min,并有血容量不足表现时,给予生理盐水 10ml/

kg,于 10min 以上静脉缓慢输注。大量失血可输血。

(3) 碳酸氢钠:经上述处理无效而又确定有严重代谢性酸中毒者,可给予 5% 碳酸氢钠 3~5ml/kg,加等量 5% 葡萄糖液,缓慢静脉推注(>5~10min)。

(4) 纳洛酮:仅用于正压人工呼吸后心率和肤色恢复正常但仍出现呼吸抑制,且其母产前 4~6h 有注射麻醉药史,每次 0.1 mg/kg,静脉或气管内注入,间隔 0.5~1h 可重复 1~2 次(注意:母亲疑为吸毒者或持续使用美沙酮的新生儿不可用纳洛酮,否则会导致新生儿严重惊厥)。

(三) 复苏后观察监护

窒息复苏后送入新生儿重症监护室(NICU)监护。重点观察呼吸、心率、血压和神经系统表现,并要检查血糖、血钙、电解质和肾功能等,及时治疗并发症。

六、预　防

加强围生期保健,提高产科技术,重点监测高危产妇,及时发现胎儿宫内窒息,尽早处理,减少新生儿窒息的发生。各级医院产房内需配备复苏设备。推广 ABCDE 复苏技术,培训产、儿科医护人员。确保每个分娩都应有掌握复苏技术的人员在场。

(蒋维艳)

第二节　新生儿肺透明膜病
Section 2

肺透明膜病(HMD),主要由于肺泡表面活性物质相对缺乏所致,多见于早产儿、母亲患糖尿病或剖宫产婴儿。男婴多见,发病率与胎龄有密切关系,是早产儿死亡的主要原因。近年来,本病的发病率及病死率均有明显下降。

一、诊　断

(一) 病史

早产、母患糖尿病、男婴或有围生期缺氧等高危因素。

(二) 临床表现

生后可能有窒息,或一般情况良好,大多在生后 1~3h 出现呼吸窘迫,表现为呼吸急促、鼻翼扇动、三凹征、呼气呻吟和发绀,随病情发展呼吸困难加重,肺部听诊呼吸音低,有细小湿啰音。心率开始正常,逐渐加快,晚期外周循环不良,尿少,心脏扩大,肝脏肿大及全身水肿。能恢复者大多在 72h 后逐渐好转。

(三) 肺成熟度估计

1. 羊水中磷脂酰胆碱/鞘磷脂(L/S)比例

超过 2:1 表示肺已成熟,如小于 1 则大多不能存活。

2. 胃液泡沫试验(或在分娩前 24h 收集羊水标本进行泡沫试验)

取生后 1h 内婴儿胃液 0.5ml 加无水酒精 0.5ml,置 4ml 玻璃试管中,以拇指盖住管口用力振荡 15s 后静置 15min。阴性即无泡沫。"+"为试管边缘液面 1/3 或不足 1/3 周有泡沫, "++"为周边大于 1/3 至整个管周有泡沫,"+++"为试管周边有两层或更多泡沫。阴性结果支持 HMD 诊断,"+"或"++"为可疑,"+++"可排除 HMD。

3. PG(磷脂酰甘油)

PG 存在表示肺已成熟,但它的敏感性高,特异性较差。

4. DPPC 值(磷脂二棕榈磷脂酰胆碱)

测定值＞13mmol/L 时表示肺已成熟,但约 10%受检者 DPPC 虽达 13～25.9mmol/L,仍发生 HMD。

(四)X 线检查

两肺有小颗粒状阴影改变,发展为两肺透亮度减低呈毛玻璃状,或称"白肺"。90%病儿在生后 5h 内 X 线摄片有异常。12h 内出现"白肺"者预后差。

(五)其他检查

1. 血气分析

依病情轻重有不同程度的 pH 值、PaO_2 下降及 $PaCO_2$ 升高。

2. 电解质改变

血钠下降,血钾早期正常,以后升高,常合并低血钙、低血糖及血清胆红素增高。

3. 心电图

可显示房室传导阻滞、低电压、Q-T 间期延长、P 波低平等改变及高血钾图形。

二、治　　疗

(一)加强监护

患儿应收入重症急救病室,以便有专人护理,密切观察病情变化,有条件者应用心肺监护仪及经皮测氧仪,动态监测心率、呼吸、血压及血气变化。进行脐动脉或脐静脉插管有助于监测血气及其他生化改变。

(二)氧疗

是最重要的措施。吸入氧要温化到 36℃左右,并通过盛有蒸馏水的喷雾器输出。可通过鼻导管、口罩、头罩或氧帐给氧,氧浓度应以使血氧浓度维持在 60～80mmHg(8～10.6kPa)为好。血气测定有困难时以能缓解青紫为度。

当一般给氧效果不好,患儿吸氧浓度要超过 60%才能维持 PaO_2 在 50～80mmHg(6.7～10.6kPa)时,可用鼻塞、鼻咽导管或气管内插管进行呼吸道持续正压呼吸(CPAP),气道加压可用 $5cmH_2O$(0.49kPa),一般不超过 $10cmH_2O$(0.98kPa),氧流量及氧浓度应根据临床情况及血气结果进行调整。压力不宜过高,以免影响静脉血回流,使心排出量减少;或造成气胸或纵隔气肿。

当吸入氧浓度为 60%～100%而 PaO_2 低于 50mmHg(6.7kPa)、$PaCO_2$＞60mmHg(8kPa)时,无自主呼吸或频发呼吸暂停,用 CPAP 效果不好(氧浓度 100%,压力达 0.98kPa),需应用呼吸器进行间歇正压呼吸(IPPV)。进行 IPPV 过程中要根据动脉血气结果来调整各项指标(最高吸气压力 PIP、呼气末正压 PEKP、呼吸频率 RR、氧浓度 FiO_2、吸气呼气比例 I/E),并加强呼吸道护理。

(三)一般治疗

1. 维持中性温度

(即维持正常体温使氧耗量降至最低的温度)以减少氧消耗,保持腹部皮肤温度为 36.5℃。

2. 维持营养及水电解质平衡

一般在氧需要量＞40%时不经口喂养。静脉注射葡萄糖液 60～80ml/(kg·d),维持水的平衡及基础热量。光疗时每日需增加 20ml/kg 液量。病情严重,摄入热量不足时应予静脉内营养(TPN),补充氨基酸液及内用脂肪。

3. 输血

红细胞压积低于40%时可输血。

4. 纠正酸中毒

可按pH值或BE(剩余碱)值计算碱性液用量。无条件测血气时可先予5%NaHCO₃ 3~5ml/kg,加等量5%~10%葡萄糖液缓慢静脉注入,以后酌情补充。避免给钠过多或静脉推注速度过快,以防引起高血钠及颅内出血。

$$5\%NaHCO_3(ml) = 体重(kg) \times BE(mmol/L) \times 0.2$$

或按pH值计算碱性液用量,见表9-2。

表9-2 根据pH值计算NaHCO₃用量

pH值	NaHCO₃用量		
	mmol/L	8.4%(ml)	5%(ml)
7.35~7.25	5	5	8
7.24~7.16	10	10	16
<7.15	15	15	24

5. 抗生素

预防继发感染,应及时作培养以便有针对性地应用有效抗生素。

6. 光疗

有高胆患儿需及时光疗,补充白蛋白或子苯巴比妥等酶诱导剂。

7. 维护心功能

及时用洋地黄控制心衰。

8. 对症治疗

低血钙时补充钙剂。惊厥时予镇静剂。脑水肿时给予脱水。

(四)酚妥拉明

有扩张肺血管、增加供氧的效果,每次剂量为0.5~1mg/kg,加入10%葡萄糖液中缓慢滴注,根据病情于1~6h重复。

(五)表面活性物质替代疗法

近年应用人工合成或自然提取的表面活性物质防治肺透明膜病取得效果。一般将制剂溶于生理盐水10ml中滴入气管插管后转换体位使均匀分布,可在2~3h内改善症状,但效果为暂时性,仍需进一步改进。

(六)并发症的处理

(1)气胸时需紧急抽气或采用闭式引流。

(2)动脉导管未闭引起右向左或左向右分流及充血性心力衰竭。应限制液量,及时给予利尿剂及地高辛。也可用药物(吲哚美辛)或手术关闭动脉导管。

(3)氧中毒:新生儿尤其是早产儿,对高浓度氧很敏感,可合并支气管肺发育不良或晶体后纤维组织增生症。为减少上述并发症,应避免给予过高气道压力(不超过2.94kPa),给氧浓度尽量不超过60%。应用维生素E可取得一定防治效果,剂量可达每日100mg/kg,肌注或口服。

三、预 防

(1)预防早产,不足33周的不可避免早产,应给孕母肌注地塞米松4mg,每8h 1次,共6次;或倍他米松12mg,每日1次,共2次。在分娩前24h使用,才能奏效。经上述治疗后7d内仍未分娩时,需重复给予1疗程。

(2)分娩中加强监护,防止窒息。

(3)认真处理妊娠高血压综合征及糖尿病孕妇。

(4)产后预防:多用于产前孕母未作预防的婴儿,在出生后半小时内给婴儿肺表面活性物质(PS)以预防 HMD 的发生或减轻其症状。预防愈早效果愈好,预防量和治疗量相仿,如用天然 PS 为 100～150mg/kg,如用合成的 Exosurf 滴入量为 5ml/kg。从气管插管内滴入并使 PS 在肺内均匀分布。

(曲先锋)

第三节 新生儿湿肺
Section 3

新生儿湿肺又称新生儿暂时性呼吸加快,主要是由于肺液吸收延迟而影响气体交换造成的,是一种常见的、多发生于足月儿或近足月的早产儿的自限性疾病。

一、临床表现

常于生后不久出现呼吸增快(60～80 次/min)、轻度发绀、吸气性三凹征、间歇性呼气性呻吟。症状一般持续 12～24h,较重者可持续 72h 以上,但无其他并发症,血气一般正常,预后良好。

二、诊断要点

(一)临床表现

(二)X 线检查

表现为肺纹理增粗,自肺门呈放射状排列;叶间胸膜(尤其右肺上、中叶间)和胸腔少量积液;肺泡积液造成的肺野斑片、云雾状密度增高影,通常 24h 内吸收。

三、治 疗

主要是对症支持处理,给予氧疗,维持 $PaCO_2$ 在 8～10.67kPa(60～80mmHg)或氧饱和度＞90%。

(曲先锋)

第四节 胎粪吸入综合征
Section 4

一、概 述

新生儿胎粪吸入指胎儿宫内缺氧时将胎粪排入羊水,又将有胎粪污染的羊水吸入呼吸道,造成气道梗阻、呼吸困难等一系列症状,是足月儿及过期产儿发生呼吸衰竭的常见原因。

二、临床表现

(1)患儿多有宫内及产后窒息史,如母患妊娠高血压综合征、胎盘早期剥离、临产前大量使用麻醉剂、镇静剂等,即凡能造成胎儿与母体间气体交换障碍的原因均可造成 MAS 出现。

(2)婴儿娩出后在口、鼻咽部甚至是在气管中可吸出胎粪颗粒皮肤、指(趾)甲及脐带的残端呈黄绿色,有被胎粪污染的迹象。

(3)Apgar 评分常 < 6 分,生后不久即出现明显呼吸困难、青紫、呻吟、呼吸促(> 60/min),肺部可闻干湿性啰音。有肺气肿时,胸廓隆起,呼吸音减低。并发气胸及纵隔气肿时,患儿可突然出现呼吸困难和青紫加重,患侧呼吸音消失。重症胎粪吸入综合征亦可合并肺动脉高压,表现严重发绀,死亡率较高。

三、辅助检查

(一)实验室检查

血气分析 pH 值,PaO_2 降低、$PaCO_2$ 增高。若颞动脉或右桡动脉血 PaO_2 高于股动脉血 PaO_2 1.9kPa(15mmHg)以上,表明动脉导管处有右至左分流。检查血常规、血糖、血钙、血生化,观察有无白细胞升高、低血糖、低血钙等,同时可进行气管内吸出物、血细菌培养等。

(二)胸部 X 线检查

MAS 患儿气管内有胎粪者,其中 50% 胸部 X 线片有异常,气管内无胎粪者,仅 20% 胸片异常。胸 X 线表现两肺 X 线透亮度增强伴有阶段性肺不张,或并发气胸、纵隔气肿者病情严重,预后差;而肺内仅有弥漫性浸润影但无肺不张者为吸入稀薄胎粪,很少需要呼吸机治疗。

(三)彩色多普勒超声检查

彩色多普勒超声检查可确定新生儿持续肺动脉高压(PPHN)的存在。

四、诊断常规

(一)诊断要点

(1)多为足月儿和过期产儿,常有宫内窘迫史或出生时窒息史,Apgar 评分常 < 6 分。气管内有胎粪吸出。

(2)羊水被胎粪污染,轻者呈现黄色或绿色,重者呈深绿色或墨绿色。

(3)新生儿娩出后脐带、皮肤、指(趾)甲和口腔被胎粪污染,呈黄色。

(4)出生不久即可出现呼吸困难、青紫、呻吟,并发肺气肿者胸廓隆起呈桶状,呼吸音减低或有啰音。

(5)血气分析示 pH 值下降,PaO_2 降低,$PaCO_2$ 增高。

(二)鉴别诊断

1. 新生儿湿肺

无羊水污染史及吸入史。症状轻,胸部 X 线片显示肺泡、叶间或胸腔积液。

2. 感染性肺炎

可有体温波动,气道分泌物培养阳性,胸部 X 线呈小灶性或斑片状阴影。

3. 新生儿呼吸窘迫综合征

以早产儿多见，无明显的羊水或胎粪污染史及吸入史。胸部 X 线呈肺野透亮度减低，且无肺气肿表现。

五、治疗常规

尽量清理、吸净呼吸道内吸入的胎粪颗粒，保持气道通畅，改善肺功能，维持重要脏器的功能，防治感染，预防和减少并发症。

(一) 一般治疗常规

1. 注意保暖

保持中性环境温度，减少氧耗。

2. 供给营养

重症不能经口喂养者，可鼻饲或静脉滴注营养液、血浆、10%葡萄糖液等。

3. 适当控制液量

控制液体入量在 60～80ml/(kg·d)，以免加重心、脑、肺的负担。

4. 镇静

烦躁不安者用镇静剂，如苯巴比妥钠 5～10mg/次，肌内注射。

5. 维持酸碱和电解质的平衡

在保持气道通畅和提供足量氧气的前提下，遇酸中毒时可给予适量的碳酸氢钠。轻度酸中毒可通过改善循环得以纠正。

6. 维持有效的周围循环

出现低体温、皮肤苍白和血压下降等休克表现时，及时应用生理盐水、5%白蛋白、血浆甚至全血进行扩容治疗，可同时静脉点滴多巴胺和(或)多巴酚丁胺。

(二) 用药常规

1. 继发肺感染的治疗

MAS 患儿后期常并发肺部的继发感染，应选用广谱抗生素，必要时可做气管内吸引物和血的细菌培养＋药敏试验，根据结果选取有效的抗生素。

2. PPHN 的治疗

重症患儿由于严重缺氧和混合性酸中毒，常会出现肺动脉持续高压，可采用血管舒张药物，碱化血液等方法治疗。

(1) 硫酸镁治疗：硫酸镁能拮抗钙离子进入平滑肌，影响前列腺素的代谢，抑制儿茶酚胺的释放，降低平滑肌对血管的收缩。剂量：负荷量为 200mg/kg，20min 内静脉滴入，后改维持量 20～150mg/(kg·h)，持续静脉滴注，有效血镁浓度为 3.5～5.5mmol/L，可连用 1～3d，但需监测血钙和血压。

(2) 纠正酸中毒及碱化血液：通过高通气、改善外周血液循环及使用碳酸氢钠等方法，使血 pH 值增高达 7.40～7.55，可促进肺血管扩张，降低肺动脉压力，减少右向左的分流。

(3) 一氧化氮吸入治疗：在常规治疗的基础上，为改善氧合可给予患儿吸入 NO，剂量开始为 20×10^{-6}(20ppm)浓度，在 4h 后可降为 $(5\sim6)\times10^{-6}$ 维持；对早产儿吸入 NO 的浓度可设为 5×10^{-6} 或更低 $(1\sim2)\times10^{-6}$，一般持续 24h，也可用数日或更长时间。应用时注意持续监测吸入 NO 和 NO_2 的浓度，血高铁血红蛋白浓度不应超过 7%。早产儿还要注意观察有无出血倾向。

(4) 血管扩张剂：①依前列醇(PGI$_2$)：开始剂量为 0.02μg/(kg·min)，在 4～12h 内逐渐增加到 0.06μg/(kg·min)，并维持静点，连用 3～4d。②前列腺素 E$_1$：常用维持量为 0.01～0.04μg/(kg·min)。③妥拉苏林(α受体阻滞剂)：首剂 1～2mg/kg，10min 内静推，之后以 1～

2mg/(kg·h)维持静点。为使药物能尽量入肺,避免降低体循环压力,应选用头皮静脉点滴,同时注意血压变化,必要时加用多巴胺或多巴酚丁胺,5~10μg/(kg·min)维持静点。血容量不足时慎用,因有胃肠道出血等危险,现已少用。

3. 肺表面活性物质(PS)的应用

此法治疗 MAS 的临床确切疗效尚有待证实。但已有报道指出,MAS 时 PS 的合成受肺内胎粪的抑制,故治疗时可给予 PS,时间最好在生后 6h 内。经气道内注入 PS,每次 150mg/kg,每 6h 1 次,连用 3~4 次。大量胎粪吸入者也可用生理盐水稀释的 PS 液(浓度:5mg 磷脂/ml)15ml/kg 灌洗气道。

(三)其他治疗

1. 清理呼吸道,吸出胎粪

吸出胎粪的最佳时机是胎头刚娩出,新生儿尚未出现第 1 次呼吸时。胎头娩出后即开始吸引,首先是口、鼻咽部,而后是气管。对病情较重,出生时存在窒息的 MAS 患儿最好通过气管内插管进行吸引,且反复多次进行,尽可能将气管内的胎粪吸净。在气道处理前不作正压呼吸。如胎粪黏稠可用生理盐水冲洗后再行负压吸引。此方法可有效预防后期肺动脉高压的出现。

2. 氧疗和辅助呼吸

清理气道后立即给予氧疗,病情轻者可采用鼻导管、面罩或头罩吸氧等方式,使 PaO_2 维持在 8~10.7kPa(60~80mmHg)。重症患儿当出现血气分析 pH 值<7.2,PaO_2<6.6kPa(50mmHg),$PaCO_2$>9.93kPa(70mmHg)时需用辅助呼吸,但送气压力和呼气末压力不宜过高,以免引起肺气漏,具体呼吸机各参数可根据病情相应设定。如以肺不张为主要表现时,可适当调高吸气峰压、延长吸气时间;对肺气肿者,吸气峰压宜稍低,使用可维持正常血气的最小峰压即可,并适当延长呼气时间。

3. 气胸的治疗

若患儿在原有呼吸困难的基础上突然出现病情恶化时,应重复 X 线胸片检查,若并发气胸或纵隔积气时,轻者可等待其自然吸收,严重者影响呼吸时,应立即穿刺抽气或行胸腔闭式引流排出气体。

(曲先锋)

第五节 新生儿肺炎

Section 5

新生儿肺炎可以发生在宫内、分娩过程中或出生后,分别称为产前、产时和产后感染性肺炎。多由细菌、病毒或原虫引起,也可有吸入羊水、胎粪引起。是新生儿时期较为常见的疾病,亦是新生儿死亡的主要原因之一。

一、病因

(一)感染因素

1. 产前感染

母孕期受病毒、细菌、原虫等感染,病原体经血行通过胎盘、羊膜感染胎儿。

2. 产时感染

羊膜早破,产程过长,产道内细菌上行侵入羊膜腔内污染羊水;或在分娩的过程中,胎儿吸入了污染的羊水或污染的阴道分泌物而致病。

以上两种感染多于生后 3d 内发病,细菌以革兰阴性杆菌和病毒多见。近年来 B 族溶血性链球菌感染也引起重视。

3.产后感染

出生后患上呼吸道感染,炎症向下蔓延而发生肺炎。新生儿皮肤、脐部感染引起败血症,细菌经血行传播而致肺炎。医疗器械消毒不严而致医源性肺炎。此种感染多于出生 3d 后发病,病原体多为细菌(金黄色葡萄球菌、大肠杆菌等)和病毒(合胞病毒、腺病毒等)。

(二)易感因素

新生儿尤其是早产儿呼吸中枢调节功能差,肺组织分化不完善,肺泡数量少,血管丰富,通透性强,易于充血、水肿。同时由于呼吸肌较弱,呼吸运动浅表,咳嗽无力,以及免疫功能低下,气管、支气管壁黏膜的分泌型 IgA 含量较少,呼吸道抵抗力低,故易致感染。

二、临床表现

(一)产前感染性肺炎

在出生时常有窒息史,多在生后 24h 内发病。可见呼吸急促、呻吟、体温不稳定,肺部听诊呼吸音粗糙、减低或可闻及湿啰音。合并心力衰竭者心脏扩大、心率快、心音低钝、肝大。血行感染者常缺乏肺部体征,而以黄疸、肝脾大和脑膜炎等多系统受累表现为主。X 线胸片常显示间质性肺炎改变。通过羊水感染者,在国内以大肠杆菌等肠道杆菌为主,常有明显的呼吸困难和肺部啰音,X 线胸片多显示支气管肺炎改变。

(二)产时感染性肺炎

发病时间因不同病原体而异,一般在生后数日至数周内发病,细菌性感染在生后 3～5d 发病,Ⅱ型疱疹病毒感染多在生后 5～10d。临床表现因病原不同而差别较大,且易发生全身感染。

(三)产后感染性肺炎

表现为发热或体温不升、气促、鼻扇、发绀、吐沫、三凹征等。肺部体征早期常不明显,病程中可出现双肺细湿啰音。呼吸道合胞病毒肺炎可表现为喘息,肺部听诊可闻及哮鸣音。金黄色葡萄球菌肺炎易合并脓气胸,X 线检查可见肺大泡。

三、治　　疗

(一)一般治疗

注意保暖,细心护理,供给足够的热量和液体量,不能口服者可鼻饲或静脉滴注,严格控制输液速度,防止心衰。

(二)控制感染

产前或产时感染,宜选用能抑制或杀灭革兰阴性杆菌的抗生素,如氨苄西林、第二、三代头孢菌素等。产后感染宜选用抑制或杀灭革兰阳性球菌的抗生素,如青霉素、红霉素、耐酶青霉素、第一代头孢菌素等。给药途径以静脉滴注疗效好。重症可选用两种抗生素联合应用。厌氧菌感染首选甲硝唑静脉滴注。衣原体肺炎可用红霉素,剂量为 $50mg/(kg \cdot d)$。

(三)对症治疗

对体温低下者要保温,缺氧者吸氧;烦躁不安或易惊者给镇静剂;心衰者给洋地黄制剂;保持呼吸道通畅,呼吸道分泌物黏稠时进行呼吸道湿化,给蒸气吸入或超声雾化吸入,痰多时应吸痰。

(四)支持疗法

保证能量和营养成分的供给,静脉输给血浆、免疫球蛋白等以增强免疫功能。

四、预 防

(1)做好孕妇保健,防止宫内感染。
(2)孕妇产前有感染,产时有羊膜早破,孕妇产前与新生儿均应选用抗生素预防。
(3)注意新生儿保护,避免交叉感染。

(蒋维艳)

第六节 新生儿寒冷损伤综合征
Section 6

一、概 述

新生儿体温调节功能不足,其特点是:①体温调节中枢发育不成熟;②皮肤表面积相对较大,血流丰富,易于失热;③能量储备少,产热不足,尤以早产儿、低出生体重儿和小于胎龄儿更为明显。缺乏寒战等物理产热方式,以棕色脂肪组织的化学产热方式为主。因此,新生儿期易发生低体温。新生儿皮下脂肪组织的饱和脂肪酸含量比不饱和脂肪酸多,前者熔点高,当受寒或各种原因引起体温降低时,皮脂易发生硬化,出现硬肿症。新生儿寒冷损伤综合征,简称新生儿冷伤,主要由受寒引起,也可因严重感染、早产、颅内出血及红细胞增多症等导致体温调节和能量代谢紊乱,而出现低体温和硬肿。临床特征是低体温和多器官功能损伤,严重者出现皮肤硬肿,此时又称新生儿硬肿症。

二、病 因

本病在"五低二多"的情况下容易发生硬肿。

(一)五低
(1)低体温的季节或地区:以冬春季及我国北方发病者最多。
(2)低出生体重儿:有报道占本病半数以上。
(3)低日龄新生儿:多侵犯生后早期,尤其是3d内新生儿。
(4)低生活能力的婴儿:如吸吮能力差、体温调节能力差或不能离开温箱的新生儿,以早产儿居多。
(5)低热量供给的婴儿:生后虽有吸吮能力,但护理者供给热量不足。

(二)二多
(1)多病的新生儿:尤其是伴有感染性疾病的患儿更易发生本症。
(2)患儿母亲多病:在妊娠期或分娩时多有妊高症、前置胎盘或感染等并发症。

患儿发病初期表现体温降低,吮乳差或拒乳,哭声弱等症状。病情加重时发生硬肿和多器官损害体征。

三、临床表现

(一)低体温
体核温度(肛温或腋温)常降至 < 35℃,重症 < 30℃。低体温早期棕色脂肪代偿产热良好时,腋温—肛温差值(腋—肛温差)为正值或零。病程长或重症,能量储备耗竭时,腋—肛温差变为负值。

(二)硬肿
由皮脂硬化和水肿组成,其特点为皮肤硬肿,紧贴皮下组织,不能移动。有水肿者压之有轻度凹陷。硬肿发生顺序是:小腿→大腿外侧→整个下肢→臀部→面颊→上肢→全身。

(三)多器官功能损害
早期常有心音低钝、心率缓慢、微循环障碍表现。严重时可导致休克、DIC、急性肾衰竭和肺出血等多器官衰竭(MOF)表现。

(四)病情分度
根据临床表现,病情可分为轻度、中度和重度,见表9-3。

表9-3 新生儿寒冷损伤综合征的病情分度

评分	体温		硬肿范围(%)	器官功能改变
	肛温	腋—肛温差		
0	≥35	0	<20	无明显改变
1	<35	0 或正值	20~50	明显功能低下
4	<35 或<30	负值	>50	功能衰竭

注:①体温、硬肿范围和器官功能改变分别评分,总分为 0 分者属轻度,1~3 分者为中度,4 分以上者为重度。②体温检测,肛温在直肠内距肛门约 30cm,持续 4min 以上;腋温将上臂紧贴胸部测 8~10min。③硬肿范围计算,头颈部 20%,双上肢 18%,前胸及腹部 14%,背部及腰骶部 14%,臀部 8%,双下肢 26%。④器官功能低下,包括不吃、不哭、反应低下、心率慢或心电图及血生化异常;器官功能衰竭指休克、心力衰竭、DIC、肺出血、肾衰竭等。⑤无条件测肛温时,腋温 < 35℃为 1 分,< 30℃为 4 分。

四、辅助检查

可根据病情需要检测动脉血气、血糖、电解质、尿素氮、肌酐、血小板、凝血酶原时间、凝血时间、纤维蛋白原等。必要时可做心电图,胸部 X 线摄影等辅助检查。

五、诊断与鉴别诊断

(一)诊断
处于"五低二多"情况的新生儿出现体温降低,吮乳差或拒乳,哭声弱等表现时应注意本病的发生。如出现低体温、硬肿甚至多器官功能损害时即可诊断为本症。

(二)鉴别诊断
(1)新生儿引起皮肤肿胀的原因很多,常见低蛋白性水肿、免疫性水肿,常伴营养不良、Rh溶血,体位性水肿明显、血浆白蛋白明显低下。

(2)新生儿皮肤感染,如蜂窝织炎、皮下坏疽、局部发红、发热,境界比较清楚,白细胞及炎症指标明显增高。

(3) 新生儿皮肌炎,皮下脂肪坏死,局部发硬不肿,甚至皮肤有萎陷。
(4) 局部淋巴循环障碍,除局部肿胀外,全身情况良好,改变体位,引流通畅即消除。

六、治 疗

(一) 一般治疗

肛温 > 32 ℃且腋温高于肛温者,可置于调至适中温度的暖箱,一般 6～12h 可恢复正常体温。体温低于 30℃ 的重度低体温者应置于比肛温高 1～2℃ 的暖箱中,逐步提高箱温待肛温恢复至 35℃ 时,维持暖箱温度于适中温度,亦可采用恒温水浴疗法等快速复温。农村医院若无温箱,轻者可用热水袋包棉被保温、复温。复温中应观察腹壁温、肛温及腋温的变化,随时调节暖箱温度,并同时监测呼吸、心率、血压及血气等。

(二) 药物治疗

1. 热量和液体供给

经静脉补充热量者应达到每日 210kJ/kg(50kcal/kg),可进乳者尽早哺乳,热量增加至每日 419～502kJ/kg。体温低时输注葡萄糖的速度宜慢,一般 6～8mg/(kg·min),体温恢复后速度可加快至 12～14mg/(kg·min)。液量可按 0.24 ml/kJ(1ml/kcal)。

2. 纠正器官功能紊乱

(1) 有微循环障碍,休克应立即纠酸、扩容,可用 2∶1 液 15～20ml/kg(明显酸中毒可用 1.4% 碳酸氢钠液代替),在 1h 内静脉滴入。继用 1/3 或 1/4 等渗液 70～90ml/kg 缓慢匀速滴注。早期心率低者可给血管活性药多巴胺 2～10μg/(kg·min)静脉滴注。
(2) 有肺出血时应及早气管内插管,进行正压通气治疗。
(3) 肾功能障碍及 DIC 应及时处理。

3. 并发症治疗

选用适当抗生素防止感染及给予其他对症处理。

(三) 其他治疗

复温对低体温患儿是治疗关键,若低体温持续时间延长,病情易于恶化。基层单位可用热水袋、火炕或电热毯包裹等,也可置婴儿于怀抱中紧贴人体保暖。

(曲先锋)

第七节 新生儿黄疸

Section 7

新生儿黄疸是胆红素(大部分为未结合胆红素)在新生儿体内积聚而引起。有生理性和病理性之分,严重黄疸可引起胆红素脑病,使中枢神经系统受损而致残甚至致死。

新生儿胆红素生成较多、运转胆红素的能力不足、肝功能发育未完善、肠肝循环的特性使新生儿易出现黄疸,尤其当新生儿处于饥饿、缺氧、胎粪排出延迟、脱水、酸中毒、头颅血肿或颅内出血等状态时黄疸加重。

病理性黄疸分感染性和非感染性。前者可见于新生儿肝炎、新生儿败血症、新生儿感染性肺炎、TORCH 感染等;后者可见于新生儿溶血病、先天性胆管闭锁、红细胞 6-磷酸葡萄糖脱氢酶缺陷、红细胞丙酮酸激酶缺陷病、球形红细胞增多症、半乳糖血症、$α_1$ 抗胰蛋白酶缺乏症、囊性纤维病等遗传性疾病、药物性黄疸、母乳性黄疸等疾病。

一、病　史

(1)宫内及产时感染史。
(2)家族遗传代谢病史。
(3)母既往流产、死胎、分娩黄疸儿史；父母血型尤其母O型,Rh(-)。
(4)产伤、窒息缺氧、出血史。
(5)维生素K_3、维生素K_4、新霉素等药物应用史。
(6)黄疸出现早（生后24h内出现）；持续时间长（足月儿＞2周，早产儿＞4周）。
(7)退而复现。

二、体格检查

注意皮肤及巩膜黄染程度与范围，肝脾大小、质地，有无贫血、出血、畸形，反射异常等神经系统异常体征。

三、辅助检查

(1)病理性黄疸血清总胆红素＞220.59μmol/L，或每日上升超过85μmol/L(5mg/dl)；血清结合胆红素＞26～34μmol/L(1.5～2mg/dl)。
(2)血常规、红细胞形态、网织红细胞、血细胞比容、血型检测。
(3)改良直接抗人球蛋白试验、抗体释放试验、游离抗体试验。
(4)HBV、TORCH等病毒血清学或PCR检测。
(5)血培养、肝功能、G-6-PD活性测定、甲状腺功能检测。
(6)CT、B超检查头颅、腹部。

四、诊断与鉴别诊断

(一)诊断

根据病史、体征及辅助检查不难诊断高未结合胆红素血症、高结合胆红素血症。应力求明确病因，针对病因有的放矢。

(二)鉴别诊断

与生理性黄疸鉴别。生理性黄疸有以下特点：①生后2～3d内出现黄疸，4～5d达高峰。②一般情况良好，足月儿在2周内消退，早产儿可迟至3～4周。③足月儿血清胆红素＜220.59μmol/L(12.9mg/dl)为生理性黄疸的界限；早产儿不超过256.2μmol/L(15mg/dl)。应注意较小的早产儿即使胆红素＜171μmol/L(10mg/dl)，也可能发生胆红素脑病。对病理性黄疸应积极查找病因。

五、治 疗

(一)药物治疗

酶诱导剂如苯巴比妥 5mg/(kg·d),分 2～3 次服;尼可刹米 100mg/(kg·d),分 3 次口服。丙种球蛋白一般用于重症溶血病的早期,用量为 1g/kg,4～6h 内静脉滴注。清蛋白一般用于生后 1 周内的重症高胆红素血症,用量 1g/kg 加葡萄糖液 10～20ml 静脉滴注。纠正酸中毒,保肝药物及中药退黄。

(二)其他

保暖、缺氧者吸氧、尽早开奶、排胎便;有条件时光疗,要注意眼与生殖器的保护,严密监测胆红素,注意发热、腹泻、皮疹、维生素 B_2 缺乏、及低血钙等并发症的发生;及时联系上级医院转院。有换血指征者应考虑换血。

(曲先锋)

第八节 新生儿溶血病
Section 8

一、概 述

新生儿溶血病系指母子血型不合引起的新生儿同族免疫性溶血。胎儿可由父亲遗传获得母体所不具有的血型抗原,胎儿红细胞经胎盘进入母体后,该血型抗原刺激母体产生相应的血型抗体 IgG,当这种抗体进入胎儿血循环与胎儿的红细胞发生凝集时,引起胎儿溶血,并因此导致胎儿贫血、水肿、肝脾肿大、生后很快出现黄疸。新生儿溶血病最常见于 ABO 系统和 Rh 系统的母子血型不合。ABO 溶血病主要发生在母亲 O 型、胎儿 A 型或 B 型时;Rh 溶血病仅指母亲红细胞缺乏 D 抗原(Rh 阴性),胎儿具有 D 抗原(Rh 阳性)时的溶血病。两个系统的溶血病具有一些不同的特点。目前已知血型抗原有 160 种以上,但新生儿溶血病以 ABO 系统血型不合最常见。ABO 溶血病 40%～50%发生于第一胎,Rh 溶血病往往第一胎不发病,Rh 溶血病一旦发生,则下一胎亦往往发生,且比上一胎严重。

二、诊 断

(一)病史

(1)询问既往所生新生儿有重度黄疸和贫血或有死胎史的孕妇及其丈夫均应进行 ABO 和 Rh 血型检查。

(2)是否生后早期出现黄疸:大多数 Rh 溶血病患儿生后 24h 内出现黄疸并迅速加重,而多数 ABO 溶血病在第 2～3d 出现。

(二)查体

症状轻重与溶血程度基本一致。Rh 溶血病一般较重,ABO 溶血病多数较轻。重者有严重贫血、水肿、心力衰竭、肝脾肿大、甚至死胎,轻者除黄疸外,可无其他明显异常。

1.黄疸

程度与溶血程度有关,且与肝内形成结合胆红素的能力有关。77%以上的 Rh 溶血病于出生 24h 内出现黄疸,并迅速加重。而 ABO 溶血病仅为 27.7%,第 2~3d 出现者更多。血清胆红素以未结合型为主,但亦有恢复期因胆汁淤积出现结合胆红素升高者。

2. 贫血

程度不一,严重者可有心力衰竭,一些 Rh 溶血病于 3~6 周发生晚期贫血,是由于血型抗体在体内持续存在,继续溶血所致。

3. 肝脾肿大

轻症无明显肿大,重症胎儿水肿时有明显肝脾肿大。

4. 胆红素脑病

一般发生在生后 2~7d,早产儿尤易发生。随着黄疸加重,出现神经系统症状,首先出现嗜睡、喂养困难、吮吸无力、拥抱反射减弱、肌张力减低。半天至一天后很快出现双眼凝视、肌张力增高、角弓反张、前囟隆起、呕吐、尖叫、惊厥,常有发热。如不及时治疗,1/3~1/2 患儿死亡。幸存者症状逐渐恢复,肌张力恢复正常。但常遗留有手足徐动症、听力下降、智能落后、眼球运动障碍等后遗症。

(三) 辅助检查

1. 检查有无溶血

溶血时红细胞及血红蛋白下降,网织红细胞及有核红细胞增高。血清结合胆红素上升。

2. 母婴血型鉴定

证实有不合存在。

3. 血清特异性血型抗体检查

①直接法抗人球蛋白试验阳性可确诊,Rh 溶血病阳性率高,ABO 不合阳性率低,应用改良法可提高阳性率。②抗体释放试验阳性,亦为诊断溶血病的可靠依据。③游离抗体检查阳性证实血清中有抗体存在,但仅此一项不能确诊。

(四) 诊断要点

1. 产前

凡既往有不明原因的死胎、流产、新生儿重度黄疸史的孕妇,应检查孕妇及丈夫 Rh 血型及孕妇血清中有无 Rh 抗体。Rh 阴性的孕妇在妊娠 12~16 周,28~32 周和 36 周时应检测其血中有无抗 D、抗 E 等抗体,抗体效价上升>1:32 时,宜用分光光度计测定其羊水中 450nm 波长宽度,光密度越高,表明羊水中胆红素越高,并同时应用 B 超检查胎儿水肿情况。

2. 产后

未进行产前诊断的新生儿,黄疸出现早且进行性加重,怀疑本病者,进行母子血型鉴定及血清抗体检查。

(五) 鉴别诊断

注意和以下疾病相鉴别。

1. 水肿的鉴别

先天性肾病有全身水肿和低蛋白血症,但无重度黄疸及肝脾大。慢性静脉栓塞特别是下腔静脉或肾静脉栓塞时,亦有全身水肿,但无重度黄疸。

2. 贫血的鉴别

双胞胎间输血或胎母间输血可引起新生儿贫血,但无黄疸加重。

3. 生理性黄疸

轻症溶血病可仅表现黄疸,因程度轻,易认为是生理性黄疸,血清特异血型抗体检查可资鉴别。

三、治疗要点

（一）一般治疗

产前治疗可采用提前分娩、宫内输血或血浆置换术等方法。

（二）产后治疗

1. 光疗

总胆红素血清水平脐血＞51.3μmol/L(3mg/dl),24h 内＞102.6μmol/L,48h 内＞153.9μmol/L,48h＞205.2μmol/L 即应开始光疗。

2. 换血

符合下列条件之一者即应进行：①产前已明确诊断，出生时血红蛋白低于 120g/L,伴水肿、肝脾大及心力衰竭者。②生后 12h 内胆红素上升每小时＞12mmol/L(0.7mg/dl)或已达到 342mmol/L(20mg/dl)者。③早产儿或上一胎溶血严重者，指征应放宽。Rh 不合溶血症，采用 Rh 系统与母亲相同、ABO 系统与新生儿相同的血液；ABO 不合溶血症，用 AB 型血浆和 O 型红细胞混合血。所用血液应与母亲血清无凝集反应。

（三）药物治疗

(1)供给清蛋白，可输血浆 25ml/次或清蛋白增 1g/kg，以增加胆红素与清蛋白的联结；

(2)纠正酸中毒，应用 5％碳酸氢钠 3～5ml/kg，有利于胆红素与清蛋白结合；

(3)肝酶诱导药，常用苯巴比妥 4mg/(kg·d),分 2 次口服,4～5d，或尼可刹米 100 mg/(kg·d)。

（四）快速处理

新生儿溶血病的主要治疗措施为光疗和换血。基层单位因缺乏相关设施，因此一旦考虑本病应尽早转送至上级医院，避免胆红素脑病的发生。

四、诊疗体会

（一）诊断方面

对于生后早期出现黄疸的新生儿应立即行母子血型检测，如存在母子血型不合，进一步行血清特异性血型抗体检查，改良直接法抗人球蛋白试验或抗体释放试验阳性可确诊。

（二）治疗方面

胆红素脑病是本病最严重的并发症，常发生在生后 4～7d,后遗症发生率高。因此，一旦确诊本病，应立即治疗。光疗是治疗的首选办法，简单有效。但对大部分 Rh 溶血病和个别严重 ABO 溶血病则必须采取换血。

五、预　后

ABO 血型不合溶血病，只要治疗及时，多数能通过光疗等治疗方法使黄疸消退，从而可能避免胆红素脑病（核黄疸）的发生。Rh 血型不合溶血病病情重、黄疸进展迅速，必须及时采取换血治疗。重症溶血病患儿如治疗不及时，发生胆红素脑病，部分患儿可因呼吸衰竭、DIC、肺出血死亡，存活者多有后遗症。

（曲先锋）

第九节 新生儿颅内出血
Section 9

新生儿颅内出血是新生儿期最严重的脑损伤,早产儿多见,病死率高,存活者常留有神经系统后遗症。临床上以神经系统的兴奋或抑制相继出现为特征。

一、病因与发病机制

(一)早产

胎龄32周以下的早产儿,在脑室周围的室管膜下及小脑软脑膜下的颗粒层均留存胚胎生发基质(GM)。当动脉压突然升高时可导致毛细血管破裂引起室管膜下出血,出血向内可穿破室管膜进入脑室内引起脑室内出血,血液外渗可扩散至脑室周围的白质。32周以后GM层逐步退化形成神经胶质细胞,构成生后脑白质的基础。

(二)缺氧

窒息时低氧血症、高碳酸血症所致压力被动性脑血流,当动脉压力升高时,可因脑血流量增加引起毛细血管破裂出血;当动脉压力降低时,脑血流量减少引起毛细血管缺血性损伤而出血。低氧、高碳酸血症还可引起脑血管扩张,血管内压增加,毛细血管破裂出血;或静脉淤滞、血栓形成,脑静脉血管破裂出血。

(三)产伤

由于分娩损伤使颅内血管破裂,如胎位不正、胎头过大、产程延长等使胎儿头部过分受压,或使用高位产钳、胎头吸引器、急产、臀牵引等机械性损伤均可使天幕、大脑镰撕裂和脑表浅静脉破裂而导致硬膜下出血。

(四)其他

新生儿肝功能不成熟,凝血因子不足,或患其他出血性疾病:母亲患原发性血小板减少性紫癜或孕期使用苯妥英钠、苯巴比妥、利福平等药物可引起新生儿血小板或凝血因子减少,不适当地输入碳酸氢钠、葡萄糖酸钙、甘露醇等高渗溶液,可导致毛细血管破裂。

二、临床表现

主要与出血部位和出血量有关,轻者可无症状,大量出血者可在短期内死亡。症状多在生后2~3d出现。非特异性表现有低体温、不明原因的苍白、贫血和黄疸,严重者可发生失血性休克。神经系统表现有:①神志改变:激惹、嗜睡、昏迷或激惹与抑制交替出现。②呼吸改变:增快或减慢、不规则或暂停。③颅内压力增高征:前囟隆起,血压增高,抽搐,角弓反张,脑性尖叫。④眼征:凝视、斜视、眼球上转困难、眼球震颤等。⑤瞳孔对光反应消失。⑥原始反射减弱或消失。⑦脑脊液呈浅黄色,镜下可有皱缩红细胞。

不同部位的颅内出血特点如下。

(一)脑室周围-脑室内出血

是新生儿颅内出血中常见的一种类型。主要见于胎龄小于32周、体重小于1 500g的早产儿,胎龄愈小发病率愈高,是引起早产儿死亡的主要原因之一。其中50%~60%出血来自室管膜下GM,其余则源于脉络丛。大多在出生后72h内发病,仅少数发病会更晚。常表现为呼吸暂停、嗜睡、肌张力低下和拥抱反射消失,幸存者半数以上遗留神经系统后遗症。

(二)原发性蛛网膜下腔出血

此种出血类型在新生儿十分常见,尤其是早产儿。由于出血原因常为缺氧引起毛细血管内血液外渗,而非静脉破裂,故大多数出血量少,无临床症状,预后良好。部分典型病例表现为生后第2天抽搐,但发作间歇表现正常;极少数病例大量出血常于短期内死亡。主要的后遗症为交通性或阻塞性脑积水。

(三)脑实质出血

多因小静脉栓塞后使毛细血管压力增高、破裂而出血。如出血部位在脑干,则早期可发生瞳孔变化、呼吸不规则和心动过缓等,前囟张力可不高。主要后遗症为脑瘫、癫痫和精神发育迟缓。由于支配下肢的神经传导束邻近侧脑室,向外依次为躯干、上肢、面部神经的传导束,因此下肢运动障碍较多见。

(四)硬膜下出血

是产伤性颅内出血最常见的类型,多见于足月巨大儿。近年来由于产科技术提高,其发生率已明显下降。出血明显者一般在出生24h后出现惊厥、偏瘫和斜视等神经系统症状。出血量少者可无症状,至数月后发生慢性硬脑膜下积液。严重者可在出生后数小时内死亡。

(五)小脑出血

多见于胎龄小于32周、体重小于1500g的早产儿,或有产伤史的足月儿。常合并肺透明膜病、肺出血,严重者除一般神经系统症状外主要表现为脑干症状,如频繁呼吸暂停、心动过缓等,可在短时间内因呼吸衰竭而死亡。预后较差,尤其是早产儿。

三、诊　断

根据病史、临床表现、脑脊液检查、头颅CT和B超检查,大多数患儿在生后72h内可作出诊断。但脑室周围—脑室内出血常无明显临床症状。头颅B超对颅脑中心部位病变分辨率高,因此成为该类型出血的特异性诊断手段,应为首选,并在生后3~7d进行,1周后动态监测。蛛网膜下腔、后颅窝和硬膜外等部位出血不易发现,需CT、MRI确诊。脑脊液检查镜下可见皱缩红细胞,蛋白含量明显升高,严重者在出血后24h内脑脊液糖含量降低,5~10d最明显,同时乳酸含量低。

四、治　疗

(一)支持疗法

保持患儿安静,尽可能避免搬动、刺激性操作,维持正常的PaO_2、$PaCO_2$、pH值、渗透压及灌注压,保持体温,保证热量供给。

(二)止血

可选择使用维生素K_1、止血敏(ethamsylate)、立止血(reptilase)等。

(三)控制惊厥

可用苯巴比妥钠或地西泮。

(四)降低颅内压

如有颅内压力增高症状可用呋塞米(呋塞米),每次0.5~1mg/kg,每日2~3次静注。对中枢性呼吸衰竭者可用小剂量甘露醇,每次0.25~0.5g/kg,每6~8h静注1次。

(五)脑积水

乙酰唑胺(acetazolamide)可减少脑脊液的产生,50～100mg/(kg·d),分3～4次口服;对脑室内或蛛网膜下腔出血可于病情稳定后(生后2周左右)连续腰椎穿刺,每日或隔日1次,防止粘连和脑积水,但对此法尚存在争议。梗阻性脑积水上述治疗多无效,可行脑室—腹腔分流术。

五、预　　后

主要与出血部位、出血量、胎龄及其他围生期因素有关。出血量少者大多可痊愈,出血量多者预后较差。严重者可在产程中死亡,或在出生后3d内因呼吸衰竭而死亡;存活者常有脑性瘫痪、癫痫、智力发育不全、脑积水等神经系统后遗症。

六、预　　防

(1)加强孕妇保健工作,预防早产、难产、急产。
(2)减少分娩时的损伤和窒息,分娩过程中不应滥用催产药和中枢抑制药。
(3)对早产、难产、手术产或有窒息的新生儿要特别注意护理,并肌注维生素K_1 3d。
(4)保护脑血流自动调节功能,防止血压过低或过高,避免快速大量输液,慎用高渗液体。

(张霞)

第十节　新生儿缺氧缺血性脑病
Section 10

一、概　　述

新生儿缺氧缺血性脑病(HIE)系指围生期窒息导致胎儿和新生儿脑的缺氧缺血性损害而表现中枢神经系统异常的一种疾病。足月儿多见,是导致小儿神经系统后遗症的常见病之一。围生期窒息缺氧时胎儿或新生儿全身血流重新分配,心、脑、肾上腺的血流增加,肺、肾、胃肠的血流减少。若缺氧持续,脑神经细胞氧化代谢障碍,血管自主调节功能障碍,全身血压下降,脑血流灌注不足,加重脑的缺氧及血管内皮的变性肿胀,以致管腔狭窄甚至闭塞,促进脑血流量不足,造成缺氧缺血性脑损害。新生儿窒息对机体的影响不仅在缺血期,也在缺血再灌注后,在缺氧缺血的低灌注和再灌注阶段中会出现脑细胞损伤,且再灌注损伤在缺氧缺血的发病中起重要作用。缺氧缺血性脑病的病理变化主要是脑水肿、脑组织代谢障碍,细胞凋亡及颅内出血。严重窒息的足月儿,脑病变主要在大脑皮质特别是脑沟,严重病例病变可进展为基底神经节及脑干核的损伤;脑实质及蛛网膜下腔是常见的出血部位。早产儿除易发生室管膜下及脑室内出血外,亦可发生侧脑室周围白质软化。晚期发生空洞及脑积水。

二、诊　　断

(一)病史
1.病史

凡有影响母体和胎儿间血液循环和气体交换的因素都会造成胎儿缺氧,娩出后不能发动呼吸。

(1)母亲因素:慢性高血压、妊高征、休克、贫血、血型不合和心脏病等影响带氧能力。胎盘早剥、前置胎盘、早产和过熟等胎盘因素及脐带血流中断,如脐带脱垂和绕颈等脐带因素;以及难产、头盆不称、急产、胎头吸引不顺利和胎位不正等。

(2)胎儿、新生儿因素:早产、多胎、宫内发育迟缓、分娩过程低氧血症使呼吸发育不良、呼吸道梗阻、失血、宫内感染、先天畸形、中枢抑制以及产妇用麻醉药、镇静药和手术创伤等。

2.窒息诊断参考指标

①胎心减慢< 100 次/min,或胎心监护有胎儿缺氧表现,晚期减速,反复的变异减速等;②羊水Ⅲ度污染;③Apgar 评分< 3/1 min,特别是< 6/5 min;④出生时或生后须气管插管或正压复苏;⑤出生时脐动脉血 pH 值< 7.20,或生后 1h 内动脉血 pH 值< 7.20,或血气碱剩余(BE)>－ 14mmol/L。

3.临床有脑病的表现,意识障碍

兴奋激惹—嗜睡—反应迟钝—昏迷;肌肉张力增强,减低或松软;原始反射减弱或消失。常有惊厥,多发生在生后的 12~24h,重者可有频繁惊厥,脑干功能异常,尿潴留及多脏器功能障碍。

(二)查体

根据意识、肌张力、原始反射改变、有无惊厥、病程及预后等,临床上分为轻度、中度、重度,见表9-4。

表 9-4 HIE 分度

项目	轻度	中度	重度
意识	过度兴奋	嗜睡、迟钝	昏迷
肌张力	正常	减低	松软
原始反射			
拥抱反射	稍活跃	减弱	消失
吸吮反射	正常	减弱	消失
惊厥	无	通常伴有	多见或持续
中枢性呼吸衰竭	无	无或轻度	常有
瞳孔改变	无	缩小	不对称,扩大或光反应消失
前囟张力	正常	正常或稍饱满	饱满、紧张
病程及预后	症状持续24 h左右,预后好	大多数1周末症状消失;10 d后仍不消失者可能有后遗症	病死率高,多数1周内死亡,存活者症状可持续数周,多有后遗症

(三)辅助检查

1.脑电图

中、重度患儿大部分有广泛异常,随症状好转,波形亦可见好转。

2.颅脑超声

脑室变窄或消失及脑沟变浅则提示脑水肿;脑室周围高回声区提示脑室周围白质软化;局灶广泛的脑实质缺血或水肿可见局部或散在高回声区。

3.CT 检查

对窒息后脑损伤的检查结果可分为 4 级。①脑实质所有区域密度正常;②1~2 个区域局部密度减低;③2 个以上区域局部密度减低;④全大脑普遍密度减低,灰白质差别消失,侧脑室变窄。

4.血清酶测定

脑型血清磷酸肌酸激酶同工酶(CPK-BB)活性升高。

5.MRI 检查

新生儿颅脑超声检查阴性,可有 3%~48% 于 MRI 复查时有改变。

(四)诊断要点

有围生期窒息史的足月儿,生后 2 d 内出现意识障碍,肌张力改变,原始反射异常,应考虑本病。

酶活性测定、颅脑超声及CT检查有助于诊断和鉴别诊断,对估计预后亦有价值。

(五)鉴别诊断

HIE应注意与产伤性颅内出血、宫内感染性脑炎和中枢神经系统先天畸形相鉴别。

1. 产伤性颅内出血

有异常分娩史,生后可有神经症状,但影像学诊断可以鉴别。

2. 宫内感染性脑炎

血培养、脑脊液常规及培养、TORCH血清及脑脊液特异性抗体和PCR病原体检测可以鉴别。

3. 中枢神经系统先天畸形

MRI可资鉴别。

三、治 疗

(一)药物治疗

1. 纠正低氧血症

使PaO_2在6.67kPa(50mmHg)以上,血pH值维持在7.20以上。

2. 控制液量

3d内60~80ml/(kg·d),严格控制静脉滴注速度,维持血糖2.78~5.58 mmol/L(50~100mg/dl)。

3. 止惊

首选苯巴比妥,负荷量20ml/(kg·d),静脉注射或肌肉注射。如用苯巴比妥不能控制,可加用地西泮(安定)或水合氯醛。

4. 脑水肿的治疗

地塞米松、呋塞米(呋塞米)与甘露醇,每4~6h 1次,静脉注射。

5. 脑细胞代谢激活药

细胞色素C、三磷腺苷(三磷酸腺苷)和辅酶A静脉滴注,每日1次,亦可同时应用胞磷胆碱100~125mg/d静脉滴注。

6. 抗氧化药

可应用维生素C及维生素E。

(二)快速处理

HIE治疗越早越好,且需要综合治疗,因此应按照上述治疗方法尽可能给予早期综合治疗。尤其对于出现激惹甚至抽搐的患儿应及时止惊。

四、诊疗体会

(一)诊断方面

应详细询问有无窒息发生史,对有窒息史的患儿应警惕本病的发生。对无明确窒息史的患儿应尽早检查排除宫内感染性脑炎和中枢神经系统先天畸形。

(二)治疗方面

围生期窒息缺氧后导致全身多脏器缺氧缺血性损害,故确定治疗方案应有全局观念,全面维护机体内环境的稳定和各器官功能正常,同时要注重尽可能及早治疗,最好起始于生后24h内,最迟不得超过生后48h,否则脑损伤会进一步发展加重。目前归纳为"三支持"、"三对症"治疗方法。"三支持"是指:①维持良好的通气;②维持各脏器血流灌注;③维持血糖水平在正常高值。"三对症"是指:①控制惊厥;②降颅内压;③消除脑干症状。

五、预 后

本病轻度、中度患儿如治疗及时多数预后良好。轻度一般无神经系统后遗症。中度HIE多数于24～72h症状明显减轻,肌张力及反射渐恢复,如意识障碍加重,惊厥频繁,或1周尚无好转,则预后不良。重度HIE常在72h内恶化,1周内死亡,存活者浅昏迷可持续数周,以后大多留有较严重的神经系统后遗症。一般来说,HIE患儿如有下列情况则有可能产生神经系统后遗症:①重度脑病;②重度窒息复苏超过20min;③1周内反复呼吸暂停;④1周后仍有神经症状,不会吮乳;⑤2周后脑电图仍有异常;⑥血清酶活性明显增高;⑦Ⅲ～Ⅳ级脑室内出血;⑧脑实质大面积缺氧缺血性改变,1周后出现脑萎缩。

(崔焕芹)

第十一节 新生儿产伤
Section 11

在分娩时,由于胎位不正、头盆不称以及产钳等因素使胎儿受到损伤称为产伤(birth injury)。近年来由于产科技术的发展,剖宫产率提高,产伤的发生率有明显下降。按受伤的部位分述如下。

一、软组织损伤

(一)擦伤及淤血

常见于产程延长、难产或胎位异常者。多发生在先露部分,臀位者有外阴及外生殖器水肿、变色。面先露者面部肿而变色,有出血点。不需特殊治疗,1周内自行消退。

(二)皮下脂肪坏死

常因分娩损伤、缺氧、过度寒冷引起,多见于生后3～4d的新生儿背、臀部,或面颊及大腿部出现局部变硬,皮肤颜色发红或正常,局部触之可有热感,有压痛,边缘清晰。应与新生儿硬肿症及蜂窝织炎鉴别。一般不用治疗。6～8周逐渐消失,有继发感染者需及时控制感染。

(三)胸锁乳突肌损伤

常见于臀位引产时过度牵拉或胎头过度旋转所致。胸锁乳突肌内形成血肿随之纤维化。局部可触及1～2cm大小包块,可致斜颈。为防止发生斜颈,可将患儿头倾向健侧,向相反方向轻柔牵拉,每次牵拉15～20下,每天4～6次,牵拉后局部按摩或热敷。如包块经2～3个月后仍不消失,则需手术矫正。

二、头部损伤

(一)先锋头

胎头经产道受压所致,肿胀范围不受骨缝限制,2～3d后自行消退。

(二)头颅血肿

为胎头过度受挤压,使骨与骨膜间互相牵引,血管破裂形成的骨膜下出血,血肿可发生于一侧或两侧顶部,有波动感,不越过骨缝,多在生后6～8周吸收,偶有遗留突起的骨化组织。不用治疗,避免穿刺,以免引起继发感染。

(三)颅骨骨折

常发生于产钳分娩者,可为线样或凹陷骨折。轻者无症状;凹陷骨折严重者可压迫脑组织,骨折损伤血管可致颅内出血。X线摄片可明确诊断。线样骨折不需处理,一般 6～8 周自愈。凹陷骨折则需神经外科复位或负压吸引。需密切观察有无出血现象。

三、周围神经损伤

(一)面神经麻痹

多因产钳损伤面神经所致,表现为患侧鼻唇沟浅,口角歪向健侧,眼裂大、不能闭合。一般不须治疗,如两周后仍不恢复,可用针灸,按摩、理疗及维生素 B_1、维生素 B_{12} 等治疗。注意保护不能闭合的眼睛,预防角膜溃疡。

(二)臂丛神经损伤

胎儿娩出时牵拉头或手臂过度引起,按受损部位不同可分为:

1. 上臂型(Erb 瘫痪)

C_5、C_6 神经根支配的肌肉受累。患侧肢体下垂、内收,肩部内旋,肘部旋前,腕、指关节屈曲,拥抱反射不对称。

2. 下臂型(Klumpke 瘫痪)

C_8 至 T_1 神经根受累,腕部屈肌及手肌肉无力,握持反射弱。

3. 全臂型

少见,具以上 2 型症状。颈交感神经受损者上眼睑下垂,瞳孔缩小,出现 Horner 综合征。

臂丛神经损伤患儿肩部需休息,避免牵动,大多可于 2～3 周恢复。须指导家长给患儿进行被动活动,使肩外展,手臂后旋,腕部伸展。定期复查肌电图以确定损伤程度及估计预后。如超过 6 个月仍无效,则须应用外展支架,预防肩关节挛缩,损伤严重者,可考虑行神经束吻合术。

(三)膈神经损伤

常发生于臀位分娩,C_3、C_4、C_5 神经根受累,患侧膈肌麻痹,表现为呼吸困难、青紫、腹式呼吸受限、患侧膈肌活动消失、呼吸音减低。X线透视可见膈肌运动减弱,患侧可合并肺不张。无特殊疗法。如恢复慢或反复发生肺炎者,需外科治疗。

(四)脊柱损伤

常发生在颈或胸部。表现为远端肌肉弛缓性瘫痪,上睑下垂,瞳孔缩小,大小便失禁等。X线摄片可见脊柱骨折或脱位。轻者可自行恢复,严重者可死亡。

四、骨 折

常为臀位、巨大婴儿、娩肩或肢体困难者,多发生于锁骨及长骨。

(一)锁骨骨折

在常规体检时即可发现,有局部肿胀或压痛表现,残端触诊有骨摩擦音、拥抱反射消失。X线检查可确诊,如有脱位需用 8 字形绷带固定肩部。2～3 周可形成骨痂。近年均不作处理,可自行愈合。

(二)长骨骨折(肱骨、股骨)

多见于肱骨及股骨中段,表现为局部肿胀,患肢缩短,假性瘫痪及骨摩擦音。X线检查可确诊。可将患肢牵引复位然后固定于功能位,股骨骨折可采用双下肢悬吊牵引。一般3～8周可愈。

五、腹部器官损伤

腹部器官损伤以肝脏易受累,肾上腺、胃肠道及脾脏也可受累。最常见的合并证是出血,早期症状可不明显,严重时可导致休克甚至死亡。

(林晓婷)

第十二节 新生儿脐炎
Section 12

脐炎系因断脐或出生后处理不当,脐残端被细菌繁殖感染而引起炎症,以葡萄球菌及大肠杆菌感染多见。脐炎可发展为脐动脉炎及脐静脉炎,细菌进入血循环可致败血症,或局部扩散成腹膜炎。

一、诊 断

(一)临床表现
轻者脐轮与脐周皮肤轻度红肿,伴少量脓性分泌物。重者脐周明显红肿发硬,脓性分泌物多有臭味,并向周围皮肤扩散成腹壁蜂窝组织炎,或向腹膜蔓延导致腹膜炎;或由血管蔓延致败血症。慢性脐炎常形成肉芽肿,表现为小的樱红色肿物,脓性溢液,经久不愈。

(二)化验
脐分泌物细菌培养或血培养

二、鉴别诊断

(一)卵黄管未闭(脐肠瘘)
由脐孔注入造影剂,X线检查可见其进入回肠。须外科治疗。

(二)脐尿管瘘
注造影剂后,X线检查可见其进入膀胱,或静注美蓝后可见蓝色尿液由脐部排出。

(三)脐窦
由卵黄管回肠端闭合,而脐端未闭所致。探针检查可发现窦道或有球状息肉块,称为脐茸或脐息肉,应手术切除。

三、治 疗

(1)轻症只需局部用3%过氧化氢和75%酒精清洗,或用抗生素局部湿敷或抗生素油膏外敷。
(2)脓液较多,有局部扩散或有全身症状者,可根据涂片或细菌培养结果选用适当抗生素。
(3)脐部有肉芽肿可用10%硝酸银溶液局部涂搽。

(王翠霞 宋晓瑾)

第十三节 新生儿坏死性小肠结肠炎
Section 13

新生儿坏死性小肠结肠炎(Neonatal necrotizing enterocolitis,NNEC)的发生,与多种围生期有害因素(包括医源性)有关,多数在出生后 2 周内发生。病情轻重悬殊,随着低出生体重儿存活率及复苏抢救成功率的提高,本病发病率有所提高。

一、发病机制

引起本病的危险因素很多:早产、围生期窒息、呼吸窘迫综合征、脐血管插管、交换输血、休克、动脉导管未闭、发绀型先天性心脏病、红细胞增多症、腹泻、高渗奶方、喂乳量过多及"致坏死性"细菌的繁殖等。上述因素大致归纳为 3 种:①肠道缺氧和缺血;②高渗透压(>460mmol/L)饮食;③梭状芽胞杆菌、沙门菌属、绿脓杆菌、肺炎克雷白杆菌或大肠杆菌等某些菌株感染,它们都使肠壁受到损害。本病主要发生在早产儿,尚与他们调节局部血流分布能力有限、免疫功能较低、肠黏膜功能不成熟有关。

二、病 理

本病的病变范围轻的仅数厘米而广泛的可以从胃到结肠均累及(但十二指肠病变罕见),最常累及的部位是回肠:肠腔充气、肠黏膜呈斑片或大片坏死、黏膜下有不同程度的囊样积气、出血及(或)坏死,重症者肠壁各层都坏死并伴有肠穿孔。

三、临床表现

本病较多发生在出生体重低于 2000g 者,一般以胃纳减退、呕吐、腹胀为主要表现。检查时发现其胃内容物潴留,肠鸣音减少。较重者腹壁红肿,扪之紧张。患儿便血或大便隐血阳性;当胃部有病变且较严重时可有呕血症状。有部分病儿初起病时大便次数增多,病情重者却常无腹泻。有少数病儿以全身症状为主,表现为一般情况迅速恶化、嗜睡、体温异常、呼吸暂停、心率减慢、休克等。

四、X 线检查

腹部 X 平片对诊断很有价值,其表现为:①胃肠道动力性肠梗阻;②肠壁积气,呈囊样(泡沫状或串珠状)、环状及细条状透亮影;③门静脉充气征,是肠壁积气的气体被肠壁间质内血管吸收,使门静脉出现树枝样充气影;④选择性肠襻扩张固定征象,表明该段肠襻出血、坏死等病理改变严重;⑤腹腔渗液,提示累及肠道已穿孔或即将穿孔;⑥气腹。凡具有上述③~⑥表现之一,即表明病变严重。

五、诊 断

存在引起本病危险因素的小儿,一旦出现相关的临床表现及 X 线检查改变,即可作出较肯定的诊断。对有些腹胀、呕吐的小儿,X线检查仅有胃肠道动力性肠梗阻改变,并无肠壁积气者,并不能排除本症的轻型早期,应严密随访。新生儿坏死性肠炎,血培养有一定阳性率,应重视此项检查。

六、治　　疗

(一)禁食
一旦怀疑本病即应禁食,具体时间应视病情而定,轻者约 5～7d,一般 8～12d。当小儿食欲恢复、腹胀消失、肠鸣音正常、大便隐血试验阴转时可恢复饮食,开始宜少量稀释,如能耐受逐渐增加。如恢复饮食后症状又恶化,则应再禁食。原病变较重且范围广泛者可引起乳糖酶暂时性缺乏,应暂避免乳汁喂养,以免引起腹胀、腹泻等症状。

(二)胃肠减压
为常规措施。

(三)抗感染
可先选用氨苄青霉素或氧哌嗪青霉素。粘菌素有中和毒素作用(每天口服 10～15mg/kg)。怀疑为胃肠道感染引起发病或血培养阳性者,抗生素的选用应根据感染的细菌而定。

(四)补充水、电解质
应经常测血电解质,保持水、电解质平衡非常重要。

(五)补充营养
小儿禁食期较长,要注意营养补充,热能每天 335kJ/kg(80kcal/kg),蛋白质每天 1～2g/kg。

(六)外科治疗
有气腹或腹膜炎体征时应作外科手术。

(蔡维艳)

第十四节　新生儿低血糖症和高血糖症
Section 14

一、低血糖症

足月新生儿出生时血糖是孕母血糖的 70%～80%,出生后由于母体糖的供给中断,新生儿血糖下降,以往认为当生后 3d 内足月儿血糖降至 1.65mmol/L(30mg/dl)以下,低出生体重儿血糖低于 1.1mmol/L(20mg/dl),3d 后血糖低于 2.2mmol/L(40mg/dl),称为低血糖症。目前认为不论胎龄和出生体重,凡出生 24h 内血糖低于 2.2mmol/L,24h 后血糖低于 2.2～2.8mmol/L(40～50mg/dl)皆为低血糖症,因研究证实血糖水平低于 2.6mmol/L(47mg/dl)的无症状新生儿可发生脑干诱发电位异常和神经系统后遗症。

(一)病因
1. 糖原贮备不足

低血糖多发生在早产儿、小于胎龄儿和过期产儿,主要由于糖原贮存不足引起,并和糖原异生功能低下及高血糖素反应低下有关。

2.高胰岛素血症

母患糖尿病的婴儿和Beckwith综合征患儿由于胰岛素水平过高,出生后4~6h易发生低血糖。

3.糖的消耗过多

有疾病的新生儿易发生缺氧、酸中毒、低体温和低血压,糖的利用加速和摄入减少,可发生低血糖。

4.遗传性或代谢性缺陷

如半乳糖血症、糖原累积症等可因糖原分解减少或代谢异常而发病。

(二)临床表现

新生儿低血糖时常为无症状型。出现症状的患儿早期多发生在生后6~12h,晚期发生在生后2~3d,症状表现为神萎、嗜睡、喂养困难,也可表现为烦躁、震颤、惊厥、呼吸暂停和阵发性发绀。持续性低血糖需考虑胰岛细胞腺瘤、胰岛细胞增殖症和Beckwith综合征。

(三)治疗

对可能发生低血糖者生后1h即开始喂10%葡萄糖液,生后2~3h提早喂奶,不能口喂者可静脉输注葡萄糖,一般输注速度每分钟6~8mg/kg足以维持血糖在2.2mmol/L以上。对低血糖者不论有无症状都应静脉滴注葡萄糖液,使血糖升至2.2mmol/L以上。有严重症状者(如惊厥、震颤或呼吸暂停)可静脉推注葡萄糖液,剂量200mg/kg(10%葡萄糖液2ml/kg),速度1~2ml/min,然后以每分钟6~8mg/kg的速度滴注葡萄糖液。若血糖仍不能维持在2.2mmol/L以上,可调整葡萄糖滴注速度,每次增加每分钟2mg/kg。如患儿需要每分钟12mg/kg以上的滴注速度来维持血糖>2.2mmol/L时,可加用肾上腺皮质激素如氢化可的松每天5~10mg/kg静脉滴注,或泼尼松(强的松)每天1~2mg/kg口服。肌注胰高血糖素0.1~0.3mg/kg,必要时6h后重复应用,也有一定效果。葡萄糖液输注应在症状消失和血糖恢复正常后24~48h停止。胰岛细胞增殖或胰岛腺瘤所致的顽固性低血糖则需做胰腺次全切除或腺瘤摘除术。

二、高血糖症

当血糖高于6.9~8.3mmol/L时称为高血糖症。原因有:①医源性高血糖症,葡萄糖用量过多为最常见。因正常新生儿糖的利用率为每分钟4~6mg/kg,低出生体重儿为每分钟2~3mg/kg,用量超过此剂量可发生高血糖。②应激性高血糖症,处于窒息、感染或寒冷窘迫的新生儿,可因儿茶酚胺分泌增加而促使糖原分解加速或高血糖素、皮质醇类物质水平增加,糖原异生作用增强而发生高血糖症。③药物性高血糖症,如母亲分娩前或新生儿出生后应用茶碱、咖啡因、皮质醇等药物,也可导致血糖水平升高。④先天性糖尿病,可为暂时性,也可为永久性。暂时性糖尿病可能与胰岛β-细胞暂时功能低下有关。血糖过高时可出现糖尿和高渗性利尿,甚至发生脱水,新生儿因颅内血管壁发育较差、严重高渗血症时容易发生颅内出血。高血糖症的治疗是减少葡萄糖用量、严格控制输液速度,若高血糖持续不见好转可试用胰岛素。

(蔡维艳)

第十章 Chapter 10

呼吸系统疾病

第一节 急性上呼吸道感染
Section 1

急性上呼吸道感染系由各种病原引起的鼻、咽、腭扁桃体及喉部的急性炎症,简称上感。该病90%以上为病毒感染,病毒感染后可继发细菌和支原体的感染。上感是小儿最常见疾病,其发病率占儿科疾病首位,占急性呼吸道疾病的50%以上,婴幼儿每人每年可发病数次,四季均可发病。婴幼儿上呼吸道炎症易向口腔、鼻旁窦、中耳等临近器官扩散,部分引起并发症可迁延不愈。

一、诊　　断

(一)病史

1. 发病诱因

是否有冷暖失宜、过度疲劳、居住拥挤、被动吸烟、接触上感患者等经历,是否有营养障碍性疾病,如维生素D缺乏性佝偻病、维生素A缺乏症、锌缺乏症、铁缺乏症等。

2. 既往史

有无反复上感、过敏性鼻炎及哮喘病发作史,有无高热惊厥家族史及既往惊厥发作的详细情况,以判断此次上感有无惊厥发生的可能性。

3. 传染病史

询问既往传染病史和预防接种史,近期有无急性传染病接触史。

(二)临床表现

由于年龄大小、体质强弱、病变部位不同,病情轻重程度可不同。年长儿多较轻,婴幼儿多较重。

1. 一般类型上感

①局部症状如鼻塞、流涕、喷嚏、干咳、咽部不适和咽痛等。②全身症状如发热、烦躁不安、头痛、全身不适、乏力等。部分患儿有食欲缺乏、呕吐、腹泻、腹痛等消化道症状。

2. 特殊类型上感

①疱疹性咽峡炎病原体为柯萨奇A组病毒。好发于夏秋季。起病急骤,临床表现为高热、咽痛、流涎、厌食、呕吐等。②咽结合膜热病原体为腺病毒3及7型。以发热、咽炎、结膜炎为特征。好发于春夏季。临床表现为高热、咽痛、眼部刺痛,有时伴消化道症状。

(三)体格检查

1. 一般类型上感

可见咽部充血、腭扁桃体肿大。可有下颌和颈淋巴结肿大。腹软,无压痛。

2.两种特殊类型上感

①疱疹性咽峡炎体检可见咽部充血,咽腭弓、软腭、腭垂的黏膜上可见数个至十数个 2～4mm 大小灰白色的疱疹,周围有红晕,1～2d 后破溃形成小溃疡。病程为 1 周左右。②咽结合膜热体检可见咽部充血、白色点块状分泌物,周围无红晕,易于剥离;一侧或双侧滤泡性眼结合膜炎,可伴球结合膜出血;颈及耳后淋巴结增大。病程 1～2 周。

(四)实验室检查

(1)外周血象:病毒感染者白细胞计数正常或偏低,中性粒细胞减少,淋巴细胞计数相对增高。细菌感染者白细胞计数可增高,中性粒细胞增高。

(2)病毒分离和血清学检查可明确病原,近年来免疫荧光、免疫酶及分子生物学技术可作出早期诊断。

(3)咽拭子培养可发现致病菌,在使用抗菌药物前进行可提高阳性率。

(4)链球菌引起者于感染 2～3 周后 ASO 滴度可增高。

(5)反复上感者可检测免疫功能和血微量元素。

(6)根据病情选择心电图和 X 线检查。

二、鉴别诊断

急性上呼吸道感染是小儿最常见疾病,根据病史及临床表现,不难诊断,但由于许多急性传染病早期表现与上感类似,且急性上感亦有一些其他系统的表现,所以在诊断过程中应注意鉴别。

(一)流行性感冒

由流感病毒、副流感病毒引起。有明显的流行病史,全身症状较重,而上呼吸道局部症状往往较轻。常有高热、头痛、四肢肌肉酸痛等,病程较长。

(二)急性传染病早期

麻疹、百日咳、猩红热、流行性脑脊髓膜炎等急性传染病初期均可表现为上呼吸道炎症的症状,根据临床表现难以鉴别,需结合流行病学资料、病原接触史和病程发展情况全面考虑,动态观察,以免误诊。

(三)反复流清涕症状

应考虑到以下 2 种疾病:①过敏性鼻炎。有反复发生的"感冒"病史,全身症状缺如。经常打喷嚏,流清水鼻涕,鼻黏膜苍白水肿。鼻拭子涂片可见嗜酸粒细胞增多。②脑脊液鼻漏。无其他感冒症状,仅在头低体位时流清水样鼻涕,伴有反复中枢神经系统感染,颅脑CT及MRI可见颅底骨质缺损。

(四)腹痛

部分患儿在发病早期有腹痛症状。多为脐周阵发性疼痛,为暂时性的肠痉挛所致。腹痛严重者一般为病原体进入血循环继而侵犯肠系膜淋巴结所致,可表现为持续性右下腹痛,压痛范围较广且偏于内侧,常伴高热,应注意与急性阑尾炎鉴别。急性阑尾炎腹痛常先于发热,部位以右下腹为主,呈持续性,有固定压痛点、反跳痛及腹肌紧张、腰大肌试验阳性等体征,白细胞总数及中性粒细胞增高。

(五)疱疹性口腔炎

疱疹多分布于唇、舌、颊黏膜、口腔前部,而疱疹性咽峡炎起病急骤,表现为高热、流涎、咽痛以至不敢吞咽。咽腭弓、软腭、腭垂的黏膜上可见数个至十数个灰白色的小疱疹或溃疡。

(六)各种原因所致的结膜炎

仅有眼部症状,无咽炎表现。而咽结合膜热咽部炎症与结膜炎同时发生且伴高热、结膜充血、水肿明显,但无脓性分泌物。

三、治　疗

(一)一般治疗

病毒性上感有一定的自限性。注意休息，多饮水，补充大量维生素C，给予清淡、易消化而富于营养的饮食。婴儿食欲不佳可适当减少哺乳量。注意口腔、眼部和鼻腔的清洁。保持良好的周围环境，室内空气清新，适当的温度和湿度。

(二)抗感染治疗

1. 抗病毒药物

常用利巴韦林(病毒唑)，也可选用中药双黄连、炎琥宁等。

2. 抗生素

用于细菌性上感或病毒性上感继发细菌感染者。常选用青霉素类及大环内酯类抗生素。若证实为链球菌感染，或继往有风湿热、肾炎病史者，青霉素疗程应为 10～14d。

(三)对症治疗

1. 退热

高热时可给予物理降温(头部冷敷、温水擦浴)及退热药，如对乙酰氨基酚或布洛芬。也可用中药，如羚羊角口服液等。

2. 镇静

伴有烦躁者可在退热的同时给予镇静药，如苯巴比妥或水合氯醛。既往有高热惊厥史的患儿给苯巴比妥预防。如已发生惊厥，应给予地西泮、苯巴比妥钠、水合氯醛等止惊。6个月内婴儿应慎用地西泮，因偶可引起呼吸暂停。

3. 鼻塞

婴儿可因鼻塞影响吮奶和睡眠，可先清除鼻腔分泌物后，用 0.25%～0.5%麻黄碱溶液滴鼻，1d内次数不要超过 4～6次，持续时间不超过 3d。

4. 局部给药

咽痛者可含服咽喉片。口腔溃疡者局部可用珠黄散或锡类散涂抹，以促进溃疡愈合。咽结合膜炎患儿可用阿昔洛韦眼药水滴眼(患侧)。

(四)支持治疗

对反复上感患儿，可使用细胞、体液免疫调节药或非特异免疫调节药，如胸腺肽、丙种球蛋白、中药等。适当补充微量元素及维生素 A 和维生素 C，有助于增强抗感染能力。

四、注意事项

(一)抗生素的应用

该病 90%以上为病毒感染所致，抗生素的应用只限于高度怀疑细菌、支原体感染以及继发细菌感染的患儿。

(二)对症治疗中注意的问题

(1) 对小婴儿忌用大剂量药物降温，以免因体温骤降、出汗过多，发生虚脱。对高热、饮水少的患儿应注意补充液体。

(2) 对鼻塞患儿尽量少用麻黄碱等减充血药。如必须要用也应尽量减少用药次数及疗程，因此，类药物可引起药物性鼻炎。婴儿忌用油剂滴鼻，以防吸入肺部引起类脂性肺炎。

(3) 口腔溃疡者局部用药时，不可将粉末制剂吹入小婴儿咽部，以防误吸发生剧烈呛咳甚至窒息。

(三)病情观察

(1)一般情况:注意患儿的精神状态和饮食情况,如饮食正常、玩耍良好,预后多良好;如精神萎靡、嗜睡、烦躁不安、面色苍白,应提高警惕,注意有无并发症发生。

(2)惊厥:对突发高热或既往有高热惊厥史的患儿,应监测体温,防止惊厥的发生。单纯性高热惊厥多在起病初期体温骤升时发生,1次病程中多仅发生1次;少数复杂性高热惊厥可随体温升高再次发生,1次病程中发作数次。惊厥控制后,全身情况良好,预后则较好。若精神萎靡或嗜睡则提示病情重,应进一步检查有无中枢神经系统体征,排除颅内感染。

(3)体温持续不退:应考虑炎症扩散,波及其他部位。如高热不退伴哭闹不安、摇头,应考虑有急性中耳炎的可能;拒食、吞咽困难、张口呼吸,则提示有咽壁脓肿形成。应注意动态观察外周血白细胞计数的变化。发热高而白细胞偏低时,应首先考虑上感,同时注意排除流感、伤寒、疟疾、结核等。白细胞计数明显升高,一般考虑细菌感染,持续升高时应注意感染是否扩展至其他部位。

(4)皮疹:病程中若有皮疹出现,应注意观察皮疹出现的时间,顺序,皮疹的形态和性质,出诊与发热的关系,并结合流行病学资料和病情发展情况,与急性传染病相鉴别。

(5)心肌炎:对年长儿,病程中注意询问有无心悸、胸闷、心前区不适或疼痛,查体中注意听诊心音有无减弱,心率的快慢,有无心律失常,注意心脏有无扩大,判断有无心肌炎的发生。对怀疑有心肌炎的患儿应尽快做常规或动态心电图检查,以明确诊断,及时调整治疗方案。

(6)咳嗽加重,有气急、青紫出现时应警惕支气管炎和肺炎的发生。对听诊中可闻及中、细湿啰音而X线胸片无相应改变时,不应轻易否定下呼吸道炎症的存在,因胸片的改变往往落后于临床体征的出现。

(四)病情转归

1.痊愈

绝大多数患儿很快痊愈。

2.病程迁延

多为年幼体弱的患儿。既往可能有反复呼吸道感染病史,治疗效果差;有些患儿可在口、鼻、咽部查到慢性感染灶,易迁延不愈;也可能为肺炎支原体感染,临床症状持续时间较一般上感长。

3.病情反复

部分患儿经治疗病情好转后再次出现上感症状,可能以下原因:①呼吸道隔离未做好。呼吸道感染患儿与健康儿童居于一室,或家长及陪护人员患上感均可使即将康复的患儿再次感染。②家长护理不当。过分保暖或不合时宜地给患儿洗澡引起受凉,使尚未完全康复的患儿再次感染。③擅自停药。

针对这些常见原因,应多做卫生宣教,重视呼吸道隔离,病房内多进行空气消毒,指导家长正确护理患儿。

4.病情加重

一般见于有先天性缺陷、慢性营养性疾病或免疫功能低下的患儿,应及早查清基础疾病,给予相应的支持疗法,增强机体抵抗力。少数为医源性因素,如频繁用糖皮质激素退热,滥用抗生素等均可使患儿免疫力下降,致病原扩散。应强调合理治疗,杜绝滥用药物。

(五)其他

年长儿A组溶血性链球菌感染后可导致急性肾炎、风湿热等疾病,应在上感好转后注意随访。

(李东)

第二节 急性感染性喉炎

Section 2

急性感染性喉炎是指喉部黏膜急性弥漫性炎症,为小儿常见的急性喉梗阻原因之一。好发于冬春季节,以婴幼儿多见,新生儿则极少发病。

一、病因

多为急性上呼吸道病毒或细菌感染的一部分,有时可在麻疹、流感、肺炎或其他传染病的病程中并发。常见病毒为副流感病毒、流感病毒和腺病毒,常见细菌为金黄色葡萄球菌、链球菌和肺炎链球菌。

由于小儿喉腔相对狭小,软骨柔软,黏膜下有丰富的血管及淋巴,组织疏松,腺体丰富,感染后易充血、水肿,加之咳嗽反射差,受刺激后易致喉梗阻。

二、临床表现

起病较急,典型症状发生前1～2d有上呼吸道感染症状,多有声嘶、咳嗽等。如炎症侵及声门下区,则咳嗽呈犬吠样。严重者出现吸气性喉鸣、吸气性呼吸困难、鼻翼扇动及三凹征。如不及时处理,可出现烦躁不安、面色发绀或苍白、满身大汗、心率加快等现象。一般白天症状较轻,夜间加剧,因入睡后喉部肌肉松弛,分泌物潴留阻塞喉部,并刺激喉部发生喉痉挛所致。患儿中毒症状重,常极度衰竭,易窒息死亡。为便于观察病情,掌握气管切开的时机,按吸气性呼吸困难的轻重,将喉梗阻分为以下四度。

(1) Ⅰ度:患儿安静时无症状,哭闹或活动时出现轻度吸气性喉鸣及呼吸困难,呼吸音清晰,心率无改变。

(2) Ⅱ度:患儿在安静时出现轻度吸气性喉鸣及呼吸困难,活动时加重,缺氧症状不明显,肺部听诊可闻喉传导音或管状呼吸音,脉搏整齐,心率较快。

(3) Ⅲ度:除Ⅱ度梗阻的症状外,患者因缺氧而出现阵发性烦躁不安,口唇及指、趾发绀,口周青紫或苍白、出汗,肺部听诊呼吸音明显减弱,心率加快,心音较钝。

(4) Ⅳ度:经呼吸困难阶段的挣扎后,渐呈衰竭,半昏睡或昏睡状态。由于无力呼吸,表现暂时安静,三凹征也不明显,但面色苍白发灰。肺部听诊呼吸音消失,仅有气管传导音,心律不齐、心音微弱、低钝。

三、诊断和鉴别诊断

小儿急性喉炎发作快,出现声嘶、喉鸣、犬吠样咳嗽、吸气性呼吸困难等症状,一般诊断不难,但须与急性喉气管支气管炎、白喉、喉水肿、喉痉挛、喉或气管异物等所致的喉梗阻相鉴别。

四、治疗

(一)抗生素疗法

急性喉炎病情发展快,多为细菌感染,应早期使用足量抗生素控制感染,常用青霉素或红霉素等,病情严重者可选用广谱抗生素联合治疗,或根据咽拭子作细菌培养及药敏试验选用适当抗生素。

(二)肾上腺皮质激素治疗

激素具有抗炎、抗毒及控制变态反应的作用,凡Ⅱ度以上呼吸困难者均用激素治疗,常用泼尼松,每次1mg/kg,每4～6h口服1次,一般服药6～8次后,喉鸣及呼吸困难多可缓解或消失。呼吸困难缓解后可停药。严重者可用地塞米松2～5mg/次,静脉注射,症状缓解后逐渐减量。

(三)吸氧、雾化吸入

视病情轻重,可间断或持续吸氧,不仅可增加氧气吸入,且可减少喉痉挛,减轻呼吸困难和心脏负担,避免心力衰竭。蒸气或雾化吸入湿化喉内黏膜,使喉内分泌物变稀易于咳出,有利于黏膜炎症和水肿消退。可用1:1 000肾上腺素0.5～1ml加生理盐水至3～4ml或1%麻黄碱10～20ml或普米克令舒1～2ml加沐舒坦7.5～15mg每天1次或每天2次雾化吸入,共3～5d。

(四)镇静剂

烦躁不安者,宜用镇静剂,一般用异丙嗪口服或注射,有镇静和减轻喉头水肿及喉痉挛的作用。但少数患儿用药后反而出现兴奋,甚至呼吸困难加重,此时宜稍减用量,或改服10%的水合氯醛或肌内注射苯巴比妥钠等。冬眠灵有时可致喉肌松弛,加重呼吸困难,不宜使用。禁用吗啡及阿托品类药物,以免抑制呼吸或使分泌物干结不易咳出。

(五)气管切开术

凡Ⅲ度呼吸困难经治疗无效者应考虑气管切开,Ⅳ度呼吸困难者应立即行气管切开术抢救。术后应继续抗感染治疗,待炎症消退后拔除气管套管。

(李东)

第三节 急性支气管炎
Section 3

一、概 述

急性支气管炎是支气管黏膜发生急性炎症所致,常与气管同时受累,称为急性气管支气管炎。临床上以咳嗽伴或不伴有支气管分泌物增加为特征。常继发于上呼吸道感染以及麻疹、百日咳等急性传染病后。凡能引起上呼吸道感染的病原体皆可引起急性支气管炎。常在病毒感染的基础上,因黏膜纤毛受损而继发细菌感染。

二、诊断标准

(一)诊断依据

(1)以咳嗽为主要症状。干咳,2～3d后加重转为湿性咳嗽,从单声咳至阵咳,有痰声,可咳出白色黏痰或黄色脓痰。可有或无发热。年长儿可诉头痛、胸痛;婴幼儿可有呕吐、腹泻等消化道症状。

(2)体检两肺呼吸音粗糙。有时可闻及干啰音或粗湿啰音,啰音不固定,随体位变动及咳嗽而改变。

(3)胸部X线检查有肺纹理增粗,或肺门阴影增深,亦可正常。

(4)血常规检查如白细胞、中性粒细胞增高,提示有细菌感染。病毒感染时血白细胞计数正常或降低,淋巴细胞正常或相对增加。

(5)咽拭子或喉气管吸出物做细菌培养可阳性。鼻咽脱落细胞涂片做免疫荧光检查,可确定病毒感染。

具有上述(1)(2)或(1)~(3)项可临床诊断为急性支气管炎,(4)(5)项可作为病原学诊断的参考条件。

(二)哮喘性支气管炎诊断标准

(1)多见于3岁以下,常有湿疹或其他过敏史者。

(2)咳嗽、气喘,呼气性呼吸困难,肺部叩诊呈鼓音,两肺满布哮鸣音及少量粗湿啰音,可有三凹征及鼻翼扇动。

(3)反复发作倾向。

(4)肺部X线检查有肺纹理增多、增粗或模糊及肺气肿改变。

三、治疗方案

(一)一般治疗

多饮水,休息,注意经常变换体位。

(二)基本药物治疗

1. 控制感染

①病毒感染时不采用抗生素。可用利巴韦林(病毒唑)或双黄连口服液。②疑有细菌感染时,可用青霉素80万U/次,肌肉注射,每日2次,亦可口服头孢霉素等。③如系支原体感染,应使用红霉素等大环内酯类药物。

2. 对症治疗

①吸氧。②化痰止咳,可选用复方甘草合剂、溴己新(必嗽平)、小儿消积止咳糖浆、羚贝止咳糖浆等。③喘憋严重者,用氨茶碱每次3~5mg/kg,每6~8h一次,口服或静脉滴注,有条件应进行血药浓度监测。④严重喘憋时可用氢化可的松每次5~8mg/kg或地塞米松每次0.2~0.3mg/kg,静脉滴注,必要时重复。可溶亦可口服泼尼松每日1~2mg/kg,用1~3d。⑤超声雾化吸入,将糜蛋白酶、庆大霉素、地塞米松、利巴韦林或干扰素等加入生理盐水中雾化吸入。

四、疗效评估

(一)治愈

症状体征消失。

(二)好转

体温正常,咳嗽减轻,全身情况好转,肺部啰音明显减少。

五、预后评估

绝大多数患儿恢复健康,少数患儿因有呼吸系统先天畸形、胃食管反流、腺样体肥大、吸入异物等可致支气管炎反复发作。病毒感染者,病程呈自限性。年幼体弱儿可发展为肺炎,喘息性支气管炎喘息发作3次以上者,可能发展为支气管哮喘。

六、评　　述

在治疗中,应根据临床病原学合理选用抗病毒与抗生素治疗,注意清除隐匿的病灶及先天畸形等伴随病征。

七、摘　　要

急性支气管炎是小儿时期的常见病及多发病,临床主要特征是咳嗽,肺部干性啰音及不固定粗湿啰音。诊断主要依据有上呼吸道感染病史,临床表现及肺部听诊,胸部X线示肺纹理增粗。鉴别诊断应考虑肺炎、肺门淋巴结核、气管异物等。主要治疗为控制感染,加强护理,对症治疗。本病预后良好。

(宋晓瑾　王翠霞)

第四节　支气管哮喘
Section 4

支气管哮喘简称哮喘,是儿童时期最常见的呼吸道慢性疾病之一,是由嗜酸性粒细胞、肥大细胞和T淋巴细胞等多种炎性细胞参与的气道慢性炎症。这种炎症使易感者对各种激发因子具有气道高反应性,并可引起气道缩窄。近10年来儿童哮喘的发病率有增加的趋势,且趋向于婴幼儿期起病。

一、诊　　断

(一)病史

发病诱因本病是一种多基因遗传病,其中过敏体质与本病关系密切,应询问患儿既往有无婴儿湿疹、过敏性鼻炎、食物或药物过敏史及家族史。有无接触或吸入过敏原,近十几年调查表明,过敏原排在前六位的是螨、室内尘土、棉絮、真菌、烟和花粉。呼吸道感染、气候变化也是哮喘的诱发因素。

(二)临床表现

1. 先兆期表现

常有胸闷、咳嗽、喷嚏、鼻塞、流涕、鼻痒、咽痒、眼痒和流泪等。

2. 发作期表现

婴幼儿起病常较缓慢,年长儿多呈急性过程。发病时往往先有刺激性干咳,接着可咳大量白黏痰,伴有呼气性呼吸困难和哮吼声,出现烦躁不安或被迫坐位,咳喘剧烈时还可出现腹痛。哮喘发作以夜间更为严重,可自行或经治疗缓解。若哮喘急剧严重发作,经合理应用拟交感神经药物仍不能在24h内缓解,称为哮喘持续状态。随病情变化,患儿由呼吸困难的挣扎状态转为软弱、咳嗽无力、血压下降、出现发绀,甚至死于急性呼吸衰竭。

(三)体格检查

胸廓饱满,呈吸气状,叩诊呈过清音,听诊全肺布满哮鸣音。重症患儿呼吸困难加重时,呼吸音可明显减弱,哮鸣音随之消失。病程长而反复发作者可出现桶状胸,伴营养障碍和生长发育落后。

(四)辅助检查

1. 过敏原检查

目的在于发现和明确诱发哮喘的原因,以便在日常生活中避免与之接触,以防哮喘发作。

2. 激发试验

对于症状与哮喘一致,但肺功能检查正常的患者,乙酰胆碱和组胺的气道反应性测定或运动激发试验有助于确定哮喘诊断。

3. 肺功能测定

哮喘患儿用力肺活量(FVC)和第一秒用力呼气容积(FEV_1)降低,FEV_1/FVC 减低,PEFR 减低,肺功能残气量(FRC)增加。

4. 测定气道炎症的无创性标志物

可以通过检查自发生成痰液中或高渗盐水诱发痰液中的嗜酸细胞和异染细胞来评估与哮喘相关的气道炎症。

5. 其他检查

X 线胸片显示肺过度充气;血嗜酸性粒细胞增多(0.05~0.15)或绝对值增多($> 300 \times 10^6$/L);T 淋巴细胞亚群包括 Th_1/Th_2 测定;嗜碱性粒细胞脱颗粒试验;嗜碱性粒细胞计数等。有些检查虽可符合哮喘诊断,但无特异性。

二、诊断标准

(一)婴幼儿哮喘诊断标准

(1)年龄<3 岁,喘息发作≥3 次。
(2)发作时双肺闻及呼气相哮鸣音,呼气相延长。
(3)具有特应性体质,如过敏性湿疹、过敏性鼻炎等。
(4)父母有哮喘病等过敏史。
(5)排除其他引起喘息的疾病。

凡具有以上(1)(2)(3)条即可诊断哮喘。如喘息发作 2 次,并具有第(2)(5)条,诊断为可疑哮喘或喘息性支气管炎。如同时具有第(3)和(或)第(5)条时,可考虑给予哮喘治疗性诊断。

(二)3 岁以上儿童哮喘诊断标准

(1)年龄≥3 岁,喘息呈反复发作者或可追溯与某种变应原或刺激因素有关。
(2)发作时双肺闻及以呼气相为主的哮鸣音,呼气相延长。
(3)支气管舒张药有明显的疗效。
(4)排除其他引起喘息、胸闷和咳嗽的疾病。

对各年龄组疑似哮喘同时肺部有哮鸣音者,可做以下任何一项支气管舒张试验:①用 $β_2$ 受体激动药的气雾剂或溶液雾化吸入;②0.1%肾上腺素 0.01ml/kg 皮下注射,每次最大量不超过 0.3ml。在做以上任何一项试验后 15min,如果喘息明显缓解及肺部哮鸣音明显减少,或一秒钟用力呼气容积(FEV_1)上升率≥15%,支管舒张试验阳性,可作哮喘诊断。

(三)咳嗽变异性哮喘诊断标准(年龄不分大小)

(1)咳嗽持续或反复发作>1 个月,常在夜间或清晨发作、痰少、运动后加重,临床无感染征象,或经较长期抗生素治疗无效。
(2)用支气管扩张药可使咳嗽发作缓解(基本诊断条件)。
(3)有个人过敏史或家族过敏史,变应原试验阳性可作辅助诊断。
(4)气道呈高反应性特征,支气管激发试验阳性可作辅助诊断。

(5)排除其他原因引起的慢性咳嗽。

三、在婴幼儿诊断中注意事项

(1)一些婴幼儿发病的最初症状是反复或持续性咳嗽,或在呼吸道感染时伴有喘息,经常被误诊为支气管炎、喘息性支气管炎或肺炎,因此,应用抗生素或镇咳药物治疗无效,此时给予抗哮喘药物治疗是有效的,具有以上特点的婴幼儿可以考虑沿用"婴幼儿哮喘"的诊断名称。

(2)如果患儿的"感冒"反复地发展到下呼吸道,持续 10d 以上使用抗哮喘药物治疗后才好转,则应考虑哮喘。

(3)目前婴幼儿喘息常分为两种类型:有特应性体质(如湿疹),其喘息症状常持续整个儿童期直至成人。无特应性体质及特应性家族史,反复喘息发作与急性呼吸道病毒感染有关,喘息症状通常在学龄前期消失。不论以上哪一类型的喘息均可增加支气管反应性,部分出现特应性炎症。至今尚无一种确切方法可以预测哪些患儿会有持续性喘息。由于 80% 以上哮喘开始于 3 岁前,早期干预是有必要的。尽管一部分患儿存有过度应用抗哮喘药物的可能,但有效使用抗变应性炎症药物及支气管舒张药比应用抗生素能更好地缩短或减轻喘息的发作,亦符合儿童哮喘早期诊断和防治的原则。

四、鉴别诊断

(一)毛细支气管炎

主要是由呼吸道合胞病毒及副流感病毒感染所致,好发于 2～6 个月婴儿,常于冬春季流行。喘息是急性呼吸道感染最常见的症状,尤其以病毒感染为著。第 1 次婴幼儿喘息可能是毛细支气管炎,而 1 岁时出现多次喘息就可能是哮喘,如根据哮喘治疗有效,则有助于诊断。

(二)喘息性支气管炎

发生在 3 岁以内,临床表现为支气管炎伴喘息,常有发热、喘息,随炎症控制而消失,一般无呼吸困难,病程约 1 周。大部分到 4～5 岁时发作停止。现一般倾向如有典型呼气相喘息,发作 3 次,并排除其他引起喘息疾病,即可诊断为哮喘;如喘息发作 2 次,有特应性体质、家族哮喘病史、血清 IgE 升高,应及早进行抗哮喘治疗。许多国家已经取消此名称,我国的儿童哮喘常规将其纳入可疑哮喘。

(三)先天性喉喘鸣

先天性喉喘鸣是因喉部发育较差引起喉软骨软化,在吸气时喉部组织陷入声门而发生喘鸣及呼吸困难。于出生时或生后数天出现持续吸气性喘鸣,重者吸气困难,并有胸骨上窝及肋间凹陷。在俯卧位或被抱起时喘鸣有时可消失。喘鸣一般在 6 个月到 2 岁消失。

(四)异物吸入

好发于幼儿及学龄前期,有吸入异物史,呛咳可有可无,有时胸部 X 线摄片检查无异常,应作吸气及呼气相透视或摄片,可有纵隔摆动,或由于一侧气体滞留而两肺透光度不一致。如 X 线检查阴性,仍不能排除异物,可作支气管镜检查。

(五)支气管淋巴结核

支气管淋巴结核可由肿大淋巴结压迫支气管或因结核病变腐蚀和侵入支气管壁导致部分或完全阻塞,出现阵发性痉挛性咳嗽伴喘息,常伴有疲乏、低热、盗汗、体重减轻。可做 PPD 及 X 线检查、痰结核菌检查、测定血清抗体,疑有支气管内膜结核引起的气道阻塞应做支气管镜检。

(六)环状血管压迫

为先天性畸形,多发生于主动脉弓处,有双主动脉弓或有环状血管畸形。由一前一后血管围绕气管和食管,随后两者又合并成降主动脉,某些病例右侧主动脉弓和左侧主动脉韧带形成一个环,前者压迫气管及食管。

(七)胃食管反流

多数婴儿进食后发生反流,食管黏膜有炎症改变,反流可引起反射性气管痉挛而出现咳嗽、喘息,可行吞钡X线检查,近年来用食管24h pH监测以助诊断。

(八)先天性气管畸形

如喉蹼、血管瘤、息肉等,先天性气道发育异常造成喉部狭窄,若喉部完全阻塞者生后可因窒息而死亡。如喉部部分阻塞,哭声减弱、声音嘶哑或失声,有吸气及呼气时呼吸困难及发绀。体检局部无炎症表现,喉镜检查可见喉蹼;对息肉及血管瘤,X线检查及支气管镜检查有助诊断。

五、治　疗

(一)治疗原则

坚持长期、持续、规范、个体化的治疗原则。①发作期:快速缓解症状、抗炎、平喘;②缓解期:长期控制症状、抗炎、降低气道高反应性、避免触发因素、自我保健。

(二)治疗方法

1. 去除病因

避免接触过敏原,积极治疗和清除感染病灶,去除各种诱发因素。

2. 控制发作

主要是解痉和抗感染治疗,药物缓解支气管平滑肌痉挛,减轻气道黏膜水肿和炎症,减少黏痰分泌。

(1)拟肾上腺素类药物:$β_2$受体激动药是目前临床应用最广的支气管舒张药。

短效$β_2$受体激动药:常用的有沙丁胺醇和特布他林。

长效$β_2$受体激动药:沙美特罗、福莫特罗、盐酸丙卡特罗、班布特罗。

目前推荐联合吸入糖皮质激素和长效$β_2$受体激动药治疗哮喘,联合应用具有协同抗炎和平喘作用,可获得相当于(或优于)吸入加倍剂量的糖皮质激素时的疗效,并可以增加患儿的依从性、减少较大剂量糖皮质激素的不良反应,尤其适用于中重度哮喘患儿的长期治疗。

(2)茶碱类药物:不是舒张支气管的首选药物。重症患者、24h内未用过茶碱,首剂负荷量为4~6mg/kg,加入葡萄糖注射液中20~30min静脉滴完,然后以0.75~1mg/(kg·h)维持。<2岁及6h内用过茶碱或病史问不清是否用过茶碱制剂者,不给负荷剂量,而直接以1mg/(kg·h)静脉滴注。长时间使用者,最好监测茶碱的血药浓度。

(3)抗胆碱能药物:临床应用以气雾剂及雾化吸入为主。爱喘乐气雾剂剂量为每次20μg,每次1~2次,3~4次/d。

(4)糖皮质激素:儿童吸入丙酸倍氯松或丁地去炎松每日200~400μg是很大的安全剂量,重度年长儿亦可达600~800μg/d,一旦病情控制、稳定则应降至常规吸入剂量。对于年幼儿哮喘及吸入定量气雾剂有困难或重症患儿可用丁地去炎松(普米克)悬液,0.5~1mg/次,1~2次/d,可合用$β_2$激动药及(或)抗胆碱类药物(爱喘乐)溶液一起雾化吸入。如病情能较快控制,则可停用平喘药,普米克悬液吸入可达数周至数月或更长时间,或酌情改用气雾剂吸入。吸入激素疗程偏长,达1年以上,现亦有主张轻、中患者疗程可达3~5年。

(5)硫酸镁:每次0.1ml/kg加10%葡萄糖注射液20ml在20min内静脉滴注,1~3d,可连续使用 2～3d,能取得支气管解痉及镇静作用。

3. 哮喘持续状态的处理

可选用吸氧及药物等治疗。

(1)吸氧:所有危重哮喘患儿均存在低氧血症,需用密闭面罩或双鼻导管提供高浓度湿化氧气,以维持氧饱和度≥0.95,初始吸氧浓度以 40% 为宜,流量 4～5L/min。在无慢性肺部疾患者,高浓度吸氧并不会导致呼吸抑制。

(2)$β_2$ 受体激动药:是儿童危重哮喘的首要治疗药物。首选吸入治疗,使用射流式雾化装置,如缺氧严重,应使用氧气作为驱动气流,以保证雾化治疗时的供氧,氧气流量 6～8L/min。第 1 小时可每 20min 吸入 1 次,以后每 2～4h 可重复吸入。药物量:每次沙丁胺醇 2.5～5mg 或特布他林 5～10mg,亦可作连续雾化吸入。部分危重症或无法使用吸入治疗者,可静脉应用 $β_2$ 受体激动药,药物剂量:沙丁胺醇 15μg/kg 静脉注射 10min 以上;病情严重需静脉维持滴注时剂量为 1～2μg/(kg·min),最大不超过 5μg/(kg·min)。静脉应用 $β_2$ 受体激动药时容易出现心律失常和低钾血症等严重不良反应,使用时要严格掌握指征及剂量,并作必要的心电图、血气及电解质等监护。

(3)肾上腺能受体激动药:没有条件使用吸入型 $β_2$ 受体激动药时,可考虑使用肾上腺素皮下注射,但应加强临床密切观察,预防心血管等不良反应的发生。药物剂量:每次皮下注射 0.1% 肾上腺素 0.01ml/kg,儿童最大量不超过 0.3ml。必要时可每 20min 使用 1 次,不能超过 3 次。

(4)糖皮质激素:全身应用糖皮质激素作为儿童危重哮喘治疗的一线药物,应尽早使用。常用琥珀酸氢化可的松 4～8mg/kg 或甲泼尼龙 0.5～2mg/kg,静脉注射,每 4～6h 使用 1 次,好转后可口服泼尼松 1～2mg/(kg·d),每天最大量 60mg。治疗时间依病情而定,如连续用药超过 7d 应逐渐减量。儿童危重哮喘时大剂量吸入糖皮质激素可能有一定帮助,选用雾化吸入布地奈德悬液 0.5～1mg/次。但病情严重时不能以吸入治疗替代全身糖皮质激素治疗,以免延误病情。

(5)抗胆碱药:是儿童危重哮喘联合治疗的组成部分,其临床安全性和有效性已明确,对 $β_2$ 受体激动药治疗反应不佳的重症者应尽早联合使用。药物剂量:溴化异丙托品 250μg,加入 $β_2$ 受体激动药溶液作雾化吸入,治疗时间同 $β_2$ 受体激动药。

(6)氨茶碱静脉滴注:氨茶碱可作为儿童危重哮喘一种附加治疗的选择,负荷量 4～6mg/kg,最大 250mg,静脉滴注 20～30min,继之持续滴注维持剂量 0.8～1.0mg/(kg·h)。如已用口服氨茶碱者,直接使用维持剂量持续静脉滴注。亦可采用间歇给药方法,每 6h 缓慢静脉滴注 4～6mg/kg,治疗时应注意不良反应的发生,有条件应作血药浓度监测。

(7)硫酸镁:硫酸镁是一种安全的危重哮喘治疗药物,有助于危重哮喘症状的缓解。剂量:25～40mg/(kg·d),最大剂量≤2g/d,分 1～2 次,加入 10% 葡萄糖注射液 20ml 缓慢静脉滴注(20min 以上),酌情使用 1～3d。不良反应包括一过性面色潮红、恶心等,通常在药物输注时发生。如过量可静脉注射 10% 葡萄糖酸钙注射液拮抗。

(8)辅助机械通气:儿童危重哮喘经氧疗、全身应用糖皮质激素、$β_2$ 受体激动药等治疗后病情继续恶化者,应及时给予辅助机械通气治疗。指征:持续严重的呼吸困难;呼吸音减低到几乎听不到哮鸣音及呼吸音;因过度通气和呼吸肌疲劳而使胸廓运动受限;意识障碍、烦躁或抑制,甚至昏迷;吸氧状态下发绀进行性加重;$PaCO_2$≥8.66kPa(65mmHg)。通气模式以定容型为宜,呼吸频率略慢于正常值,潮气量 8～12ml/kg,吸气峰压一般不宜超过 3.92kPa(40cmH_2O),必要时酌情加用呼气末正压通气。

(9)其他治疗:注意维持水电解质平衡,纠正酸碱紊乱。由于液体摄入量减少、呕吐及呼吸道非显性液体丢失增多,大多数哮喘患儿在就诊时已有不同程度的脱水,应予以及时纠正。但由于危重哮喘患儿多存在抗利尿激素分泌异常,故继续治疗时应注意避免因液体过多而导致的肺水肿加重,一般用2/3的生理需要量维持。危重哮喘时左右心室的后负荷明显增加,合并心力衰竭时慎用正性肌力药物,如确需使用,应作适当剂量调整。儿童哮喘发作主要由病毒引发,抗生素不作为常规应用,如同时发生下呼吸道细菌感染则选用病原体敏感的抗菌药物。

4. 预防复发

可选用免疫治疗和抗过敏药物治疗。

(1) 免疫治疗:目前通过正规应用各种药物及采取必要的预防措施基本上可以满意地控制哮喘,在无法避免接触过敏原或药物治疗无效时,可以考虑针对过敏原进行特异性免疫治疗,因反复呼吸道感染诱发喘息发作者可酌情加用免疫调节剂。

(2) 色甘酸钠:为抗过敏药,能稳定肥大细胞膜,抑制肥大细胞释放组织胺及白三烯类过敏介质,抑制细胞外钙离子内流和抑细胞内储存的结合钙离子释放,阻止迟发反应和抑制非特异性支气管高反应性。在哮喘发作前给药,能防止Ⅰ型变态反应和运动诱发哮喘。

(3) 酮替芬:为碱性抗过敏药,对儿童哮喘疗效较成人稍好,其副作用为口干、困倦、头晕等。年幼儿口服 0.5 mg,1~2 次/d;儿童 1mg,2 次/d。若困倦明显者可 1 mg 每晚 1 次,对经激素吸入疗法能使哮喘缓解的患儿,应继续吸入维持量糖皮质激素,至少 6 个月至 2 年或更长时间。

六、注意事项

哮喘为气道慢性炎症,常有急性发作,治疗的目的在于规范用药,控制或减少发作,也是哮喘治疗的根本。这不但需要医护人员的正确指导,更需要患者的积极配合。但临床上常见很多患者缓解后或一段时间不发作,家长即误认为已痊愈,或担心药物副作用,自行停药,以致哮喘反复发作。所以如何对哮喘患儿和家长进行积极的宣传教育,使其自我管理,坚持用药,正确用药对有效控制哮喘非常重要。

1. 加强宣传教育

通过多种方式对患儿及其家长进行哮喘知识的普及,使之对哮喘这个慢性疾病有较为全面正确的了解,消除患儿家长对哮喘的错误看法,消除对吸入性糖皮质激素副作用的担心,增强治疗的信心,提高其经常就诊的自觉性及坚持长期治疗的依从性,从而减少严重哮喘的发生,保证正常的生活,减少哮喘引起的死亡。

2. 制定个体化的治疗方案

3. 指导患儿正确掌握吸药技术

4. 指导患儿家长做好家庭管理和监测

5. 婴幼儿哮喘的护理

急性发作期的护理要注意,婴幼儿的气道窄,很小的变化,如轻微阻塞、痰栓和支气管痉挛都很容易引起气道阻力增加,因此要密切观察病情。婴幼儿喘息的发作常与病毒感染有关,因此,平时应注意与环境中呼吸道病毒感染患者的隔离,同时应加强户外活动增强体质,并注意营养及维生素补充。

6. 预防哮喘发作

应给小儿勤洗被罩褥单;采用湿式清扫,制作拉锁式卧具;改善居室环境,通风防潮;提倡无烟环境,减少被动吸烟;室内不养花鸟;发病高峰适当减少户外活动。一定要找出确切的过敏原,回避或控制哮喘的过敏原及其触发因素,是防治哮喘的重要手段,也是自身科学管理的重要内容。

(李东)

第五节 肺　　炎
Section 5

肺炎系由不同病原体或其他因素所致的肺部炎症，以发热、咳嗽、气促、呼吸困难和肺部固定湿啰音为其主要临床特点。本病是儿科重要常见病，也是我国城乡婴儿及5岁以内儿童死亡的第一位原因。本病发病率和死亡率尤以婴幼儿居多，与此期小儿免疫功能低下及呼吸道解剖生理特点有关。故加强小儿肺炎的防治十分重要。

对肺炎的分类尚未统一，目前主要包括以下分类。

(1)病理分类：支气管肺炎、大叶性肺炎、间质性肺炎等。

(2)病因分类：病毒性肺炎、细菌性肺炎、肺炎支原体肺炎、衣原体肺炎、真菌性肺炎、原虫性肺炎、吸入性肺炎等。

(3)病程分类：急性肺炎(1个月以内)、迁延性肺炎(1～3个月)、慢性肺炎(3个月以上)。

(4)病情分类：轻症肺炎和重症肺炎。

(5)临床表现典型与否分类：典型肺炎和非典型肺炎。

(6)发生肺炎的地区分类：社区获得性肺炎和院内获得性肺炎。

临床上若病原体明确则以病原体命名，以便指导治疗，否则按病理分类命名。本节着重讲解支气管肺炎。

一、病　　因

常见的病原体为病毒和细菌，发达国家中小儿肺炎病原体以病毒为主，发展中国家则以细菌为主。病毒主要为呼吸道合胞病毒、副流感病毒、流感病毒、疱疹病毒、肠道病毒等。细菌主要为肺炎链球菌、流感嗜血杆菌、葡萄球菌、链球菌、肺炎杆菌、大肠埃希菌、绿脓假单胞菌等。部分患儿在病毒感染基础上继发细菌感染，称之为混合性感染。真菌性肺炎的病原体主要为白色念珠菌、新型隐球菌、曲真菌等，多见于体质虚弱、滥用抗生素或激素的病例。近年来肺炎支原体肺炎、衣原体肺炎也逐渐增多。病原体常由呼吸道入侵，少数经血行入肺。

二、发病机制

当病原体侵犯支气管、细支气管及肺泡时，支气管因黏膜炎症水肿，造成管腔变窄，导致通气功能障碍；肺泡壁因充血水肿而增厚，肺泡腔内充满炎性渗出物而导致换气功能障碍。严重的通气和换气功能障碍使各器官系统发生一系列变化。

(一)呼吸功能障碍

主要表现为低氧血症，重症可出现高碳酸血症。由于通气和换气功能障碍，氧进入肺泡及氧自肺泡弥散至血流减少，动脉血氧分压(PaO_2)及动脉血氧饱和度(SaO_2)降低，发生低氧血症。为代偿低氧，患儿呼吸和心率增快，以增强每分钟通气量；为增加呼吸深度，呼吸辅助肌也参与活动，因而出现鼻翼扇动和三凹征。若二氧化碳排出严重受阻，引起二氧化碳潴留，动脉血二氧化碳分压($PaCO_2$)可增高。严重低氧和二氧化碳潴留可致呼吸衰竭。

(二)心血管系统功能障碍

肺炎由于下列因素使心脏负担增加并引起心力衰竭。

(1)肺内炎症充血、水肿以及低氧血症和二氧化碳潴留可引起肺小动脉收缩，使肺动脉压升高,右心负担加重。

(2)低氧血症使心肌能量代谢障碍和Na^+、K^+、Ca^{2+}、Cl^-等分布及转运异常,降低心肌收缩力。

(3)内皮素合成、释放增加,一氧化氮(NO)合成减少。

(4)病原体毒素作用于心肌引起中毒性心肌炎。重症肺炎患儿还可有微循环障碍,严重者有弥散性血管内凝血(DIC)。

(三)神经系统损害

缺氧和二氧化碳潴留以及病原体毒素可以引起脑毛细血管扩张,通透性增加,引起脑细胞水肿、颅内压升高以及中毒性脑病,严重脑水肿可使呼吸中枢受到抑制而发生中枢性呼吸衰竭。

(四)胃肠道功能改变

低氧血症和病原体毒素作用,使胃肠道功能发生紊乱,出现厌食、呕吐及腹泻等症状,甚至产生中毒性肠麻痹,并使胃肠道毛细血管通透性增加,引起消化道出血。

(五)酸碱平衡紊乱

肺炎患儿因低氧发生代谢障碍,酸性代谢产物增加,加之感染发热、进食少,常有代谢性酸中毒。由于通气和换气障碍引起二氧化碳潴留,导致呼吸性酸中毒。因此严重肺炎患儿可同时存在不同程度的呼吸性和代谢性酸中毒。

三、临床表现

(一)一般症状

起病多数较急,发病前数日多先有上呼吸道感染症状。发热较高,可达39～40℃,热型多数不规则,亦有表现为弛张热或稽留热者,新生儿及体弱儿可不发热,甚至体温低下。

重症除呼吸系统以外,还可累及循环、神经和消化等系统,出现相应的临床表现。

(三)循环系统

常见者为心肌炎及心力衰竭。前者表现为面色苍白、心动过速、心音低钝、心律不齐,心电图示ST段下移和T波低平、倒置。出现下列表现应考虑并发心力衰竭。

(1)心率突然增快,婴幼儿＞180次/min,学龄前儿童＞160次/min,学龄儿童＞140次/min。

(2)呼吸突然加快,婴幼儿＞60次/min,学龄前儿童＞50次/min,学龄儿童＞40次/min。

(3)突然极度烦躁不安,经镇静治疗后症状无缓解。

(4)面色明显发绀,皮肤苍白、发灰、发花、发凉。

(5)心音低钝,有奔马律,颈静脉怒张,X射线检查示心脏扩大。

(6)肝脏在短期内增大超过2cm及颜面、眼睑或下肢浮肿,伴有少尿或无尿。具有其中3项者即可诊断为心力衰竭。

(四)神经系统

轻度低氧表现为烦躁或嗜睡。合并中毒性脑病时常出现不同程度的意识障碍,惊厥、昏迷、呼吸不规则,双眼凝视,前囟膨隆,或有脑膜刺激征。脑脊液检查除压力增高外,均在正常范围内。

(五)消化系统

常有纳差、吐泻、腹胀等。若发生中毒性肠麻痹,则腹胀明显,肠鸣音减弱或消失,腹胀严重时呼吸困难加重。重者呕吐咖啡样物,便血或粪便隐血阳性。

（六）几种特殊类型肺炎的临床表现

1. 呼吸道合胞病毒肺炎

呼吸道合胞病毒是引起小儿病毒性肺炎最常见的病原，可引起间质性肺炎及毛细支气管炎。常呈流行性，多见于2岁以内，尤以2~6个月婴儿多见。主要病变在毛细支气管，支气管及肺泡亦可累及。喘憋为临床突出表现。

临床上一般以上呼吸道感染症状开始，2~3d后出现持续性干咳和发作性呼吸困难，呼吸困难远较中毒症状严重，迅速出现发作性喘憋，低至中度发热。查体可见呼吸困难，明显的呼气性喘鸣及吸气三凹征，多数有发绀，双肺叩诊呈鼓音，可闻及广泛性喘鸣音，正常呼吸音减弱。喘憋缓解时可闻及细湿啰音。严重者可出现心力衰竭。胸部X射线以肺间质病变为主，常有不同程度的梗阻性肺气肿和支气管周围炎，有时可见小点片状阴影或肺不张。经随访观察，本病引起继发性喘息的患病率较高，应引起重视。

2. 腺病毒肺炎

3、7两型腺病毒是引起腺病毒肺炎的主要病原体，11、21型次之。多见于6个月~2岁小儿，骤起稽留高热，发热高达39℃以上，多为弛张热或不规则发热。轻症一般在起病后7~14d体温骤降，重症可持续2~3周。咳嗽较剧，多为频咳和阵咳，可出现喘憋、呼吸困难、发绀等现象。肺部体征出现较晚，发热4~5d后开始出现湿性啰音，以后因肺部病变融合而出现肺实变体征。早期易发生肝脾肿大，严重病例常并发心力衰竭、心肌炎或中毒性脑病。白细胞总数正常或偏低，分类以淋巴细胞为主，常有异形淋巴细胞出现。X射线肺部改变常较肺部体征出现为早，显示大小不等的片状阴影或融合成大病灶，肺气肿多见，有时出现胸膜反应或积液。

3. 金黄色葡萄球菌肺炎

多见于新生儿及婴幼儿。起病急骤，病情严重，发展迅速。多呈弛张热，婴儿可呈稽留热。中毒症状明显，面色苍白，咳嗽，呻吟，呼吸困难明显。肺部体征出现早，双肺可闻及中、细湿啰音或有实变体征。可合并循环系统、神经系统及胃肠道功能障得。皮肤常见猩红热样或荨麻疹样皮疹。易并发肺脓肿、肺大疱、脓胸或脓气胸等，并出现相应体征。白细胞总数及中性粒细胞增高，核左移或有中毒颗粒。胸部X线片示肺内有大小不等斑片状阴影，可出现多发性肺脓肿、肺大疱、脓胸或脓气胸等。

4. 革兰阴性杆菌肺炎

多见于新生儿及免疫功能低下者。病情较重，治疗困难，预后较差。大多有发热、咳嗽、呼吸困难，全身中毒症状明显，面色苍白，唇周发绀，病情严重者有意识障碍，甚至发生休克，肺部有湿性啰音或实变体征。肺部X射线表现具有多样性，但基本改变为支气管肺炎征象，呈一叶或多叶节段性或大叶性炎性阴影，易见胸腔积液征。

5. 肺炎支原体肺炎

病原体为肺炎支原体，是一种介于细菌与病毒之间的微生物。主要通过呼吸道传染，占小儿肺炎的20%左右，常年均可发生，起病多数缓慢。全身中毒症状不明显，发热38~39℃，热型不规律，热程短者1~2周，长者可达1个月左右。咳嗽较重，呈刺激性咳嗽，重者呈百日咳样咳嗽。痰液黏稠，偶带血丝。呼吸困难不明显，可合并多系统肺外并发症，如溶血性贫血、心肌炎、脑膜炎、格林巴利综合征、肝炎、各型皮疹、肾炎等。肺部体征常不明显，部分可听到干湿性啰音，病灶融合时有实变体征。

白细胞正常或偏高，中性粒细胞偏高，血沉增快，血冷凝集试验阳性，大于1∶32以上有诊断意义，一般1~2周升高，3~4周达高峰，注意动态复查。肺部X射线改变有4种：①以肺门阴影增大增浓为突出表现；②支气管肺炎改变；③间质性肺炎改变；④云雾状阴影或大片密度增高阴影。

6. 嗜酸粒细胞性肺炎

是一种肺部过敏性表现,又称过敏性肺炎。常见过敏原有寄生虫、药物、食物、过敏物质等。其中以蛔蚴引起肺部浸润最多见。起病多缓慢,轻症无热或仅有低热、疲乏、轻咳,重症可有高热、阵咳、咯血、气急等症状。体征多不明显,肺部可有干湿性啰音。婴幼儿常有肝脏肿大。

肺部 X 线片可见大小不等絮状斑片影,且多变,阴影可很快消失,不久又可在其他部位复现,表现为游走性浸润的特征。周围血嗜酸粒细胞增多,可达 20%～70%。

四、辅助检查

细菌性肺炎白细胞总数大多增高,一般可达 $(15～30)×10^9$ 个/L 以上,中性粒细胞增加。但婴幼儿、体弱儿及重症肺炎者,白细胞总数可正常或反而降低。病毒性肺炎白细胞总数正常或降低,分类以淋巴细胞为主。一般应于起病 7d 内取鼻咽拭子或下呼吸道分泌物(限气管插管者)作细菌培养和病毒分离,可明确病原学诊断。目前病毒病原学快速诊断技术已普遍开展,一类是直接测定标本中的病毒抗原或病毒颗粒,另一类是直接测定感染急性期出现的特异性 IgM、IgG 抗体以判定抗原。

胸部 X 射线改变早期为肺纹理增粗,以后可见两肺中下野有大小不等点片状或斑片状浸润,或融合成片状阴影,常并发肺气肿、肺不张等。

五、并 发 症

以脓胸、脓气胸、心包炎及败血症多见,常由金黄色葡萄球菌引起。肺炎链球菌、大肠埃希菌肺炎亦可引起化脓性并发症。若患儿体温持续不降,呼吸急促且伴中毒症状,提示发生并发症的可能,应及时摄胸片及其他相应检查明确诊断。

六、诊断和鉴别诊断

典型的支气管肺炎有发热、咳嗽、气促、呼吸困难,肺部有较固定的细湿啰音,据此可作出诊断。确诊后根据条件作相应的病原学检查,辨别病情轻重,有无并发症等。临床上常须与下列疾病鉴别。

(一)**急性支气管炎**

患儿症状较轻,一般无发热或仅有低热,以咳嗽为主要症状,肺部呼吸音粗糙或有不固定的干性啰音,少数患儿可闻及湿性啰音。喘息性支气管炎可伴有闷喘。如症状较重不易与肺炎区分者,则按肺炎处理。

(二)**肺结核**

患儿常有结核接触史及结核中毒症状,肺部啰音不明显,结核菌素试验及 X 射线胸片检查可供鉴别。

(三)**支气管异物**

多有异物吸入史,发病突然,呛咳剧烈,常有吸气性喉鸣或呼气性喘鸣,必要时可行支气管纤维镜检查术。

七、治　　疗

采取综合措施,积极控制炎症,改善肺通气功能,防治并发症。

(一)一般治疗

保持室内空气流通,室温 18～20℃,湿度以 60%为宜。饮食宜清淡,富含维生素和蛋白质,少量多餐,重症不能进食者可给予静脉营养。及时清除上呼吸道分泌物,定期拍背或改变体位以利痰液排出,保持呼吸道通畅。对营养不良或免疫力低下患儿可酌情输新鲜血液或血浆,每次 5～10ml/kg。重症患儿有条件者可静脉给予免疫球蛋白输注,以增强免疫功能。

(二)病原治疗

对细菌性肺炎和病毒性肺炎继发细菌感染或不易鉴别者宜用抗生素治疗。用药原则为选用敏感抗生素,及时足量,联合应用,静脉给药。

WHO 推荐 4 种第一线抗生素,即复方新诺明、青霉素、氨苄青霉素和羟氨苄青霉素,其中青霉素为治疗肺炎的首选药物。肺炎链球菌肺炎一般首选青霉素。金黄色葡萄球菌肺炎,应选用氯唑西林、苯唑西林、万古霉素或头孢菌素类等。革兰阴性杆菌肺炎可选用氨苄西林、林可霉素、庆大霉素、阿米卡星等。真菌性或真菌性肺炎可用制真菌素、克霉唑等。支原体肺炎可选用红霉素或阿奇霉素等。用药时间一般应持续至体温正常后 5～7d,临床症状体征基本消失后 3d。支原体肺炎疗程至少 2～3 周;葡萄球菌肺炎体温正常 2～3 周可停药,总疗程 6 周。

病毒性肺炎可选用利巴韦林(病毒唑),每日 5～10mg/kg,肌内注对或静脉滴注。人工α-干扰素对病毒性肺炎有效,雾化吸入局部治疗比肌内注射更好。其他尚有聚肌胞、丽科伟等。

(三)对症治疗

1. 退热

高热时用物理降温或用退热药。

2. 镇静

对烦躁不安或有惊厥者,可给镇静剂,常用苯巴比妥钠、异丙嗪、氯丙嗪或地西泮。

3. 清理呼吸道

及时清除口、鼻腔分泌物和吸痰,注意翻身、拍背和体位引流,可酌情选用祛痰剂氯化铵、溴己新(必嗽平)、沐舒坦等口服,或沐舒坦、高渗盐水等雾化吸入,不宜选用镇咳剂。

4. 止喘

喘憋严重者可用复方氯丙嗪每次 1mg/kg,每 6h 一次肌内注射;也可用氨茶碱每次 2～4mg/kg,稀释于 10%葡萄糖 20～40ml,缓慢静脉滴注。还可选用异丙基肾上腺素 1mg,地塞米松 2.5～5mg,庆大霉素 2 万 U,糜蛋白酶 5mg,超声雾化吸入每 6～8h 一次。亦可选用 β_2 受体激动剂沙丁胺醇、特布他林等。抗胆碱类药物与 β_2 受体激动剂有协同作用。

5. 氧疗法

对病情较重、呼吸困难明显者给予吸氧。一般用鼻前庭导管给氧,氧流量为 0.5～1L/min,氧浓度不超过 40%。若有三凹征及明显发绀者宜用面罩给氧,氧流量为 2～4 L/min,氧浓度为 50%～60%。若出现呼吸衰竭,则应使用机械通气正压给氧。

6. 心力衰竭的治疗

除给氧、镇静、休息外,常使用强心剂,必要时可加用利尿剂和血管扩张剂。

(1)强心剂:常用毛花苷丙(西地兰),<2 岁饱和量为 0.03～0.04mg/kg,>2 岁为 0.02～0.03mg/kg。首次用饱和量的 1/2,余量分 2 次,每间隔 4～6h 给药 1 次,依病情轻重肌内注射或加入 10%葡萄糖 10～20ml 缓慢静脉注射。一般经洋地黄制剂治疗 1～2d 后心力衰竭即可改善,故不需要维持量。伴有先天性心脏病或心力衰竭严重者须维持用药,剂量为饱和量的1/4,每日1次。也可用毒毛花苷K或地高辛治疗。

(2)利尿剂:呋塞米每次1~2mg/kg肌内注射或静脉注射。

(3)血管扩张剂:常用酚妥拉明每次0.3~0.5mg/kg,最大剂量不超过10mg,加入10%葡萄糖20ml静脉滴注。根据病情可2~6h给药1次,病情缓解后减量或停用。

7. 中毒性脑病的处理

主要是纠正低氧,减轻脑水肿,可静脉注射20%甘露醇每次0.5~1g/kg,每4~8h可重复,一般不超过3d。必要时可使用地塞米松,每日2~5mg。其他亦可使用利尿剂、冬眠药物和能量合剂等。

8. 腹胀的治疗

伴低钾血症者,及时补钾。中毒性肠麻痹,禁食、胃肠减压或肛管排气;皮下注射新斯的明每次0.04mg/kg;或联用酚妥拉明(0.5mg/kg)及间羟胺(0.25mg/kg)溶于10%葡萄糖20~30ml静脉滴注,2h后可重复使用,一般2~4次可缓解。

(四)肾上腺皮质激素的应用

一般肺炎无须用肾上腺皮质激素。对中毒症状明显,严重喘憋,并发脑水肿、中毒性脑病、感染性休克、呼吸衰竭等的重症肺炎患儿,在足量使用抗生素的前提下可短期使用肾上腺皮质激素。常用地塞米松,每次0.2~0.3mg/kg静脉滴注,疗程3~5d。

(五)并发症的治疗

对并发脓胸、脓气胸者,及时抽脓、抽气,每日或隔日1次。遇下列情况则考虑胸腔闭式引流:①年龄小,中毒症状重。②脓液黏稠,经反复穿刺排脓不畅者。③张力性气胸。对并存佝偻病、营养不良者,应予相应治疗。

(六)物理疗法

对病程迁延者应用超短波等物理治疗有促进肺内炎症消散吸收作用,每日1次,5次为一个疗程。也可使用松节油(稀释1:8)敷胸或拔火罐等。

(李 粹)

第六节 气 胸

Section 6

气胸是指各种原因引起的胸膜腔积气。当胸膜腔和外界大气有交流时如外伤或手术,空气经壁层胸膜进入胸腔时,以及任何原因引起的肺泡破裂或支气管胸膜瘘,空气从气道或肺泡逸入胸膜腔均可造成气胸。临床按病理生理变化分为闭合性气胸、开放性气胸、张力性气胸3类。

一、诊 断

(一)病史

临床表现与发生的快慢、肺萎缩程度和肺部原有的病变有关。常有咳嗽、哭闹、剧烈运动等诱因,多为急骤发病。典型症状为突发同侧胸痛,继之出现呼吸困难和刺激性干咳。

(二)查体

少量气胸时体征不明显。大量气胸时患侧呼吸音减弱或消失,叩诊呈鼓音,心脏、气管向健侧移位。

(三)辅助检查

胸部 X 线表现为肺向肺门萎陷呈圆球形阴影,压缩的肺外缘可见气胸带,气胸处透亮度增加,无肺纹。发线状的脏层胸膜阴影随呼吸内外移动。少量气胸往往仅局限于肺尖。

(四)诊断要点

根据临床表现及胸部 X 线不难诊断。气胸的主要并发症为脓气胸、血气胸、慢性气胸。

(五)鉴别诊断

应注意与肺大疱、膈疝、支气管囊肿等鉴别。

二、治 疗

(一)一般治疗

绝对卧床休息,氧疗,少量气胸可自行吸收;积极治疗原发病。

(二)胸腔减压

大量气胸紧急情况下,可用大号针头于患侧第二肋间行胸腔穿刺抽气,然后胸腔闭式引流 24~72h,直至裂口闭合,肺组织复张,换气功能恢复为止。反复发作气胸可用胸膜粘连术。

大量气胸绝大多数经及时诊治可治愈。

三、预 后

有支气管胸膜瘘或持续多日无吸收者预后差。

(崔焕芹)

第七节 胸膜炎

Section 7

胸膜炎指由于各种原因引起的脏、壁两层胸膜的炎症性疾病。感染(细菌、病毒、真菌、原虫等)、肿瘤、变态反应、化学性和外伤性多种疾病均可引起。最常见为结核性胸膜炎,有干性胸膜炎、渗出性胸膜炎和化脓性脓胸之分。临床以咳嗽、胸痛为特征。

一、诊 断

(一)病史

1. 干性胸膜炎

大多由肺部感染所致。细菌或结核性均可。轻者无明显症状,或仅有轻微胸痛。较重者急性起病,有患侧胸痛,为针刺样剧痛,于深呼吸及咳嗽时加剧。

2. 渗出性胸膜炎

大多为结核性。一般急性起病,有毒性症状,可中低热或高热,持续数日至数周。有时有畏寒、出汗、虚弱、全身不适等。胸腔积液量大时呼吸困难明显。

3. 化脓性胸膜炎

大多高热不退,呼吸困难,中毒症状较重。

（二）查体

干性胸膜炎患侧呼吸运动减弱，听诊可闻及胸膜摩擦音。渗出性胸膜炎患侧呼吸运动减弱，触觉语颤减低或消失，患侧叩诊呈实音或浊音，呼吸音减低或消失。化脓性胸膜炎患侧叩诊大片浊音，听诊呼吸音明显减低。

（三）辅助检查

(1) 白细胞计数正常或增高，血沉增快。

(2) 痰涂片检查及培养。

(3) X线检查，有小量积液示肋膈角变钝，中量胸腔积液示大片均匀上缘呈外高内低曲线的致密阴影，液气胸时可见液平面。

(4) CT检查能明确胸腔积液部位。

(5) 胸膜腔穿刺及胸腔积液检查有助于病因诊断。

（四）诊断要点

根据病史、体征结合辅助检查可诊断。化脓性胸膜炎须胸膜腔穿刺抽出脓液才能确诊。

（五）鉴别诊断

与大叶性肺炎、肺脓肿、膈下脓肿、膈疝、肺大疱等疾病鉴别。

二、治 疗

（一）病因治疗

结核性者正规抗结核治疗，有发热、中等以上积液时可加用泼尼松或地塞米松。化脓性者全身和局部应用敏感的抗生素，尽早引流排出脓液。癌性者采取综合治疗措施，如全身或局部化疗、放疗、手术、胸腔抽液和闭式引流等。

（二）对症治疗

酌情使用镇痛药；应用止咳祛痰药。

病因诊断较困难，需多种方法综合判断。结核性者要坚持正规治疗，坚持早期、适量、联合、规律、全程的用药原则。化脓性者注意尽早引流排脓。

三、预 后

干性及渗出性胸膜炎预后较好，少数化脓性胸膜炎可有胸廓畸形，要注意积极改善维生素D缺乏、营养不良等基础疾病的状况，加强营养支持。

（单继平）

第八节 阻塞性肺气肿

Section 8

肺气肿是指终末细支气管远端（呼吸细支气管、肺泡管、肺泡囊和肺泡）的气道弹性减退，过度膨胀、充气和肺容积增大或同时伴有气道壁破坏的病理状态。按其发病原因肺气肿有如下几种类型：老年性肺气肿、代偿性肺气肿、间质性肺气肿、灶性肺气肿、旁间隔性肺气肿、阻塞性肺气肿。

一、病　　因

肺气肿病因极为复杂,简述如下:

(一)吸烟

纸烟含有多种有害成分,如焦油、尼古丁和一氧化碳等。吸烟者黏液腺者藻糖及神经氨酸含量增多,可抑制支气管黏膜纤毛活动,反射性引起支气管痉挛,减弱肺泡巨噬细胞的作用。

(二)大气污染

尸检材料证明,气候和经济条件相似情况下,大气污染严重地区肺气肿发病率比污染较轻地区为高。

(三)感染

呼吸道病毒和细菌感染与肺气肿的发生有一定关系。反复感染可引起支气管黏膜充血、水肿,腺体增生、肥大,分泌功能亢进,管壁增厚狭窄,引起气道阻塞。

(四)蛋白酶—抗蛋白酶平衡失调

体内的一些蛋白水解酶对肺组织有消化作用,而抗蛋白酶对于弹力蛋白酶等多种蛋白酶有抑制作用。

二、症　　状

慢性支气管炎并发肺气肿时,在原有咳嗽、咳痰等症状的基础上出现了逐渐加重的呼吸困难。最初仅在劳动、上楼或登山、爬坡时有气急;随着病变的发展,在平地活动时,甚至在静息时也感气急。当慢性支气管炎急性发作时,支气管分泌物增多,进一步加重通气功能障碍,胸闷、气急加剧,严重时可出现呼吸功能衰竭的症状,如发绀、头痛、嗜睡、神志恍惚等。

三、检　　查

(一)X线检查

胸廓扩张,肋间隙增宽,肋骨平行,活动减弱,膈降低且变平,两肺野的透亮度增加。

(二)心电图检查

一般无异常,有时可呈低电压。

(三)呼吸功能检查

对诊断阻塞性肺气肿有重要意义。

(四)血液气体分析

如出现明显缺氧、二氧化碳潴留时,则动脉血氧分压(PaO_2)降低,二氧化碳分压($PaCO_2$)升高,并可出现失代偿性呼吸性酸中毒,pH值降低。

(五)血液和痰液检查

一般无异常,继发感染时似慢性支气管炎急性发作表现。

四、治　　疗

(1)适当应用舒张支气管药物,如氨茶碱,$β_2$受体兴奋剂。如有过敏因素存在,可适当选用皮质激素。

(2) 根据病原菌或经验应用有效抗生素,如青霉素、庆大霉素、环丙沙星、头孢菌素等。

(3) 呼吸功能锻炼作腹式呼吸,缩唇深慢呼气,以加强呼吸肌的活动。增加膈的活动能力。

(4) 家庭氧疗,每天 12～15h 的给氧能延长寿命,若能达到每天 24h 的持续氧疗,效果更好。

(5) 物理治疗视病情制定方案,例如气功、太极拳、呼吸操、定量行走或登梯练习。

(6) 预防。首先是戒烟。注意保暖,避免受凉,预防感冒。改善环境卫生,做好个人劳动保护,消除及避免烟雾、粉尘和刺激性气体对呼吸道的影响。

(李粹)

第九节 肺脓肿

Section 9

肺脓肿是由各种感染引起的肺部化脓性炎症,肺组织坏死、液化形成脓腔,内含脓液,临床特点为高热、咯大量脓(臭)痰,可见于任何年龄。主要继发于肺炎,其次并发于败血症。偶自邻近组织化脓性病灶,如肝脓肿、膈下脓肿或脓胸蔓延至肺部。此外,肿瘤或异物压迫可使支气管阻塞而继发化脓性感染,肺吸虫、蛔虫及阿米巴等也可引起肺脓肿。病原菌以金黄色葡萄球菌、厌氧菌为多见,其次为肺炎链球菌、各型链球菌、流感嗜血杆菌及大肠杆菌、克雷白杆菌和绿脓杆菌等。原发性或继发性免疫功能低下和免疫抑制剂应用均可促使其发生。近年来肺脓肿已明显较前少见。本节主要介绍细菌感染引起的肺脓肿。

一、诊断步骤

(一) 病史采集要点

1. 起病情况

起病多隐匿,但急性肺脓肿起病急剧。

2. 主要临床表现

发热无定型,有持续或弛张型高热,可伴寒战,咳嗽可为阵发性,有时出现呼吸困难或喘憋,胸痛或腹痛,常见盗汗、乏力、体重下降,婴幼儿多伴有呕吐与腹泻。如脓肿与呼吸道相通,咯出臭味脓痰,则与厌氧菌感染有关,可咯血痰,甚至大咯血。如脓肿破溃,与胸腔相通,则形成脓胸及支气管胸膜瘘。

3. 既往病史

多数病儿在肺炎基础上发病,部分病儿有支气管异物史,部分继发于败血症、支气管扩张、先天性肺囊肿、肺结核空洞,故应仔细询问这方面的病史。

(二) 体格检查

1. 一般情况

可见中毒症状,可有多汗、乏力、体重下降,病程长者呈慢性病容,消瘦,苍白无力,生长发育迟缓。

2. 肺部体征

肺部叩诊呈实音或浊音,若脓腔较大与支气管相通,叩诊呈空瓮音,听诊呼吸音减低,可闻及湿啰音或管状呼吸音。

3. 其他

慢性病儿可见杵状指(趾)及贫血。

(三)门诊资料分析

1. 血常规

急性期外周血白细胞总数可高达 20×10^9 个/L 或更高,中性粒细胞升高,慢性期白细胞接近正常,可有贫血。

2. 痰液检查

静止后可分为3层,上层为泡沫,中层为清液,下层为黏液脓块。镜检可见弹力纤维,涂片及培养可发现致病菌。

3. X线检查

早期与细菌性肺炎相似。脓肿形成后可见脓腔及液气平面,空洞壁较厚,周围炎症浸润。脓肿可为单发,也可为多发。

(四)进一步检查项目

1. 病原学检查

取痰液进行培养以了解病原菌。

2. 纤维支气管镜检

是鉴别单纯性肺脓肿和肺结核的重要方法,同时还可获取与病因诊断有关的细菌学和细胞学证据,了解支气管内有无异物或肿瘤,又可吸痰引流,起到一定的治疗作用。

3. B超和CT检查

可协助鉴别肺脓肿和脓胸。

二、诊　　断

(一)诊断要点

根据患儿发热、阵发性咳嗽、咳大量脓痰等典型症状和相应肺部体征如局部叩诊浊音、语颤增强、呼吸音减低、可闻及湿啰音;血白细胞总数及中性粒细胞增多,结合上述X线正侧位胸片结果,诊断可基本明确,痰培养可明确病因,纤支镜、B超和CT检查对鉴别疑难病例有较大帮助。

(二)鉴别诊断

1. 肺大泡

患儿有肺炎病史,但胸片表现与肺脓肿不同,肺大泡壁薄,形成迅速,并可在短时间内自然消失。

2. 支气管扩张继发感染

常表现为典型的清晨起床后大量咳痰,X线胸片阴影呈卷发状,此外,CT检查亦可帮助鉴别。

3. 肺结核

肺脓肿可与结核瘤、空洞型肺结核和干酪性肺炎相混淆,应询问有无结核接触史、卡介苗接种史并作结核菌素试验,痰液涂片或培养寻找结核菌。此外,肺结核空洞与肺脓肿不同,肺结核空洞周围有浸润影,一般无液平面,常有同侧或对侧结核播散病灶。

4. 先天性肺囊肿

其周围组织无浸润,液性囊肿呈界限清晰的圆形或椭圆形阴影。全气囊肿呈一圆或椭圆形薄壁透亮囊腔影。

5. 阿米巴肺脓肿

可有肠道、肝脏阿米巴病病史。本病主要表现为发热、乏力、盗汗、纳差、胸痛、咳少量黏液痰或脓性痰、血痰或脓血痰。肝源性阿米巴肺脓肿患者典型痰为巧克力样脓痰。X线胸片上显示右肺中下野中心区密度浓厚,而周围呈云雾状浸润阴影,如与支气管相通,内容物被排出则会出现液平面。

(三)临床类型

1. 吸入性肺脓肿

多因吸入口腔或上呼吸道分泌物、呕吐物、异物等引起。本型好发于肺上叶后段或下叶背段,右侧多见。病原菌以厌氧菌多见,也可见混合感染。

2. 血源性肺脓肿

患儿其他部位感染引起败血症时,细菌经血行播散至肺,导致肺部炎症、坏死、液化从而引起肺脓肿。本型好发于两侧肺部,呈散在分布,病原菌以金葡菌多见。

3. 继发性肺脓肿

常继发于细菌性肺炎、支气管扩张、支气管囊肿、肿瘤及支气管异物引起的化脓性感染,病原菌多为需氧菌或兼性厌氧菌。

三、治　疗

(一)治疗原则

①积极控制感染,促进气道分泌物的排出。②彻底治疗原发病,防止形成慢性脓肿。

(二)治疗计划

1. 抗生素治疗

在经验用药的基础上根据痰液细菌培养及敏感试验选用抗生素。对革兰阳性菌选用半合成青霉素、一或二代头孢菌素类、大环内酯类及万古霉素等;对阴性杆菌则选用广谱青霉素、第二或第三代头孢菌素;甲硝唑对各种专性厌氧菌有强大的杀菌作用,常用剂量为 $20\sim50mg/(kg\cdot d)$,分3次口服,重症或不能口服者应静脉滴注,$10\sim15mg/(kg\cdot d)$,分2次静脉滴注。抗生素疗程为 $4\sim6$ 周。

2. 痰液引流

根据脓肿部位和支气管位置采用不同体位进行痰液引流,每次20min,每日 $2\sim3$ 次。引流前可先作雾化吸入,再协助拍背,使痰液易于排出;引流效果不佳或引流不畅者,可进行支气管镜检查,吸出痰液和腔内注射抗生素;脓腔较大,与胸腔壁有粘连,可经胸壁穿刺排脓。也可通过支气管肺泡灌洗法排脓,术前充分给氧。鼓励患儿咳嗽和加用祛痰剂。

3. 镇静剂和镇咳剂

原则上不使用镇静剂和镇咳剂,以免妨碍痰液的排出,对咯血者应酌情给予镇静剂,如苯巴比妥或水合氯醛等,并给予止血药物。此外,给予支气管扩张剂、气道湿化、肺部理疗等,均有利于痰液排出。

4. 支持疗法

注意高蛋白、高维生素饮食,对重症或体质弱者必要时可静脉用丙种球蛋白。

5. 手术疗法

多无需手术,对经内科治疗无效的慢性肺脓肿、并发支气管扩张、有反复感染、大量咯血者应考虑手术治疗。

(三)治疗方案的选择

1. 吸入性肺脓肿

除按肺脓肿治疗原则处理外,应尽早应用支纤镜取出异物。

2. 血源性肺脓肿

常为金黄色葡萄球菌感染所致,另应结合血培养及药敏试验对败血症进行有关治疗。此外,还需积极处理肺外化脓性病灶。

3. 继发性肺脓肿

在治疗肺脓肿的同时,还应积极控制原发病的发展。由于本型病原体多为需氧或兼性厌氧菌感染,选择抗生素时,应予以注意。

（李东）

第十节 脓胸和脓气胸
Section 10

脓胸指胸膜急性感染并胸膜腔内有脓液积聚。若同时有气体进入脓腔则形成脓气胸。脓胸多继发于肺部感染、邻近器官感染和败血症,少数为原发性。多见于2岁以下的小儿,年长儿也较常见。最常见的病原是葡萄球菌和大肠杆菌,其他如肺炎球菌、链球菌也可引起;厌氧菌也为重要致病菌;偶可见结核菌、阿米巴及真菌感染。

一、诊 断

（一）病史采集要点

1. 起病情况

多数患者急性起病,持续高热不退。因肺炎引起的表现为肺炎。持久不愈,体温持续不退或下降后复升,年长儿常诉胸痛。慢性脓胸者起病可较缓。

2. 主要临床表现

除发热及胸痛表现外,大部分病儿呈轻度呼吸困难,少数病儿呼吸困难明显,可有发绀、鼻扇甚至端坐呼吸。晚期则见苍白、出汗、消瘦、无力等慢性消耗病容。发生张力性气胸时,可突然出现呼吸急促、鼻翼煽动、发绀、烦躁、持续性咳嗽、甚至休克。

3. 既往病史

引起脓胸或脓气胸的疾病大致可分为2类:①由胸膜腔周围的组织和器官炎症蔓延引起:a.肺部感染病:如细菌性肺炎、肺脓肿、支气管扩张继发感染等;b.纵隔感染:如纵隔炎、食管炎、淋巴结破溃等;c.膈下感染:如膈下脓肿、肝脓肿、腹膜炎等;d.胸壁的感染及创伤。②由血源性感染引起。因此要仔细询问患者有无这方面的病史。

（二）体格检查要点

1. 一般情况

急性起病者呈急性病容,面色灰白、精神萎靡,可见呼吸困难,发绀。晚期多见贫血、消瘦。病程长者可有营养不良及生长发育迟缓。

2. 肺部体征

与积液多少有关。大量胸腔积液时患侧胸廓饱满,肋间隙增宽,呼吸运动减弱,气管和心脏向健侧移位,纵隔向健侧和心尖搏动移位。叩诊浊音或实音,语颤减低,呼吸音减低或完全消失。少量胸腔积液时仅叩诊浊音、呼吸音减低或无明显体征。继发于肺炎者可闻干湿啰音。伴脓气胸时,胸上部叩诊为鼓音。脓胸病程超过2周以上可出现胸廓塌陷,肋间隙变窄,胸段脊柱凸向对侧或侧弯,这些畸形在感染完全控制后可逐渐恢复。

3. 其他

可见杵状指(趾)。

(三)门诊资料分析

1. 血常规

白细胞总数及中性粒细胞增多,可有核左移,严重者可见中毒颗粒。

2. 血白细胞碱性磷酸酶和血清C反应蛋白

可升高。

3. X线检查

积液少者肋膈角消失或膈肌运动受限。有时胸腔下部积液处可见弧形阴影;积液较多则患侧呈一片致密阴影,肋间隙增宽,严重者可见纵隔和心脏移位。有脓气胸时可见液平面。包裹性脓胸可见较固定的圆形或卵圆形密度均匀阴影,不随体位移动。不同体位摄片或透视有助于判断胸膜积液量的多少、积液位置、有无包裹等。

(四)进一步检查项目

1. 胸腔穿刺

若抽出脓液为诊断重要依据。脓液性状与病原菌有关。金黄色葡萄球菌引起者,常为黄绿色或黄褐色黏稠脓液;肺炎双球菌、链球菌引起者脓液稀薄呈淡黄色;大肠杆菌引起者,脓液为黄绿色,有腐败臭味;厌氧菌引起者,脓液有恶臭。胸水比重常高于1.018,蛋白质高于3.0g,Rivalta试验阳性。

2. 脓液培养和直接涂片

有助于病原学诊断。

3. 超声波检查

可确定胸腔积液的有无、部位及多少、胸膜的厚度及有无气体存在。在超声引导下进行诊断性和治疗性穿刺可提高准确性。

4. 必要时也可做CT协助诊断

二、诊　　断

(一)诊断要点

临床上出现高热、胸痛、咳嗽、呼吸困难表现,体检胸廓饱满、肋间隙增宽,叩诊浊音或实音,X线、B超有胸腔积液等表现,结合诊断性穿刺结果可确诊。

(二)鉴别诊断要点

常需与以下疾病鉴别:

1. 大范围肺萎缩

脓胸肋间隙扩张,气管向对侧偏移;而肺萎缩肋间隙缩窄,气管向患侧偏,穿刺无脓液。

2. 巨大肺大泡及肺脓肿

较难与本病鉴别。可根据穿刺减压后,肺组织复张分布情况进行鉴别。脓胸肺组织集中压缩在肺门,而肺大泡则外围有肺组织张开,并出现呼吸音。

3. 膈疝

小肠疝入胸腔时胸片见多发气液影、胃疝入时见大液面易误为脓气胸,胸腔穿刺若为混浊或黏液、粪汁可资鉴别。

4. 巨大膈下脓肿

胸腔可产生反应性积液,但肺组织无病变。穿刺放脓后无负压,或负压进气后X线摄片脓肿在膈下,B超检查可进一步鉴别。

5.结缔组织病并发胸膜炎

胸水外观似渗出液或稀薄脓液,白细胞主要为多形核中性粒细胞。肾上腺皮质激素治疗后很快吸收有助于鉴别。

(三)临床类型

(1)根据起病急缓可分为:急性或慢性脓胸。急性脓胸一般起病急骤,病程不超过6周～3个月。急性脓胸经过4～6周治疗脓腔未见消失,脓液稠厚并有大量沉积物,提示脓胸已进入慢性期。

(2)按病变累积的范围可分为全脓胸或局限性脓胸:全脓胸是指脓液占据整个胸膜腔,局限性脓胸是指脓液积存于肺与胸壁或横隔或纵隔之间,或肺叶与肺叶之间,也称包裹性脓胸。

(3)根据感染的病原体分为化脓菌、结核菌、真菌及阿米巴脓胸。化脓菌引起的脓胸一般起病急,中毒症状明显,脓液培养可明确致病菌,一般以葡萄球菌多见。结核性脓胸:由结核菌从原发综合征的淋巴结经淋巴管到达胸膜,或胸膜下的结核病灶蔓延至胸膜所致,常有胸痛、气急及结核中毒症状。真菌性脓胸:多由放线菌、白色念球菌累及胸膜所致。阿米巴脓胸:多由于阿米巴肝脓肿破入胸腔所致。脓肿破入胸腔时可发生剧烈胸痛和呼吸困难,甚至发生胸膜休克。

三、治 疗

(一)治疗原则

①尽可能在短时间内有效控制原发感染,迅速排出胸腔积脓、消除脓腔、促使肺复张,以减少并发症和后遗症。②应加强支持疗法,改善全身状况。

(二)治疗计划

1.一般治疗

脓胸时蛋白渗出量大,且感染本身对机体损害较大,患儿可很快出现营养不良,抵抗力低下及贫血,故应注意休息,加强营养,如给高蛋白高热量饮食,补充多种维生素,必要时配合静脉高营养及肠道营养,需要时可输血、血浆、多种氨基酸或静脉用丙种球蛋白等。咳嗽剧烈者给予镇咳剂。呼吸困难者氧气吸入。

2.抗感染治疗

根据脓液细菌培养及药物敏感试验,适当选用两种有效的抗生素联合应用。细菌培养结果未知之前,可选用广谱抗生素。一般抗生素治疗应持续3～4周,体温正常后应再给药2～3周。疑有厌氧菌感染者可用甲硝唑治疗,疗程4～6周。待体温、白细胞正常,脓液吸收后再渐停药。结核菌感染者应抗结核治疗,真菌感染者抗真菌治疗。

3.胸腔抽液

应及早反复进行,可每日或隔日一次。每次尽量将脓液抽尽,穿刺排脓后的次日,应行胸部透视,脓液增长较快的应每天一次将脓抽尽,否则可隔日一次,直到脓液消失为止。脓液黏稠可注入生理盐水冲洗,每次穿刺冲洗后可适当注入少量抗生素,一般常用青霉素20万U或庆大霉素1万～2万U,加生理盐水10～20ml稀释后注入。

4.胸膜腔闭式引流

(1)适应证:①患儿年龄小,中毒症状重;②脓液黏稠,反复穿刺排脓不畅或包裹性不易穿刺引流;③张力性脓气胸;④有支气管胸膜瘘或内科治疗1个月,临床症状未见好转或胸壁已并发较严重感染者。

(2)方法:①发生张力性气胸时,引流部位一般在锁骨中线外2～3肋间。在局麻下切开皮肤1cm,用套管针将引流管送入胸腔内2～3cm,套管针或导管外端连接水封瓶,导管在水中深度 2cm,使胸内气体只能单方向引流出体外。直至引流管不再排气,胸腔内积液很少,肺大部分复张膨起时可将引流管夹住,再观察 1～2d 无其他变化时即可拔管。②引流是为了排脓,则引流部位应选择胸腔的偏下后方。病儿半仰卧位,患儿手术一侧的手臂上举,取腋中线右侧第 6 肋间,左侧第 7～8 肋间作引流,在局麻下切开皮层 1～2cm,用止血钳穿通肌层放引流管入胸腔,引流管远端接水封瓶。直到脓液残留很少量或无时可于引流后 3～7d 拔管,拔管前可试夹管观察一天,若体温正常,症状无加重即可拔管。拔管后应立即封闭切口,以免气体进入胸腔,引流期宜每日或隔日用生理盐水冲洗脓腔并注入适当抗生素。

5. 电视辅助胸腔镜(VATS)

可分离包裹性脓胸使脓胸引流完全;也可清除肺表面的纤维素,直视下准确地放置引流管,达到促使肺复张和消灭脓腔的目的。

(三)治疗方案的选择

(1)急性脓胸应尽早选择敏感抗生素,积极排除脓液,渗出期内用大号针头胸穿抽脓或胸腔闭式引流治疗,脓胸进入到纤维脓性期,适合于胸腔镜处理。同时应加强支持疗法。

(2)慢性脓胸应改进原有脓腔的引流,根据情况选择开胸纤维板剥脱术,胸膜肺切除或胸廓成形术等。

(单继平)

第十一章 Chapter 11

循环系统疾病

第一节 小儿心律失常
Section 1

正常心脏激动起源于窦房结,并按一定的频率、速度及顺序传导到结间传导束、房室结、房室束、左右束支及蒲肯野纤维网而到达心室肌,此称窦性心律。如激动的频率、起源或激动传导不正常,都可构成心律失常。

一、期前收缩

(一)概述

期前收缩由心脏异位兴奋灶发放的冲动所引起,为小儿时期最常见的心律失常。根据异位起搏点的部位不同可分为窦性、房性、房室交界性及室性期前收缩。期前收缩常见于无器质性心脏病的小儿,可由疲劳、精神紧张、自主神经功能不稳定等引起,也可发生于先天性心脏病、心肌炎。此外,药物及毒物中毒、电解质紊乱、心导管检查等均可引起期前收缩。健康学龄儿童1%~2%有期前收缩。

(二)诊断标准

1. 诊断依据

(1)心脏听诊可听到提前的心搏之后有较长的间隙。

(2)心电图特点:①房性期前收缩:a. P'波提前,可与前一心动的T波重叠,形态与窦性P波稍有差异,但方向一致。b. P'-R > 0.10s。c. 期前收缩之后代偿间隙不完全。d. P'波之后的QRS波形态与窦性相同,如发生室内差异性传导,则QRS波可呈宽大畸形;P'波之后如无QRS波,称为阻滞性期前收缩。②交界性期前收缩:a. QRS-T波提前,形态、时限正常,亦可出现室内差异性传导。b. 提前的QRS波前或后有逆行P'波,P'-R < 0.10s,R-P' < 0.20s,P'有时可与QRS波重叠。c. 代偿间隙不完全。③室性期前收缩:a. QRS波提前,形态异常、宽大,QRS波 > 0.10s,T波与主波方向相反。b. 代偿间隙完全。c. 有时在同一导联出现形态不一,配对时间不等的室性期前收缩,称为多源性期前收缩。

2. 鉴别诊断

根据室性期前收缩发生的基础,临床上又将室性期前收缩分为功能性期前收缩(良性期前收缩)和病理性期前收缩(器质性期前收缩)两类。

(1)功能性期前收缩:其特点是:①多为偶发性(< 8次/min);②无器质性心脏病,即通过查体和X线检查、超声心动图及有关的化验均未发现其他异常;③运动后期前收缩减少或消失,休息或卧床时期前收缩可增加;④心电图除有期前收缩外,无其他异常;⑤期前收缩多起源于右室,QRS波呈左束支传导阻滞图形。

(2)病理性期前收缩：其特点是：①心电图上QRS波形态宽大畸形特别明显，其时限可＞0.16秒；②期前收缩频发（≥8次/min），心电图上在同一导联其形态多变，呈多源性或多形性，多呈二联律、三联律或四联律；③联律间期不等或甚短或并行心律性期前收缩；④有时提前出现的QRS波落在T波上，此称R-on-T现象，可致室性心动过速或心室纤颤；⑤期前收缩后常继以ST段或T波的改变；⑥运动后期前收缩增加；⑦心电图上有QRS波低电压或几种类型的期前收缩同时存在；⑧期前收缩伴Q-T段延长或P-R间期改变；⑨期前收缩多起源于左室，QRS波呈右束支传导阻滞图形；⑩通过查体、X线检查、超声心动图或有关化验检查，多发现有心脏病的基础。应用洋地黄类药物出现期前收缩时，应考虑药物中毒，应予停药。

（三）治疗方案

1. 一般治疗

生活规律，睡眠充足，避免过累或紧张。必须针对基本病因治疗原发病。

2. 基本药物治疗

(1)室上性（房性及交界性）期前收：室上性期前收缩大多数发生于无明显其他症状的小儿，一般不需治疗。如果有以下情况则须进行治疗：①器质性心脏病伴室上性期前收缩增多；②虽无器质性心脏病，但有较重自觉症状；③室上性期前收缩触发室上性心动过速。治疗可选用以下药物：①洋地黄制剂，较常有效；②普萘洛尔（心得安）或其他β-阻滞剂，适用于活动、情绪激动或窦性心律增加时易发的期前收缩；③疗效不佳者，地戈辛与普萘洛尔联合用药，亦可选用普罗帕酮（心律平）、维罗帕米（异搏定）、奎尼丁、胺碘酮等。

(2)室性期前收缩：无明显其他症状、无器质性心脏病者一般不需治疗。如果以下两种情况并存，有可能发生室速与室颤而须用药物治疗：①有器质性心脏病（风湿性心脏病、心肌炎）证据；②出现复杂的室性期前收缩，如多源、成对或起始于T波或U波上的期前收缩。常用药物包括苯妥英钠、利多卡因、普萘洛尔、普罗帕酮、普鲁卡因胺、奎尼丁等。

（四）疗效评估

对病理性期前收缩进行治疗后，期前收缩消失，消除器质性心脏病，经随访半年无期前收缩出现为治愈。

（五）预后评估

取决于原发疾病。有些无器质性心脏病的患儿期前收缩可持续多年，不少患儿期前收缩最终消失，个别患儿可发展为更严重的心律失常，如室性心动过速等。应该指出，小儿时期绝大多数期前收缩预后是良好的。

（六）评述

临床上对期前收缩的治疗应首先确定期前收缩的类型及其临床意义，即期前收缩的原因。对功能性期前收缩或无明显临床症状者，可进行观察，不必用药。对病理性期前收缩应进行综合治疗，包括去除病因、选用适当的抗心律失常药物，避免发生室性心动过速。如用抗心律失常药应注意药物有无其他副反应。

（七）摘要

期前收缩分为房性、交界性及室性期前收缩。常见于无器质性心脏病的患儿。诊断主要根据临床表现、心电图检查。应注意鉴别是功能性期前收缩还是器质性期前收缩。绝大多数期前收缩预后良好，不需用抗心律失常药物治疗。

二、阵发性心动过速

阵发性心动过速是异位心动过速的一种，按其发源部位分室上性（房性或房室结性）和室性两种,绝大多数病例属于室上性心动过速。

(一)室上性阵发性心动过速

1. 概述

室上性阵发性心动过速是由心房或房室交界处异位兴奋灶快速释放冲动所产生的一种心律失常。多见于1岁以内的婴儿。本病常见于无器质性心脏病的小儿,但有心脏病的患儿发生的可能性更多。其中常见的有先天性心脏病、预激综合征、心肌炎、心肌病、心瓣膜病,感染亦为常见的诱因,也可由疲劳、精神紧张、过度换气、心脏手术时和手术后、心导管检查等诱发。

2. 诊断标准

(1)诊断依据:①临床表现:心动过速以阵发性、突发突停、心率加速、心律绝对匀齐为特点。发作时,小儿有烦躁不安、面色苍白、皮肤湿冷等表现。发作持续24h以上者易发生心力衰竭。②心电图:a.P-R间期绝对匀齐,心室率婴儿200~300次/min,儿童180~220次/min。b.QRS波形态正常,若伴有室内差异性传导则呈右束支阻滞型。c.P波多与QRS波重叠,不能分辨。部分有P波多呈逆行性,PⅡ、PⅢ、PavF倒置,PavR直立。d.ST-T波可呈缺血型改变,发作终止后仍可持续1~2周。

(2)鉴别诊断:室上性阵发性心动过速应与窦性心动过速和室性心动过速相鉴别见表11-1、表11-2。

表11-1 室上性心动过速与窦性心动过速鉴别

项别	室上性心动过速	窦性心动过速
病史	既往有反复发作史	多由哭闹、发热、运动、缺氧引起
心率	心率快而匀齐,心率多在200次/min左右	心率快,有时有窦性心律不齐,心率<160~180次/min
刺激迷走神经	可使发作突然终止	仅使心率减慢
心电图	P波显示不清或形态变异,R-R间期均匀	正常窦性P波,R-R间期不均匀

表11-2 室上性心动过速与室性心动过速鉴别

项别	室上性心动过速	室性心动过速
病史	常有反复发作,多无器质性心脏病史	较少反复发作,多在严重心脏病的基础上发生
查体	心率快而匀齐,心音强度一致,颈动脉搏动与心率一致	心率多<230次/min,不匀齐,心音不一致,颈动脉搏动与心率不一致
刺激迷走神经	有效	无效
心电图	P-R间期正常,QRS波正常P波形态异常,发作开始可先有房性或结性期前收缩	QRS波宽大畸形,P波消失或呈房室分离

3. 治疗方案

(1)一般治疗:可先用物理方法以提高迷走神经张力,如压迫眼球、压迫颈动脉窦、刺激咽部、屏气、冰水毛巾敷面部数分钟,如无效可选用药物治疗。

(2)基本药物治疗:①洋地黄类药物:常为首选药物,特别是婴儿病例或合并心力衰竭者。此药能增强迷走神经张力,减慢房室交界处传导,使室上性阵发性心动过速转为窦性心律,并能增强心肌收缩力,控制心力衰竭,室性心动过速或洋地黄中毒引起的室上性心动过速禁用此药。常用制剂有地戈辛口服、静脉注射或毛花苷丙静脉注射。一般采用快速饱和法。②普罗帕酮:近年来静脉用普罗帕酮可作为首选药物。剂量为每次1~1.5mg/kg,溶于10ml葡萄糖溶液中,静脉缓注10~15min。无效者可于20min后重复1~2次。有效时可改为口服,剂量每次 5～7mg/kg，每 6～8h 1 次。③β受体阻滞剂：可延长房室结及慢通道的传导时间和不应期，适用于单纯室上性心动过速而无并发症者。可试用普萘洛尔，小儿静脉注射剂量为每次 0.05～0.15mg/kg，以 5%葡萄糖溶液稀释后缓慢推注。重度房室传导阻滞，伴有哮喘症及心力衰竭者禁用。④维拉帕米（异搏定）：为钙离子拮抗剂，对房室传导有明显抑制作用。剂量为每次 0.1mg/kg，静脉滴注或缓慢推注，每分钟不超过 1mg。有心力衰竭及低血压者禁用。⑤三磷腺苷（ATP）：可兴奋迷走神经，延迟房室传导，抑制窦房结、心房及蒲肯野纤维的自律性。有房室传导阻滞及窦房结功能不全者慎用。剂量为婴儿 3～5mg/次，儿童 10～15mg/次，于 2min 内快速静脉注射。⑥奎尼丁或普鲁卡因胺：此两药能延长心房肌的不应期和减低异位起搏点的自律性，恢复窦性节律。奎尼丁口服剂量开始为每日 30mg/kg，分 4～5 次，每 2～3h 口服 1 次，转律后改用维持量。普鲁卡因胺口服剂量为每日 50mg/kg，分 4～6 次服；肌肉注射用量为每次 6mg/kg，每 6h 1 次，至心动过速停止或出现中毒反应为止。

(3) 其他：对个别药物疗效不佳者可考虑用直流电同步电击转律，或经静脉插入起搏导管至右心房行超速抑制治疗。近年来对发作频繁、药物难以满意控制的室上性心动过速采用射频消融治疗取得成功。

4. 疗效评估

本病急性发作期，经治疗终止发作，发作终止后口服药物预防复发，经射频消融治疗后随访 1 年无复发且无器质性心脏病者为治愈。

5. 预后评估

室上性阵发性心动过速属于对药物反应好、可以完全治愈的儿科急症之一，若不及时治疗易致心力衰竭。

6. 评述

阵发性室上性心动过速急性发作期，视病因不同而采用不同的方法尽快终止发作。发作终止后可口服地戈辛维持量 1 个月，如有反复，则于发作控制后再服 2～3 个月。奎尼丁对预激综合征患者预防复发的效果较好，可持续用半年至 1 年，也可应用普萘洛尔口服。

7. 摘要

阵发性室上性心动过速是儿科最为常见的症状性心律失常，是对药物反应良好、可以完全治愈的儿科急诊之一。临床主要特征是发作时患儿突然出现面色苍白、烦躁不安、口唇发绀、呼吸急促；心率多在 200 次/min 左右或更快，心律规则；每次发作时持续数秒、数分或数小时，然后突然终止。诊断主要依据临床特征、心电图表现。治疗可先用物理疗法提高迷走神经张力，如无效则须用药物治疗，对发作频繁、药物难以满意者可采用射频消融治疗。

(二) 室性阵发性心动过速

1. 概述

连续发生 3 个或 3 个以上的室性期前收缩称为室性阵发性心动过速，可导致严重的心排血量不足，也可为室颤的前奏。多发生于器质性心脏病的患儿，小儿时期较少见。

2. 诊断标准

(1) 诊断依据：①临床表现：起病甚快，在原有心脏病的基础上突然有心悸、气促、胸闷、头晕，严重者可引起心力衰竭、心脑综合征，甚至猝死。心率 150～250 次/min，稍有心律不齐，第一心音强弱不等。②心电图：a. QRS 波畸形宽大，T 波与 QRS 波主波方向相反。b. 心室率 150～250 次/min，R-R 间期略不齐。c. P 波与 QRS 波呈干扰性房室脱节，P 波频率较 QRS 波为慢。d. 可出现心室夺获及室性融合波。

(2) 鉴别诊断：室性阵发性心动过速与室上性心动过速伴室内差异传导的鉴别比较困难，必须结合病史、体检、心电图特点、对治疗的反应等仔细加以区别。

3. 治疗方案

(1)病因治疗:针对原发病进行治疗。

(2)电学治疗:对急性重症病例,首选同步直流电击复律。术前静脉注射地西泮(安定)0.2～0.5mg/kg,或氯胺酮0.7～1.0mg/kg,再用利多卡因 1mg/kg 静脉注射。开始放电,电能量 1～2(W·S)/kg,重复电击不宜超过3次。洋地黄中毒引起者,禁用电击复律。也可做超速心室起搏复律。个别患者采用射频消融治疗获得痊愈。

(3)基本药物治疗:在心电监护下,根据病因可选用以下药物。①利多卡因:为首选药物,剂量为 0.5～1.0mg/kg 静脉滴注或缓慢推注。必要时可每 10～30min 重复,总量不超过 5mg/kg。此药能控制心动过速,但作用时间短,剂量过大能引起惊厥、传导阻滞等毒性反应,少数患者对此药有过敏现象。②美西律(慢心律):1～3mg/kg 加入5%葡萄糖溶液 20ml 静脉注射。必要时 30min 后重复使用,见效后改为口服。对心肌疾病及心功能不全者亦较安全。有严重心动过缓及传导阻滞者禁用。③苯妥英钠:3～5mg/kg 溶于生理盐水 20ml 缓慢静脉注射,一次量不宜超过 150mg。有效后改为口服。对洋地黄中毒引起的室性心律失常治疗效果较佳。④普罗帕酮:1～1.5mg/kg 溶于5%葡萄糖 20ml 静脉注射,数分钟起作用,必要时 20min 可再用。有效后改口服。有心功能不全者联合应用地戈辛。⑤普萘洛尔:0.1～0.15mg/kg 加入5%葡萄糖 10～20ml,于 10min 缓慢静脉注射,一次量不超过 3mg。注射后 2～5min 起作用,必要时 6～8h 可重复注射。有效后改为口服。此药对 Q-T 间期延长综合征及二尖瓣脱垂引起的室性心律失常治疗效果好。⑥异丙肾上腺素:0.5～1mg 溶于5%葡萄糖 200ml 静脉滴注,每分钟 0.1～0.25μg/kg,用于 Q-T 间期延长综合征并发的尖端扭转型室性心动过速。

4. 疗效评估

治疗原发病,防止室性心动过速的发生。一旦出现室性心动过速应立即控制,使其转变为窦性心律。室性心动过速消失,随访1年无复发且无器质性心脏病者为治愈。

5. 评述

本病的预后比室上性心动过速严重,同时有心脏病存在者病死率可达50%以上,原先无心脏病者可发展为心室纤颤,甚至死亡。所以必须及时诊断,予以适当处理。对重症病例首选同步直流电复律。药物治疗首选利多卡因。

6. 摘要

阵发性室性心动过速多发生在原有器质性心脏病的小儿,临床主要特征同室上性心动过速,但症状严重。诊断主要依据临床特征及心电图检查。本病预后严重,必须及时诊断。药物治疗首选利多卡因,严重病例用同步直流电复律,近年来对发作频繁、药物难以满意控制的病例采用射频消融治疗取得成功。

三、房室传导阻滞

(一)概述

房室传导阻滞(AVB)为小儿较常见的缓慢性心律失常。按其阻滞程度不同,在心电图上分3度。Ⅰ度,全部激动能下传到心室,但速度减慢。Ⅱ度,部分激动不能下传到心室。Ⅲ度,全部激动不能达到心室。常见的病因有:①药物作用:以洋地黄作用最为常见,过量的奎尼丁或普鲁卡因胺也可产生Ⅰ度或Ⅱ度阻滞。②各种感染:以风湿性心脏炎最为常见。病毒性或原因不明的心肌炎、急性感染也可引起房室传导阻滞。③先天性心脏病:心房与心室间隔缺损最常见。④原因不明的心肌病,特别是扩张性心肌病。⑤其他:迷走神经张力过高;心脏手术对传导系统的创伤等。

(二)诊断标准

1. 临床表现

(1) Ⅰ度房室传导阻滞多无自觉症状,仅第一心音较低钝。

(2) Ⅱ度房室传导阻滞亦可无症状,有时有头晕、乏力、心悸,剧烈运动时可由Ⅱ度转为Ⅲ度房室传导阻滞而引起心源性脑缺氧综合征。

(3) Ⅲ度房室传导阻滞有头晕、乏力、心悸、气急,亦可无症状,剧烈运动诱发心源性脑缺氧综合征时,有休克表现。心率多在40次/min左右。

2. 心电图特点

(1) Ⅰ度房室传导阻滞:P-R间期延长超过正常最高值,小儿>0.18s,成人>0.21s。

(2) Ⅱ度房室传导阻滞:①Ⅱ度Ⅰ型(文氏型):P-R间期逐渐延长,直至发生1次心室漏搏。②Ⅱ度Ⅱ型(莫氏Ⅱ型):P-R间期正常或延长,P波规律出现,部分P波后无QRS波,房室阻滞的比例为2:1或3:1。

(3) Ⅲ度房室传导阻滞:P波与QRS波之间无固定关系,P-P间隔与R-R间隔各有其固定的规律,心房率比心室率快,心室率在40次/min。

(三)治疗方案

1. 病因治疗

对房室传导阻滞应首先明确其病理意义,积极去除病因后,房室传导阻滞可望消失。

2. 基本药物治疗

(1) Ⅰ度和Ⅱ度Ⅰ型房室传导阻滞无需特殊治疗。心动过缓者,如Ⅲ度完全性房室传导阻滞可试用阿托品、异丙肾上腺素、莨菪碱类药物(654-2)等,以提高心率,也可使房室传导阻滞的程度减轻或消失。

(2) 对急性发生的Ⅲ度房室传导阻滞可用氢化可的松或地塞米松静脉滴注。尤其适用于急性心肌炎所引起者。

3. 安置人工起搏器

安置起搏器的适应证为:①心源性脑缺氧综合征或心力衰竭;②伴频发或多源性室性期前收缩;③房室传导阻滞在房室束以下,QRS波畸形宽大;④中度或重度活动受限;⑤婴儿心室率持续低于55次/min,1岁以上低于40次/min;⑥合并先天性心脏病者易发生心力衰竭,心率在60次/min以下即应采用起搏治疗。

(四)疗效评估

Ⅰ、Ⅱ度房室传导阻滞经治疗去除病因及诱发因素,心室率正常,无低心排血量症状或心源性脑缺氧综合征,心电图正常,随访1年无复发且无器质性心脏病者为治愈。

(五)预后评估

本病预后不一,非手术引起的获得性者,可能完全恢复,手术引起者预后较差。先天性Ⅲ度房室传导阻滞,尤其是不伴有其他先天性心脏病者预后较好。

(六)评述

房室传导阻滞诊断并不困难。除病因治疗外,患者无症状、心室率不太慢者可不必治疗,但须随访观察。如心率<40次/min,则选用加速心率的药物。人工心脏起搏器是一种有效的治疗方法,可分为临时性与永久性两种。对急性获得性Ⅲ度房室传导阻滞者临时性起搏效果很好;对Ⅲ度房室传导阻滞持续存在,并有心源性脑缺氧综合征发作者须应用埋藏式永久性心脏起搏器。

(七)摘要

房室传导阻滞是激动自心房到心室通过房室结区时传导速度减慢或发生阻滞的一种病

态。根据阻滞的程度不同,在心电图上分为3度。主要依据心电图诊断。应做病因及对症治疗。

(单继平)

第二节 病毒性心肌炎
Section 2

一、概　　述

病毒性心肌炎是由病毒侵犯心肌,引起的心肌细胞变性坏死和间质炎症。能够引起心肌炎的病毒很多,像柯萨奇、埃可、脊髓灰质炎、流感、副流感、腮腺炎、麻疹、风疹、疱疹病毒以及腺病毒、鼻病毒甚至乙肝病毒等。以往认为,轮状病毒不易引起肠道外损伤,但新近也有报道可以引起心肌炎。在上述病毒中,以柯萨奇病毒为代表的微小核糖核酸病毒最具亲心肌性。在细菌感染(尤其是链球菌)、营养不良、运动过度、精神创伤、药物毒物等条件下更容易使体内潜伏或静止的病毒繁殖增加,心肌病变加速引起发病。在疾病早期,心肌的损害主要是由病毒在心肌细胞内的复制直接引起的,但在心肌炎的发生和发展(尤其是慢性)过程中,免疫机制的参与更为重要。

二、临床表现

年龄越小越不典型,在新生儿,尤其是母亲感染柯萨奇病毒者,多在2周内发病,重者可以在生后数小时发病,而且可以累及多个脏器。病初可以有腹泻、食少或骤然起病,突现发热、烦躁、拒乳,迅速出现面白、嗜睡、气急、发绀、有时伴有黄疸。进而出现昏迷、惊厥或休克。临床酷似重症败血症。年长儿轻者可以无症状,仅体格检查时发现心律失常,约半数在心肌炎症状出现之前数日就可以出现前驱症状,轻者表现为感冒样症状或胃肠道样症状,可自诉头晕、心悸、胸闷、心前区不适或胸痛,周身不适或全身肌肉酸痛,但在暴发性心肌炎,很少以此为主诉,而多以上腹痛、伴或不伴有头痛、呕吐为主诉就诊。

新生儿可有心脏增大、心动过速、心音低钝,可以呈奔马律,一般无杂音,肝脾多有增大。脑脊液细胞数及蛋白质增高,如进展迅速,可于数小时内死亡。体格检查时,重者可以发现有水肿、气急、心脏增大、第一心音低钝和心动过速、奔马律,有时可以听到Ⅱ～Ⅲ级收缩期杂音、肝脏增大以及活动受限等急性心功能不全的表现,有心包炎者可以听到心包摩擦音,重者可以有心源性休克或脑缺氧综合征。如果有明显的心律不齐尚不至于漏诊,如果仅有心动过速尤其伴有发热时,有可能漏诊。

三、辅助检查

(一)实验室检查

急性期周围血白细胞和中性粒细胞可以明显升高,血沉增快,心肌酶可以有改变,其中以肌钙蛋白最为敏感,急性期可成百乃至上千倍升高,CK-MB因检查方法不同其特异性各异,α-羟丁酸乳酸脱氢酶虽然敏感但不特异,病原学检查因心肌活检很难被患儿以及家长接受而不能开展,而大量心包积液者较少,故心包穿刺术受限,因此,血清病毒学检查便被认为是较有参考意义的病原学检查方法之一,尤其在恢复期其同型病毒效价比急性期增高 4 倍以上更有说服力。其次是急性期咽拭子检查,再其次为粪便中分离出病毒。

(二)心电图

主要表现 ST 段偏移、T 波低平、双向或倒置,其次出现各种心律失常如期前收缩、阵发性心动过速,Q-T 间期延长,心房扑动和心房纤颤,房室传导阻滞,暴发性者多有低电压、束支传导阻滞。运动试验阳性。

(三)X 线检查

心脏大小正常或呈不同程度增大,多呈普大心,拨动减弱,常伴有肺淤血或肺水肿,较少见到心包积液和胸腔积液。

(四)超声心动图

如有心力衰竭可见左心室增大,二和(或)三尖瓣环扩大,瓣膜关闭不全,少量心包积液,重者可以有心室壁运动不协调,心脏收缩和(或)舒张功能减低。

四、诊　　断

根据 1999 年(昆明)全国小儿心血管会议制定的标准。

(一)临床诊断依据

(1)心功能不全、心源性休克或心脑综合征。
(2)心脏扩大(X 线、超声心动图检查具有表现之一)。
(3)心电图改变:以 R 波为主的 2 个或 2 个以上主要导联(Ⅰ,Ⅱ,aVF,V5)的 ST-T 改变(持续 4d 以上,伴有动态变化),窦房阻滞,房室传导阻滞,成联律、多型、多源、成对或并行期前收缩,非房室结及房室折返引起的异位性心动过速,低电压(新生儿除外)及异常 Q 波。
(4)CK-MB 升高或心肌肌钙蛋白(cTnL 或 cTnT)阳性。

(二)病原学诊断依据

(1)准确指标:自心内膜、心肌、心包(活检、病例)或心包穿刺液检查发现以下之一者可确诊。①分离到病毒;②用病毒核酸探针查到病毒核酸;③特异性病毒抗体阳性。
(2)参考依据:有以下之一者结合临床表现可考虑心肌炎由病毒引起。①自粪便、咽拭子或血液中分离到病毒,且恢复期血清同型抗体滴度较第一份血清升高或降低 4 倍以上。②病程早期血中特异性 IgM 抗体阳性。③用病毒核酸探针自患儿血中查到病毒核酸。
(3)确诊依据:具备临床诊断依据两项,可以临床诊断。发病同时或发病前 1～3 周有病毒感染的证据支持诊断者。①同时具备病原学确诊依据之一者,可确诊为病毒性心肌炎。②具备病原学参考依据之一者,可临床诊断为病毒性心肌炎。③凡不具备确诊依据,应给予必要的治疗或随诊,根据病情变化,确诊或排除心肌炎。④应排除风湿性心肌炎、中毒性心肌炎、先天性心脏病、由风湿性疾病以及代谢性疾病(如甲状腺功能亢进症)引起的心肌损害、原发性心肌病、原发性心内膜弹力纤维增生症、先天性房室传导阻滞、心脏自主神经功能异常、受体功能亢进及药物引起的心电图改变。

(三)心电图诊断依据

心电图示明显的心律失常或运动试验阳性。
(1)明显的心律失常包括:除频发、偶发、良性期前收缩以外的异位节律;窦停搏、Ⅰ度以上的房室、窦房以及左束支、完全右及双、三束支传导阻滞。除此和 ST-T 改变以外为轻度异常。

(2) Ⅰ度房室传导阻滞、Ⅱ度Ⅰ型房室窦房传导阻滞、不完全右束支传导阻滞,以往认为是迷走神经张力增高所致,目前认为如果以往没有此改变,现在又有除此心电图以外的心肌炎临床诊断依据者,这种改变就有意义。

五、治　　疗

(一)药物治疗

1. 以营养心肌治疗为主

(1) 10%～12.5%维生素C 100～200mg/kg用葡萄糖稀释至10%～12.5%浓度,静脉缓慢注射,重症病例每6～8h 1次,病情好转后改为每日1次,连用2～4周。

(2) 1,6-二磷酸果糖100～200mg/kg,每天1～2次,15～20min内静脉滴注,2～4周为1个疗程。

(3) 磷酸肌酸钠(里尔统)每次0.5～1g,溶于3～6ml注射用水中。缓慢静脉推注,推注时间2min,每天1～2次,疗程2～4周。

(4) 三磷腺苷(ATP)20～40mg、辅酶A50～100U静脉滴注,每天1次,疗程2～4周。

2. 抗心律失常治疗

(1) 单源偶发期前收缩,可不加抗心律失常药物。

(2) 单源频发但没有自觉症状,尤其活动后减少者,可先观察,如果营养心肌后不减少或增多者或为多源、并行心律尤其有短阵室速或成对出现者:①首选普罗帕酮(心律平),按照5～8mg/(kg·次),每8h一次口服,最大量200mg/次,如期前收缩很快控制住,可连服3个月以后逐渐停药,注意监测心电图;②如果普罗帕酮(心律平)不耐受(如严重的昏迷、恶心、呕吐);或出现传导阻滞或出现新的心律失常可换用胺碘酮(乙胺碘呋酮),按照5～10mg/(kg·d),分3次口服。该药7d左右达到有效浓度,10 d以后需减至原量的1/2维持用药,总疗程最好不超过4个月。注意皮肤改变并监测心电图、胸片、甲状腺功能、角膜以及肝功能;③高度房室传导阻滞者可在急性期静脉滴注异丙基肾上腺素,按照0.05～2μg/(kg·min),如果仍不能有效提升室性心率,可安装临时起搏器,如经食管右心房起搏(因局部过热可引起物理损伤,故建议不超过3d),如果时间较长可经股静脉下临时右心室起搏器(为减少局部感染,不应超过半个月),多数急性心肌炎在半月内能够恢复到有效的室率。如仍不恢复可安装永久起搏器。

3. 抗心力衰竭治疗

静脉以及口服给药方法同室间隔缺损,但因心肌损伤时,对洋地黄类比较敏感,常规剂量容易引起中毒,故洋地黄的应用比较慎重,应该减至常规剂量的2/3或1/2。卡托普利(开搏通)不必减量。

4. 免疫疗法

大剂量丙种球蛋白按照2g/kg,分2～3d静脉滴注以减轻心肌细胞损害。

5. 心源性休克的治疗

心源性休克是心脏射血功能障碍,而非明显的血容量减少,如果过分扩容会增加心脏负担,因此全日的入液量不应超过50ml/kg,多巴胺可以扩张肾动脉减轻心脏后负荷,同时收缩皮肤等血管提升血压,可按照2～5μg/(kg·min)静脉滴注维持血压;维生素C可按照前面剂量静脉推注,30～60 min内可重复应用1次,24 h内按急性期给药;激素在病毒性心肌炎中的应用一直存在争议,但在心源性休克、重度房室传导阻滞和室性心动过速或心肌活检证实为慢性自身免疫性心肌炎症反应者是绝对适应证(有报道称在肺炎支原体性心肌炎效果更好),可按照氢化考的松5～10mg/(kg·d)或地塞米松0.2～0.5mg/(kg·d)静脉滴注,症状减轻后改为泼尼松1mg/(kg·d)口服,逐渐减量停用,疗程4～8周。

(二)快速处理

如果出现严重的心律失常,可根据不同类型加以处理。

1. 室性阵发性心动过速

静脉推注普罗帕酮,按 1mg/(kg·次);或利多卡因,按 1mg/(kg·次)静脉滴注。

2. 严重的房室传导阻滞

静脉滴注阿托品,按 0.1mg/(kg·次),或静脉滴注异丙基肾上腺素,按照 0.1mg/(kg·次),Ⅲ度 AVB 者可加激素静脉滴注。如有条件可行临时起搏器右心室起搏。

六、预　　后

心肌炎是后天性心脏病,不遗传。由于有免疫机制的参与,一旦患上心肌炎,又没有特效的抗病毒药物来中止疾病的进程,因此休息就显得格外重要。营养心肌对心肌酶升高以及心电图心肌缺血改变较敏感,如果经济条件允许,应用营养心肌的药物要比抗病毒更有意义。对心律失常的患者因为心肌本身有一个自我修复的能力,一些传导阻滞经过休息、营养心肌多能修复,但修复时间由数月到数年不定,除Ⅲ度 AVB 以外,多可恢复。应坚持动态随访,坚定信念。心肌是泵血器官,因此心肌炎时就有可能出现一过性泵血功能障碍,因此在急性期,尤其有完全性束支阻滞者,预后均较差。

(单继平)

第三节　心 包 炎
Section 3

心包炎是指有各种原因所致的心包炎症,多为全身性疾病的一部分,亦可心包本身的疾病所致。临床多见急性心包炎和慢性缩窄性心包炎两种。

一、急性心包炎

急性心包炎是心包脏层和壁层的急性炎症。病因大都继发于全身性疾病,在新生儿主要原发病为败血症,婴幼儿多为肺炎、脓胸、败血症,4~5 岁儿童多为风湿热、结核及其他化脓菌感染。

(一)诊断

1. 病史

发病诱因:应详细了解患儿有无感染、结缔组织病、心脏手术、肿瘤、尿毒症等疾病的存在。

2. 临床症状

(1)全身症状:感染性心包炎者,多有毒血症状,如发热、畏寒、多汗、困乏、食欲缺乏等。非感染性心包炎的毒血症状较轻,肿瘤性者可无发热。

(2)心前区疼痛:较大儿童常自述心前区刺痛或压迫感,平卧时加重,坐起或前俯位可减轻,疼痛可向肩背及腹部放射。婴幼儿常表现为烦躁不安,哭闹。

(3)心包积液压迫症状:表现为眩晕、气促与气闷,有大量积液时可压迫食管或喉返神经,引起吞咽困难或失声。

3. 体格检查

(1) 心包摩擦音:在整个心前区均可听到,以胸骨左缘下端最为清楚。

(2) 心包积液:①心包积液本身体征表现为:心尖搏动微弱或消失,心界扩大,心音遥远。②心脏压塞征表现为:患者呈急性病容;呼吸困难,发绀;心尖搏动消失,心浊音界扩大,心率加快,心音遥远;动脉压下降,脉压变小,静脉压升高,并出现奇脉,表现为吸气时脉搏幅度减弱;颈静脉怒张,肝大,腹水,双下肢水肿等。迅速发生的大量心包积液可导致心源性休克。③左肺受压征表现为:大量心包积液压迫左肺下叶时,可产生肺不张,体检时可发现左肩胛的内下方有一浊音区,并伴有语颤增强及支气管呼吸音,亦称 Ewart 征。

4. 并发症

急性心包炎短时间内积液量大时可并发心脏压塞、肺不张、心源性休克等并发症。

5. 辅助检查

(1) 胸部 X 线检查:心影呈烧瓶状或梨形,左右心缘各弓消失,腔静脉影增宽,卧位时心底部心影增宽。

(2) 心电图:QRS 低电压,ST-T 改变并呈动态变化,病初除 aVR 和 V_1 外 ST 段均呈弓背向上的抬高,持续数日恢复到基线水平,T 波普遍性低平,有平坦转变为倒置,持续数日到数周。

(3) 超声心动图:可探知心包积液的有无及判断积液量的多少。

(4) 心包穿刺:经上述检查提示有心包积液时可进行心包穿刺,目的是了解积液的性质及致病菌,解除心脏压塞及治疗化脓性心包炎时局部注射抗生素和引流。

6. 诊断

(1) 急性心包炎的诊断并不困难,但婴幼儿心包炎不典型易误诊,在诊断时必须结合病史进行全面检查以防误诊、漏诊。最易误诊为心肌病,也应与慢性心力衰竭、营养不良性水肿以及肝硬化、结核性腹膜炎等进行鉴别。

(2) 急性心包炎如果积液量少往往不引起临床症状,此时心电图及 X 线检查也常无改变。而超声心动图检查是行之有效的可靠的方法。

(3) 心包穿刺是诊断和治疗心包积液的重要手段。既可明确有无积液,又能明确心包积液的量、部位及性质。但属创伤性检查,选择该项时应慎重。一般从剑突与左肋弓交界处穿刺比较安全。

(4) 化脓性心包炎多见于婴幼儿,年长儿的化脓性心包炎不易找到原发感染灶,容易误诊、漏诊。一定要进行全面临床检查,如全身感染中毒症状较重、高热、呼吸困难、心动过速、肝大等时应考虑到本病。

(二) 鉴别诊断

1. 急性心肌炎

临床症状、X 线胸片及心电图与急性心包炎相似,但一般不出现心包摩擦音及奇脉,心肌酶及肌钙蛋白明显升高。

2. 纵隔肿瘤

可压迫上腔静脉、气管、支气管等,出现颈静脉怒张及呼吸困难等,但胸部 X 线平片及 CT 扫描检查可明确诊断。

(三) 治疗

急性心包炎的处理关键是治疗原发病,各项处理措施主要是针对心包积液的吸收和促进炎症消退并且防止心脏压塞和心包粘连的发生。

1. 一般治疗

患儿应卧床休息,呼吸困难时应采取半卧位并吸氧,胸骨疼痛应给予对症处理,必要时给予止痛药。

2. 病因治疗

(1) 化脓性心包炎:应及早应用敏感有效的抗生素,采用两种抗生素联合使用,并每隔1~2d心包穿刺排脓,同时进行冲洗,并心脏内注射抗生素及琥珀酸氢化可的松。

(2) 结核性心包炎:宜用抗结核疗法,必要时进行心包穿刺抽出渗液以减轻严重症状。

(3) 风湿性心包炎:按风湿热处理原则进行治疗,心包炎症可消退。

(4) 病毒性心包炎:一般应用对症处理,症状明显时可加用阿司匹林。

(5) 肾上腺糖皮质激素:适用于各型心包炎,以促进渗出液或脓液的吸收,从而减少继发性缩窄性心包炎。

(6) 心脏压塞:应紧急进行心包穿刺或心包切开引流术,以解除心脏压塞症状。

二、慢性缩窄性心包炎

慢性缩窄性心包炎多见于年长儿,主要由结核病引起,亦可见于其他化脓性细菌感染或创伤性心包炎,极少见于风湿性疾病。其特点为心包显著增厚,将心脏固定于纵隔、横膈或胸壁,增厚固定的心包限制了心脏的舒缩活动,使心脏搏出量减低而出现一系列临床症状和体征。

(一) 诊断

1. 病史

发病诱因:应了解患儿有无急性心包炎病史,有无结核病史及结核病接触史,有无心包外伤及心包手术史,有无慢性自身免疫性疾病等。

2. 临床表现

起病缓慢,部分患儿有急性心包炎病史。患者有不同程度的呼吸困难、腹部膨胀、乏力、头晕、胃纳减退、咳嗽、体重减轻和肝区疼痛、水肿等。

3. 体格检查

(1) 静脉淤血体征:可见轻度发绀,颈静脉怒张,于吸气时明显。肝脏明显大,伴有腹水,也可见胸腔积液和踝部水肿。

(2) 心脏体征:心尖搏动微弱,位置固定。心浊音界正常或稍缩小。听诊心率较快,心音遥远,低钝,有时在胸骨左缘第3与4肋间听到舒张早期额外音,响度变化大,有时呈拍击性称心包叩击音。可有期前收缩、心房扑动或心房纤颤等。

(3) 其他:动脉压减低,脉压变小,常出现奇脉。

4. 并发症

慢性缩窄性心包炎可并发低蛋白血症、营养不良、贫血、继发性免疫功能低下等并发症。

5. 辅助检查

(1) 胸部X线检查:心脏阴影大小正常或稍大,左右心缘正常弧弓消失,呈平直僵硬,心脏搏动减弱,上腔静脉明显增宽,部分患者心包有钙化呈蛋壳状,此外,可见心房增大。

(2) 心电图:多数有低电压,窦性心动过速,少数可有房颤,多个导联T波平坦或倒置。有时P波增宽或增高呈"二尖瓣型P波"或"肺型P波"表现,左、右心房扩大,也可有右心室肥厚。

(3) 超声心动图:可见右心室前壁或左心室后壁振幅变小,如同时有心包积液,则可发现心包壁层增厚程度。

6. 诊断重点

慢性缩窄性心包炎患儿的心包广泛粘连、增厚、钙化,形成了纤维瘢痕的外壳,影响心排血量和心脏的活动及代谢,可导致心肌萎缩、纤维变性、脂肪浸润和钙化。因此,临床特点多样化。发病隐袭常在急性心包炎后数月或几年后出现呼吸困难、腹胀痛、乏力、厌食、心悸等症状。体征有心尖搏动减弱、心界不大、心率快、胸骨左缘第3～4肋间可听到心包叩击音等心脏本身表现以及肝大、腹水、颈静脉怒张等体静脉淤血的表现。本病的特点是体征比症状明显。

X线检查的心包钙化是重要的诊断依据。心缘变直形成异常心弓有利于诊断。

(二) 鉴别诊断

1. 充血性心力衰竭

既往心脏病病史,心脏增大,常可存在心脏瓣膜杂音,下肢水肿明显而腹胀相对较轻。应用利尿药后静脉压明显下降,而慢性缩窄性心包炎应用利尿药对静脉压影响不大。

2. 肝硬化或肝静脉血栓形成的门静脉高压症

均可有肝大和(或)腹水。依据临床症状及头部、上肢静脉压有无升高,易于和缩窄性心包炎进行鉴别。此外,门静脉高压症患者行食管钡餐造影检查,可见食管下段静脉曲张。

3. 扩张型心肌病

体检可见心脏明显增大,心尖搏动向左移位,听诊二尖瓣或三尖瓣可有收缩期杂音。心电图左室肥厚或左束支传导阻滞,或病理性Q波及T波倒置。X线心脏像向两侧扩大,尤以左室明显,搏动减弱,上腔静脉扩张不明显。

4. 限制性心肌病

超声心动图检查可有心肌、心内膜特征性增厚和反射性增强,室腔缩小及心尖闭塞等特点可资鉴别。少数患者进行全面检查后,诊断仍难确定时,可做心包活体组织检查。

5. 结核性腹膜炎

有发热、腹痛和结核中毒症状。腹水性质为渗出液,无心脏异常及颈静脉怒张、奇脉等。

(三) 治疗

1. 治疗原则

一旦确诊,应在急性症状消退后,及早考虑手术治疗。

2. 治疗方法

(1) 一般治疗:手术前应卧床休息,低盐饮食,酌情给予利尿药,有贫血及血清蛋白降低者,应给予支持疗法。对病程较长,心功能减退较明显者,术前或术后可给予强心药。

(2) 抗感染治疗:有活动性结核病者,在手术前应抗结核治疗1～2个月,术后均应积极进行抗结核治疗9～12个月,甚至更长时间。对于其他化脓菌感染应根据病情及药敏试验选用敏感抗生素联合治疗。

(3) 手术治疗:施行心包剥离术,并切除一部分增厚的心包,以解除心脏的压迫和束缚。

(四) 预后

(1) 绝大多数缩窄性心包炎患儿经外科手术后,心功能可恢复正常,临床症状消失。

(2) 病史较长,心功能较差,或心肌对强心药反应差或肝肾功能很差者,手术效果不理想,一般不宜手术。

(单继平)

第四节 感染性心内膜炎
Section 4

感染性心内膜炎是由细菌、病毒、真菌、衣原体等病原微生物感染引起的心脏内膜炎症。病原明确，则以感染之病原菌命名。目前仍以细菌性心内膜炎为最常见，随着抗生素的广泛使用，致病菌已发生变化，过去以草绿色链球菌最多见，近年来金黄色葡萄球菌占首位，条件致病菌、耐药菌株也见增多。各种原因造成机体抵抗力下降时，致病微生物侵入机体造成菌血症，在受损害的心瓣膜、心内膜栖居，形成赘生物并生长繁殖，赘生物的脱落可波及全身任何部位而引起相应的临床症状。感染性心内膜炎仍然是一种严重的感染性疾病，在抗生素使用以前，很少能够存活，即使应用抗生素后，死亡率仍高达 20%～25%。

一、诊断步骤

（一）病史采集要点

1. 询问病史

有无先天性心脏病、风湿性心脏病、心脏手术、心导管术、中心静脉置管及拔牙等病史，这些是感染性心内膜炎的基础易患因素。

2. 不规则发热

感染性心内膜炎几乎都有发热，体温多在 38～39 ℃，也有超过 40℃、热型不规则或低热。部分病例有寒战、头痛。

3. 非特异症状

面色苍白、疲乏、盗汗、食欲减退、恶心、呕吐、腹痛、关节痛、肌痛等。

4. 心功能不全

比较常见，尤其在原有先天性心脏病或经过手术矫治后的病例中，可呈现出心功能不全或原有心功能不全加重。表现为呼吸急促、浅表，呼吸困难，端坐呼吸，咳泡沫样血痰，发绀，四肢冷，双下肢水肿。

5. 皮肤淤点淤斑

是常见的外周表现，可出现在球结膜、口腔黏膜及四肢皮肤。

6. 栓塞脾、肺、肾、脑、肠系膜动脉等部位栓塞，出现相应症状。

（二）体格检查要点

1. 一般表现

发热，贫血貌，面色苍白，疲倦，精神差。

2. 皮肤淤点、淤斑

3. 心脏检查

心脏增大，心音低钝，奔马律，可闻新出现的粗糙、响亮呈海鸥鸣或音乐样杂音。颈静脉充盈或怒张、肝大、浮肿、气促、肢冷。

4. 指趾末端痛性结节，杵状指（趾）

5. 脾肿大

6. 偏瘫等体征

（三）门诊资料分析

1. 血常规

感染性心内膜炎患儿常有贫血，红细胞及血红蛋白呈进行性下降，白细胞及中性粒细胞增多,少数血小板减少。

2. 尿常规

可有红细胞及管型。

3. 胸片

可见心影扩大,心胸比例增大。

4. 超声心动图

确定有无基础病,可测量心腔大小、心功能,观察心瓣膜病变及功能。感染性心内膜炎患儿可见赘生物发生的部位、大小、形态、数量,对诊断起重要作用。

(四)进一步检查项目

1. 红细胞沉降率(ESR)增快

绝大部分感染性心内膜炎 ESR 增快,合并心衰时可不增快。

2. C 反应蛋白(CRP)增高

是炎症反应的指标之一,心衰时影响也不大。

3. 类风湿因子及循环复合物

部分阳性。

4. 心肌酶谱、心肌三项、LDH 同工酶

心肌损伤可增高。

5. 血尿素氮、肌酐及肝酶

感染性心内膜炎可影响肝肾功能。

6. 免疫功能

患者可有γ球蛋白增高及补体降低。

7. 血培养

持续菌血症是其典型表现,阳性率达 90% 以上。未用抗生素前阳性率较高,用过抗生素者在病情许可的情况下停药 3d 后采血,一般 24h 内分别取血 2～3 次培养,每次取血尽量多些。分别行需氧菌、厌氧菌和真菌培养。

二、诊断对策

(一)诊断要点

长期(>2 周)不规则发热,进行性贫血,皮肤淤点淤斑,脾肿大,原有心脏杂音加重或出现新杂音,心功能不全;血白细胞及中性粒细胞增多,红细胞沉降率增快,C 反应蛋白增高等是临床诊断的依据。血培养阳性、超声心动图见到赘生物和瓣膜损害可确诊。

临床表现的多样性及不典型病例使得正确的诊断较为困难。

(三)临床类型

1. 按病程分为

(1)急性心内膜炎(病程在 6 周内)。

(2)亚急性心内膜炎(病程>6 周)。由于抗生素的普遍应用,本病的病程已延长,临床上急性与亚急性难以划分,故统称感染性心内膜炎。

2. 按病原分为

(1)细菌性心内膜炎:金黄色葡萄球菌、草绿色链球菌、肠球菌、肺炎球菌、大肠杆菌、绿脓杆菌、铜绿色单胞菌、黏质沙雷菌等。

(2)非细菌性心内膜炎:包括真菌性、病毒性、立克次体等。

三、治疗对策

(一)治疗原则

①早期明确诊断,早期治疗。②积极抗感染。③防治心力衰竭。④综合性治疗。

(二)治疗计划

1. 内科治疗

(1)抗生素治疗:原则是早期、联合、静脉应用、剂量足、选择敏感的杀菌抗生素、疗程足够。用至病情稳定,临床症状体征好转,体温正常,体重增加,ESR恢复正常,血培养阴性才停药。治疗全程应达4～6周,有些需要更长时间的治疗。

链球菌性心内膜炎:①青霉素敏感者,选用青霉素加丁胺卡那或庆大霉素。青霉素20～30万U/(kg·d),最大剂量每日<2 000万U,分3～4次或持续静脉点滴;丁胺卡那7～10mg/(kg·d),庆大霉素3～5 mg/(kg·d)。②青霉素过敏、耐药或疗效不佳者可用万古霉素或头孢菌素替代。万古霉素40～60mg/(kg·d),头孢唑啉80～100 mg/(kg·d),分2～3次静脉点滴。疗程4～6周。

肠球菌性心内膜炎:对青霉素敏感者用青霉素,剂量疗程同上。对青霉素敏感性差者宜首选氨苄西林,300mg/(kg·d),每日总量不超过12g,分4次静脉注射。并用丁胺卡那或庆大霉素2周,剂量同上。

金黄色葡萄球菌性心内膜炎:很多金黄色葡萄球菌株耐青霉素,故应选用:①耐青霉素酶的青霉素,如苯唑西林,200mg/(kg·d),每日总量不超过12 g,分4～6次静脉注射,疗程4～6周。②对青霉素过敏、耐药或疗效不佳者可用万古霉素或头孢菌素(同上)。加用丁胺卡那或庆大霉素2周可加速消除菌血症,剂量同上。

革兰阴性杆菌性心内膜炎:①一般选用第三代头孢菌素(如头孢哌酮、头孢曲松)。头孢哌酮、头孢曲松剂量100～150mg/(kg·d),分3～4次点滴。②可选用氨苄西林(剂量同上)。③对前2药不敏感(如绿脓杆菌)者,可用亚胺培南(泰能),40～60mg/(kg·d)。疗程至少6周,均联合加用丁胺卡那或庆大霉素2～4周。

真菌性心内膜炎:两性霉素B最常应用,先用试验剂量0.1mg/kg(最大量0.5mg)静脉注射,如能耐受,首日0.5mg/kg,然后每隔1～2d逐渐增加剂量,至1mg/(kg·d)维持,疗程6～8周。另加口服氟胞嘧啶100～150mg/(kg·d),分3次。

病原菌不明心内膜炎:①应选用耐青霉素酶青霉素(如苯唑西林)与丁胺卡那或庆大霉素。②万古霉素与丁胺卡那霉素联合治疗。疗程6周。

(2)支持及对症治疗:充分休息,保证足够的热量供应,维持水、电解质平衡。输血浆和静脉注射丙种球蛋白,必要时输浓缩红细胞。

(3)并发心力衰竭时应用洋地黄、利尿剂等。

2. 外科治疗

内科治疗无效,可行外科手术切除赘生物并作瓣膜修补或人工瓣膜置换术。手术指征:

(1)瓣膜破损、难治性心功能不全。

(2)巨大赘生物。

(3)经最佳抗生素治疗感染仍不能控制。

(4)感染性心内膜炎引起瓣周脓肿、传导系统阻滞等并发症。

(三)治疗方案的选择

①初次或药物治疗有效的感染性心内膜炎,一般选择内科治疗方案。②反复发作、内科治疗无效者选择外科治疗方案。

(单继平)

第十二章 Chapter 12

消化系统疾病

第一节 口　炎
Section 1

口炎是指口腔黏膜的炎症，可单独发病也可继发于急性感染、腹泻、营养不良以及维生素B、维生素C缺乏等全身性疾病，可由病毒、细菌、真菌引起，亦可因局部受理化刺激而引起，若病变仅局限于舌、牙龈、口角，亦可称为舌炎、牙龈炎、口角炎。婴幼儿时期口腔黏膜薄嫩、血管丰富，唾液分泌少，口腔黏膜较干燥，有利于微生物繁殖；不注意食具及口腔卫生、不适当擦拭口腔、食物过高温度刺激或各种疾病导致机体抵抗力下降等因素均可导致口炎的发生。

一、鹅口疮

鹅口疮又名雪口病，为白念珠菌感染所致的口炎。多见于新生儿和婴幼儿，营养不良、腹泻、长期应用广谱抗生素或激素的患儿。大多通过不洁食具感染，新生儿在出生时亦可经产道感染。

（一）临床表现

在口腔黏膜上出现白色奶块样点状或片状物，可融合成片，略高于黏膜表面，不易拭去，强行擦拭剥落后，局部黏膜潮红粗糙，可有溢血。患处不痛，不流涎，一般不影响吃奶，也无全身症状。常见于颊黏膜、舌、齿龈、上腭、唇内黏膜等处，可蔓延至咽部，偶可累及消化道或呼吸道，引起真菌性肠炎或真菌性肺炎。取白膜涂片，加10%氢氧化钠1滴，镜检可见真菌菌丝和孢子。

（二）治疗

用2%的碳酸氢钠溶液清洗口腔每日2～4次，以餐后1h左右为宜，动作应轻、快、准，以免引起呕吐。局部可涂抹10万～20万U/ml制真菌素混悬液或1%甲紫溶液，每日2～3次。

二、疱疹性口炎

疱疹性口炎为单纯疱疹病毒感染所致，多见于1～3岁的小儿，冬、春季多见，传染性强，常在卫生条件差的托幼机构引起小范围流行。

（一）临床表现

起病时发热体温达38～40℃，1～2d后唇红部及邻近口周皮肤和口腔黏膜出现散在或成簇的小水疱，直径2～3mm，周围有红晕，可很快破裂形成浅溃疡，溃疡表面覆盖黄白色膜样渗出物,多个小溃疡可融合成不规则的较大溃疡。局部疼痛明显,出现流涎、拒食、烦躁、颌下淋巴结肿大。病程1~2周,发热可持续5~7d,局部淋巴结肿大可持续2~3周。本病应与疱疹性咽峡炎鉴别,后者由柯萨奇病毒引起,多发生于夏季,常骤起发热及咽痛,疱疹主要发生在咽部和软腭,有时见于舌面,但不累及齿龈和颊黏膜。

(二)治疗

多饮水,用3%过氧化氢溶液0.1%依沙吖啶(利凡诺)溶液清洁口腔,较大儿童可含漱等保持口腔清洁和黏膜湿润。局部可涂碘苷(疱疹净),亦可喷洒西瓜霜、锡类散、冰硼散等。为预防感染可涂2.5%~5%金霉素鱼肝油软膏;伴口唇干裂可涂液状石蜡或抗生素软膏。疼痛重者,进食前用2%利多卡因涂抹局部,同时避免摄入刺激性食物。

三、溃疡性口炎

由链球菌、金黄色葡萄球菌、肺炎链球菌、铜绿假单胞菌或大肠杆菌等感染引起。多见于婴幼儿,常发生于急性感染、长期腹泻等体弱患儿,在口腔不洁时有利于细菌繁殖而致病。

(一)临床表现

口腔各部均可发生,常见于舌、唇内及颊黏膜处,可蔓延到唇及咽喉部。初起时口腔黏膜充血、水肿,继而形成大小不等的糜烂和浅溃疡,溃疡表面有纤维素性炎症渗出物形成的灰白色或黄色假膜,边界清楚,易拭去,拭去后遗留溢血的创面,但不久又被假膜覆盖。患儿常因局部疼痛而哭闹、烦躁、拒食、流涎。常有发热,体温可达39~40℃,伴颌下淋巴结肿大。溃疡性口炎假膜涂片染色可见大量细菌,血常规检查可有白细胞和中性粒细胞增高。

(二)治疗

1. 控制感染

注意口腔卫生,可用0.1%~0.3%依沙吖啶溶液等清洁口腔后涂2.5%~5%金霉素鱼肝油软膏,或用中药养阴生肌散等,1~2次/d。病情较重者可选择敏感的抗生素控制感染。

2. 止痛

疼痛明显,可局部涂2%利多卡因。

3. 饮食

给予温凉半流食或流食,富含足够营养和B族维生素及维生素C,有利于疮口愈合。

4. 对症治疗

对发热者给予对症处理,烦躁者可酌情给予镇静剂,有脱水、酸中毒者应予以积极纠正。

(姜 杰)

第二节 小儿厌食症

Section 2

厌食,是指小儿长时期见食不贪,食欲减退或缺乏,甚至拒食,医学上称之为"小儿厌食症"。据调查资料表明,城镇中60%的学龄前儿童均有不同程度的厌食。随着独生子女的增多,小儿厌食症有增无减。究其原因,与饮食习惯和饮食方式有密切的关系。同时,与缺少某些微量元素也有一定的关系。

一、诊　　断

(一)病史

喂养不当,嗜食高蛋白高糖饮食史。

(二)症状及体征

(1)不思纳食,食之无味,甚或拒食,大便正常或干结。食量明显少于同年龄正常儿童。

(2)病程持续 2 个月以上。

(3)体重下降不增,毛发稀黄、干枯。

(4)并发症:严重者可并发中度以上贫血、营养不良、维生素 D 缺乏病、智力发育障碍、机体抗病能力降低而反复感染。

(5)排除其他外感染、内伤慢性疾病。

(三)辅助检查

D⁻木糖吸收排泄率降低。尿淀粉酶降低。血、头发的锌、铜、铁等多种微量元素含量低。

二、治　　疗

(一)一般治疗

改变不规律的生活,尽可能改善或酌情改换生活环境。

(二)消化酶制剂

多酶片,每次 0.3～0.6g,3 次/d,饭后服。含淀粉酶、胰酶、胃蛋白酶,可促进糖类的消化。

(三)锌制剂

1. 葡萄糖酸锌

儿童服用量为,3 岁以下 5～10mg,4～6 岁 10～15mg,6 岁以上 15～20mg。以上均为锌的剂量,1d 只需服 1 次,亦可以将 1d 量分 2～3 次服用。口服液:每瓶 10ml,含锌 10mg;冲剂:每袋 10g,含葡萄糖酸锌 70mg,相当于含锌 10mg。

2. 甘草锌

儿童服用量按锌元素计算,1d 每千克体重 0.5～1.5mg,相当于 80mg 规格片剂的 1/8～1/3。一般常用量为(80mg 片剂)1～2 片。

(四)维生素

复合维生素 B,每次 1 片,2～3 次/d,饭后服。

(李粹)

第三节　胃食管反流

Section 3

胃食管反流病(GERD)是最常见的食管疾病,是因食管下端括约肌的功能缺陷,引起胃液或胆汁从胃反流入食管,是婴幼儿顽固性呕吐和生长发育迟缓的重要原因。病因与发病机制有:①食管下端括约肌抗反流屏障破坏食管下端环状肌有括约肌功能,因此能防止胃食管反流发生,其抗反流功能受神经及消化道激素的调节,如胃泌素、前列腺素等,当其抗反流因素受到破坏时,反流量增加,因此产生胃食管反流。②食管酸廓清延缓正常情况下,食管本身具有以下防御功能——食管下端括约肌能阻止反流作用;食管的蠕动向远端清除进入食管的反流液;吞咽含碳酸氢钠的唾液、中和酸度及清洗刺激物。当上述功能受到损伤时,使酸清除延缓。

一、诊　　断

(一)病史采集

1. 婴儿

婴儿胃食管反流症有四大症状,即吐奶、体重不增、出血和肺部症状,其中以吐奶最常见。正常情况下,食管下端括约肌保持一定的张力,形成一个高压带,将胃和食管分隔开来,阻止胃内容物反流入食管,而且食管的蠕动波还能将反流物推回胃中。刚出生不久的婴儿食管下端括约肌还未发育完善,张力较低,5～7周后才能建立起有效的抗反流屏障,并随年龄增长逐渐完善。此外,婴儿的食管下端括约肌到咽部的距离相对成人为短,卧位时间较长,哭闹时腹压升高。如果喂养不当,吞气过多,引起胃扩张,就容易发生胃食管反流。患儿出生后不久即出现反复呕吐,随年龄增大而加重,严重者甚至每次喂奶后均呕吐。呕吐多不费力,非喷射性,但也有部分为喷射性呕吐,平卧位和嗳气时更易出现。也有患儿不喂奶时也常呕吐。反复呕吐引起营养不良、体重不增或下降。由于胃食管反流,胃酸等腐蚀食管黏膜,还可造成食管炎,甚至引起食管黏膜血管破损、出血。此外,胃食管反流时,若胃内容物误入气管则可引起肺部反复感染。

(1)呕吐:新生儿及婴儿患者85%生后第1周即呕吐,逐渐成为食后呕吐,呈喷射状,吐出物为胃内容物,偶有呕血。

(2)生长发育落后:由于呕吐造成长期热量摄入不足而致营养不良、生长发育缓慢、消瘦。亦可因反流性食管炎引起痉挛与狭窄,少数病儿有贫血症状。

(3)其他:呕吐物或反流物如吸入肺部可致肺部感染,久之形成肺纤维化,产生原发性肺间质纤维化。个别患儿对酸性反流液高度敏感,可诱发支气管痉挛,引起哮喘发作。反流液刺激咽喉者,反射性喉痉挛,可造成窒息,甚至猝死。

2. 较大儿童

年长儿可诉胸骨后烧灼痛、嗳气、上腹部不适。烧心、反流、非心源性胸痛和吞咽困难及一些肺部症状是GERD的常见表现。一旦出现上述症状时应首先想到GERD的可能,但GERD有时可有完全不同的临床表现。患儿有食管症状可伴或不伴食管黏膜损害,有或未证实病理性酸反流的量;另一些患儿有食管黏膜损害但不一定伴有反流症状;还有患儿表现为各种各样食管外表现,可无或很少伴有食管症状,因而给GERD的诊断带来一定的困难。在较大儿童直至成人患者,烧心和反流是GERD的主要症状,这2个症状对于GERD有很高的特异性。

(1)烧心:烧心伴或不伴有胃内容物反流至口腔是最突出的症状。烧心典型者为胸骨后烧灼感,向咽喉或口放射,最常见于餐后,由于平躺、躯体弯曲过度或猛烈的抬举而发生,常因急剧进餐、吃柑橘、辛辣食品、高脂肪餐和饮酒而诱发。烧心的严重性与食管炎的严重度无关。在Barrett's食管或有食管外表现的GRED患者,烧心可能很轻或缺如。

(2)反流:反流是指胃内容物反流入食管,且常反流入口,应与呕吐相区别。反流常伴有烧心,反流物为典型的酸性物,更为重要的是反流可引起食管外表现。

(3)吞咽困难:是GERD的常见症状,若患者尚能吞咽肉食(肉片、牛排)、带皮的蔬菜和硬面食品等,吞咽困难的存在将被怀疑。吞咽困难可为机械性梗阻或非机械性梗阻引起。机械性梗阻可能继发于与反流有关的狭窄、癌(如Barrett's食管引起腺癌或鳞状上皮癌)或食管环;非机械性梗阻吞咽困难可继发于蠕动功能障碍含有低幅度收缩和传递不良,或继发于反流引起敏感性蠕动收缩和食管痉挛,糜烂性食管炎的存在和严重性也是重要的决定因素,糜烂性或溃疡性食管炎患者进硬食常有吞咽困难,给充分治疗后 GERD 可消失。

(4)非器质性上消化道症状表现:如消化不良、腹胀、嗳气或不消化,当缺乏烧心或酸反流主要症状时,上述症状对 GERD 无特异性,有些患者仅诉胃灼热。

(5)食管外表现:①哮喘:最为常见,抗反流治疗可改善哮喘症状。虽 1/3 哮喘患者有食管功能障碍而无食管症状,但询问有关反流和烧心史在哮喘患者是重要的。哮喘时存在 GERD 的线索包括缺乏过敏源、哮喘开始在少年、哮喘前存在反流症状、夜间咳嗽、肥胖、哮喘发作前有烧心或激烈进食后烧心、对常用的哮喘治疗有对抗。②心绞痛样胸痛:又称为非心源性胸痛,是 GERD 的另一个突出表现。为位于胸骨下方烧灼样或压榨样痛,以下几点应考虑源于食管引起的胸痛:伴有食管症状,如烧心、吞咽困难或反流;疾病发生在餐后或仰卧位置;用抗酸剂疼痛减轻;疼痛持续几小时或几天而无心肺恶化。但值得注意的是不少冠心病和心源性胸痛患者常并存有食管症状,因此建议诊断食管源性胸痛时应首先排除心源性胸痛。③耳鼻喉疾病:有喉症状而缺乏典型食管症状或症状轻微的患者,内镜检查有低的食管炎检出率,少量的酸即可引起喉病理改变。牙糜烂是 GERD 最流行的口表现,牙糜烂和齿质丢失可引起颞下肌筋膜疼痛综合征,也可有口臭、口烧灼、舌过敏等表现。

3.并发症

胃食管反流病的并发症包括食管炎、消化性食管狭窄、食管溃疡及 Barrett's 食管化生。食管炎常可引起吞咽痛及大量出血;消化性食管狭窄可出现对固体食物的进行性吞咽困难;食管消化性溃疡可发生与胃或十二指肠溃疡同样的疼痛,但其部位常局限于剑突区或高位胸骨后区,这些溃疡愈合慢,易复发,在愈合后常遗留狭窄。

(二)体格检查

胃食管反流时由于酸性胃液反流,食管长期处于酸性环境中,可发生食管炎、食管溃疡、食管狭窄、反流物吸入气管可引起反复发作的支气管肺炎、肺不张,也可引起窒息、猝死综合征等。患儿常呕吐可出现体重不增、食管炎、食管糜烂或溃疡,表现为不安、激惹、拒食,重者呕血或便血,导致缺铁性贫血。反流物吸入后可有吸入症状,肺部合并证,呛咳、窒息、呼吸暂停、吸入肺炎,并伴精神运动发育迟缓。体格检查可见相应的体征。

(三)门诊资料分析

1.食管测压

食管测压仅用于对可疑 GERD 的开始评价,不用于 GERD 的肯定诊断,反流食管炎往往伴有 LES 压力降低[正常 15~30mmHg(2.0~4.0kPa)],LES 松弛时间也较正常明显延长(正常 2~7s),胃食管屏降压[正常 11~19mmHg(1.5~2.5kPa)]明显降低,因此 LES 低压可作为 GERD 严重度的评价指标。

2.放射线检查

患者垂头仰卧位所作的 X 线钡餐检查可显示钡剂从胃反流至食管,也可采取腹部加压法。但 X 线照相的方法通常不能敏感地诊断胃食管反流病。吞钡后所作的 X 线检查很容易显示食管溃疡和消化性狭窄,但对因食管炎所致的出血患者则诊断价值不大。上消化道吞钡检查可提供食管蠕动情况,并可发现憩室、裂孔疝和肿瘤等病变;气钡双重对比检查,食管炎时可见黏膜粗糙、溃疡等病变。为了评价 GERD 及其并发症,临床用食管钡造影和同位素检查,钡检查对于评价有吞咽困难的 GERD、以及准确地诊断裂孔疝、食管狭窄、食管环等极有价值。放射线检查证实黏膜呈网状改变可提出存在 Barrett's 食管。但与 pH 监测相比,钡检查对 GERD 诊断的敏感性低,居于这个原因吞钡检查用于评价 GERD 患者受到限制。

(四)进一步检查项目

1.食管镜检查

可对伴或不伴有出血的食管炎作出准确的诊断。食管镜结合细胞刷洗和直视下活检对鉴

别食管的良性消化性狭窄和癌肿是必需的。疑有 GERD 患者一般进行内镜评价,检查指征包括:

(1)患者症状不明朗或有警报症状如出血、体重下降、吞咽困难征象,目的为排除其他疾病或并发病。

(2)有长期症状的患者,目的为排除 Barrett's 食管的筛选。

(3)用于食管炎的诊断和其严重度的评估。

(4)治疗目的:直接内镜治疗和预防慢性化。如果发现糜烂性食管炎或 Barrett's 食管,大部分 GERD 可通过内镜得到诊断,虽然糜烂性食管炎也可由感染或药物引起损伤所致。

内镜检查对于 GERD 的诊断缺乏可靠的敏感性,烧心患者内镜检查时仅 30%~40%证实有黏膜破坏,包括黏膜红斑、组织脆和柱状鳞状上皮联节损害等。内镜检查提示严重食管炎的存在可指导治疗,且有助于预报对治疗的反应、复发率和慢性化。内镜检查阴性患者食管黏膜活检病理改变有助于 GERD 的诊断。反流症状持续久的患者可通过内镜筛选 Barrett's 食管,如果看不到 Barrett's 食管化生,将来患者不再需要用内镜筛选;而内镜发现有 Barrett's 食管者建议患者首选质子泵抑制剂治疗直至症状消失、食管糜烂或溃疡改变轻微。

2. 食管测压法

是在下食管括约肌处测定压力,并显示其强度,可区分正常与闭锁功能不全的括约肌。

3. 24h 食管 pH 值监测

24h 食管 pH 值监测是当前一个广为应用的研究和临床工具,对食管暴露酸量的判定、对 GERD 的认识有很大提高,可提供胃食管反流病的直接证据,了解反流的病因和异常程度,有助于肯定 GERD 诊断。24h pH 值监测能很好的区别正常对照组和食管炎患者,pH 值监测也有助于提高诊断有食管外表现存在的 GERD 患者。pH 值监测受到各种限制,所有证实食管炎患者,25%患者 24h pH 值监测在正常范围内,正常对照组与有反流症状的患者也有很大的重叠。一般以 pH 值<4(正常食管 pH 值为 5.0~7.0)至少持续 5~10s 作为胃食管反流发生指标。现在国内多采用便携式食管 24h 连续 pH 值监测,监测期间一般规定 pH 值<4 持续 5s 或 10s 以上判定为有胃食管反流,一般采用 6 个参数:①总 pH 值<4 的时间百分率(%)(正常人为 1.2%~5%);②直立位 pH 值<4 的时间百分率(%);③卧位 pH 值<4 的时间百分率(%);④反流次数;⑤pH 值<4 长于 5min 的次数;⑥最长反流持续时间。有认为正常人 pH 值<4 长于 5min 的次数大于 3 次,而反流发作长时间大于 9min 即为病理性反流。24h pH 值监测表明,每天站立位有反流者食管炎较轻,夜间卧位有反流者食管炎较重,而白天、夜间均有反流者食管炎最重。反流和症状之间的相互关系对于决定症状由反流引起是有帮助的。相互关系是通过统计学处理得出的。此相互关系可能决定于总酸暴露时间,严格的反流和症状间隔时间是不明了,多数作者认为出现间隔时间为 2~5min。反流和症状之间相互关系特别用于评价患者有不能解释的胸痛。

4. 双探针 pH 值监测法

将一个探针(Probe)置于食管下端括约肌上 5cm 处,另一个探针置于近端食管或咽下部,此种方法有助于评价 GERD 患者的食管外表现。有各种各样耳鼻喉症状的患者食管近端 pH 监测常有异常,如喉痛、声嘶表现反流性喉炎或酸后喉炎患者,双探针 pH 值监测也用于检查大多数有发作性喉痉挛的反流异常者,有些患者有反流性咽炎而远端食管总酸暴露时间正常,在评价哮喘或慢性咳嗽患者近端食管 pH 值监测的重要性很少建立,研究仍有矛盾的结果。

5. Bern-stein 试验

与症状性胃食管反流的存在密切相关,灌酸可使症状迅速出现,但可被灌注盐水所缓解。

6. 食管活检

显示鳞状黏膜层变薄,基底细胞增生,这些组织学变化可见于内镜下肉眼见不到食管炎的患者。

内镜或 X 线检查的结果如何,活检或 Bern-stein 试验的阳性结果与反流所致的食管炎症状具有密切关系。内镜下活检还是能连续观察 Barrett 化生柱状黏膜改变的唯一方法。

7. 试验治疗

试验治疗在 GERD 评价上是有吸引力的。英国胃肠学会资料显示其敏感性 81%,特异性 85%。尤其是对 pH 值监测(−)或内镜(−)的患者若用试验治疗症状改善时也可考虑 GERD 的诊断。应当指出,单纯试验治疗也可能造成误诊,如消化性溃疡、卓-艾综合征用强酸抑制剂治疗症状也明显减轻。目前临床上普遍认为用质子泵抑制剂(PPI)试验诊断反流病准确性高,实用于临床。最近美国胃肠学会推荐凡有典型 GERD 症状的患者,在行内镜检查之前,应接受 PPI 治疗。另一些专家推荐在大多数病例中,将 PPI 试验放在 24h 食管内 pH 值监测之前进行,或者用其作为替代试验。

二、诊断对策

(一)诊断

早期诊断对减少胃食管反流并发症,降低病死率有重要临床价值。详尽细致的病史有利于诊断。食管钡餐造影 X 线检查、内镜、食管测压、24h pH 值监测及 Bern-stein 灌酸试验有助于明确诊断和揭示可能发生的并发症(如 Barrett 食管)。较少应用的检查还有:①B 超检查:其优点是无损伤性,并能作长时间连续动态观察。②同位素扫描($^{99m}T_c$):此项检查是诊断胃食管反流的敏感方法之一,可以了解胃排空、食管廓清等情况,以及胃食管反流的发生与呼吸道症状间的关系。

(二)临床类型

胃食管反流病可有典型表现(如上述)和食管外表现,其食管外表现尤应重视胃食管反流病常可伴有呼吸系统症状与疾病(如哮喘、咳嗽和纤维化),耳鼻喉科症状和体征,其他食管外症状和体征(如非心源性胸痛、牙腐蚀、鼻窦炎和睡眠呼吸暂停)等。

1. 呼吸系统表现

GERD 的食管外表现,以呼吸系统为最多见。由于反流的轻重、持续时间长短、反流物的刺激性以及个人致反流因素等具体情况不同,可有不同的表现。

(1)夜间阵咳及支气管炎:为反流物进入气道直接刺激所致。轻者,患者常于夜间或熟睡中突然出现阵咳或呛咳,需立即坐起。若长期反流、持续刺激,则可引起支气管炎,咳嗽增重,但以夜间为主。如引致气管炎的其他病因因素不明显,或抗菌治疗效果不好,要想到有 GERD 的可能。

(2)反复发作性肺炎及肺间质纤维化:反流较重、反复吸入,可导致反复发作的肺炎。患者可有反复发作的咳嗽、咳痰、气喘,尤以夜间为著,有的伴有夜间阵发性呛咳。有的患者可有胸闷、胸痛、发热等症状。胸部 X 线检查,可提示炎症征象。虽经正规抗生素治疗,症状及 X 线表现常无明显改善,或易于复发。极少数患者可并发肺脓肿或肺不张。长期、反复吸入刺激,个别患者可进一步发展为肺间质纤维化。

(3)支气管哮喘:有学者证实,高酸反流物进入气道,可引起支气管痉挛。食管滴酸试验阳性者,也能引起支气管痉挛,食管酸刺激传入神经感觉机制触发呼吸道反应,因此在食管少量酸即可引起支气管痉挛。咽喉部存在着对酸超敏感的丰富的化学感受器,受反流酸刺激,亦能引起支气管痉挛,出现哮喘。GERD 所致哮喘,多于夜间发作,无季节性,常伴反流症状,亦可伴咳嗽、呛咳、声嘶、咽喉酸辣等症状。但约 1/3 的患者可无反流症状或不明显。解痉剂的应用常难奏效,甚至加重。此夜间哮喘须与心源性哮喘相鉴别。反过来,支气管哮喘也易诱发 GERD,这是因为：①支气管痉挛时，肺充气过度，使膈肌下降，致 LES 功能减低，抗反流作用减弱；②哮喘发作时，胸内负压增大，腹内压增高，胸膜压差增长，更利于胃食管反流；③支气管扩张剂的应用，可降低 LES 张力。如原有 GERD 者，支气管哮喘可使其加重。

（4）夜间睡眠呼吸暂停：反流性食管炎可能是夜间睡眠呼吸暂停的原因之一。反流物吸入的主要机制是膈和腹部呼吸肌的突发收缩，胃压突然增高，使胃内容物通过食管进入气管引起。呼吸暂停发生在睡眠时，少数发生在白天饭后 1h。

2. 非心源性胸痛

反流性食管炎或 GERD 是非心源性胸痛的主要原因。非心源性胸痛 80% 的患者是由胃食管反流引起。患者除了胸骨后、剑下疼痛的典型症状外，还可向胸骨两侧、上胸、后背放射，甚至有的放射至颈部、耳部，个别还有表现为牙痛。易与心绞痛、胸膜炎、肺炎、肋软骨炎等相混。GERD 所致胸痛也可间歇发作，有的呈剧烈刺痛，酷似心绞痛。

3. 慢性咽喉炎

为反流物刺激咽喉所致的化学性炎症。患者常有咽喉部不适，疼痛、咳嗽、喉部异物感或堵塞感，亦可有声音嘶哑。咽部检查可见充血、肿胀、淋巴滤泡增生，偶而可见溃疡形成。喉部检查可见喉部、声带水肿，偶见溃疡或声带结节形成，病变常限于声带后 1/3 和舌状软骨间区域。咽喉炎是夜间食管喉反流的结果。喉咽与胃液接触引起水肿和炎症。

4. 口腔表现

反流物刺激，可有唇舌烧灼感，个别患者出现口腔溃疡。有的患者可有口酸、口苦、口臭及味觉损害等。有的患者唾液分泌增多，可能是酸刺激食管，反射引起的酸清除的保护性反应。与此相关，干燥综合征时，由于唾液分泌减少，对食管酸的中和清除能力减低，易诱发或加重反流物对黏膜的损害。

5. 婴儿食管外表现

婴儿食管短，LES 尚未发育好，张力低下，且以流食为主，又多采取卧位，因而较易出现胃食管反流，也更易累及食管邻近器官，食管外表现更为突出。由于小儿不能主诉，如警惕性不高，易被忽略或误诊。常见表现为呼吸道症状，如夜间阵咳、哮喘、肺炎等。由于反流的痛苦，食管炎及食管外并发症的折磨，患儿亦可表现为哭闹、睡眠不好、拒食等。久之，可出现缺铁性贫血、营养不良及发育障碍。偶尔，患儿可出现间歇性斜颈或姿势怪异（Sandifer 综合征）。

（三）鉴别诊断要点

1. 婴儿溢奶

婴儿在吃完奶后，变动体位或刚躺下，就会马上吐奶，这种情况为溢奶，是一种生理现象。是因为婴儿的胃成水平状，一变动体位，使胃无法保持水平位置，就会发生溢奶现象。待婴儿长到 6 个月以后，会自然好转。

2. 幽门痉挛

婴儿不论躺着或抱着，每次吃奶以后 10min 左右就会呕吐，这种现象大多由于幽门痉挛引起。幽门痉挛使乳汁不能顺利地流入十二指肠，就会出现呕吐。

3. 先天性幽门肥厚性狭窄

婴儿每次吃完奶，马上就呕吐，而且不论是改变体位，改变饮食，还是使用药物都不能使其症状得到缓解。体格检查在婴儿胃上中部偏右处，摸到象红枣大小的硬块，则可能是先天性幽门肥厚性狭窄，必须手术治疗。

4. 其他

GERD 所致非心源性胸痛易与心绞痛、胸膜炎、肺炎、肋软骨炎等相混。食管源性心绞痛样胸痛，多与体位有关，仰卧、弯腰易发生，坐起站立可缓解；冷饮或刺激性饮料食物亦可诱发等可资鉴别。

三、治疗对策

(一)治疗原则
首选非手术疗法包括饮食控制、体位疗法和药物疗法,新生儿、婴儿胃食管反流经内科治疗绝大部分数月后可明显改善。若经上述治疗 6 个月后仍有吐奶或其他症状,可考虑手术治疗。

(二)治疗计划
应根据婴儿胃食管反流的不同程度采取相应措施,无并发症者的治疗包括:

1. 饮食控制
饮食宜少量多次,选择质地柔软而营养丰富的食物,避免吃过热或过冷的食物。由于胃食管反流与胃的充盈度关系较大,因此,食品应稠厚,以减少容量。

2. 体位疗法
对轻、中度的胃食管反流婴儿,喂奶时应将婴儿抱在半直立位,喂奶后维持半卧位 1 小时左右,睡眠时床头抬高 20～30cm,保持头高脚低位。通常在 2 周内就可使呕吐减轻。重度患儿应 24h 持续维持体位治疗,可让患儿睡在倾斜 30°的床板上(头高脚低),取俯卧位(趴着睡),以背带固定,或抬高床头 20～30cm。

3. 药物治疗
目前用于胃食管反流的药物主要有 2 大类:①抗酸剂,不仅能中和胃酸,还可促进幽门窦胃泌素的产生,升高血清胃泌素的浓度,从而增加食管下端括约肌的压力;②H_2受体拮抗剂如西咪替丁,其机制是抑制胃酸分泌,减少胃酸反流至食管,从而减轻症状。具体用药包括:

(1)餐后 1h 和临睡时予以制酸剂:可中和胃酸,并可能增加食管下段括约肌张力。

(2)应用 H_2 阻滞剂以降低胃液酸度(有时合并应用其他药物)。

(3)应用胆碱能激动剂如乌拉胆碱、胃复安餐前 30min 和临睡前口服。

(4)西沙比利。

(5)质子泵抑制剂:如奥美拉唑或兰索拉唑,是促进消化性食管炎快速愈合的最有效药物。研究证实有严重食管炎患者用质子泵抑制剂治疗可预防黏膜并发症尤其是狭窄的发生。奥美拉唑已被获准长期应用于腐蚀性食管炎再复发的预防。

4. 其他
(1)避免应用引起胃酸分泌的强刺激剂:如咖啡、酒精。

(2)避免应用降低下食管括约肌张力的药物:如抗胆碱能药物、食物(脂肪、巧克力)和吸烟(被动)。

5. 并发症的治疗
除大量出血外,由食管炎引起的出血无需紧急手术,但可复发。食管狭窄应采用积极的内科治疗,并反复扩张(如在内镜下采用气囊或探条)以达到和维持食管的畅通,若扩张恰当,不会严重影响患者的进食。奥美拉唑、兰索拉唑或抗反流手术(如 Belsey、Hill、Nissen 等)常用于有严重食管炎、出血、狭窄、溃疡或难治性症状的患者,而不管是否有裂孔疝的存在。该类手术也可应用电视辅助下的腹腔镜进行。内科或外科治疗对 Barrett 化生的效果并不一致,目前推荐内镜检查(每 1～2 年一次)以监视这种化生恶变的可能。

(三)治疗方案的选择

1. 内科治疗
(1)体位:使病儿处于 45°～60°半坐位,有的主张至少应保持在 60°,多数病儿呕吐即可消失。对较大儿童,轻者进食后 1h 保持直立位;严重者可用 30°倾斜的床上俯卧位,或 50°角仰卧。

(2)喂养:饮食以少量多餐为主,喂稠厚乳汁防止呕吐。治疗期禁食酸果汁,食物用米糊调稠喂饲。

(3) 药物：药物治疗主要是应用 H_2 受体拮抗剂来抑制胃酸分泌。一般 1～2 周可缓解症状。合并有食管炎时，予甲氰咪胍每日 30～40mg/kg，分 4 次口服；可在食后 15～30min 加服抗酸药，同时用灭吐灵每次 0.1mg/kg，每日 4 次。吗丁啉可使胃肠道上部的蠕动和张力恢复正常，促进胃排空，增强胃窦和十二指肠运动，协调幽门的收缩，还可增强食管的蠕动和食管下部括约肌的张力，因此对本病有较好疗效。儿童每次 0.6mg/kg，每日 3～4 次；不能口服者，可使用栓剂，6 个月以下小儿用时需密切监护。思密达可保护食管黏膜，促进受损上皮修复与再生，还因其对 H^+ 的缓冲作用，对胃蛋白酶的抵抗作用及对胆盐、胆酸的螯合作用等，亦可用于本病的治疗。

2. 外科治疗

经内科治疗 6～8 周无效者，有严重并发症、严重食管炎或缩窄形成的，可考虑手术治疗，一般采用胃底折叠术，效果良好。

（姜杰）

第四节　胃炎和消化性溃疡
Section 4

一、急性胃炎

(一)概述

急性胃炎是指由物理性、化学性或生物性有害因子引起的胃黏膜急性炎症，其病变可仅局限于胃底、胃体或胃窦，也可弥漫分布于全胃。病变深度大多局限于黏膜层，严重时则可累及黏膜下层或肌层，甚至达到浆膜层。急性胃炎可因服用药物（如非甾类抗炎药、抗肿瘤化疗药、洋地黄、氯化钾等）、误服腐蚀性化学物质（如强酸、强碱等）、应激因素（严重创伤、大面积烧伤、大手术、中枢神经系统肿瘤和外伤、败血症等）、酒精、感染、十二指肠液反流、摄入由细菌及其毒素污染的食物、胃壁的机械损伤、各种因素所致的变态反应所引起。

(二)诊断标准

1. 诊断依据

(1) 有摄入细菌及其毒素污染的食物、服药、吞食腐蚀性化学物质、酗酒、应激和放射线照射等明显的诱因。

(2) 急性上腹痛、恶心、呕吐和食欲减退。严重者可有呕血、黑便、电解质紊乱与酸碱平衡失调。可有原发病的临床表现，如严重烧伤、败血症、休克等，或在全身严重疾病基础上发生消化道出血。

(3) 胃镜检查表现为胃黏膜的充血、水肿和糜烂。胃镜检查应尽早进行，否则待胃黏膜修复、病灶愈合后胃镜检查可为阴性。

(4) 上消化道的气钡双重造影可用于急性胃炎的诊断，但由于本病的病变一般较表浅，上消化道 X 线钡餐检查多为阴性。

(5) 以出血为主要表现者，大便潜血试验阳性；呕吐物潜血试验也可为阳性，血常规检查红细胞和血红蛋白均可降低。

具有上述第(1)、(2)项可临床诊断为急性胃炎，如同时具有第(3)项则可确诊。

2. 鉴别诊断

(1) 消化性溃疡：消化性溃疡也可有上腹痛、恶心、呕吐等症状，但消化性溃疡者多有溃疡病的特殊症状，如上腹部的疼痛具有节律性、季节性、与进食有关等特点。一旦发生胃穿孔则会突然出现剧烈的上腹痛并迅速遍及全腹,体格检查时发现腹肌呈板状强直,全腹均有压痛及反跳痛。

(2)急性胰腺炎:有突然发作的上腹部剧烈疼痛,放射至背部及腰部,早期呕吐物为胃内容物,以后为胆汁。血清淀粉酶常增高,有时腹腔内可抽出血性液体。

(3)急性胆囊炎:本病特点是右上腹持续性疼痛,阵发性加重,可放射至右肩背部,Murphy征阳性,B超检查可协助诊断。

(三)治疗方案

治疗原则为去除病因,保护胃黏膜,合理饮食,对症处理。

1. 一般治疗

(1)去除诱因:停用致病的药物,治疗相关疾病。

(2)饮食:以清淡流质饮食为主,多饮水,必要时酌情禁食。

(3)支持治疗:纠正因呕吐、腹泻导致的失水及水、电解质紊乱,一般用口服补液法,病情重者可静脉补液。

2. 基本药物治疗

(1)保护胃黏膜药物:硫糖铝(胃溃宁),每日10～25mg/kg,分4次,饭后2h服用,疗程4～8周。枸橼酸铋钾(德诺,胶体铋),每日6～8mg/kg,分3次口服,疗程4～6周。蒙脱石粉(思密达),每次3g,每日3次,餐前空腹服用。

(2)H_2受体拮抗剂:西咪替丁(甲氰咪胍,泰胃美,cimetidine),每日20～40mg/kg,分4次于饭前10～30min口服。雷尼替丁(呋喃硝胺,ranitidine),每日3～5mg/kg,每12h 1次,或每晚1次口服;或将上述剂量分2～3次,用5%～10%葡萄糖液稀释后静脉滴注,肾功能不全者剂量减半,疗程为4～6周。

(3)质子泵抑制剂:奥美拉唑(洛赛克),每日0.7mg/kg,清晨顿服,4～6周为一疗程。兰索拉唑(达克普隆),15～30mg,每日1～2次。

(4)促进胃蠕动:甲氧氯普安(胃复安),每次0.1mg/kg,每日2～3次,餐前半小时服(由于服用后部分患者可出现锥体外系的不良反应,现已少用)。多潘利酮(吗丁啉),每次0.3mg/kg,每日3次,餐前半小时服。

(5)抗生素:一般不用抗生素,但若是由细菌引起,特别是伴有腹泻者,可用吡哌酸等。

(6)对症治疗:腹痛者可用解痉剂,如阿托品、丙胺太林、山莨菪碱等药物。

(四)疗效评估

一般来说急性胃炎是一种可逆性疾病,经过治疗症状消失、无并发症者为痊愈。该病症状虽可在短期内消失,但组织学改变可能持续数月之久。偶尔也可出现持续的、危及生命的上消化道出血,这时须采取进一步措施加以治疗,这些措施包括胃左动脉栓塞或滴注血管加压素,或外科手术治疗。

(五)预后评估

急性单纯性胃炎的预后好,病程短,可自限,症状多在数天内消失。急性腐蚀性胃炎可能会发生穿孔,出现急性腹膜炎,急性期过后往往出现食管瘢痕狭窄,此时可行食管扩张术或胃造瘘术。急性化脓性胃炎也可发生胃穿孔、休克和急性腹膜炎,一旦确诊,应立即给予手术,并用大剂量抗生素控制感染,治疗一定要积极,否则预后较差。

(六)评述

急性胃炎除了胃镜检查外,主要靠患儿和家属提供的病史,因此必须详细询问病史,以防误诊和漏诊。为了预防急性胃炎,应注意饮食卫生,勿暴饮暴食,并慎用或忌用易损伤胃黏膜的药物和食物。

(七)摘要

急性胃炎是胃黏膜的急性炎症,可因药物、误服腐蚀性化学物质、应激因素、食物、变态反应等引起。临床主要特征为上腹痛、恶心、呕吐、胃镜下见胃黏膜充血、水肿和糜烂。须与消化性溃疡、急性胰腺炎和急性胆囊炎进行鉴别。主要治疗包括去除病因、保护胃黏膜、合理饮食和对症处理。单纯性急性胃炎的预后好,急性腐蚀性胃炎可能会发生诸如穿孔、急性腹膜炎、食管狭窄等并发症。

二、慢性胃炎

(一)概述

慢性胃炎是有害因子长期反复作用于胃黏膜引起损伤的结果,胃黏膜病变以淋巴细胞和浆细胞的浸润为主,中性粒细胞和嗜酸粒细胞可存在,但数量少。病变分布不均匀。本病是一种常见病,任何年龄都可发病,但随着年龄的增加发病率亦逐渐增加。小儿慢性胃炎中以浅表性胃炎最常见,约占90%以上,常与消化性溃疡伴发,胃窦炎占70%,萎缩性胃炎极少。慢性胃炎的病因至今尚未完全明确,可能与以下因素有关:①胃黏膜损伤因子(机械性、温度、化学性、放射性和生物性损伤因子)长期反复损伤胃黏膜;②细菌、病毒或幽门螺杆菌感染;③自身免疫因素;④胆汁反流;⑤长期服用刺激性食物和药物;⑥精神神经因素;⑦遗传因素;⑧多种慢性病的影响,如慢性肾炎、糖尿病、类风湿性关节炎、系统性红斑狼疮、肝胆系统疾病等。

(二)诊断标准

1. 诊断依据

(1)反复发作的中上腹不适、饱胀、钝痛、烧灼痛,疼痛无明显规律,一般进食后加重。常见食欲不振、反酸、暖气、恶心等。有胃黏膜长期少量出血者可引起缺铁性贫血,并可出现头晕、心慌、乏力等症状,大便隐血试验阳性。

(2)有时可有上腹轻压痛,严重时可有舌炎和贫血。胃窦炎的症状有时与消化性溃疡相似,除偶有上腹部压痛外无其他明显阳性体征。

(3)胃镜检查可见:①黏液斑;②充血;③水肿;④微小结节形成;⑤糜烂;⑥花斑;⑦出血斑点(前5项中符合1项即可诊断,第⑥、⑦项须结合胃黏膜病理学检查诊断)。

(4)X线气钡双重造影很好地显示胃黏膜相,可见胃窦部激惹征、黏膜增粗、迂曲、锯齿状。

(5)幽门螺杆菌检测阳性,目前有6种方法检测幽门螺杆菌,包括胃黏膜直接涂片后革兰染色后镜检、胃黏膜切片后免疫组化法染色、胃黏膜培养、尿素酶快速试验、血清幽门螺杆菌抗体测定和^{13}C尿素呼气试验。

(6)血清胃泌素的增高与胃黏膜屏障受损有关。

具有上述(1)(2)项,同时具有(3)或(4)项,伴或不伴(5)(6)项,排除消化性溃疡等疾病后,可确诊为慢性胃炎。

2. 鉴别诊断

(1)胃溃疡:两者的症状有某些相似之处,但胃溃疡患者的上腹痛多有节律性、周期发作特点,进食后疼痛减轻,胃镜检查或X线钡餐检查可发现溃疡征象。

(2)胃癌:小儿少见。早期胃癌可无临床症状或虽有症状但无特异性,容易与慢性胃炎混淆。胃癌常与慢性胃炎同时存在,胃镜检查是最好的鉴别方法。

(3)肠蛔虫症:常有不固定的腹痛、偏食、异食癖、恶心、呕吐等症状,且有全身过敏症状,往往有大便排出蛔虫虫体或虫卵史,粪便中找到蛔虫卵即可确诊。

(4)肠痉挛:婴儿多见,可出现反复发作的阵发性腹痛,排气、排便后可缓解。

(5)腹型癫痫:反复发作的不固定腹痛,腹部无异常体征,脑电图多有异常改变。

(三)治疗方案

1. 一般治疗

(1)积极寻找病因:有鼻腔和口咽部慢性感染灶的应予以清除,慢性支气管炎者应避免将痰液咽下。避免服用对胃有刺激的药物。

(2)饮食：饮食宜软、易消化，避免进食过于粗糙或过热的食物。进食要养成细嚼慢咽的习惯，以减少对胃的刺激。要少食盐渍、烟熏、不新鲜食物。

2. 基本药物治疗

(1)加强屏障功能、促进上皮生长：硫糖铝(胃溃宁)，每日10～25mg/kg，分4次，饭后2h服疗程4～8周。枸橼酸铋钾(德诺，胶体铋)，每日6～8mg/kg，分3次口服，疗程4～6周。

(2)促进胃蠕动、减少肠液反流：甲氧氯普安(胃复安)，每次0.1～0.2mg/kg，每日3次，餐前半小时服(由于服用后部分患者可出现锥体外系的不良反应，现已很少使用)。多潘立酮(吗丁啉)，每次0.3mg/kg，每日3次，餐前半小时服。

(3)制酸剂和碱性药物：① H_2 受体拮抗剂：西咪替丁(甲氰咪胍，泰胃美，cimetidine)，每日10～15mg/kg，分4次于饭前10～30min口服，或按每次0.2g，用5%～10%葡萄糖液稀释后静脉滴注。雷尼替丁(呋喃硝胺，ranitidine)，每日3～5mg/kg，每12h 1次，或每晚1次口服；或将上述剂量分2次用5%～10%葡萄糖液稀释后静脉滴注，肾功能不全者剂量减半，疗程为4～6周。②质子泵抑制剂：奥美拉唑(洛赛克)，每日0.7mg/kg，清晨顿服，4～6周为一疗程。③碱性药物：氢氧化铝，5岁以上小儿0.15～0.3mg/kg，每日3次，餐后1h服。此外还可应用复方氢氧化铝片(胃舒平)、铝碳酸镁片(达喜)或复方碳酸咀嚼片(罗内)。

(4)消除幽门螺杆菌感染：可同时使用枸橼酸铋钾、抗生素和甲硝唑3种药治疗，合用2周为一疗程。

(5)其他：缺铁性贫血者可补充铁剂，有大细胞贫血者可使用维生素 B_{12}。有些研究发现慢性萎缩性胃炎患者血清中的微量元素锌、硒等含量均降低，可适当给予补充。

(四)疗效评估

对慢性胃炎疗效的评价应以临床症状缓解或消失与否为主，不应以胃黏膜病理检查中病变程度轻重为唯一标准。经治疗症状消失，随访3年无复发者为治愈。

由于幽门螺杆菌与慢性胃炎的发生有关，应注意清除幽门螺杆菌以改善组织学的变化。

(五)预后评估

一般情况下慢性胃炎的预后较好，儿童的慢性胃炎患者其病变主要累及胃窦，如不治疗则影响到全胃，这个变化过程估计需要20年以上。伴有中度、重度不典型增生者的慢性胃炎，至成人阶段后其胃癌发生率比普通人群高，因此须长期随访复查。

(六)评述

慢性胃炎的诊断主要依靠胃镜和胃黏膜活检进行组织学检查，同时应注意排除胃的其他疾病(如胃溃疡)和胃外疾病(如慢性胆囊炎)。慢性胃炎的发病率很高，一般来讲，凡有上消化道症状者，在做胃镜检查后都可得到慢性胃炎的诊断，因为胃壁每日在不断地接受食物刺激和受到咽下的细菌侵入，其存在一些轻度炎症和小的糜烂是理所当然之事，胃黏膜每日就处在这种损伤和修复的动态平衡之中。因此对无症状或症状轻微的慢性胃炎可以不加治疗。

(七)摘要

慢性胃炎是一种常见病，任何年龄都可发病，小儿以浅表性胃炎最常见。临床主要特征为中上腹不适、饱胀、疼痛和出现消化不良症状，有胃黏膜长期少量出血者可引起缺铁性贫血。胃镜检查和胃黏膜组织病理学检查是诊断慢性胃炎最可靠的手段。本病须与胃溃疡、肠蛔虫症、肠痉挛和腹型癫痫鉴别。主要治疗为清除致病因素、强固屏障功能、促进胃蠕动以减少肠液反流等，并可使用制酸剂和碱性药物，若合并有幽门螺杆菌感染者应消除幽门螺杆菌。儿童期本病的预后良好。

三、消化性溃疡

（一）概述

消化性溃疡是一种常见的消化系统疾病，凡是能与胃酸接触的胃肠道任何部位均可发生溃疡，但主要还是胃和十二指肠这两处的溃疡，两者占全部消化性溃疡的98%。消化性溃疡的发病机制较为复杂，一般讲本病是因致溃疡因素（胃、十二指肠黏膜损害）和黏膜抵抗因素（黏膜保护）之间失去平衡所致。致溃疡因素包括胃酸—胃蛋白酶的消化作用、情绪应激、胃泌素和胃窦部滞留、幽门螺杆菌（Hp）的存在、胃和十二指肠的炎症、遗传因素、饮食失调及药物等；黏膜抵抗因素则包括黏液—黏膜屏障、黏膜血流量、前列腺素、表皮生长因子及细胞更新等。本病分布于全世界，发病率较高，一般认为人群中的10%在其一生中曾患过本病。十二指肠溃疡较胃溃疡多见，两者之比约为3∶1。10%～15%的消化性溃疡患者可终身无症状，称为"沉默性溃疡"，此类患者以胃溃疡多见。各年龄均可发病，婴幼儿多为继发性溃疡，年长儿则多为原发性溃疡，以十二指肠溃疡多见，男孩多于女孩，男女之比约为2∶1。胃溃疡和十二指肠溃疡的发病率相近。消化性溃疡的发作有季节性，秋末冬初或冬末春初的发病远比夏季常见。

（二）诊断标准

1. 诊断依据

（1）症状：①剑突下有烧灼感或饥饿痛；出现反复发作、进食可缓解的上腹痛，夜间和凌晨症状明显；可伴反酸、嗳气、呕吐、食欲不振等，病史可达数年。②发作时上腹部疼痛呈节律性，进食、饥饿、气候变化及精神紧张均可诱发；发作呈周期性，缓解期与发作期相互交替。③有原因不明的呕血、便血、胃或十二指肠穿孔。④有些患儿的家族中有类似的消化性溃疡患者。

（2）体征：①上腹部的局限性压痛，压痛的部位基本反映溃疡的位置；②当十二指肠球部溃疡发生后壁穿孔时，可在胸椎10、11和12棘突两侧出现压痛点，即Boss压痛点；③发生胃肠道穿孔、幽门梗阻等并发症时，可出现腹膜炎体征、上腹部震水音及胃型，患者可因出血而有面色苍白或心率增快。

（3）胃镜检查：查见溃疡，根据部位分为胃溃疡、十二指肠溃疡、复合性溃疡。胃镜下将溃疡分为活动期、愈合期和瘢痕期，各期又可分为两个阶段。疑有Hp感染可做胃黏膜直接涂片、革兰染色后镜检，胃黏膜切片后免疫组化法染色，胃黏膜细菌培养。

（4）上消化道钡餐检查：以气钡双重对比造影为佳，其直接征象有龛影和浓钡点，间接征象包括十二指肠球部的变形、缩小、激惹、球部大弯侧的痉挛性切迹、幽门管移位等。

凡具有上述症状中之一和（或）体征中之一者，同时具有第（3）或第（4）项，可确诊为消化性溃疡。

2. 合并幽门螺杆菌（Hp）感染的诊断标准

（1）细菌培养阳性。

（2）组织切片染色见到大量典型细菌者。

（3）组织切片见到少量细菌、尿素酶试验、B_c尿素呼气试验、血清Hp-IgG或Hp核酸，任意2项阳性。

2周内服用抗生素者，上述检查可呈假阴性。2周未服用抗生素者，具有上述3项之一可诊断为合并幽门螺杆菌感染。

3. 鉴别诊断

（1）其他腹痛疾病：应与肠痉挛、蛔虫症、腹腔内脏器感染、胆管结石等鉴别。

（2）其他呕血疾病：新生儿和小婴儿呕血可见于新生儿自然出血症、食管裂孔疝、败血症等;年长儿须与肝硬化所致食管静脉曲张破裂出血和全身出血性疾病鉴别。

(3)慢性胃炎:本病常有上腹痛和其他消化不良症状,易与消化性溃疡相混淆,两者的鉴别主要依靠胃镜检查。

(4)急性坏死性肠炎:血便呈暗红色糊状便或赤豆汤样便,具有特殊的腥臭味,同时伴有高热。

(5)肠套叠:本病的典型症状有阵发性哭闹、呕吐、腹部包块、果酱样大便或血便。

(6)钩虫病:钩虫寄居于十二指肠,可引起十二指肠炎、渗血甚至黑便,症状可酷似十二指肠球部溃疡。胃镜下在十二指肠降部可见到钩虫和出血点。凡来自农村而有消化不良及贫血的儿童,应常规做粪便检查以寻找钩虫卵,阳性者应做驱虫治疗。

(三)治疗方案

治疗目的在于缓解症状,促进溃疡愈合,预防复发,防止并发症。

1. 一般治疗

(1)休息:急性期要注意休息,培养良好的生活习惯,避免过度疲劳,保持乐观情绪。

(2)饮食:避免食用具有刺激性、对胃黏膜有损害的食物和药物,如含咖啡因的饮料、非甾类抗炎药、糖皮质激素等。

(3)去除病因:继发性溃疡应积极治疗原发病。

2. 基本药物治疗

治疗原理为抑制胃酸分泌、强化黏膜防御能力和抗Hp治疗。

(1)抗酸和抑酸剂:①H_2受体拮抗剂(H_2RA):治疗中选用一种,疗程6～8周,此后改为维持治疗。西咪替丁(甲氰咪胍,泰胃美,cimetidine),每日10～15mg/kg,分4次于饭前10～30min口服,或按每次0.2g,用5%～10%葡萄糖液稀释后静脉滴注。雷尼替丁(呋喃硝胺,ranitidine),每日3～5mg/kg,每12h 1次,或每晚睡前1次口服,或将上述剂量分2～3次,用5%～10%葡萄糖液稀释后静脉滴注,肾功能不全者剂量减半。法莫替丁,每日0.9mg/kg,睡前1次日服,疗程2～4周。其他尚有尼扎替丁、罗沙替丁。②质子泵抑制剂(PPI):奥美拉唑(洛赛克,omeprazole),每日0.6～0.8mg/kg,清晨顿服,2～4周为一疗程。其他尚有兰索拉唑、泮托拉唑、雷贝拉唑。③中和胃酸药:目前多采用复合制剂,以加强疗效和减少副作用,剂型以液态和粉剂较好,片剂欠佳。片剂宜嚼(或研)碎后服用。氢氧化铝,5岁以上小儿0.15～0.3mg/kg,每日3次,餐后1h服。此外还可应用复方氢氧化铝片(胃舒平)、铝碳酸镁片(胃达喜)或复方碳酸咀嚼片(罗内)。④前列腺素拟似药:米索前列醇(喜克溃,misoprostol),副作用多,用于正在服用非甾类抗炎药者,预防和治疗胃溃疡。⑤G受体拮抗剂:丙谷胺,可用于PPI等停药后的维持治疗,抑制胃酸反跳,防止复发。

(2)胃黏膜保护剂:①硫糖铝:每日10～25mg/kg,分4次,饭后2h服,疗程4～8周。②枸橼酸铋钾(德诺,胶体铋,CBS):每日6～8mg/kg,分3次口服,疗程4～6周。③呋喃唑酮:每日3～5mg/kg,分3次口服,疗程2周。④柱状细胞稳定剂:麦滋林-S、替普瑞酮、吉法酯等。

(3)抗幽门螺杆菌治疗:①药物与剂量:枸橼酸铋钾(CBS),每日6～8mg/kg口服。阿莫西林,每日30～50mg/kg分2～3次口服。甲硝唑(灭滴灵),每日15～20mg/kg口服。替硝唑,每日10mg/kg口服。呋喃唑酮,每日3～5mg/kg口服。克拉霉素,每日15～20mg/kg口服。②初期治疗:幽门螺杆菌的初期治疗目前强调联合用药,即上述药物加PPI或H_2RA。常用的有以下几种,初期治疗应选用有PPI或H_2RA的方案。a.CBS(4～6周)+H_2RA(4～8周)+一种抗生素(阿莫西林4周、甲硝唑2周、替硝唑2周、呋喃唑酮2周或克拉霉素2周)。b.PPI(2～4周)+阿莫西林(4周)或克拉霉素(2周)+甲硝唑或替硝唑(2周)。c.CBS(4～6周)+阿莫西林(4周)或克拉霉素(2周)+甲硝唑或替硝唑(2周)。d.H_2RA(4～8周)+阿莫西林(4周)或克拉霉素(2周)+甲硝唑或替硝唑(2周)。③维持治疗:停用抗酸药后可用柱状细胞稳定剂、丙谷胺维持治疗。对以下患者可继续用 PPI 或 H_2RA 维持治疗:a. 多次复发;b. 症状持续不缓解;c. 有并发症;d. 合并危险因素如胃酸高分泌、持续服非甾类抗炎药、Hp 感染未根治。

3. 外科治疗

如有以下情况者可考虑外科治疗:①上消化道大出血内科治疗无效;②合并有胃肠道急性穿孔;③器质性幽门梗阻;④复发较频繁的难治性溃疡。

(四)疗效评估

消化性溃疡的治疗目的,在于消除病因、控制症状、促进溃疡愈合、预防复发和避免并发症。经过治疗,十二指肠球部溃疡可在 4~6 周愈合,胃溃疡可在 8 周愈合,经胃镜或上消化道钡餐检查证实溃疡愈合后,继续药物治疗 1 年,经随访 3 年无复发者治愈。

(五)预后评估

本病的预后良好,关键问题不在于溃疡能不能愈合,而在于是不是会复发。不论用何种药物治疗,溃疡的复发率均可高达 70% 左右,这是一个尚未完全解决的难题。当前预防溃疡复发的主要措施是口服抗溃疡药物维持量,即当溃疡愈合后继续服药半年或 1 年。

(六)评述

消化性溃疡基本上是一种内科疾病,绝大多数患者在药物的治疗下溃疡即可愈合,不需要外科治疗,特别是 H_2 受体拮抗剂和质子泵抑制剂应用于临床后,溃疡病的内科治疗又有了突破性的进展。在内科治疗中要特别注意抗溃疡药物的不良反应,一旦发现不良反应出现应立即停药并对症治疗。常见的不良反应包括因服用大量可吸收的碱性药物的同时长期进食牛奶而引起高钙血症与代谢性碱中毒;长期服用西米替丁可出现白细胞减少、男性乳房发育等;抗胆碱能药物可引起口干、心悸、排尿困难等。还应注意一些特殊类型溃疡,这些患儿的临床特点缺乏规律,治疗也较困难,如胃和十二指肠复合性溃疡、幽门管溃疡球后十二指肠溃疡等。

(七)摘要

消化性溃疡主要发生于胃及十二指肠,各年龄均可发病,但以学龄儿童多见,婴幼儿则以继发性溃疡多见。常因致溃疡因素和黏膜抵抗因素失衡所致。临床特点为出现反复发作、呈周期性和节律性的上腹部疼痛,胃镜检查可明确诊断。鉴别诊断应考虑肠痉挛、蛔虫症、钩虫病、腹腔内脏器感染、胆管结石、食管裂孔疝、慢性胃炎、功能性消化不良等。治疗原则为消除病因、控制症状、促进溃疡愈合、预防复发和避免并发症。本病预后良好。

(姜杰)

第五节 肝脏和胰腺疾病
Section 5

一、肝 脓 肿

肝脓肿是指细菌进入肝脏引起的局限性化脓性病灶,在儿童中不常见,男多于女。随着医疗条件改善,发病率逐年下降。主要的致病菌为金黄色葡萄球菌、大肠杆菌、链球菌,溶组织阿米巴也可引起此病,真菌和结核引起肝脓肿很少见。感染途径多为血源性,逆行性感染以胆管为主,亦可通过肝门静脉或淋巴系统感染,另可通过附近感染组织直接播散至肝。新生儿时期病菌经脐静脉入肝。

（一）诊断要点

1.临床表现

主要症状有弛张热,伴有寒战,部分患儿表现长期低热、厌食、呕吐、腹泻、消瘦。右上腹腹痛和压痛,季肋部及肝区有明显叩击痛,肝脏肿大并有触痛。肝脓肿向上方增大,刺激膈肌引起咳嗽、胸痛和呼吸困难,感染也可直接累及或破入右侧胸腔及肺。偶见黄疸或腹水。

2.实验室及辅助检查

(1)血常规:白细胞计数增高,少数可出现类白血病反应,分类以中性粒细胞为主。

(2)血清谷丙转氨酶和胆红素升高。

(3)X线检查:可见右膈升高和活动受限,及反应性胸膜炎。

(4)B超检查:当病灶＞1cm时,可见到典型回声暗区及脓肿液平面,诊断阳性率高达85%～100%。

(5)CT或MRI检查:能显示1cm以下的病灶,准确确定脓肿所在的位置,MRI的诊断价值更高,但价格较贵,只有当B超诊断不清时才考虑应用。

(6)选择性动脉造影:为有创检查,当与肝癌难以鉴别时,有较高的价值。

(7)B超引导下穿刺:能帮助明确诊断,亦是一种治疗措施,脓液培养有助于治疗。但对多发性脓肿此方法不适用。

（二）治疗

1.内科治疗

(1)支持疗法:注意给予高蛋白、高热量、富含维生素的食物。适量输注白蛋白、血浆、氨基酸。纠正水、电解质紊乱及酸碱平衡失调。注意补充维生素,尤其是B族维生素。

(2)合理使用抗生素。选用抗生素的原则是针对性强、剂量充足、疗程完整。如考虑为金黄色葡萄球菌、链球菌等革兰阳性细菌感染,可选用新型青霉素以及第三、第四代头孢菌素;如为肠道革兰阴性杆菌感染,可选用阿莫西林＋克拉维酸,氨基糖苷类抗生素,第三、第四代头孢菌素以及氟喹诺酮类抗生素;如疑为厌氧菌感染可使用甲硝唑、利福平等。一般抗生素疗程为6～8周。

2.外科治疗

在内科治疗的基础上,对反复积脓的脓肿,全身中毒症状严重,或脓肿已破或有穿破可能时,应选择外科治疗。其方法有:脓肿抽洗、经皮穿刺引流、经腹腔切开引流、肝脏部分或肝叶切除。

二、急性胰腺炎

急性胰腺炎是指胰腺的急性炎症及胰腺以外的器官的急性损害。在儿童中比较少见,在婴幼儿中罕见,因此,在临床研究和诊治过程中常参考成人的诊治经验。

导致儿童急性胰腺炎的病因较多,主要因素有:①腹部外伤。②系统性疾病,如SLE、川崎病、溶血尿毒综合征。③药物及毒素,如磺胺咪唑硫嘌呤、6-巯基嘌呤、天门冬酰胺。④感染,如腮腺炎病毒、甲型肝炎病毒、柯萨奇病毒、巨细胞病毒、水痘病毒、HIV、支原体。⑤先天性畸形,如胆总管囊肿、重复胰腺、奥狄括约肌运动障碍、胰胆管畸形。⑥阻塞性疾病,如胰管结石、胆囊或胆管结石、ERCP术后。⑦代谢性疾病,如高钙血症、高脂血症、尿毒症、抗胰蛋白酶缺乏。急性胰腺炎按病理变化分为水肿型、出血型、坏死型;按临床表现分为亚临床型、轻型和重型。

（一）诊断要点

1.临床表现

为突发的腹部剧痛,呈持续性或阵发性加重,以上中腹和脐周为主,可放射到背、下腹或胸部;呕吐,呕吐物为胃内容物或胆汁,疼痛和呕吐可因进食后加重;无继发感染时体温一般不超过39℃;严重病例可出现消化道出血。腹部体征主要有压痛、反跳痛、腹胀,严重病例可出现腹膜刺激征、移动性浊音、Cullen(脐周皮肤出现蓝色淤斑)征和Greyturner征(两侧或左侧腰部出现蓝-绿-棕色淤斑)。胰外器官损害的表现有烦躁不安、精神异常、嗜睡、谵妄,严重病例有昏迷、神志不清、呼吸增快、心动过速、心律紊乱或心源性休克;部分可出现黄疸、皮下广泛出血点或片状淤斑,可能发展为DIC;在补液充分的情况下出现少尿或无尿,可能是肾功能损害的表现。

2. 实验室及辅助检查

(1)酶学检查:血尿淀粉酶的测定,约90%患者升高。病后血淀粉酶于6~8h增高,持续4~5d,增高达3倍时具有诊断意义。而尿淀粉酶在病后24h增高,可持续1~2周;此外,腹水和胸水淀粉酶升高提示胰腺出血性坏死。血脂肪酶在病后24h升高,持续8~14d,其对急性胰腺炎的诊断价值较淀粉酶高。血清胰弹性蛋白酶-1、粪便弹性蛋白酶、磷脂酶A2及尿胰蛋白酶原-2的检测对诊断有一定的帮助,其价值有待于进一步研究。

(2)血常规:白细胞计数、红细胞压积、血小板计数对病情判断具有重要的意义。

(3)血电解质、酸碱平衡及血生化检查:病后2~3d出现低血钙症,可持续2周左右;血气分析、血糖、尿素氮、肌酐、肝功能等检查可反映胰腺炎的严重程度。

(4)影像学检查:B超是诊断胰腺炎最方便的方法,如发现胰腺肿大、胰周积液即可诊断为急性胰腺炎,由于胃肠道影响,其阳性率为70%~80%。腹部CT是诊断急性胰腺炎较为准确的方法,其阳性率为80%~90%。近年来,国外报道经内镜逆行胰胆管造影(ERCP)诊断急性胰腺炎,尤其是对胰胆管畸形及阻塞所致胰腺炎、复发性胰腺炎、移植后胰腺炎、外伤后胰腺炎的诊断具有较高的价值,但国内关于儿童的尚未见报道。

(二)、治疗

1. 非手术治疗

(1)一般治疗:禁食,胃肠减压,补液,纠正水、电解质及酸碱平衡紊乱,应用止痛药。

(2)抑制胰腺分泌:过去常用药物有抑肽酶、胰高血糖素、5-FU、胰酶抑制剂,现在使用生长抑素合成衍生物,主要有八肽的善得定及十四肽的施他宁,其主要作用机制:①抑制胰腺分泌、胰腺外分泌、胰腺的促分泌素、胃液分泌,阻止血小板活化因子产生后引起的毛细血管渗漏综合征。②刺激肝、脾及循环中网状内皮细胞系统的活性。③松弛奥狄括约肌。④保护胰腺细胞。

(3)对症处理:改善微循环、静脉高营养、促进胃肠蠕动、减少胃肠道细菌。

(4)胰外器官损害的治疗:循环系统、呼吸系统、肾脏、肝脏损害及胰性脑病的治疗。

2. 手术治疗

急性胰腺炎无坏死时非手术治疗,多可治愈。坏死性胰腺炎早期可采用非手术治疗,如有下列情况则应行手术治疗:①继发感染或形成脓肿。②消化道梗阻、腹腔出血、消化道瘘。③较大的假性囊肿。近年来国外在成人中开展内镜治疗,但儿童方面经验很少。

(姜杰)

第六节 急性坏死性肠炎

Section 6

急性坏死性肠炎是以小肠为主的急性炎症,主要症状为腹痛、腹泻、便血、呕吐和毒血症等,严重者出现感染性休克。好发于4~10岁小儿,夏秋季多见,农村发病率高。

一、病　　因

目前尚不明确。有人认为与肠道产气荚膜杆菌及其所产生的肠毒素有关。同时胰蛋白酶能破坏肠毒素,而蛋白质营养不良,胰蛋白酶分泌减少;长期食用玉米、甘薯等含有丰富抑肽酶的食物,可使肠内胰蛋白酶活性降低;使小儿易于发病。这可解释为什么本病在农村贫困地区发病率高。

二、病　　理

典型病理变化为坏死性炎症改变。从食管到结肠均受累,但多见于空肠和回肠。病变呈散在灶性或节段性,与正常肠段分界清楚。肠管多积气,黏膜表面有散在的坏死灶,脱落后形成浅表溃疡。镜下见充血、水肿、出血、坏死,小动脉壁纤维蛋白样坏死,血流停滞、血栓形成和炎症细胞浸润。病变恢复后不遗留慢性病变。

三、临床表现

（一）症状

起病急,常以腹痛开始,呈持续性钝痛,伴阵发性加剧。早期上腹部及脐周疼痛明显,晚期常涉及全腹。发病不久即开始腹泻,初为黄色稀便,少量黏液,以后呈暗红色糊状或呈赤豆汤样血水便,有特殊腥臭味。常伴恶心、呕吐,为胃内容物及黄绿色胆汁,甚至呈咖啡样物。多有不同程度的腹胀。发病早期即有不同程度的毒血症症状,如寒战、高热、疲倦、嗜睡、面色发灰、食欲不振等。部分患儿在起病 1～3d 内出现严重中毒症状,甚至休克。病程一般为 7～14d。

（二）腹部体征

早期和轻症患者腹稍胀、柔软,轻压痛,但无固定压痛点,肠鸣音亢进,晚期肠鸣音减弱或消失。当病变累及浆膜或肠穿孔时,出现腹膜炎体征,腹肌紧张、压痛和反跳痛、肝浊音界消失。

四、实验室检查

（一）血象

白细胞和中性粒细胞增多,有核左移,中毒颗粒,血小板减少。

（二）粪便

镜检有大量红细胞和少量白细胞,隐血试验强阳性。涂片可见革兰阳性粗短杆菌。厌氧菌培养可见产气荚膜杆菌生长。

五、诊　　断

根据病史,临床表现,实验室、X线检查(局限性小肠扩张,直立位散在短小液平,肠壁增厚,肠间隙宽度 > 5mm 为诊断本病的主要征象。肠壁积气"双轨征"对新生儿坏死性肠炎的诊断十分重要。)即可做出诊断。对不典型病例,应严密观察病情变化以明确诊断。

六、治　　疗

(1) 禁食:为主要治疗措施。疑诊本病即应禁食。必要时可行胃肠减压。待腹胀缓解,无肉眼血便,粪便潜血试验阴性方可逐渐恢复饮食。

(2) 支持疗法:及时补充水和电解质。病程长应注意补充营养,如葡萄糖和复方氨基酸溶液及维生素等。便血多者,可予以输血。

(3) 抗休克。

(4) 抗生素:选用甲硝唑、氨苄西林、头孢菌素类等药物静脉滴注。

(5) 胰蛋白酶:每次 0.1mg/kg,每天 3 次。以破坏产气荚膜杆菌的肠毒素。

(6) 抗毒血清:产气荚膜杆菌抗毒血清静脉注射。

(7) 对症治疗:腹痛剧烈而腹胀不明显可肌注山莨菪碱或针刺足三里、合谷、内关。腹胀严重应早做胃肠减压。出血量多,静脉注射维生素 C 或口服云南白药等。高热可用物理降温或解热药。

(8) 手术治疗:如出现腹膜炎、休克加重、明显肠梗阻,疑有肠穿孔、肠坏死者应考虑手术。

(姜杰)

第七节　急性阑尾炎
Section 7

急性阑尾炎是儿童最常见的急腹症,可发生在小儿任何年龄,3 岁以下婴幼儿的患病率为 5.0%～9.6%,1 岁以内的小儿阑尾炎很少见,随年龄增长,患病率逐渐增多。在小儿由于病情进展较快,加以早期诊断困难,年龄越小,症状越不典型,并以穿孔性阑尾炎的发生率较高,术后并发症多,因此,及时诊断和正确处理非常重要。男女患病率基本相等。

阑尾炎的主要原因是由于管腔梗阻、细菌感染、神经反射等因素相互影响和作用。急性阑尾分为 4 种类型:单纯性阑尾炎;化脓性阑尾炎;坏疽性阑尾炎;梗阻性阑尾炎。

一、诊　　断

(一)病史
由于小儿年龄和临床各型阑尾炎的病理表现不同,症状也有其特点和规律。

1. 腹痛

腹痛是最常见、最早出现的症状,腹痛为阵发性,从上腹部或脐部开始,由轻到重,数小时后疼痛渐转移至右下腹的阑尾部位,为持续性钝痛,阵发性加剧。当阑尾腔有阻塞时可表现为阵发性绞痛,阑尾发生穿孔形成弥漫性腹膜炎时,则全腹都有持续性的腹痛。活动时腹痛加重,病儿喜欢卧于右侧,双腿稍曲,并保持该体位以减少疼痛。如盲肠游离时,阑尾位置不固定,压痛点可偏离麦氏点,在其下方或脐部周围,有的疼痛可位于盆腔。

2. 恶心及呕吐

是常见的症状,较成人多见,呕吐常发生在腹痛开始后的数小时,也有的病儿先出现呕吐。早期的呕吐多是反射性的,呕吐物多为食物,晚期病儿呕吐系腹膜炎肠麻痹所致,呕吐物为黄绿色的胆汁及肠液,呕吐量多。

3.腹泻及便秘

如阑尾病变侵及盆腔,炎症刺激乙状结肠促使排便次数增加,有的患儿开始仅表现为腹泻,易误诊为肠炎。

4.发热

体温在38℃左右,大多为先腹痛后发热,并且随着病情加重而逐渐升高,如早期就有高热和腹痛的病儿,应注意是否有全身的感染。体温呈持续性不断升高,提示阑尾可能有穿孔。

5.精神异常

由于腹痛和感染的刺激作用,大多病儿呈嗜睡状、活动减少、无力、反应迟钝、腹肌紧张减轻等。也有的表现为烦躁不安、哭闹等。

(二)查体

1.全身体征

病儿喜右侧屈髋卧位,以减少腹壁的张力,选择疼痛最轻的位置。呈急性病容,有的病儿有脱水征。

2.腹部体征

(1)腹部压痛:右下腹麦氏点固定压痛是急性阑尾炎的典型体征。但小儿阑尾位置不固定,故压痛点可在右中腹、脐部附近、下腹中部等。病初时压痛可能在右下腹,弥漫性腹膜炎时全腹均有压痛,腹部呼吸运动可不同程度的受限。盆腔位的阑尾炎压痛点在下腹部。

(2)腹肌紧张:是腹壁腹膜受刺激、腹肌反射性收缩所致。压痛部位出现腹肌紧张提示阑尾已化脓坏死而形成阑尾周围炎或腹膜炎。弥漫性腹膜炎时,全腹性腹肌紧张,但仍以右下腹最为明显。但小儿腹壁肌层薄弱,腹肌紧张不足以反应腹膜受刺激情况,即使阑尾穿孔腹肌仍可不紧张,尤其是婴幼儿。

(3)反跳痛:由于阑尾炎症对腹膜的刺激,可出现右下腹反跳痛,即轻压右下腹逐渐至深处,迅速抬手时病儿有剧痛,可波及下腹甚至全腹。

(4)腹部包块:阑尾周围脓肿的病儿右下腹可触及包块。

(5)皮肤过敏:急性阑尾炎合并梗阻时,右下腹皮肤可出现感觉过敏,蛲虫性阑尾炎时更明显。

(6)结肠充气试验:用手从左下腹推压降结肠移向横结肠,因气体压力传至盲肠,产生疼痛为阳性。

(7)腰大肌刺激征和举腿试验:盲肠后位阑尾炎时二者均可阳性,腰大肌刺激征即是病儿左侧卧位,右髋关节过伸,腰大肌受到刺激疼痛。

(8)肛门指诊:直肠右前方有炎性浸润和增厚,黏膜水肿、肥厚,甚至可触及索条状的尾,有盆腔脓肿形成时有触痛及波动感。

(三)辅助检查

1.血液检查

单纯性阑尾炎的白细胞总数和中性粒细胞增多,白细胞总数可升高到$(1.0\sim 1.2)\times 10^9$个/L,化脓性阑尾炎可达$(1.2\sim 1.4)\times 10^9$个/L以上,有脓肿形成或弥漫性腹膜炎时则在2.0×10^9个/L以上,并且中性粒细胞占85%~95%,如中性粒细胞增多至85%以上多反应病情较重。也有少数阑尾炎病儿白细胞升高不明显。

2.尿及大便常规检查

一般无特殊改变。

3.B超检查

B超下正常阑尾无影像显示,当阑尾炎时可见阑尾显影,阑尾的直径增大,≥6mm则可以确定阑尾炎诊断,对异位阑尾也能做出正确诊断。有报道B超诊断符合率大于96%。

(四)诊断要点

(1)患者有腹痛、呕吐、发热。

(2)腹部查体表现为右下腹固定压痛、肌紧张及反跳痛。
(3)血常规:白细胞升高,中性粒细胞升高。

(五)鉴别诊断

1. 肠痉挛

小儿腹痛的常见原因,患病率高于阑尾炎。典型的症状是突然发生阵发性腹痛,但每次仅持续 10~20min,无明显压痛点,疼痛可自行缓解,无发热,一般不需特殊治疗。

2. 急性胃肠炎

有的患儿在腹泻出现前有腹痛、呕吐及发热,可误诊阑尾炎。胃肠炎有不洁饮食史,开始有发热、痉挛性腹痛和多次腹泻,腹痛多无固定部位,压痛和腹肌紧张不明显,便常规检查可见白细胞和脓球。

3. 急性肠系膜淋巴结炎

该病的发生与上呼吸道感染有关,当回盲部的淋巴结受炎症累及时,可与急性阑尾炎相混淆。本病可有体温升高,胃肠道症状不明显,右下腹虽有不固定的轻微压痛,但无腹肌紧张。白细胞计数略有升高。

4. 过敏性紫癜

早期有腹痛出现,但不局限在右下腹,随后可出现散在的斑点,关节肿胀,有时便血。腹部的压痛与腹壁的肌紧张相一致,有时要经过反复多次的检查方能确定。

5. 卵巢囊肿扭转

右侧的卵巢囊肿扭转可引起右下腹疼痛、压痛、反跳痛及肌紧张,易误诊为阑尾炎。该病虽然腹部体征比较明显,但白细胞升高不明显。做腹部直肠双合诊可触及到球形包块,右下腹穿刺抽出血性液体可确诊。B超可以协助诊断。

二、治 疗

小儿阑尾炎穿孔率高,延误治疗可发生腹膜炎,特别是婴幼儿阑尾壁薄,大网膜短,穿孔时间短,可发生于腹痛后 6h。所以不论何种类型的急性阑尾炎原则上均行早期手术治疗。有下列情况可试行保守治疗:①发病超过 3d,病情比较稳定,局部有炎性包块,有阑尾脓肿形成者。②腹膜炎有局限趋势,下腹部压痛及右下腹炎性浸润已有减轻者。

对急性单纯性阑尾炎,炎症较轻,病儿家长不同意手术或阑尾周围脓肿已局限,可采用非手术疗法。

(一)中草药疗法

常用的方剂为大黄牡丹皮汤加减:大黄、牡丹皮、桃仁各 10g,金银花、冬瓜子、败酱草、薏苡仁各 25g,枳壳、桔梗、甘草各 5g。

(二)抗生素的全身治疗

阑尾炎 60%以上为需氧菌与厌氧菌混合感染,首选联合用药。先锋霉素及甲硝唑合用,亦可用氨苄西林、庆大霉素和甲硝唑。输液纠正脱水和电解质紊乱。密切观察病情的发展,如炎性包块不断扩大或软化,疼痛未见减轻,高热不退,中毒症状日趋严重,需手术将阑尾脓肿切开引流。

三、诊疗体会

(一)诊断方面

根据典型的转移性右下腹痛史,固定的右下腹压痛、肌紧张及反跳痛,可诊断为阑尾炎。但准确的查出有无腹部压痛、肌紧张,腹痛的部位和范围是非常重要的。所以查体时动作要轻柔,并随时注意病儿的面部表情。在触诊时对比检查两侧腹部,观察触不同部位时的病儿反应,有时要经过反复多次的检查方能确定。检查时从左侧腹→上腹部→右下腹,由浅到深,由轻到重。浅层触诊时了解腹部皮肤有无敏感区,中层触诊时可了解到腹部的压痛、反跳痛及肌紧张,深层检查可判断局部有无炎性包块和脓肿。对疑有阑尾炎而诊断困难,可试行腹部穿刺,穿刺麦氏点,将穿刺液做镜检、细菌涂片及生化检查。肛门指诊,在直肠右前方有炎性浸润和增厚,盆腔有脓肿时有触痛及包块。有的患者表现为腹泻为主,往往误诊为肠炎,经抗生素治疗也能有所好转,炎症局限,形成脓肿,所以当腹泻患者经治疗腹痛不见明显好转,应注意腹部查体,有下腹压痛。有的患者表现为尿痛,腹部压痛位于脐下,这是阑尾与膀胱粘连所致。

(二)治疗方面

单纯性阑尾炎保守治疗多能治愈,化脓性和穿孔性阑尾炎抗生素治疗效果较差,主张早期手术治疗,以免抗生素治疗无效,形成阑尾周围脓肿和肠管粘连,增加手术难度。

四、患者教育

该病早期治疗,尤其早期手术,并发症少,治疗效果良好。

(姜杰)

第八节 肠套叠

Section 8

肠套叠(intussusception)系指部分肠管及其肠系膜套入邻近肠腔所致的一种绞窄性肠梗阻,是婴幼儿时期最常见的急腹症之一,80%患儿年龄在2岁以内,男孩发病率多于女孩,健康肥胖儿多见。

一、病因和发病机制

肠套叠的病因分原始和继发两种,95%病例为原发性,多为婴幼儿,病因尚未完全清楚。婴幼儿回盲部系膜尚未完全固定、活动度大是引起肠套叠的易发因素。约5%病例为继发性,多为年长儿,有明显的机械因素,如美克尔憩室、肠息肉、肠肿瘤、腹型过敏性紫癜致肠壁血肿等均可牵引肠壁而发生肠套叠。

有些促发因素可导致肠蠕动的节律发生紊乱,从而诱发肠套叠,如饮食改变、腹泻及其病毒感染等均与之有关。

二、病 理

肠套叠多为近端肠管套入远端肠腔。套叠的肠管一般有3个筒:外层肠管为鞘部;进入鞘部的肠管称为套部;内筒的顶端称为头部。按其套入部位不同分为:①回盲型:此型最常见;②回结型;③回回结型;④小肠型:少见;⑤结肠型:少见;⑥多发型:回结肠套叠和小肠套叠合并存在。肠套叠时,由于鞘部尤其是颈部的痉挛收缩,挤压套入肠管,牵拉和压迫肠系膜,使静脉和淋巴回流受阻,套入部肠管淤血、水肿、肠壁增厚、颜色变紫,并有血性渗液及腺体黏液分泌增加,产生典型的果酱样血便。随着肠系膜绞窄逐渐加重,静脉压及组织压力升高,影响动脉血运,最后套入肠管发生缺血坏死并出现全身中毒症状。严重者可并发肠穿孔和腹膜炎。

三、临床表现

多为平素健康小儿,突然发病。2岁以下婴儿肠套叠多为急性;年长儿肠套叠多为慢性,症状不如婴儿典型。

(一)腹痛

突然发作剧烈的阵发性肠绞痛,哭闹不安,屈腿缩腹,两臂乱动,面色苍白,出汗。持续数分钟后,腹痛缓解,安静或入睡,间歇 10~20min 后又反复发作。阵发性腹痛系由于肠系膜受牵拉和鞘部强烈收缩所致。

(二)呕吐

初为乳汁、乳块和食物残渣,后可含胆汁。晚期可吐粪便样液体,说明有肠管梗阻。

(三)血便

为婴儿肠套叠的特征。约85%病例在发病后 6~12h 排出果酱样黏液血便,或作直肠指检时发现血便。

(四)腹部肿块

多数病例在右上腹季肋下可扪及套叠的肿块,呈腊肠样,表面光滑,不太软,稍可移动。右下腹部扪诊常有空虚感。晚期病例发生肠坏死或腹膜炎时,出现腹胀、腹水、腹肌紧张和压痛,不易扪及肿块,有时腹部扪诊和直肠指检双合检查可触及肿块。

(五)全身情况

患儿在早期一般情况尚好,体温正常,无全身中毒症状,随着病程延长,病情加重,并发肠坏死或腹膜炎时,全身情况恶化,常有严重脱水、高热、嗜睡、昏迷及休克等中毒症状,这时阵发性哭闹症状反而不明显。

四、诊 断

凡健康婴幼儿突然发生阵发性哭闹(腹痛)、屈腿、呕吐、便血和腹部扪及腊肠样肿块时可确诊。肠套叠早期在未排出血便前应做直肠指检。对可疑病例须与细菌性痢疾,蛔虫性肠梗阻,过敏性紫癜等疾病鉴别。不能确诊者可选用作以下检查确诊。

(一)腹部B超检查

在套叠部位显示同心圆或靶环状肿块图像,纵断扫描可见"套筒征"。

(二)空气灌肠

由肛门注入气体,在X线透视下可见杯口阴影,能清楚地看到套叠头的块影,是目前采用最多的诊断方法,并可同时进行复位治疗。

(三)钡剂灌肠

只用于慢性肠套叠疑难病例。

五、治 疗

(一)非手术疗法

空气灌肠:在X线透视下进行。即通过肛门注入气体,以空气压力将肠管复位,其适应证为:肠套叠在48h内,全身情况良好,腹部不胀,无明显的脱水和电解质紊乱。禁忌证:①肠套叠已超过48h,全身情况差,如有脱水、精神萎靡、高热、休克等症状者,对3个月以下婴儿应更加注意;②高度腹胀,腹部腹膜刺激征者 X 线腹部平片可见多数液平面者;③套叠头部已达脾曲,肿物硬而张力大者;④多次复发疑有器质性病变者;⑤小肠型肠套叠。

（二）手术治疗

肠套叠超过 48～72h,或虽时间不长但病情严重疑有肠坏死者,空气灌肠失败或发生肠穿孔者,以及小肠型肠套叠,均需手术治疗。根据患儿全身情况及套叠肠管的病理变化选择进行肠套叠复位、肠切除吻合术或肠造瘘术等。

（姜杰）

第九节 肠痉挛
Section 9

肠痉挛是由于肠壁平滑肌阵阵强烈收缩而引起的阵发性腹痛,是小儿急性功能性腹痛中最常见的情况。以小婴儿最多见,学龄前及学龄儿童亦可遇到。特点是发作突然,发作间歇时缺乏异常体征。外科急腹症所致的腹痛,不属本病范畴。

一、诊　断

（一）病史

原因尚不完全明了,现在比较公认的是部分患儿是由于对牛乳过敏。诱因较多,如上呼吸道感染、局部受凉、暴食、大量冷食、食物中糖量过多,引致肠内积气、消化不良以及肠寄生虫毒素的刺激等。

（二）临床表现

肠痉挛的临床特点是平素健康小儿突然发作阵发性腹痛,有时从睡眠中突然哭醒,有些患儿过去有同样发作史。每次发作持续时间多不长,从数分钟至数十分钟,时痛时止,多反复发作数十分钟至数小时而自愈,个别患儿可延至数日。腹痛轻重不等,严重者哭闹不止、翻滚、出汗,重者面色苍白、手中发凉。不发作时能步行就诊,但如果继发于上呼吸道感染时,可有发热等原发病表现。典型病例痉挛多发生在小肠,腹痛部位以脐周为主,如果痉挛发生在远端大肠则疼痛位于左下腹,发生在胃部则疼痛以上腹部为主,常伴呕吐,吐出食物后精神好转。多数患儿偶发 1～2 次后自愈,亦有不少患儿时愈时发,甚至迁延数年,绝大多数患儿随年龄增长而自愈。

（三）辅助检查

有关实验室检查正常。

二、治　疗

（一）一般治疗

消除诱因,注意饮食。

（二）对症治疗

以解痉止痛为主。复方颠茄片,>5 岁半片,按情酌定;山莨菪碱片剂和注射剂,每次 0.1～0.2mg/kg。<5 岁服用片剂不方便者,可用颠茄酊,每次 0.03～0.06mg/岁,口服,3 次/d。

（姜杰）

第十节　先天性巨结肠

Section 10

先天性巨结肠又称先天性无神经节细胞症或赫什朋病(HD)，是由于直肠或结肠远端的肠管持续痉挛，粪便淤滞在近端结肠，使该肠管肥厚、扩张。本病是小儿常见的先天性肠道畸形，发病率为1/5 000～1/2 000，男女之比为(3～4)∶1，有遗传倾向。

一、病因和病理生理

目前认为是多基因遗传和环境因素共同作用的结果。其基本病理变化是肠壁肌间和黏膜下神经丛内缺乏神经节细胞，无髓鞘性的副交感神经纤维数量增加且变粗。在形态学上可分为扩张段、移行区、痉挛段3部分。除形成巨结肠外，其他病理生理变化有排便反射消失等，见图12-1、图12-2。根据病变肠管痉挛段的长度，本病可分为：①常见型（约占85%）；②短段型（10%左右）；③长段型（4%左右）；④全结肠型（1%左右）。

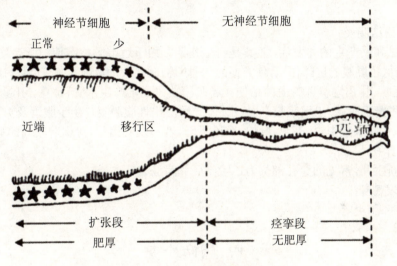

图12-1　先天性巨结肠病理示意图

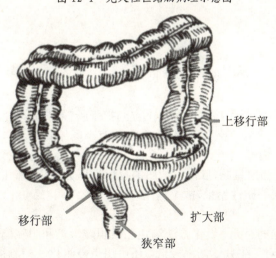

图12-2　先天性巨结肠模式图

二、临床表现

（一）胎便排出延迟、顽固性便秘和腹胀

生后48h内多无胎便或少量胎便,于2~3d出现低位肠梗阻症状。以后即有顽固性便秘,3~7d以至于1~2周排便一次。严重者发展成不灌肠不排便。痉挛段愈长,出现便秘时间愈早、愈严重。腹胀逐渐加重,腹壁紧张发亮,有静脉扩张,可见肠型及蠕动波,肠鸣音增强,膈肌上升引起呼吸困难。

（二）呕吐、营养不良、发育迟缓

可出现呕吐,量不多,呕吐物含少量胆汁,严重者可见粪样液。加上长期腹胀、便秘,患儿食欲下降,影响营养物质吸收,致发育迟缓、消瘦、贫血或有低蛋白血症伴水肿。

（三）直肠指检

直肠壶腹部空虚,拔指后由于近端肠管内积存多量粪便,可排出恶臭气体及大便。

三、并发症

（一）小肠结肠炎

为最常见和最严重的并发症,尤其是新生儿期。由于远端肠梗阻使结肠高度扩张,导致肠黏膜缺血,降低了黏膜的屏障作用,使粪便的代谢产物、细菌、毒素进入血液循环,患儿出现高热、高度腹胀、呕吐、排出恶臭并带血的稀便。肠黏膜缺血处可产生水肿、溃疡,引起全血便及肠穿孔。重者炎症侵犯肌层,出现浆膜充血、水肿,导致渗出性腹膜炎。由于腹泻及扩大肠管内大量肠液积存,产生脱水酸中毒、高热、脉快、血压下降,若不及时治疗,可引起较高的病死率。

（二）肠穿孔

多见于新生儿,常见的穿孔部位为乙状结肠和盲肠。

（三）继发感染

如败血症、肺炎等。

四、辅助检查

（一）X射线检查

一般可确定诊断。

1. 腹部立位平片

多显示低位结肠梗阻,近端结肠扩张,盆腔无气体。

2. 钡剂灌肠检查

其诊断率在90%左右,可显示痉挛段及其上方的扩张肠管,排钡功能差,24h后仍有钡剂存留见图12-3。若黏膜皱襞变粗（锯齿状变化）,提示伴有小肠结肠炎。

（二）直肠、肛门测压检查

确诊率76%~100%。测定直肠、肛门括约肌的反射性压力变化,患儿压力升高。此法在10d以内的新生儿有时可出现假阳性结果,故不适用。

（三）直肠黏膜活检

染色判断神经节细胞的有无。组化方法测定乙酰胆碱含量和胆碱酯酶活性;患儿两者均较正常儿高出5~6倍,但对新生儿诊断率较低。还可用免疫组化法检测神经元特异性稀醇化酶等。神经元特异性稀醇化酶等。

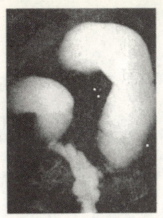 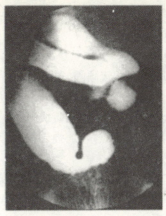

图 12-3 先天性巨结肠钡剂灌肠检查

(四)直肠肌层活检

取距肛门 4cm 以上直肠壁黏膜下层及肌层一小块组织,计数神经节细胞数量。患儿缺乏神经节细胞,而无髓鞘的神经纤维增殖。

(五)肌电图检查

患儿直肠和乙状结肠远端的肌电图波形低矮,频率低,不规则,峰波消失。

五、诊断和鉴别诊断

凡新生儿生后胎粪排出延迟或不排胎粪,伴有腹胀、呕吐,应考虑本病。婴幼儿有长期便秘史和腹胀等体征者即应进行特殊检查,以便明确诊断。应与以下疾病鉴别。

(一)新生儿期

1. 胎粪栓综合征(胎粪便秘)

由于胎粪浓缩稠厚,可出现一过性低位肠梗阻症状,经灌肠排出胎粪后,即可正常排便且不再复发。

2. 先天性肠闭锁

新生儿回肠或结肠闭锁,表现为低位肠梗阻症状,直肠指检仅见少量灰白色胶冻样便,用盐水灌肠亦不能排便。腹部直位平片可见整个下腹部无气,钡剂灌肠 X 射线造影可明确诊断。

3. 新生儿坏死性小肠结肠炎

与先天性巨结肠伴发小肠结肠炎者很难鉴别。本病多为早产儿,出生后曾有窒息、缺氧、休克的病史,且有便血。X 射线平片显示肠壁有气囊肿和(或)门静脉积气。

(二)婴儿和儿童期

1. 继发性巨结肠

肛门、直肠末端有器质性病变,如先天性肛门狭窄、术后瘢痕狭窄或直肠外肿瘤压迫等使排便不畅、粪便滞留、结肠继发扩张。经肛诊可以确诊。

2. 特发性巨结肠

该症与排便训练不当有关,特点是患儿直、结肠有正常的神经节细胞。表现为无新生儿期便秘史,2～3岁出现症状,慢性便秘常伴肛门污便,便前常有腹痛。肛诊感觉除直肠扩张积便外,括约肌处于紧张状态,直肠肛门测压有正常反射。

3. 功能性便秘

是一种原因不明的慢性便秘,分为慢传输型、出口梗阻型及混合型。表现为排便次数少、排便费力、粪质较硬或呈球状、排便不尽感,有时需借助人工方式(手抠)来协助排便。诊断需钡剂灌肠或肠镜检查排除器质性疾病。

六、治 疗

(一)治疗原则

先天性巨结肠便秘症状顽固,难以用非手术方法解决,尤其是无神经节细胞段长者更困难,确诊后均应准备手术治疗,但应考虑以下问题。

(1)婴幼儿一般情况差,梗阻症状严重,且合并其他先天性畸形或小肠结肠炎者,宜先控制感染,给TPN(肠外静脉营养)加强支持治疗,必要时作肠造瘘术,待情况好转后再行巨结肠根治术。

(2)新生儿、婴儿巨结肠经用扩肛、开塞露或缓泻药可维持每天排便,其营养发育保持在正常水平,可将根治术延迟到6个月后进行。

(二)保守治疗

(1)口服缓泻剂、润滑剂,帮助排便。

(2)使用开塞露、扩肛等刺激括约肌,诱发排便。

(3)灌肠肛管插入深度要超过狭窄段,每日一次注入生理盐水,揉腹后使灌肠水与粪水排出,反复数次,逐渐使积存的粪便排出。

(三)手术治疗的目的

是针对无神经节细胞的痉挛段。由于痉挛段长短不同以及手术者经验不同,可选择不同的手术方式和手术途径,包括结肠造瘘术和根治术。凡合并小肠结肠炎不能控制者,合并有营养不良、高热、贫血、腹胀、不能耐受根治术者,或保守治疗无效、腹胀明显影响呼吸者,均应及时行结肠造瘘术。现多主张早期进行根治手术,认为体重在3 kg以上、一般情况良好即可行根治术。

(姜杰)

第十一节 小儿腹泻

Section 11

小儿腹泻或称腹泻病,是一组由多病原、多因素引起的以大便次数增多和大便性状改变为特点的消化道综合征,是我国婴幼儿最常见的疾病之一。该病80%由病毒感染引起,常见有轮状病毒、肠道病毒等;也可由细菌,如致腹泻大肠杆菌、空肠弯曲菌、鼠伤寒杆菌等致病;真菌感染多发生于长期用激素、广谱抗生素及免疫抑制剂或免疫功能低下的患儿,以白色念珠菌感染最常见;此外,肠道寄生虫,肠道外感染亦可引起腹泻;非感染因素,如喂养不当、气候变化等均可引起小儿腹泻。本病以6个月~2岁婴幼儿发病率高,1岁以内占半数,是造成小儿营养不良、生长发育障碍的主要原因之一。该病连续病程在2周以内为急性腹泻,病程在2周~2个月为迁延性腹泻,病程在2个月以上为慢性腹泻。根据病情分为轻型腹泻和重型腹泻。

一、诊断依据

(一)病史、发病诱因

小儿腹泻是儿科最常见的消化道疾病。接诊后应仔细了解以下情况:了解患儿是母乳喂养还是人工喂养,辅食添加情况等。了解患儿使用的乳具、食具、便器、玩具等消毒情况,有无不洁饮食史;腹部是否受凉、天气是否炎热、居室通风情况等。了解腹泻是否影响患儿生长发育状况,是否有湿疹等过敏性皮肤症状。

了解患儿近期有无全身感染,特别是上呼吸道感染等;近期有无消化道流行病及消毒隔离情况等。了解患儿是否患有免疫缺陷病、营养不良、慢性消耗性疾病或先天性畸形等,有无长期服用广谱抗生素或激素等免疫抑制药等。

(二)临床表现

1. 急性腹泻

按程度有轻重之分,有着共同的临床表现。

(1)轻型腹泻:常由饮食因素及肠道外感染引起。起病可急可缓,以胃肠道症状为主,食欲缺乏,偶有溢乳或呕吐,大便次数增多,但每次大便量不多,稀薄或带水,呈黄色或黄绿色,有酸味,常见白色或黄白色奶瓣和泡沫。无脱水及全身中毒症状,多在数日内痊愈。

(2)重型腹泻:多由肠道内感染引起。常急性起病,亦可由轻型逐渐加重、转变而来,除有较重的胃肠道症状外,还有较明显的脱水、电解质紊乱和全身感染中毒症状,如发热、烦躁或萎靡、嗜睡,甚至昏迷、休克。

(3)胃肠道症状:食欲低下,常有呕吐,严重者可吐咖啡色液体;腹泻频繁,大便每日十余次至数十次,多为黄色水样或蛋花汤样便,含有少量黏液,少数患儿可有血便。

(4)水、电解质及酸碱平衡紊乱:由腹泻引起体液的电解质丢失所致。

①脱水:由于水分摄入不足或吐泻丢失所引起的体液总量尤其是细胞外液量的减少,脱水除水分丢失外同时伴有钠、钾和其他电解质的丢失。②脱水程度:按患病后累积的体液丢失量分为轻度、中度和重度3度。轻度脱水表示有3%～5%体重减少或相当于体液丢失30～50ml/kg;中度脱水表示有5%～10%的体重减少或相当于体液丢失50～100ml/kg;重度脱水表示有10%以上体重减少或相当于体液丢失100～120ml/kg。③脱水性质:按现存体液渗透压改变分为等渗性脱水,是指血清钠为130～150mmol/L,水和电解质成比例丢失,血浆渗透压正常,丢失的体液主要是细胞外液,多见于急性腹泻,临床表现见表12-1。低渗性脱水,是指血清钠<130mmol/L,

表12-1 等渗性脱水的临床表现与分度

脱水程度	轻度	中度	重度
失水量%(ml/kg)	<5%(50)	5%～10%(50～100)	>10%(100～120)
精神	稍差,略烦躁	萎靡,烦躁	淡漠,昏迷
眼泪	哭时有泪	哭时泪少	哭时无泪
口渴	轻	明显	烦渴
尿量	稍减少	减少	极少或无尿
皮肤	稍干燥,弹性可	干燥,苍白,弹性差	干燥,花纹,弹性极差
黏膜	口唇黏膜略干燥	口唇黏膜干燥	口唇黏膜极干燥
眼窝	稍凹陷	凹陷	明显凹陷,眼闭不合
前囟	稍下陷	下陷	明显下陷
四肢	温暖	稍凉	厥冷
休克征	无	不明显	有,脉速细,血压下降

电解质的丢失量比水多,多见于营养不良伴慢性腹泻。临床脱水症状较其他2种严重,较早发生休克。高渗性脱水,是指血清钠>150mmol/L,电解质的丢失比水少,血浆渗透压增高,丢失的体液主要为细胞内液,多见于腹泻伴高热,主要表现为烦渴、高热、烦躁不安、皮肤黏膜干燥,还可出现中枢神经系统症状。

酸中毒:原因有腹泻使大量碱性物质丢失;进食少,肠吸收不良,脂肪分解增加,产生大量酮体。血容量减少,血液浓缩导致无氧糖酵解增多,乳酸堆积。肾血流减少,酸性代谢产物滞留体内。根据血液HCO_3^-测定结果,临床将酸中毒分为轻度(18～13mmol/L)、中度(13～9mmol/L)、重度(<9mmol/L)3度。患儿可出现精神不振,口唇樱红,呼吸深快,呼出气体有丙酮味等,小婴儿症状不典型。

低钾血症:当血清钾低于3.5mmol/L时称为低钾血症。多由于吐泻丢失大量钾盐,进食少,钾摄入不足,肾脏保钾功能比保钠差等引起。腹泻时常有体内缺钾。表现为精神不振、无力、腹胀、心律失常、碱中毒等。

低钙、低镁血症:多见于腹泻伴活动性佝偻病和营养不良患儿。表现为手足搐搦、惊厥、震颤等。

2.几种常见类型肠炎的临床特点

按致病因素主要有6种。

(1)轮状病毒肠炎:是秋、冬季小儿腹泻最常见类型。潜伏期1~3d,经粪—口或呼吸道传播,多发生在6个月至2岁婴幼儿。起病急,常伴有发热和上呼吸道感染症状,无明显感染中毒症状。病初1~2d常发生呕吐,随后出现腹泻。大便次数多,量多,水分多,黄色水样或蛋花汤样便带少量黏液,无腥臭味。常并发脱水、酸中毒及电解质紊乱。该病亦可侵犯中枢神经系统和心肌等。本病为自限性疾病,不喂乳类的患儿恢复更快。大便镜检偶有少量白细胞或脂肪球。血清抗体一般在感染后3周上升。

(2)诺沃克病毒肠炎:发病季节为9月至第2年4月,多见于年长儿。潜伏期1~2d,起病可急可缓。可有发热、呼吸道症状。腹泻和呕吐轻重不等,大便量中等,为稀便或水样便,伴有腹痛。病情重者体温高,伴有乏力、头痛、肌肉痛等。该病为自限性疾病,症状持续1~3d。大便和周围血象检查一般无特殊发现。

(3)产毒性大肠杆菌引起的肠炎:多发生在夏季。潜伏期1~2d,起病较急。轻症仅大便次数稍多,性状轻微改变。重症腹泻频繁,量多,呈水样或蛋花汤样混有黏液,镜检无白细胞。可伴呕吐,常发生脱水、电解质和酸碱平衡紊乱。自然病程一般3~7d。

(4)出血性大肠杆菌肠炎:其中以O157:H7所致者最多见。好发于夏秋季节,可通过食物、水源及接触传播。典型病儿有3大临床特征:特发性、痉挛性腹痛;血性粪便;低热或不发热。严重者导致溶血尿毒综合征和血栓性血小板减少性紫癜。

(5)侵袭性细菌性肠炎:全年均可发病,多见于夏季。起病急,腹泻频繁,大便呈黏液状,带脓血,有腥臭味。常伴恶心、呕吐、腹痛和里急后重,可出现严重的中毒症状如高热、意识改变,甚至感染性休克。大便镜检有大量白细胞和数量不等的红细胞。大便培养可找到致病菌。

(6)抗生素诱发的肠炎:按致病因素分为3种。金黄色葡萄球菌肠炎:多继发于使用大量抗生素后,病程与症状跟菌群失调的程度有关,有时继发于慢性疾病的基础上。表现为发热、呕吐、腹泻、不同程度中毒症状、脱水和电解质紊乱,甚至发生休克。典型大便为暗绿色,量多带黏液,少数为血便。大便镜检有大量脓细胞和成簇的G^+球菌,培养有葡萄球菌生长,凝固酶阳性。伪膜性小肠结肠炎:由难辨梭状芽孢杆菌引起。除万古霉素和胃肠道外用的氨基糖苷类抗生素外,几乎各种抗生素均可诱发本病。可在用药1周内或停药4~6周发病。表现为腹泻,轻症大便次数增加,停用抗生素后很快痊愈。重症频泻,黄绿色水样便.可有伪膜排出,大便可带血,可合并脱水、电解质紊乱和酸中毒。亦可伴有腹痛、腹胀和全身中毒症状,甚至发生休克。

真菌性肠炎:多为白色念珠菌所致,2岁以下婴儿多见。常并发于其他感染,或肠道菌群失调时。病程迁延,常伴鹅口疮。大便次数增多,黄色稀便,泡沫较多带黏液,有时可见豆腐渣样菌落。大便镜检可见真菌孢子和菌丝。

3.迁延性腹泻、慢性腹泻

病因复杂,感染、营养物质过敏、酶缺陷、免疫缺陷、药物因素、先天性畸形等均可引起。以急性腹泻未彻底治疗或治疗不当、迁延不愈最为常见。人工喂养、营养不良小儿患病率高。患儿大便次数增多,多为稀水便,食欲差,腹泻持续时间长。可出现营养不良、消瘦、贫血、继发感染、甚至多脏器功能异常。

（三）并发症

小儿迁延性及慢性腹泻可出现消瘦、营养不良、贫血、生长发育迟缓等并发症，以婴幼儿多见。

（四）辅助检查

1. 大便常规检查

对病毒性、非侵袭性细菌、肠道外因素等所致腹泻，大部分患儿大便常规检查无异常，部分患儿可见少量白细胞或脂肪球，一般无红细胞。对侵袭性细菌所致腹泻，大便检查可见白细胞或脓细胞，并有数量不等的红细胞。

2. 大便培养

对迁延性腹泻及慢性腹泻患儿应进行大便培养，并进行药物敏感试验。根据培养及药敏结果合理应用抗生素。

3. 肠道菌群及大便酸度分析

适用于迁延性及慢性腹泻患儿。

4. 十二指肠液检查

适用于迁延性及慢性腹泻。

5. 小肠黏膜活检

了解慢性腹泻病理生理最可靠的方法。

6. 全消化道 X 线及钡剂造影检查

排除消化道器质性疾病引起腹泻。

7. 结肠镜检查

以排除结肠息肉、溃疡性结肠炎等所致大便性状改变。

二、诊断中的临床思维

（1）WHO 腹泻组提出 90% 的腹泻不需要抗生素治疗。国内学者根据我国腹泻病原谱的组成及临床观察，证明我国不需要用抗生素治疗的腹泻病约占 70%。该类病例病初表现为"上感"症状，而后出现腹泻，考虑腹泻的病因多可能为：上呼吸道感染，病毒性肠炎以呼吸道症状为先驱症状，治疗"上感"使用抗生素后引起肠道菌群失调。

（2）慢性迁延性腹泻有时为母乳不足或喂养不当（水多、乳少）饥饿所致。特点是喂哺时患儿饥饿感强，腹部肠鸣音强，大便量少，绿色稀便，小便次数多，体重不增。

（3）可根据大便常规有无白细胞将腹泻分为两组。

大便无或偶见少量白细胞者，需与下列疾病进行鉴别：①生理性腹泻：多见于 6 个月以内婴儿，外观虚胖，常有湿疹，生后不久即发生腹泻，除大便次数增多外，无其他症状，食欲好，不影响生长发育。可能与乳糖不耐受有关，添加辅食后，大便即逐渐转为正常。②导致小肠消化吸收功能障碍的各种疾病：如乳糖酶缺乏、葡萄糖—半乳糖吸收不良、失氯性腹泻、原发性胆酸吸收不良、过敏性腹泻等，可根据各病特点进行大便酸度、还原糖试验等检查加以鉴别。

大便有较多白细胞者，需与下列疾病鉴别：①细菌性痢疾：常有流行病史，起病急，全身症状重。大便次数多，量少，排脓血伴里急后重，大便镜检有较多脓细胞、红细胞和吞噬细胞，大便培养有志贺痢疾杆菌生长可确诊。②坏死性肠炎：中毒症状重，腹痛、腹胀、频繁呕吐、高热，大便暗红色糊状，渐出现典型的赤豆汤样血便，常伴休克。腹部立位、卧位 X 线平片可见小肠呈局限性充气扩张，肠间隙增宽，肠壁积气等。

三、治 疗

(一)治疗原则

小儿腹泻病的治疗原则为调整饮食,预防和纠正脱水,合理用药,加强护理,预防并发症。急性腹泻多注意维持水、电解质平衡及抗感染,迁延性及慢性腹泻则应注意肠道菌群失调问题及饮食疗法。

(二)急性腹泻治疗

1.饮食疗法

应强调继续饮食,满足生理需要,补充疾病消耗,以缩短腹泻后康复时间。以母乳喂养的婴儿继续哺乳,暂停辅食;人工喂养儿可喂等量米汤或稀释的牛奶或其他代乳品,由米汤、粥、面条等逐渐过渡到正常饮食;有严重呕吐者可暂禁食 4～6h(不禁水),待好转后继续喂食,由少到多,由稀到稠;病毒性肠炎多有继发性双糖酶(主要是乳糖酶)缺乏,对疑似病例可暂停乳类喂养,改为豆制代乳品或发酵奶,或去乳糖配方奶粉以减轻腹泻,缩短病程;腹泻停止后逐渐恢复营养丰富的饮食,并每日加餐 1 次,共 2 周。

2.纠正水、电解质紊乱及酸碱失衡

即液体疗法,是通过补充不同种类的液体来纠正水、电解质和酸碱平衡紊乱的治疗方法。包括补充累积损失量、继续异常损失量和生理需要量 3 部分。补充液体的方法包括口服补液和静脉补液两种。

(1)口服补液:适用于腹泻时脱水的预防及纠正轻、中度脱水无严重呕吐者。新生儿和有明显呕吐、腹胀、休克、心肾功能不全等患儿不宜采用口服补液。常用制剂:口服补液盐(ORS 液):WHO 推荐的 ORS 液中各种电解质浓度为 Na^+ 90mmol/L,K^+ 20 mmol/L,Cl^- 80 mmol/L,HCO_3^- 30mmol/L,葡萄糖 111mmol/L。可用 NaCl 3.5g,$NaHCO_3$ 2.5g,枸橼酸钾 1.5g,葡萄糖 20.0g,加水到 1 000ml 配成。其电解质的渗透压为 220mmol/L (2/3 张),总渗透压为 310mmol/L。此液中葡萄糖浓度为 2%,有利于 Na^+ 和水的吸收;Na^+ 的浓度为 90mmol/L,适用于纠正电解质丢失量;含有一定量的钾和碳酸氢根,可补充钾和纠正酸中毒。米汤加盐溶液:米汤 500ml+细盐 1.75g(一啤酒瓶盖的一半);糖盐水:白开水 500ml+蔗糖 10g+细盐 1.75 g。

用量:轻度脱水口服补液量为 50～80ml/kg,中度脱水 80～100ml/kg;患儿每腹泻 1 次给 ORS 液或米汤加盐溶液 50～100ml,或能喝多少给多少,或每 5～10min 喂 1 次,每次 10～20ml,ORS 液为 2/3 张,应注意另外补充白开水。

(2)静脉补液:适用于新生儿、中度以上脱水、吐泻严重、腹胀、休克或心肾功能不全的患儿。常用溶液有非电解质溶液:常用 5%和 10%葡萄糖注射溶液。电解质溶液:常用 0.9%氯化钠注射液(生理盐水,1 张),3%氯化钠溶液,5%碳酸氢钠溶液(3.5 张),10%氯化钾溶液(8.9 张)等。混合溶液:为适用不同情况的补液需要,可将各种不同渗透压的溶液按不同比例配成混合溶液使用。在静脉补液的实施过程中需做到三定(定量、定性、定速)、三先(先盐后糖、先浓后淡、先快后慢)及两补(见尿补钾、惊跳补钙)。

第 1 天补液:定量、定性、定速。

定输液总量(定量):包括累积损失量、继续损失量和生理需要量,一般轻度脱水为 90～120ml/kg,中度脱水为 120～150ml/kg,重度脱水为 150～180ml/kg。先按 1/2～2/3 量给予,余量视病情决定取舍。营养不良小儿、肺炎、心肾功能不全者、学龄儿,补液总量应酌减 1/4～1/3。

定输液种类(定性):原则为先盐后糖。低渗性脱水补给 2/3 张液,等渗性脱水补给 1/2 张液,高渗性脱水补给 1/3 张液。若临床判断脱水性质有困难时,可按等渗性脱水补给。脱水一旦纠正、电解质正常后不必将原计划张力液体全部输完,应当及时修正补液方案,改为 1/5～

1/4张液。

定输液速度（定速）：原则为先快后慢。补液总量的1/2应在头8～12h内补完，输入速度为8～12ml/kg。若有休克时应先扩容，用2∶1等张含钠液或1.4%碳酸氢钠溶液10～20ml/kg（总量＜300ml）于30～60min内静脉输入，以迅速改善有效循环血量和肾功能。扩容所用的液体和电解质包括在头8～12h的补液内。余下的液体于12～16h内补完，约5ml/(kg·h)。对低渗性脱水的纠正速度可稍快，出现明显水中毒症状如惊厥等时，需用3%氯化钠液滴注，12ml/kg可提高血清钠10mmol/L，以纠正血清钠至125mmol/L为宜。高渗性脱水时补液速度宜放慢，总量宜在24h内均匀输入，纠正高钠血症以每日降低血清钠10mmol/L为度。

纠正酸中毒：轻、中度酸中毒，因输入的混合溶液中已含有一部分碱性溶液，输液后循环和肾功能改善，酸中毒即可纠正。一般当pH值＜7.3时可静脉补给碱性液体，常用1.4%碳酸氢钠3ml/kg可提高HCO_3^-约1mmol/L，可暂按提高HCO_3^- 5mmol/L给予。有血气测定结果时可按公式计算：碱剂需要量(mmol)＝(22－测得HCO_3^- mmol/L)×0.6×体重(kg)；或碱剂需要量＝[－BE]×0.3×体重(kg)。一般首次给予计算量的1/2，根据治疗情况决定是否继续用药。

纠正低钾血症：有尿或来院前6h内有尿即应补钾，静脉补入氯化钾为0.15～0.3g/(kg·d)，浓度不应超过0.3%，每日静脉滴入的时间不应少于8h，一般补钾需要4～6d，以补充细胞内钾的不足，能口服时改为口服补钾。纠正低钙、低镁：出现低钙惊厥症状时可用10%葡萄糖酸钙注射液，1～2mmol/kg，最大量＜100ml，加等量葡萄糖稀释后静脉注射或静脉滴注。低镁者用25%硫酸镁每次0.1ml/kg，深部肌肉注射，2～3次/d，症状缓解后停用。

第2天及以后的补液：经第1天补液后，脱水和电解质紊乱已基本纠正，第2天及以后主要是补充继续损失量和生理需要量，继续补钾，供给热量。一般可改为口服补液。若腹泻频繁或口服不耐受者，仍需静脉补液。补液量根据吐泻和进食情况估算，一般生理需要量按每日60～80ml/(kg·d)，用1/5～1/3张含钠液补充；继续损失量按"丢多少补多少""随时丢随时补"的原则，用1/3～1/2张含钠液补充；将这两部分相加于12～24h内均匀静脉滴注。还要注意补钾和纠正酸中毒等。

3.药物治疗

据病情从3方面治疗。

(1)控制感染：水样便腹泻患儿多为病毒或非侵袭性细菌所致，一般不用抗生素，应合理使用液体疗法，选用微生态制剂和肠黏膜保护药。如伴有明显中毒症状不能用脱水解释者，尤其是重症患儿、新生儿、小婴儿和衰弱儿应选用抗生素治疗。黏液、脓血便患儿多为侵袭性细菌感染，应根据临床特点，针对病原选用抗菌药物，再根据大便细菌培养和药敏结果进行调整。大肠杆菌、空肠弯曲菌、耶尔森菌、鼠伤寒沙门菌等所致感染可选用氨苄西林、第三代头孢菌素、庆大霉素、诺氟沙星等。金黄色葡萄球菌肠炎、伪膜性肠炎、真菌性肠炎应立即停用原来使用的抗生素，根据症状选用万古霉素、新青霉素、甲硝唑或抗真菌药物治疗。婴幼儿选用氨基糖苷类及喹诺酮类抗生素应慎重。

(2)微生态疗法：有助于恢复肠道正常菌群的生态平衡，抑制病原菌定植和侵袭，有利于控制腹泻。常用双歧杆菌、嗜乳酸杆菌、粪链球菌、需氧芽孢杆菌等。

(3)肠黏膜保护药：能吸附病原体和毒素，维持肠细胞的吸收和分泌功能，与肠道黏液糖蛋白相互作用可增强其屏障功能，阻止病原微生物的攻击，如十六角蒙脱石粉。

(三)迁延性腹泻和慢性腹泻治疗

迁延性腹泻和慢性腹泻患儿常伴有营养不良和其他并发症，病情较为复杂，必须采取综合措施。

(1)积极寻找引起病程迁延的原因，针对病因治疗，切忌滥用抗生素，避免顽固的肠道菌群失调。

（2）预防和治疗脱水，纠正电解质和酸碱平衡紊乱。

（3）营养治疗：类患儿多有营养不良，禁食对机体有害，继续喂养对促进疾病恢复有利。继续母乳喂养。

人工喂养儿应调整饮食，<6月婴幼儿用牛奶加等量米汤或水稀释，或用发酵奶，也可用奶-谷类混合物，每天喂6次，以保证足够热量。>6个月婴儿可用已习惯的平常饮食，如选用加有少量植物油、蔬菜、鱼末或肉末的稠粥、面条等，由少到多，由稀到稠。

糖类不耐受患儿由于有不同程度的原发性或继发性双糖酶缺乏，其中以乳糖不耐受者最多，宜采用去乳糖或双糖饮食。

过敏性腹泻：有些患儿在无双糖酶饮食后腹泻仍不改善，需考虑对蛋白质过敏（牛奶或大豆蛋白），应改用其他饮食。

要素饮食：是肠黏膜受损患儿最理想的食物，是由氨基酸、葡萄糖、中链甘油三酯、多种维生素和微量元素组合而成。

静脉营养：少数严重患儿不能耐受口服营养物质者，可采用静脉高营养。推荐方案为：10%脂肪乳剂 $2\sim 3g/(kg\cdot d)$，复方氨基酸 $2\sim 2.5g/(kg\cdot d)$，葡萄糖 $12\sim 15g/kg$，电解质及多种微量元素适量，液体每日 $120\sim 150ml/(kg\cdot d)$。通过外周静脉输入，好转后改为口服。

（4）药物治疗：抗菌药物应慎用，仅用于分离出特异病原的感染患儿，并根据药敏选用。酌情补充微量元素和维生素，如锌、铁、烟酸、脂溶性（维他利匹特）和水溶性维生素（水乐维他）等。还可应用微生态制剂和肠黏膜保护药。

四、治疗中的临床思维

（1）提倡母乳喂养，及时添加辅食，避免夏季断奶，人工喂养者根据具体情况选择合适的代乳品，养成良好的卫生习惯，防止水源污染，加强粪便管理，灭蝇、灭蛆等，防止昆虫污染，病毒性腹泻给予接种疫苗，可大大减少腹泻的发生率。

（2）由气候变化或喂食喂养不当引起的腹泻，避免过热或受凉，合理饮食，绝大部分患儿可在 $3\sim 5d$ 内痊愈。

（3）病毒性、肠道外因素或非侵袭性细菌性腹泻患儿多合并脱水和电解质紊乱，绝大多数通过补液、微生态疗法和饮食治疗痊愈，小部分患儿由于治疗不及时或不连续或体质较弱病情可反复或迁延，极少部分患儿可合并下呼吸道感染症状如支气管炎、肺炎等。

（4）侵袭性细菌性肠炎经选用敏感抗生素及其他治疗，绝大多数在1周内痊愈。若服用抗生素时间过短（少于3d）或不连续可造成病情迁延或反复并增加耐药机会。

（5）切忌滥用抗生素和长期使用皮质激素。对因其他疾病必须较长期使用激素或抗生素者，应给予微生态制剂，以防菌群失调。

（王翠霞　宋晓瑾）

第十三章
Chapter 13

泌尿系统疾病

第一节　急性肾小球肾炎
Section 1

急性肾小球肾炎(AGN)简称急性肾炎,是儿科常见的一种与感染有关的急性免疫反应性肾小球疾病。其临床主要表现为急性起病,水肿、少尿、血尿和不同程度蛋白尿、高血压或肾功能不全,病程多在1年内。

本病在我国是一常见的儿科疾患,占小儿泌尿系统疾病的首位。多见于儿童及青少年,2岁以内者少见,男女之比为2:1。发病以秋冬季节较多。绝大多数预后良好,少部分可能迁延。

一、病因与发病机制

本病绝大多数由链球菌感染后引起,故又称急性链球菌感染后肾炎(APSGN)。其他细菌、病毒、原虫或肺炎支原体等也可导致急性肾炎,但较少见。故本节主要介绍 APSGN。

目前已明确本病的发生与 A 组β溶血性链球菌中的致肾炎菌株感染有关。所有致肾炎菌株均有共同的致肾炎抗原性,包括菌壁上的 M 蛋白内链球菌素、"肾炎菌株协同蛋白(NSAP)"。

其主要发病机制为抗原抗体免疫复合物引起肾小球毛细血管炎症病变,有循环免疫复合物致病学说、原位免疫复合物致病学说和某些链球菌通过神经氨酸酶的作用或其产物如某些菌株产生的唾液酸酶,与机体的 IgG 结合,改变了 IgG 的化学组成或其免疫原性,产生自身抗体和免疫复合物而致病学说。

上述链球菌有关抗原诱发的免疫复合物或链球菌的菌体外毒素激活补体系统,在肾小球局部造成免疫病理损伤,引起炎性过程。

二、病　　理

主要病理特点为急性、弥漫性、渗出性、增殖性肾小球肾炎。光镜下可见肾小球体积增大、毛细血管内皮细胞和系膜细胞增生肿胀,基质增生。急性期有多型核白细胞浸润,毛细血管腔狭窄甚至闭锁、塌陷。部分患儿可见上皮细胞节段性增生所形成的新月体,使肾小囊腔受阻。肾小管病变较轻,呈上皮细胞变性,间质水肿及炎症细胞浸润。电镜检查可见电子致密物呈驼峰状在上皮细胞下沉积,为本病的特征。免疫荧光检查在急性期可见粗颗粒状的 IgG、C3 沿肾小球毛细血管袢和(或)系膜区沉积,有时也可见到 IgM 和 IgA 沉积。

三、临床表现

急性肾炎临床表现轻重悬殊,轻者仅表现为无症状性镜下血尿,重者可呈急进性过程,短期内出现肾功能不全。

(一)前驱感染

90%病例有前驱感染史,以呼吸道及皮肤感染为主。在前驱感染后经 1~3 周无症状的间歇期而急性起病。间歇期长短与前驱感染部位有关,咽炎引起者 6~12d,平均 10d,多有发热、颈部淋巴结大及咽部渗出。皮肤感染者 14~28d,平均 20d。

(二)典型表现

起病时可有低热、乏力、头痛、头晕、恶心呕吐、食欲减退、腹痛及鼻出血等症状,体检在咽部、皮肤等处发现前驱感染未彻底治愈的残迹。典型表现为:

1. 水肿少尿

70%的病例病初表现为晨起颜面及眼睑水肿,重者 2~3d 遍及全身。水肿多呈非凹陷性。水肿同时伴尿量减少。

2. 血尿

50%~70%患儿有肉眼血尿,酸性尿呈烟灰水样或茶褐色,中性或弱碱性尿呈鲜红色或洗肉水样,1~2 周后转为镜下血尿。镜下血尿可持续 1~3 个月,少数可持续半年或更久。同时常伴有不同程度的蛋白尿,一般尿蛋白定量<3g/d,有 20%病例可达肾病水平。

3. 高血压

30%~80%的病例有高血压,一般呈轻中度增高,为 16.0~20.0kPa/10.7~14.7kPa(120~150mmHg / 80~110mmHg),1~2 周后随尿量增多血压恢复正常。

(三)严重表现

少数病例在疾病早期(2 周内)可出现下列严重症状,应及早发现,及时治疗。

1. 严重循环充血

多发生在起病 1 周内,主要是由于水钠潴留,血容量增加使循环负荷过重所致。轻者仅表现为气急、心率增快,肺部出现少许湿啰音等。严重者可出现呼吸困难,端坐呼吸,颈静脉怒张,频咳、吐粉红色泡沫痰,两肺满布湿啰音,心脏扩大,甚至出现奔马律,肝大压痛,水肿加剧。如不及时抢救,可在数小时内迅速出现肺水肿而危及患儿生命。

2. 高血压脑病

在疾病早期,由于脑血管痉挛,导致脑缺血缺氧、血管渗透性增高发生脑水肿。近年亦有人认为是脑血管扩张所致。血压(尤其是舒张压)急剧升高>18.7/12.0kPa(140/90mmHg),伴视力障碍、惊厥或昏迷三项之一者即可诊断。年长儿可诉剧烈头痛、呕吐、复视或一过性失明。高血压控制后上述症状迅速消失。

3. 急性肾功能不全

主要由于肾小球内皮细胞和系膜细胞增生,肾小球毛细血管腔变窄、甚至阻塞,肾小球血流量减少,滤过率降低所致。表现少尿、无尿等症状,引起暂时性氮质血症、电解质紊乱和代谢性酸中毒。一般持续 3~5d,不超过 10d 迅速好转。

若持续数周仍不恢复,则预后严重,病理上可能有大量新月体形成。

四、辅助检查

(一)尿液检查

尿蛋白可在+~+++,且与血尿的程度相平行,尿镜检除多少不等的红细胞外,可见透明、颗粒或红细胞管型,疾病早期可见较多白细胞及上皮细胞,并非感染。尿常规一般4~8周恢复正常,12h尿细胞计数4~8个月恢复正常。急性期尿比重多增高。

(二)血常规检查

常有轻、中度贫血,与血容量增多、血液稀释有关,待利尿消肿后即可恢复正常。白细胞轻度升高或正常。血沉增快,一般2~3个月恢复正常。

(三)肾功能及血生化检查

血尿素氮和肌酐一般正常,明显少尿时可升高。肾小管功能正常。持续少尿、无尿者,血肌酐升高,内生肌酐清除率降低,尿浓缩功能受损。早期还可有轻度稀释性低钠血症,少数出现高血钾及代谢性酸中毒。

(四)抗链球菌溶血素O(ASO)抗体测定

50%~80%患儿ASO升高,通常于链球菌感染2~3周开始升高,3~5周达高峰,50%于3~6个月恢复正常,75%于1年内恢复正常。判断结果时应注意:①早期应用抗生素治疗者可影响阳性率;②某些致肾炎菌株可能不产生溶血素O;③脓皮病患者ASO常不增高。

(五)血清补体测定

80%~90%的急性期患儿血清补体C3下降,6~8周恢复正常。若超过8周补体持续降低,应考虑为膜增殖性肾小球肾炎。血清补体下降程度与急性肾炎病情轻重无明显相关性,但对急性肾炎的鉴别诊断有重要意义。

(六)肾活组织病理检查

急性肾炎出现以下情况时考虑肾活检:①持续性肉眼血尿在3个月以上者;②持续性蛋白尿和血尿在6个月以上者;③发展为肾病综合征者;④肾功能持续减退者。

五、诊断和鉴别诊断

典型病例诊断不难,根据:①起病前1~3周有链球菌前驱感染史;②临床表现有水肿少尿、血尿、高血压;③尿检有蛋白、红细胞和管型;④急性期血清C3下降,伴或不伴有ASO升高即可确诊。但应注意与下列疾病鉴别。

(一)其他病原体感染后引起的肾炎

多种病原体感染可引起急性肾炎,如细菌(葡萄球菌、肺炎球菌等)、病毒(乙肝病毒、流感病毒、EB病毒、水痘病毒和腮腺炎病毒等)、支原体、原虫等。可从原发感染灶及各自的临床特点进行鉴别。如病毒性肾炎,一般前驱期短,约3~5d,临床症状轻,无明显水肿及高血压,以血尿为主,补体C3不降低,ASO不升高。

(二)IgA肾病

以血尿为主要症状,表现为反复发作性肉眼血尿,常在上呼吸道感染后1~2d出现血尿,多无水肿、高血压、血清C3正常,确诊依靠肾活检。

(三)慢性肾炎急性发作

患儿多有贫血、生长发育落后等体征。前驱感染期甚短或不明显,肾功能持续异常,尿比重低且固定可与急性肾炎鉴别。尿液改变以蛋白增多为主。

(四)特发性肾病综合征

具有肾病综合征表现的急性肾炎需与特发性肾病综合征鉴别。若患儿呈急性起病,有明确的链球菌感染证据,血清C3降低,肾活检病理为毛细血管内增生性肾炎,有助于急性肾炎的诊断。

(五)其他

还应与急进性肾炎或其他系统性疾病引起的肾炎如紫癜性肾炎、系统性红斑狼疮性肾炎、乙肝病毒相关性肾炎等鉴别。

六、治 疗

本病为自限性疾病,无特异治疗。主要是对症处理,清除残留感染病灶,纠正水电解质紊乱,防止急性期并发症,保护肾功能,以待自然恢复。重点把好防治少尿和高血压两关。

(一)严格休息

急性期(起病2周内)绝对卧床休息,水肿消退、血压正常、肉眼血尿消失,即可下床作轻微活动或室外散步。血沉正常可上学,但3个月内应避免重体力活动。待12h尿沉渣细胞绝对计数正常后方可恢复体力活动。

(二)合理饮食

有水肿及高血压者应限盐,食盐限制在1~2g/d。对有严重少尿、循环充血者,每日水分摄入一般以不显性失水加尿量计算。有氮质血症者应限蛋白入量,可给优质动物蛋白0.5g/(kg·d)。供给高糖饮食以满足小儿热量需要。待尿量增加、水肿消退、血压正常、氮质血症消除后应尽早恢复正常饮食,以保证小儿生长发育的需要。

(三)控制感染

应用抗生素的目的是彻底清除体内感染灶,对疾病本身无明显作用。疾病早期给予青霉素10~14d或据培养结果换用其他敏感抗生素,应注意勿选用对肾有损害的药物。

(四)对症治疗

1. 利尿

经控制水盐入量仍水肿、少尿者可用噻嗪类利尿剂,如氢氯噻嗪1~2mg/(kg·d),分2~3次口服。无效时可静脉注射强效的袢利尿剂,如每次呋塞米1mg/kg,每日1~2次,静脉注射剂量过大时可有一过性耳聋。

2. 降压

凡经休息、利尿及限制水盐后,血压仍高者应给予降压药。首选硝苯地平,开始剂量为0.25mg/(kg·d),最大剂量1mg/(kg·d),分3次口服。亦可用卡托普利等血管紧张素转换酶抑制剂,初始剂量为0.3~0.5mg/(kg·d),最大剂量5~6mg/(kg·d),分3次口服,与硝苯地平交替使用降压效果更佳。严重病例用利舍平,首剂0.07mg/kg(每次最大量不超过2mg)肌肉注射,必要时间隔12h重复一次,用1~2剂后改为0.02~0.03mg/(kg·d),分2~3次口服。

(五)严重循环充血的治疗

(1)严格限制水盐入量和应用强利尿剂呋塞米,促进液体排出,矫正水钠潴留,恢复正常血容量,而不在于应用洋地黄制剂。

(2)有肺水肿表现者,除一般对症治疗外,可加用硝普钠5~20mg溶于5%葡萄糖液100ml中,以1μg/(kg·min)速度静脉滴注,严密监测血压,随时调整药液滴速,不宜超过8μg/(kg·min),防止发生低血压。滴注时药液、针筒、输液管等须用黑纸覆盖,以免药物遇光分解。

(3)对难治病例可采用腹膜透析或血液透析治疗。

(六)高血压脑病的治疗

原则为选用降压效力强而迅速的药物。首选硝普钠，用法同上。通常用药后 1~5min 内可使血压明显下降，抽搐立即停止，并同时静脉注射呋塞米每次 2mg/kg。有惊厥者给予地西泮止痉，每次 0.3mg/kg，总量不超过 10mg，缓慢静脉注射。如在静脉注射苯巴比妥钠后再静脉注射地西泮，应注意发生呼吸抑制可能。

(七)急性肾功能不全的治疗

(1) 应严格限制液体入量，掌握"量出为入"的原则。每日液量＝前一天尿量＋不显性失水量＋异常丢失液量－内生水量。不显性失水按 400ml/(m^2 • d)，内生水量按 100ml/(m^2 • d) 计算。

(2) 注意纠正水电解质酸碱平衡紊乱；积极利尿，供给足够热量，以减少组织蛋白质分解。

(3) 必要时及早采取透析治疗。

七、预后与预防

急性肾炎预后好。95%APSGN 病例能完全恢复，小于 5% 的病例可有持续尿异常，死亡率低于 1%。目前主要死因是急性肾衰竭。远期预后小儿比成人佳，一般认为 80%~95% 终将痊愈。

影响预后的因素可能有：①与病因有关，一般病毒所致者预后较好；②散发者较流行者差；③成人比儿童差，老年人更差；④急性期伴有重度蛋白尿且持续时间久，肾功能受累者预后差；⑤组织形态学上呈系膜显著增生，40% 以上肾小球有新月体形成者，"驼峰"不典型（如过大或融合）者预后差。最根本的是预防链球菌感染。平时应加强锻炼，注意皮肤清洁卫生，减少呼吸道及皮肤感染。一旦发生感染则应及早彻底治疗。感染后 1~3 周内应注意反复查尿常规，以便及早发现异常，及时治疗。

（蔡维艳）

第二节　IgA 肾病

Section 2

IgA 肾病是以发作性短暂肉眼血尿和镜下血尿为其临床特点，以肾小球系膜增殖，系膜区有 IgA 沉积为其主要病理改变的一种肾小球疾病。

一、诊断要点

(一)临床表现

(1) 发作前 1~2d 常有呼吸道感染或胃肠道感染病史。

(2) 反复肉眼血尿，持续 2~6d。发病间期尿常规正常或持续镜下血尿。无浮肿及高血压。

(3) 少数以急性肾炎或肾病综合征起病。

(4) 肾功能检查正常或轻度异常，血 IgA 浓度可升高。

(二)实验室及辅助检查

确诊有赖于肾活检。病理检查以肾小球系膜区增殖为主，可为弥漫性，也可呈局灶节段性分布。免疫荧光有明显的 IgA 于系膜区沉积，其荧光强度 > IgG、C_3。IgA 的沉着主要限于肾小球系膜区，也可延及毛细血管襻。应排除能导致 IgA 于肾小球系膜沉着的全身疾患如过敏性紫癜、肝脏疾病等)。电镜下有电子致密物沉积于系膜区。

二、治 疗

(一)一般治疗

有呼吸道感染、胃肠道感染者给予抗感染治疗,如扁桃体为感染病灶,多主张切除,可减少发作。避免剧烈运动,对有食物过敏者减少该类食物的摄入。

(二)药物治疗

目前无疗效肯定的药物。

(1)尿蛋白＞1g/d 者可试用肾上腺皮质激素或联合应用免疫抑制剂。

(2)抗凝药物如潘生丁、华法令、丹参对缓解血尿可能有一定疗效。

(王莉)

第三节 过敏性紫癜性肾炎

Section 3

过敏性紫癜性肾炎(APN)是小儿时期最常见的继发性肾炎,常在紫癜发作时或发作后 1~8 周内出现肾损害,病理改变为系膜增殖性肾炎或局灶节段性肾炎,偶有新月体形成。

一、诊断要点

(一)临床表现

(1)皮肤紫癜病史:包括有腹痛、关节痛及便血史等。

(2)肾损害表现:大多为镜下血尿或有肉眼血尿。可有浮肿,大多仅为面部轻微浮肿,少数呈肾病综合征样的重度浮肿。高血压的发生较急性肾炎少且轻。少数出现大量蛋白尿。

(二)实验室及辅助检查

(1)尿常规有程度不等的血尿和蛋白尿,多为轻度~中度的选择性蛋白尿。

(2)表现为肾病综合征者有大量蛋白尿,白蛋白降低,胆固醇升高。

(3)肾脏病理改变,Meadow 分型分 6 型:①Ⅰ型:轻微病变。②Ⅱ型:单纯系膜增生性病变。③Ⅲ型:局灶(Ⅲa)和弥漫(Ⅲb)系膜增生,伴新月体形成(50%以下肾小球受累)。④Ⅳ型:局灶(Ⅳa)和弥漫(Ⅳb)系膜增生,伴新月体形成(50%~75%肾小球受累)。⑤Ⅴ型:局灶(Ⅴa)和弥漫(Ⅴb)系膜增生,伴新月体形成(75%以上肾小球受累)。⑥Ⅵ型:系膜毛细血管性肾炎。免疫荧光于系膜区可见弥漫性 IgA 呈颗粒状荧光,伴补体 G_3 及备解素沉着。

二、治 疗

(一)一般治疗

急性期宜卧床休息,除去一切可能的过敏原及诱因,针对感染灶应用抗生素。

(二)药物治疗

(1)对症治疗:关节痛可用小剂量阿司匹林,50~80mg/(kg·d),分 3 次口服,2 周后停药;

有血尿者用潘生丁 5～10mg/(kg·d),分 3 次口服,疗程 3 个月。

(2)肾上腺皮质激素:

①对缓解急性胃肠道症状及关节痛有效。常用泼尼松 1～2mg/(kg·d),分次口服,症状控制后减量停用。②对表现为急进性肾炎者可予甲基泼尼松龙冲击疗法治疗(见急性进行性肾炎)。③对表现为肾病综合征者可按原发肾病综合征应用激素治疗,也可加用其他免疫抑制剂如环磷酰胺。

(王莉)

第四节 肾小管-间质疾病
Section 4

一、肾小管性酸中毒

肾小管性酸中毒是由于远端肾小管上皮细胞排泌氢离子和(或)近端肾小管上皮对 HCO_3^- 的重吸收障碍所导致的临床综合征。其临床表现以阴离子间隙正常的高氯性代谢性酸中毒、肾钙化、肾结石为特征。按病因可分为原发性及继发性。原发性多为先天遗传性基因缺陷所致,继发性则可继发于多种肾脏疾病、胶原性疾病及药物性肾损害。按尿酸化功能缺陷的部位与发病机制又可分为远端肾小管酸中毒(Ⅰ型 RTA)、近端肾小管酸中毒(Ⅱ型 RTA)、远端与近端混合型(Ⅲ型 RTA)、高钾型肾小管酸中毒(Ⅳ型)。由于各型的病因、发病机制、临床表现与治疗均有差异,因此本节对各型 RTA 分述如下。

(一)远端肾小管酸中毒(Ⅰ型)

远端肾小管酸中毒(dRTA)亦称经典的 RTA,是由于各种原发性或继发性因素引起远端小管上皮细胞排泌 H^+ 障碍、尿 NH_4^+ 及可滴定酸排出减少,体内 H^+ 储积而 HCO_3^- 降低,Cl^- 代偿性增高导致高氯性代谢性酸中毒。其特征在于虽有明显的酸中毒,但尿仍不能被酸化,pH 值<5.5。

1. 病因

dRTA 可分为原发性和继发性两类。原发性为常染色体显性或隐性遗传,继发性者常是由于其他疾病影响到肾小管功能所致,可见于高丙种球蛋白血症、原发性甲状旁腺功能亢进、维生素 D 中毒、移植肾排斥反应、髓质海绵肾、梗阻性肾病、特发性高钙尿症肾钙化、Wilson 病、失盐性先天性肾上腺皮质增生症、药物及毒素导致肾损害(如锂、两性霉素 B、甲苯、地高辛等)。

2. 发病机制

dRTA 的主要缺陷在于远端小管泌 H^+ 功能的不足。肾皮质集合管上皮细胞中存在一种间介细胞,其腔膜上有 H^+-ATP 酶(质子泵),能分泌 H^+,H^+ 与管腔内的 NH_3 和 $NaHPO_4$ 结合后以 NH_4^+ 和 $H_2PO_4^-$ 形式排出体外。而髓质集合管主细胞(principal cell)具有吸收钠、排出钾的作用。这两种细胞的功能障碍可导致泌 H^+ 不足,目前认为有以下几种机制。

(1)分泌型:H^+-ATP 酶功能障碍,小管上皮不能分泌 H^+。

(2)反漏型:细胞膜缺陷使 H^+ 通透性增高,H^+ 反流入小管上皮细胞。

(3)速率低赖型质子泵泌 H^+ 速率下降。

(4)电压依赖型使管腔内负电位差减低。

原发性 dRTA 的基因突变有 2 种。常染色体显性遗传主要涉及细胞 Cl^--HCO_3^- 阴离子交换转运蛋白（AE1）基因的突变。常染色质隐性遗传则涉及质子泵 B 亚基的缺陷（ATP6B1）。

3. 病理生理

正常情况下，在远端肾小管和集合管是通过 H^+-Na^+ 交换分泌 H^+，以调节酸碱平衡。本病时远端肾小管排 H^+ 障碍，H^+ 在体内积聚，尿 NH_4^+ 和可滴定酸（TA）排出减少，引起代谢性尿酸化障碍和酸中毒。由于远端肾小管 H^+-Na^+ 交换减少，导致 K^+-Na^+ 交换占优势，使大量 K^+ 丢失，造成低钾血症。同时 Na^+ 回吸收减少，引起低钠血症和继发性醛固酮增多，以增加 Na^+ 和 Cl^- 的吸收。Cl^- 的潴留造成高氯血症。长期低钾使远端肾小管浓缩功能受损，出现多饮、多尿。持续酸中毒导致机体动用骨缓冲系统，骨中的钙、磷游离入血，尿钙排出增加，血钙降低，因而刺激甲状旁腺分泌甲状旁腺激素，促进骨质溶解破坏，减少骨质生成，使尿钙进一步增多，抑制磷的再吸收，使尿磷增多，血磷降低。碱性尿有助于浓度增高的尿钙、尿磷形成肾结石和肾实质钙盐沉着，继而引起。肾间质损害，最终导致肾功能不全，枸橼酸盐是尿钙溶解的重要因素，酸中毒时，枸橼酸盐排出减少，重吸收增加，促进肾钙化。

4. 临床表现

临床上可分为婴儿型及幼儿型。前者生后几个月内发病，男婴多见，为常染色体隐性遗传。后者常在 2 岁后出现症状，以女性多见，为染色体显性遗传。dRTA 主要临床特点有：

（1）发病年龄：原发性 dRTA 可以在生后即有临床表现，但出现典型症状时多在 2 岁以后。

（2）慢性酸中毒表现：生长发育落后及厌食、恶心、呕吐、腹泻、便秘等慢性代谢性酸中毒表现，有时生长落后为唯一表现。不完全型 dRTA 可无酸中毒表现而仅出现低钾、肌无力或肾钙化。

（3）尿浓缩功能功能减退：多饮、多尿、不明原因脱水，还可出现脱水热、休克，系由于低钾引起尿浓缩功能减退所致。

（4）低钾血症：肌肉软弱无力甚至周期性麻痹等低钾表现比较突出，系泌 H^+ 减少引起低钾血症所致。严重时影响心脏，出现期前收缩等严重心律失常和循环衰竭。

（5）佝偻病表现：骨质脱钙、骨骼软化、骨骼畸形、前囟宽大且闭合延迟等佝偻病表现，维生素 D 治疗无效。

（6）肾钙化与肾结石：肾结石常见于年长儿及成人，可与肾钙化同时或单独出现，并可伴有血尿、肾积水与泌尿道感染。结石多为磷酸钙，少数为草酸钙和鸟粪石。脓尿常持续存在，可能与肾钙化有关。

（7）几种特殊的 dRTA：①兼有近端肾小管性酸中毒和远端。肾小管性酸中毒（Ⅲ型）见于婴儿，可早至生后 1 月发病，随着年龄增长，HCO_3^- 丢失可减轻，本节另作详细介绍。②不完全性 dRTA：可伴有肾钙化但无代谢性酸中毒，虽尿液酸化障碍，但排 NH_4^+ 多，排 TA 少。大多在对完全性 dRRA 家族进行筛查时发现，也有不少为散发病例或继发于其他疾病。③dRTA 伴耳聋：为常染色体隐性遗传，男女均可患病，耳聋出现时间从新生儿期至年长儿不等。④短暂性肾小管酸中毒：最早由 Lightwood 于 1935 年报道，酸中毒为一过性，可能是一些未被认识的环境因素所致，如维生素 D 中毒、磺胺药肾损害或汞中毒等。多在 2 岁左右自愈。⑤继发性 dRTA：见于多种全身性疾病或肾脏疾病。患者同时具有原发病的临床表现。

5. 实验室检查

（1）尿 pH 值：尿 pH 值反映尿中 H^+ 量，dRTA 时，尽管血 pH 值 < 7.35，但尿 pH 值仍 ≥ 6.0，并且还可高达 6.5、7.0 以上。测定尿 pH 值必须采用 pH 计，pH 试纸以及尿液分析仪测定的结果不够准确。只测定尿 pH 值有一定局限性，尿 pH 值 < 5.5 并不能说明尿酸化功能一定完好，如患儿有泌 NH_3 障碍，但由于少量 H^+ 不能与 NH_3 结合成 NH_4^+，尿 pH 值仍可 < 5.5，因此应同时测定尿 pH 值与尿 NH_4^+ 值，以综合分析、判断。

(2) 尿可滴定酸及尿 NH_4^+ 值的测定：远端肾小管分泌的 H^+ 大部分与 NH_3 结合成 NH_4^+ 排出，另一部分以可滴定酸的形式排出。因此，尿可滴定酸与 NH_4^+ 值之和代表肾脏净酸排泄量。在体内酸性物质增多时，正常人尿 pH 值可 < 5.5，尿中可滴定酸及 NH_4^+ 排出率可分别达 $25\mu mol/min$ 及 $39\mu mol/min$，在远端肾小管酸中毒时，两者均明显降低。

(3) 尿电解质及尿阴离子间隙：dRTA 大多有尿钠排泄增多以及尿钙增高，尿 Ca/Cr > 0.21，24h 尿钙 > $4mg/(kg \cdot d)$。尿阴离子间隙 = $Na^+ + K^+ - Cl^-$，可反映尿 NH_4^+ 值水平，为正值时提示尿 NH_4^+ 排泄减少。

(4) 血气分析及电解质：dRTA 的典型改变为高氯血症性阴离子间隙正常的代谢性酸中毒。不完全性 dRTA 可表现为代偿性代谢性酸中毒或正常。血阴离子间隙(anion gap, AG) = $Na^+ + K^+ - (Cl^- + HCO_3^-)$，正常为 $8 \sim 16mmol/L$，增高表明体内无机酸根（如硝酸根、硫酸根）或（和）有机酸根离子等酸性产物潴积，RTA 时 Cl 代偿了 HCO_3^- 的减低，因而 AG 正常。血钾降低也是 dRRA 的重要表现，甚至为不完全性 dRTA 的唯一表现。血钠及血钙可正常或降低。

(5) 尿二氧化碳分压检测：正常人给予碳酸氢钠或中性磷酸盐后，到达远端小管的 HCO_3^- 或 HKO_4^{2-} 增多，前者与 H^+ 结合生成 H_2CO_3；后者与 H^+ 结合生成 $H_2PO_4^-$，再与 HCO_3^- 生成 H_2CO_3，进而生成 CO_2，使尿 CO_2 分压增高。dRTA 时由于泌氢障碍，尿 CO_2 不升高，尿 CO_2 分压与血 CO_2 分压差值 < 20mmHg，正常人 > 30mmHg。

(6) 24h 尿枸橼酸 dRTA 时常减低。

(7) X 线影像学可了解骨病情况并发现肾结石，超声波检查可了解肾脏有无钙化及结石。

6. 诊断

本病典型者诊断不难，根据生长发育落后、烦渴、多饮、多尿，顽固性佝偻病和肾钙化、肾结石等表现，血生化检查具备五低二高特征，即低血磷、低血钾、低血钙、低血钠和低二氧化碳结合力（或低血清 pH 值）以及高血氯、高血清碱性磷酸酶，且在酸中毒时，尿 pH 值 > 6.0 即可确定诊断。

下述一些诊断试验主要用于酸中毒不明显的不完全性 dRTA 诊断以及用于了解 dRTA 是泌 H^+ 缺陷、电压低赖性缺陷（高 K^+ 性 dRTA），还是梯度缺陷（反漏型）。

(1) NH_4Cl 负荷试验：NH_4Cl 负荷试验通过服用酸性药物使肌体产生代谢性酸中毒，来测试肾小管泌氢功能，主要用于轻型或不完全性 dRTA 的诊断。

三日法：口服氯化铵[$0.1g/(kg \cdot d)$，分 3 次服用]或氯化钙[$0.5g/(kg \cdot d)$，分 3 次服用] 3d，当血气分析示 pH 值 < 7.35，HCO_3^- < 20mmol/L 时，尿 pH 值仍 > 5.5 则说明存在肾小管酸化功能障碍，提示 dRTA。试验中应避免出现严重酸中毒，血：HCO_3^- 不宜降得过低（< 15mmol/L）。

单剂简便方法：30min 内口服氯化铵（0.1g/kg），随后留 6h 尿测尿 pH 值，由于此剂量氯化铵可降低 HCO_3^- $4 \sim 6mmol/L$，故如尿 pH 值仍 > 5.5 则为阳性。

(2) 硫酸钠试验：原理是在有贮钠因素情况下，硫酸钠的滴注增加到达远端的肾单位的 Na^+，并有效地被吸收。而 SO_4^{2-} 属于难吸收的负离子，增加了管腔内的负电位，使肾小管上皮细胞与管腔的电位差加大，负电位促进 H^+ 的排泄（主要增加尿 NH_4^+ 的排泄）。若对硫酸钠滴注无反应，尿仍不能酸化，表明 H^+ 分泌缺陷。

试验方法：试验前 12h 口服贮盐激素 9 氟氢化考地松 1mg，或在试验前 12h 以及 $2 \sim 4h$ 前各肌注去氧皮质酮 5mg。试验前如采用低盐饮食则结果更为正确。4% Na_2SO_4 1 000ml 于 $40 \sim 60min$ 内静脉滴注完毕。每升中加入 30mEq 的 $NaHCO_3$ 以避免由于迅速灌注 Na_2SO_4 发生中毒。尿标本应在灌注后连续 3h 收集。正常人尿 pH 值应降至 5.5 以下（正常 < 5.0），泌 H^+ 障碍以及电压依赖型则 > 5.5，但反漏型（梯度缺陷）亦可 < 5.5。

(3) 呋塞米试验：肌注呋塞米 2mg/kg（< 40mg/kg），髓袢 Cl^- 吸收减少，远端小管及集合管 Cl^- 增多，负电荷增加，与输注 Na_2SO_4 产生同样效果，方法简单、敏感，也较为可靠。

(4)NaHCO₃负荷试验：反映集合管泌氢及维持 H⁺ 梯度的能力。当有 H⁺ 泵功能障碍或因电压依赖缺陷而影响泌氢时，尿中 HCO₃⁻ 缺少，使尿 CO_2 压力不升高，尿与血 CO_2 分压差＜20mmHg，反漏型则可＞30mmHg。方法：静注 1mmol/L 的 NaHCO₃，3ml/min，每 15～30min 直立位排尿一次，测尿 pH 以及 CO_2 分压，当连续 3 次尿 pH 值＞7.8 时，于 2 次排尿间抽血查 CO_2 分压，再计算尿 CO_2 分压与血 CO_2 分压差值。

(5)中性磷酸盐负荷试验：原理与 NaHCO₃ 负荷试验相同，也用于区别反漏型 dRTA。

7. 鉴别诊断

dRTA 临床上应与肾小球性酸中毒、各种佝偻病、家族性周期性麻痹相鉴别。

(1)肾小球性酸中毒，既往有肾脏疾病史，有明显尿异常，常伴贫血与高血压，血 Cl⁻ 多正常而血肌酐增高，血与尿 pH 值一致性降低。

(2)家族性周期性麻痹有家族史，男性多见，尿检正常，无酸中毒，发作之前常有饱餐、高糖饮食、剧烈运动、外伤、感染等诱因。

(3)家族性低血磷性抗维生素 D 佝偻病。佝偻病症状与体征突出，但无酸中毒及其他 dRTA 表现。

8. 治疗

dRTA 的治疗以控制酸中毒、纠正电解质紊乱、防止骨骼畸形及肾脏钙化为原则，继发性 dRTA 应尽可能消除病因，对于先天性 dRTA 需终身坚持服药，在儿童生长发育时期尤为重要。

(1)纠正酸中毒：dRTA 应给予 2～5mmol/(kg·d)的碱性药物，以纠正酸中毒，防止各种骨病及生长落后的发生。可选用①碳酸氢钠 0.2～0.4g/(kg·d)；②Shohl 合剂，含 14% 枸橼酸及 9.8% 枸橼酸钠，2～5ml/(kg·d)；③10% 枸橼酸钠及 10% 枸橼酸钾合剂，2～5ml/(kg·d)。

(2)纠正电解质紊乱：严重低钾者，可短期服用氯化钾，长期服用易加重高氯性酸中毒。一般情况下可使用 Shohl 合剂或单用 10% 枸橼酸钾口服，剂量 2～4ml/(kg·d)；有低钙血症者可适当补充钙剂，如 10% 葡萄糖酸钙 2ml/(kg·d)，总量＜20ml/d。

(3)骨病与肾脏钙化防治：纠正酸中毒是防治骨病与肾钙化的关键。对伴有骨病者可应用维生素 D 制剂，如维生素 D 5 000～10 000μg/d、1,25-(OH)₂D₃、维生素 D₃(Rocaltrol，0.25μg/d)治疗，应注意高钙血症发生。对高钙尿症，可服用上述枸橼酸制剂治疗，必要时还可加双氢克尿噻，2mg/(kg·d)口服，常可减轻高钙尿症，并促进溶石与排石。

(4)手术治疗：适用严重骨骼畸形影响功能者。

9. 预后

原发性远端肾小管性酸中毒的预后一般较好，与治疗开始的早晚，是否坚持合理的治疗密切相关。如能在婴儿早期开始治疗，不但生长发育正常，且能阻止肾钙化。肾结石的发生率也明显降低，从而可防止肾实质性损害。如中止治疗，酸中毒及有关症状将复发。继发性 dRTA 的预后与原发病有关。

(二)近端肾小管酸中毒（Ⅱ型）

近端肾小管酸中毒是近端肾小管因各种继发因素（药物、毒物损伤、胱氨酸储积病、Wilson病）和(或)先天原因导致近端肾小管碳酸酐酶功能障碍及 H⁺ 排泌障碍，HCO₃⁻ 在近端小管回吸收减少，而出现高氯血症性代谢性酸中毒及碱性尿，同样也可致低血钾。

1. 病因

(1)原发性：病因不明，一般认为与遗传有关。仅表现为 HCO₃⁻ 再吸收障碍，不伴有其他肾小管和肾小球功能障碍。①散发性婴儿为暂时性。②遗传性为持续性，呈常染色体显性遗传或常染色体隐性遗传。

(2)继发性：常继发于全身性疾病，可伴多种肾小管功能异常，以范可尼(Fanconi)综合征最为多见。①伴有其他近端肾小管功能障碍的遗传性疾病如特发性范可尼综合征、胱氨酸病、眼—脑—肾综合征(Lowe综合征)、遗传性果糖不耐受症、酪氨酸血症、半乳糖血症、糖原累积病、线粒体肌病、异染性脑白质营养不良等。②药物和毒素肾损害：如碳酸酐酶抑制物、过期四环素、甲基3-色酮、马来酸中毒、重金属（钙、铅、铜、汞）中毒等。③其他如亚急性坏死性脑脊髓病(Leigh综合征)、法洛四联征、肠吸收不良、甲状旁腺功能亢进、肾囊肿病、遗传性肾炎、肾移植慢性排斥反应、多发性骨髓瘤、Ogren综合征、淀粉样变性、慢性活动性肝炎、复发性肾结石、肾髓质囊性病、Wilson病等。

2. 发病机制

在正常情况下,肾小球滤过的HCO_3^-99%被重吸收,其中近端小管重吸收80%～90%,其余2%在髓袢,8%在远端小管重吸收。而HCO_3^-重吸收和小管细胞分泌H^+的功能密切相关。在小管中H^+-Na^+交换,Na^+被重吸收入细胞内与HCO_3^-结合成$NaHCO_3$,再进入血液中,为身体保留了碱储备。依赖Na^+-K^+-ATI酶,近端小管重吸收肾小球滤液中大部分的钠,Cl$^-$和水随Na^+被动重吸收。另外,近端小管主动重吸收全部K^+、2/3钙和部分磷酸盐。

pRTA为近端肾小管重吸收HCO_3^-不足、HCO_3^-肾阈降低,正常人为25～26mmol/L,婴儿为22mmol/L,而pRTA时为18～20mmol/L 当患者血浆HCO_3^-浓度正常时,即有15%以上的HCO_3^-排至尿中(正常人仅为1%)。即使在轻度酸中毒时,若患者血浆中HCO_3^-浓度仍高于肾阈则HCO_3^-仍排至尿中。只有严重酸中毒时,患者可排出酸性尿。

由于近端肾小管对HCO_3^-重吸收减少,使Na^+-H^+交换减少,Na^+从尿中大量丢失,引起低钠、脱水。失Na^+导致继发性醛固酮增多,使Na^+、Cl^-潴留。加之由于HCO_3^-丢失增多,为自持阴离子平衡,而保留Cl^-,因而出现高氯血症在醛固酮作用下,以Na^+-K^+交换而保留。Na^+可引起低钾血症,长期代谢性酸中毒可能通过阻碍生长激素的分泌或应答而引起生长发育障碍。导致近端肾小管重吸收HCO_3^-障碍的原因尚不清楚,可能是由于肾小管功能发育不成熟。在继发性病因中,大都是由于内生代谢产物或外来物质损坏近端小管上皮引起。

3. 临床表现

(1)原发性pRTA：主要见于男性婴儿,多伴其他近端肾小管重吸收功能缺陷如糖尿、磷尿等,在1～2岁可自发消失。

(2)代谢性酸中毒与低钠、低钾血症：可有生长发育迟缓、恶心呕吐等酸性中毒以及软弱、疲乏、肌无力、便秘等低钠血症和低钾血症表现。由于HCO_3^-肾阈在pRTA时降至15～18mmol/L,低于15mmol/L后可排酸性尿(pH值<5.5),严重酸中毒少见。

(3)由于多无严重酸中毒,如不伴近端小管磷吸收障碍时,无高磷尿症,很少出现代谢性骨病、肾钙化、肾结石。

(4)继发性pRTA：除上述表现外,还有原发病症状。

4. 实验室检查

pRTA血液生化检查有血浆HCO_3^-和pH值降低、高氯血症,钠、钾正常或下降,尿pH值根据血HCO_3^-水平可呈碱性或酸性。24h尿HCO_4^-仅可滴定酸正常,尿钙可增高或正常。

5. 诊断

当患者有高氯性酸中毒而阴离子间隙正常,特别是伴低钾血症、肾性糖尿、高氨基酸尿症、高磷酸盐尿伴低磷酸盐血症和高尿酸盐尿症时,应考虑pRTA。如代谢性酸中毒严重[血浆HCO_3^-<15～18mmol/L,而晨尿pH值≤5.5,NH_4^+排量>40μmol/(min·1.73m2)],且排除自胃肠道丢失HCO_3^-,可诊断本病。如有一定酸中毒,但尿pH值不低,应作氯化铵负荷试验,以排除dRTA。

碳酸氢钠重吸收试验有助于确诊。方法有：

(1)口服法：口服碳酸氢钠2～10mmol/(kg·d),每三天增加一次剂量,直到酸中毒纠正,

测定血浆和尿 HCO_3^- 及肌酐含量，用以下公式计算：

$$尿\ HCO_3^-\ 排泄率 = \frac{尿\ HCO_3^- \times 血浆肌酐}{血浆\ HCO_3^- \times 尿肌酐} \times 100\%$$

正常人为 0，如 > 15% 可诊断 pRTA；< 5% 为 dRTA；5%～10% 为Ⅲ型 RTA。

还可测定 HCO_3^- 肾阈，本病时 HCO_3^- 肾阈降低。

(2) 静脉法：静滴 5% 碳酸氢钠 2.5ml/(kg·h)，当血 HCO_3^- 恢复正常水平或正常水平以上处于稳定时，每小时留尿 1 次，并于留尿中间抽血，查 HCO_3^- 及肌酐，按上述公式计算尿 HCO_3^- 排泄率。

6. 鉴别诊断

高氯血症性代谢性酸中毒为本病的主要临床表现。临床上多种疾病可引起脱水和酸中毒，如腹泻、酮症中毒等。凡遇难以纠正的脱水和酸中毒时，应警惕本病可能，作相应检查。在年幼儿童中生长发育迟缓可为本病最主要、甚至是唯一表现，因此对发育迟缓患儿，应高度注意有无 pRTA。

7. 治疗

本病无特效疗法，一般采用对症治疗，以补充丢失的 HCO_3^-，中和内生酸性物质。

(1) 碱制剂：口服碳酸氢钠，开始剂量为 5～10mmol/(kg·d)，视病情增加剂量，有的患者需 10～15mmol/(kg·d)。为维持血中 HCO_3^- 恒定浓度，以上剂量分次口服。也可服用 10% 枸橼酸钠钾合剂 5～10ml/(kg·d)。由于 pRTA 对补碱有一定抵抗性，因此碱性药物多 2～3 倍于 dRTA 时的剂量。

(2) 钾盐：一般无需补钾，但继发性范可尼综合征者，一半以上碱制剂需用钾盐。用利尿剂治疗时也应同时补钾。

(3) 利尿剂：对病情严重者，仅给碱制剂往往难以奏效，需合并应用利尿剂。一般选用氢氯噻嗪。其作用包括：①减少细胞补液容量，从而增加肾小管回吸收 HCO_3^-；②减少尿钙排泄，提高血钙浓度，使甲状旁腺素分泌减少，从而增加肾小管回吸收 HCO_3^-，甲状旁腺素可抑制肾小管回收 HCO_3^-。呋塞咪虽也可减少 HCO_3^- 排泄，但与氢氯噻嗪相反，可增加尿钙排泄，故少选用。

8. 预后

原发性 pRTA 若能及早治疗，坚持用药，一般预后良好，部分轻症可自愈；若不能早期诊断，可因酸中毒或低钾血症死亡。继发性者预后取决于原发病。

(三) 混合型肾小管酸中毒 (Ⅲ型)

混合性肾小管酸中毒指 dRTA、pRTA 混合存在，同时具有两者的临床表现，高血氯性酸中毒严重，尿中 HCO_3^- 大量丢失，尿铵及可滴定酸减少，尿 HCO_3^- 排泄率在 5%～10%，而尿与血 CO_2 分压差则多 < 20mmHg。治疗方式与前二型相同，由于酸中毒较严重，并发症多，因此碱性药物用量较大，类似于 pRTA。

(四) 高血钾型肾小管酸中毒 (Ⅳ型)

高血钾型肾小管酸中毒又称全远端型肾小管酸中毒，是由于醛固酮分泌不足或肾小管对其反应低下所致高血氯性代谢性酸中毒及持续高钾血症。虽有代谢性酸中毒，但与 dRTA 不同的是尿可为酸性，与 pRTA 不同的是尿排出 HCO_3^- 较低。

1. 病因

几乎所有Ⅳ型 RTA 均继发于其他疾病，罕见有原发性者。常见继发性病因有：

(1) 单纯醛固酮缺乏，如失盐性先天性肾上腺增生，醛固酮缺乏症，艾迪森病。

(2) 慢性肾脏疾病伴肾素和醛固酮分泌不足。如糖尿病肾病、紫癜性肾炎、镰状细胞肾病、肾硬化、间质性肾炎等。

(3) 急性肾小球肾炎伴肾素和醛固酮分泌不足。

(4) 肾小管对醛固酮反应性降低、如婴儿原发性假性醛固酮缺乏,继发性假性醛固酮缺乏(包括婴儿尿路梗阻、婴儿肾静脉血栓形成、氯分流综合征即 Gordon 综合征)。

(5) 药物和毒素。补充氯化钾过多,使用过量保钾利尿剂、肝素、前列腺素抑制剂等。

2. 发病机制

醛固酮是调节 Na^+-K^+ 和 Na^+-H^+ 交换的主要内分泌激素。当醛固酮不足或肾小管对醛固酮反应性降低时,Na^+-K^+ 和 Na^+-H^+ 交换减少,肾小管对 Na^+ 重吸收减少,HCO_3^- 丢失增多,泌 H^+、排 K^+ 障碍,因而出现高血钾性酸中毒。

3. 临床表现

(1) 原发病症状。

(2) 常有一定程度的肾小球功能受损,但本病往往在慢性肾功能不全出现前即有高血氯性代谢性酸中毒及高钾血症。肾小球滤过率降低[但通常 $GFR > 20ml/(min \cdot 1.73m^2)$],而且 GFR 下降难以解释酸中毒程度。

(3) 无糖尿、氨基酸尿、高磷尿症等近端肾小管的功能障碍。

(4) 血尿生化改变与 pRTA 类似,尿 HCO_3^- 排出量增加,尿氨生成减少。酸中毒时,尿可呈酸性,但尿氨仍然减少。

(5) 本病通常不出现肾钙化与肾结石,骨损害仅见于尿毒症患者。

4. 诊断和鉴别诊断

诊断本病时应注意与高血钾远端肾小管性酸中毒鉴别。两者均表现为高血钾和酸中毒,但本病在酸血症时,尿 pH 值 < 5.5,而且如果肾小球滤过率无明显下降(> 40ml/min),在碱化尿液后,尿与血 CO_2 分压之差 > 2.66kPa(20mmHg)。当尿 HCO_3^- 丢失增多而血 HCO_3^- 浓度正常时,易与 pRTA 混淆,鉴别要点在于本病在酸血症时,NH_4^+ 排出减少,可用硫酸钠滴注试验鉴别。

5. 治疗

(1) 降低血钾:①限制钾摄入 < 30mmol/d,避免用含钾药物。②排钾利尿剂:DHCT 2mg/(kg·d) 或呋塞咪每次 mg/kg,每日 1~2 次。

(2) 补碱碳酸氢钠 1.5~2mmol/(kg·d),既可纠酸中毒又能降低血钾浓度。

(3) 盐皮质激素治疗氟氢可的松 0.01mg/(kg·d),可纠正酸中毒并降低血钾。

二、范可尼综合征

Fanconi(范可尼)首先描述 1 例小儿有蛋白尿、非糖尿病性葡萄糖尿、生长迟缓伴低血磷性佝偻病,此综合征因此得名。本病以多种肾小管功能紊乱为特征,导致氨基酸、葡萄糖、磷酸盐、碳酸氢盐和其他由近端或远端肾小管处的有机物或无机物从尿中丢失过多,因而出现酸中毒、低磷酸盐血症、低钙血症、脱水、佝偻病、骨质疏松、生长迟缓等表现。范可尼综合征可分为先天性或获得性,原发性或继发性,完全性或不完全性。临床上较为罕见,起病缓慢,且多于青壮年出现症状,预后与治疗早晚和对治疗的反应有关。

(一)病因和分类

幼儿大多与遗传有关,年长儿多继发于免疫性疾病、毒物或药物中毒以及各种肾脏病。

1. 原发性(原因不明或无全身性疾病)包括遗传性[常染色体显性(AD)、常染色体隐性(AR)、X 连锁隐性(XLR)]、散发性、特殊型(即刷状缘缺失型)。

2. 继发性(症状型)

(1) 先天性代谢障碍:①氨基酸代谢障碍:a. 胱氨酸病(常染色体臆性,AR);b. 酪氨酸血症 I 型(AR);c. Busby 综合征(AR);d. Luder sheldon 综合征(AD)。②碳水化合物代谢障碍:a. 糖原累积病Ⅰ型（Fanconi-Bickel综合征,AR）；b.半乳糖血症(AR)；c.遗传性果糖不耐受症（AR）。③其他：a.Lowe综合征(XLR)；b.肝豆状核变性(AR)；c.细胞色素C氧化酶缺陷(AR)；d.Dent病（家族性近端肾小管疾病,xLR)；e.Pearson综合征,Wilson病；f.维生素B_{12}缺乏。

（2）获得性疾病如：①多发性骨髓瘤；②肾病综合征；③肾移植；④肿瘤；⑤糖尿病；⑥急、慢性间质性肾炎；⑦急性肾小管坏死；⑧营养不良；⑨巴尔干肾病；⑩严重低钾血症。

（3）药物损伤及中毒如：①重金属（汞、钠、铅、镉）；②化学毒剂马来酸、来苏儿、甲苯、甲酚、硝苯等；③过期四环素、丙酸；④顺铂、I.Fostamide、氨基糖苷类抗生素、维生素中毒；⑤雷米替丁、西米替丁、中草药如马兜铃肾损害等。

（二）发病机制

本病发病机制尚未完全清楚，有以下几种可能：①内流缺陷，管腔内向组织内流减少，见于刷状缘缺失型；②细胞内回漏到。肾小管腔增加，如马来酸中毒型；③通过基底侧细胞膜回流减少，致细胞内物质堆积；影响回吸收，如Fanconi-Biekel综合征；④从血液向细胞灌注增加，通过细胞紧密连结处反流管腔增加，如细胞色素C氧化酶缺乏型。肾小管膜的输送异常在病理组织学检查中未见特异性表现。有实验提示本征的细胞内ATP活性的转运功能不全是由于磷酸盐耗竭，引起细胞内腺嘌呤核苷酸降解，因而发生ATP消耗。

（三）临床表现

本病临床表现取决于肾小管功能障碍的类型和程度。全氨基酸尿、糖尿以及高磷酸盐尿导致低磷血症为本症的3大特征，但不完全性Fanconi综合征不是全部具备上述3个特征，往往只具备其中1～2项。

1.原发性Faneoni综合征

（1）婴儿型型也称急性型，特点有：①起病早，6～12月发病；②常因烦渴、多饮、多尿、脱水、消瘦、呕吐、便秘、无力而就诊；③生长迟缓、发育障碍，出现抗维生素D佝偻病及营养不良、骨质疏松甚至骨折等表现；④肾性全氨基酸尿，但血浆氨基酸正常；⑤低血钾，低血磷，碱性酸酶活性增高，高氯血症性代谢性酸中毒，尿中可滴定酸及NH_4^+可减少，尿糖微量或增多，血糖正常；⑥预后较差，可死于尿毒症性酸中毒或继发感染。

（2）幼儿型起病较晚（2岁以后），症状较婴儿型轻，以抗维生素D佝偻病及生长迟缓为最突出表现。

（3）成人型特点有：①10～20岁或更晚发病；②多种肾小管功能障碍，如糖尿、全氨基酸尿、高磷酸盐尿、低血钾、高氯酸中毒；③软骨病往往是突出表现；④晚期可出现肾衰竭。

2.继发性Fanconi综合征

因病因不同表现有所不同。

（四）诊断与鉴别诊断

本病无特异诊断试验，根据生长迟缓、佝偻病、多尿及脱水、酸中毒、电解质紊乱相应的临床表现，血生化检查见低血钾、低血磷、低血钠、低血氯性酸中毒、高AKP、低血尿酸、糖尿而血糖正常、全氨基酸尿、尿pH值低而尿氨和可滴定酸低、X线检查有骨质疏松、佝偻病表现均有助于诊断，注意询问家族史。应注意原发病的诊断，如胱氨酸储积病者，眼裂隙灯检查可见角膜有胱氨酸结晶沉着，骨髓或血白细胞中胱氨酸含量增加并见到胱氨酸结晶，对本病确切诊断十分重要。由于多种类型Fanconi综合征可通过特异性治疗及对症处理取得良好疗效，因此病因诊断尤为重要。

（五）治疗

1.病因治疗

对代谢缺陷类型已被认识的继发性Fanconi综合征，可进行特异性治疗。通过饮食疗法减少或避免有毒代谢产物积聚的疾病有半乳糖血症、遗传性果糖不耐受、酪氨酸血症Ⅰ型。通过促进排泄治疗的疾病有Wilson病和重金属中毒。由药物引起的Fanconi综合征，清除体内药物可纠正肾小管功能障碍。坚持、恰当地进行特异性治疗,可使患者完全恢复正常。对于由肾脏疾病或全身疾病后引起的 Fanconi 综合征则相应征对原发病治疗。

2.对症治疗

(1)纠正酸中毒:根据肾小管受损的程度给予碱性药物,剂量 2～10mmol/(kg·d),可采用碳酸氢钠或者枸橼酸钠钾合剂,全天剂量分 4～5 次口服,然后根据血中 HCO_3^- 浓度调整剂量。应注意同时补钾、如碱性药物用量过大,可合用氢氯噻嗪,促进 HCO_3^- 回吸收。

(2)纠正低磷血症:口服中性磷酸盐以纠正低磷血症,剂量为 1～3g/d,分次服,每 4～5h 时用药一次,不良反应有胃肠不适和腹泻,减少用量可减轻上述症状。在部分患者,应用磷酸盐可加重低钙血症,诱发甲状旁腺功能亢进,可口服钙剂和维生素 D 预防。中性磷酸盐配方:$Na_2HPO_4·7H_2O$ 145g,$NaH_2PO_4·H_2O$ 18.2g,加水至 1 000ml,每 1 000ml 供磷 2g。

(3)其他:应补充血容量,防脱水,纠正低钾血症。对于低尿酸血症、氨基酸尿、糖尿及蛋白尿,目前尚缺乏有效的治疗方法。肾功能不全者,则酌情采用保守式肾脏替代治疗。

(六)预后

本病预后取决于所累及的脏器以及治疗开始的早晚、持续性和原发病等因素,严重患者最终多死于严重水、电解质紊乱及肾衰竭。

三、Bartter 综合征

Bartter 综合征以低血钾性碱中毒,血肾素、醛固酮增高,但血压正常,肾小球旁器增生和肥大为特征。早期表现为多尿、烦渴、便秘、厌食和呕吐,多见于 5 岁以下小儿。1962 年 Bartter 首次报告 2 例,以后陆续有类似报告。本病较少见,迄今报告几百例,国内已报告几十例。但更多病例可能被漏诊。

(一)病因学

本病原发病因尚无定论。多数学者认为是常染色体隐性遗传性疾病。曾有一家 9 个同胞中 5 个患病和一家连续二代 4 例患病的报告。可能的原因有:

1.氯化钠丢失性肾小管缺陷

(1)近端肾小管缺陷。

(2)远端肾小管缺陷。

(3)远端和近端肾小管缺陷。

(4)髓袢升支粗段缺陷。

(5)为膜缺陷的一部分。

2.失钾性肾小管缺陷

3.肾前列腺素产生过多

4.血管壁对血管紧张素Ⅱ反应低下

5.原发性肾小球旁器增生

6.原发性利钠心房肽增高

(二)发病机制

有多种假说,目前还没有一种理论能圆满解释本病的发病机制。

(1)肾小管氯离子与钠钾离子的转运障碍:大多数学者认为本病系由肾小管重吸收 Cl^- 和 Na^+ 离子障碍所致。出现重吸收功能缺陷的部位有:①近端肾小管,多无 NH_4^+ 和 HCO_3^- 重吸收障碍。②远端和近端肾小管均出现功能障碍,Na^+、Cl^- 丢失增多,Na^+ 呈负平衡,造成血容量减少,使肾素、血管紧张素和醛固酮分泌增加,同时远端小管 K^+-Na^+ 交换增加,排 K^+ 增加而导致低血钾症。③髓袢升支粗段 $Na^+-2Cl^--K^+$ 共同转运功能缺陷，Cl^- 在此段是主动重吸收，Na^+ 随之被动重吸收。Cl^- 的主动重吸收对尿浓缩机制起重要作用。而此段 Cl^-、Na^+ 重吸收减少，使 K^+ 重吸收也减少（正常时滤液中 K^+ 30%～40%在此段重吸收），致低血钾。低血钾症刺激了前列腺素 E_2 的生成，并使血肾素和血管紧张素Ⅱ升高，因前列腺素 E_2 升高后，血管对血管紧张素Ⅱ不敏感，因而血压正常。有报道本症患者存在肾脏稀释功能受损，支持这一假说。

现代分子生物学技术也揭示 Bartter 综合征是一常染色体隐性遗传病，由肾小管上皮细胞上的离子转运蛋白基因突变所引起。目前已发现婴儿型 Batter 综合征存在 NKC_{12} 基因突变，该基因位于 $15q^{12-21}$，有 16 个外显子，编码 1 099 个氨基酸，为 $Na^+-K^+-2Cl^-$ 通道，已发现 20 多种突变。经典型 Bartter 综合征系由 CICNKB 基因突变所致，该基因位于 $1q^{36}$，编码含 687 个氨基酸的细胞基底侧的 Cl 通道，现已发现约 20 种突变类型。成人型 Bartter 综合征又称 Batter-Gietlman 综合征，系由噻嗪敏感的 Na^+-K^+ 通道基因（$SC11_2A_3$）突变所致，该基因定位于 $16q^{913}$，编码 1 021 个氨基酸，已发现多达 40 种突变。此外还有一些患者中发现钾通道基因（ROWK）突变。因此 Batter 综合征可以认定为由上述几种离子通道基因突变引起的临床综合征。

（2）血管对血管紧张素反应低下：Bartter 最初认为，血管壁对血管紧张素Ⅱ反应低下为本病原因。由此产生血管张力减低，肾脏灌注减少，刺激肾小球旁器代偿性增生肥大，使肾素、血管紧张素和醛固酮分泌增多，排 K^+ 增多，产生低血钾。由于血管对血管紧张素Ⅱ反应低下，故血压正常，但不能解释患者为何无钠潴留和血容量增多。

（3）肾脏前列腺素产生过多：DLinn 提出，肾脏生成前列腺素过多可能是本病的原因，前列腺素通过直接作用或通过促进尿钠排出，使肾素分泌增加，因而促进血管紧张素Ⅱ生成，醛固酮释放和排 K^+，前列腺素对醛固酮合成直接有作用，还可使血管张力减低，改变血管对血管活性物质包括血管紧张素Ⅱ的反应。虽然前列腺素使尿 Na^+ 排出增多可能是由于非特异性血液动力学作用（类似于其他血管扩张药），但前列腺素 E_2 可使兔集合管 Na^+ 重吸收以及肾髓升支粗段对 Cl^- 重吸收减少，因此引起排 K^+ 增多和低钾血症。但一些学者认为这并不是本病原发性发病机制，因为在部分本病患者中未见前列腺素产生和排出增多，而且大多数患者应用前列腺素合成抑制剂时仅能部分改善症状，应用非甾体类抗炎药时即使尿前列腺素 E_2 排出完全正常，失 Cl^- 和尿浓缩功能障碍也无逆转，因而前列腺素增多更可能是继发的，血管紧张素Ⅱ、肾素和加压药都可能刺激磷脂酶A使肾脏生成前列腺素增加，低血钾也可使肾脏合成的前列腺素 E_2 增加，当限水后可转为正常，这提示本症时前列腺素排出增多是由于多尿所致。由于应用吲哚美辛有时能使本症异常表现全部恢复正常，因此，部分患者可能确定存在原发性前列腺素生成过多，在本病的发生发展发病机制中起重要作用。

（三）临床表现

本病比较罕见。据瑞典 28 例回顾性研究，估计发病率为 19/1 000 000。世界各地及所有种族均有报告，但黑人发病率偏高，女性稍多于男性。明确诊断年龄最早为孕 20 周，最晚至 50 岁。本病常见于儿童，5 岁之前出现症状者占半数以上。本病发病有明显的家族倾向，但罕见垂直遗传。曾有报道一个家族 2 个家庭中有 4 个患者，遗传方式符合常染色体隐性遗性。

本病临床表现复杂多样，以低血钾症状为主。儿童型最常见症状为生长延缓（占 51%），其次为肌乏力（41%），还有消瘦（31%）、多尿（28%）、抽搐（26%）、烦渴（26%）等。成人型最常见症状为肌乏力（40%），其次为疲劳（21%）、抽搐（26%），其他较少见症状有轻瘫、感觉异常、遗尿、夜间多尿、便秘、恶心、呕吐，甚至肠梗阻，嗜盐、醋或酸味腌菜，直立性低血压，身材矮小，智力障碍，痛风，高钙尿症，肾钙化，进行性肾衰竭，佝偻病，镁缺乏，红细胞增多症等。值得注意的是，部分患者（10%小儿，成人 37%）无症状，因其他原因就诊时被诊断。曾报告 2 例本病患者有特殊面容，头大、前额突出、脸呈三角形、耳廓突出、大眼睛、口角下垂。胎儿期 Bartter

综合征表现为间歇性发作的多尿,致孕 22～24 周出现羊水过多,需反复抽羊水,以阻止早产。

(四)实验室检查

大多数病例有显著低血钾症,一般在 2.5mmol/L 以下,最低可至 1.5mmol/L。代谢性碱中毒也为常见表现,血 HCO_3^- 增高（28～45mmol/L）,血 H^+ 值受代谢机制、低血钾或肾功能不全的影响而增高或正常,还可出现低钠或低氯血症,婴幼儿低氯血症和碱中毒最为严重,血氯可低至 $62±9mmol/L$。高肾素血症、高醛固酮血症以及对血管紧张素和加压素不敏感也是本病的实验室检查特点。另有报道血、尿前列腺素增高,缓激肽和肾血管舒缓素排泄增加,尿为低渗性,pH 值为碱性。肾浓缩稀释功能常降低,约 30% 患者有蛋白尿,部分患者肾功能减退。有些患者还可出现高血钙、低血磷、低血镁、红细胞内钠浓度增加和钠外流减少,偶有高钙尿症。

肾活体组织检查可见膜增生性肾小球肾炎、间质性肾炎、肾钙化等病理学改变。肾小球旁器的增生和肥大是本症主要的病理学异常。从这些细胞上可见到肾素合成增加的所有征象。电镜检查可见粗面内质网和高尔基复合体肥大,可能为肾素沉着,肾素合成增加。免疫细胞化学已确认致密斑细胞萎缩、明显扁平。致密斑结构异常因不能反馈调节而引起肾素分泌异常。肾小球系膜细胞增生,形成了新月体,肾小球周围纤维化,特别是小动脉和微小动脉平滑肌细胞被肾小球旁器细胞所替代,肾小动脉增厚和硬化,使入球动脉灌注减少,又可促使肾素分泌增加,而后者又作用于血管平滑肌,使血管收缩,肾小管萎缩空泡形成,肾髓质可见间质细胞增生,但补钾后可迅速消失。

(五)诊断

本病诊断要点为:①低钾血症（1.5～2.5mmol/L）;②高尿钾（>20mmol/L）;③代谢性碱中毒（血浆 HCO_3^- >30mmol/L）;④高肾素血症;⑤高醛固酮血症;⑥对外源性加压素不敏感;⑦肾小球旁器增生;⑧低氯血症（尿氯>20mmol/L）;⑨血压正常。

临床上可按 Bartter 综合征诊断步骤来逐步确诊该病。

(六)治疗

Bartter 综合征治疗药物的选择依其类型、发病机制、临床特征的不同而有区别。主要措施有:替代疗法,如氯化钾、氯化镁;抗醛固酮类药物,如螺内酯、氨苯蝶啶;前列腺素酶抑制药,如吲哚美辛（吲哚美辛）、阿司匹林、布洛芬;血管紧张素转化酶抑制药,如卡托普利、依那普利等。分述如下。

(1)经典型巴特综合征的治疗:主要是针对低钾血症及代谢性碱中毒。治疗措施包括:①替代疗法,补充钾盐,口服氯化钾,剂量个体化;②抗醛固酮类药物,如螺内酯、氨苯蝶啶;③前列腺素酶抑制药,吲哚美辛 2～5mg/(kg·d),乙酰水杨酸 100mg/(kg·d),布洛芬 30mg/(kg·d)。儿童对此类药物的耐受性及治疗反应都比较好,可纠正低钾,减少尿量。但不能取代氯化钾;④有低镁血症者给予补充镁盐、氯化镁有助于提升血镁。长期应用吲哚美辛者,若症状反复可考虑调整剂量。

(2)变异型巴特综合征的治疗:主要是替代疗法,需终生服用镁剂。多采用氯化镁,可部分纠正低镁血症,以防止出现搐搦,并可补充氯的丢失。有时也需给予钾盐及抗醛固酮类药物。

(3)新生儿型巴特综合征的治疗:由于此型突出特点为前列腺素水平增高,长期应用吲哚美辛为首选。此类药物可减少尿钙排出,减轻肾钙化;减缓低钾性代谢性碱中毒的发生,部分改善尿的浓缩功能。吲哚美辛的推荐剂量为 1.15～2.15mg/(kg·d)、3 mg/(kg·d) 以内较为安全,超过此限就会出现肾毒性,最大剂量不超过 5mg/(kg·d)。吲哚美辛可导致早产儿坏死性小肠炎、及降低肾小球滤过率,应注意观察,必要时停药。且应在早产儿出生 4～6 周以后应用。吲哚美辛小剂量 0.12mg/(kg·d) 可维持正常尿量及盐的平衡,但对高钙尿及肾钙化无效。对于 2～3 周以内的新生儿型患儿,应以静脉补充氯化钠为主,2～3 周以后可口服 15% 氯化钠和氯化钾。剂量个体化,全日量分 3～4 次口服。应用螺内酯,有利于减少尿钾丢失,但可加重高钙尿症及肾钙化。对于应用吲哚美辛的新生儿型患者,若疗效欠佳可换用血管紧张素转化酶抑制药,如卡托普利、依那普利疗效较好。托普利小儿口服剂量为 1mg/(kg·d),剂量应由小到大渐增,最大为 6mg/(kg·d),分 3 次空腹时服用。

4. 假性巴特综合征的治疗:对于假性应积极寻找病因,针对病因采取相应治疗措施,并同时纠正水和电解质紊乱。另外,防治继发感染,保护肾功能也不容忽视。

(七)预后

婴儿期发病者,症状重,1/3 有智力障碍,可因脱水、电解质紊乱及感染而死亡。5 岁以后发病者,几乎全部都有生长迟缓,部分患者呈进行性'肾功能不全,甚至发展为急性肾衰竭。有报道 11 例死亡病例中,10 例年龄在 1 岁以下,多死于脱水、电解质紊乱或反复感染,年长及成人多死于慢性肾衰竭。

四、胱氨酸储积病与胱氨酸尿症

(一)胱氨酸病

胱氨酸病又称胱氨酸储积病,是儿童 Fanconi 综合征最常见的病因之一。本病是由于胱氨酸转运载体的缺陷,导致细胞内胱氨酸大量贮积而影响细胞功能,从而导致的多器官受累的一种疾病,因此与胱氨酸尿症不同,后者是由于肾小管上皮细胞转运胱氨酸障碍,导致尿中胱氨酸浓度异常增高而沉积在肾脏形成胱氨酸结石。

1. 病因与发病机制

胱氨酸储积病为一种常染色体隐性遗传病,是细胞溶酶体膜上的胱氨酸转运蛋白缺陷所引起的疾病。溶酶体是细胞内蛋白的降解部位,降解产生的游离氨基酸通过溶酶体转运系统输入胞浆再利用,因此胱氨酸转运蛋白的缺陷势必导致胱氨酸在细胞内大量贮积而影响细胞的功能。与一些溶酶体贮积病如高雪病不同,胱氨酸在溶酶体内的贮积并非进行性,因为患本病的胎儿肾脏中胱氨酸含量与发生终末肾衰竭时患儿肾组织中的含量相似,为 150～200nmol/mg 蛋白水平,而血中白细胞中胱氨酸为 5～10nmol/mg 蛋白。

胱氨酸转运蛋白除转运胱氨酸外,还转运胱硫醚,但不转运半胱氨酸及其他二碱基氨基酸。小管细胞内胱氨酸浓度增加后,可以妨碍离子转运,同时代谢下降、氧耗减小、ATP 产生减、线粒体氧化反应减少,这种能量代谢异常进一步导致细胞结构与功能的异常。

有关胱氨酸储积病的基因缺陷已基本阐明。其疾病基因(CTNS)位于 17 号染色体短臂上 17P[13],编码有 7 个跨膜区域的溶酶体膜蛋白即胱氨酸转运蛋白,在酸性环境下,H^+ 可驱动该蛋白将溶酶体内的胱氨酸转移到胞浆内。在北欧及美国,胱氨酸储积病主要是由 CTNS 基因的一段缺失所引起,该缺失约 52kb 大小(也有报道为 65kb),致该基因的第 1～10 个外显子丢失。除这种突变外,还发现有约 50 种突变,而且突变类型与临床表现有一定关联,婴儿型胱氨酸储积病多为上述基因缺失或错义突变等严重改变所致,使该转运蛋白功能完全丧失,而成年型则是由不重要的错义突变引起,仅使该蛋白的功能降低,青少年型则介于两者之间。

2. 病理

病理变化因疾病的类型及病期而有所不同。早期,胱氨酸晶体仅见于肾小管上皮细胞、间质以及个别肾小球上皮细胞。近端小管的鹅颈样变形或变薄有一定的特异性,但一般在 6 个月后才出现,且并非胱氨酸病所特有。随着疾病的进展,开始出现大量的晶体沉积、小管萎缩及间质纤维化,肾小球脏层上皮细胞形成巨细胞,出现节段眭硬化,最后小球完全废弃。肾小球旁器增生肥大与肾素-血管紧张素系统活化相关。在电镜下除可见到晶状胱氨酸包涵体外,还可见到本病的独特变化——黑细胞,该细胞胞浆均匀变黑,分布于肾间质及小球上皮细胞处,也见于亨氏袢、集合管以及毛细血管内皮、系膜及小血管平滑肌层。

3. 临床表现

本病发生率约为 1/20 万,根据临床表现及细胞内胱氨酸浓度可分为 3 型。

(1) 婴儿型又称肾病型:最常见,细胞内胱氨酸浓度最高,往往在 3～6 月时发病,常表现为乏力、恶心、呕吐、脱水、便秘、多汗、多尿、食欲减退,生长障碍、佝偻病、发育缓慢,半岁后出现高氯血症性酸中毒。糖尿、全氨基酸尿、低磷血症等 Fanconi 综合征表现以及低钠血症、低尿酸血症也较常见。如不治疗,则导致肾脏钙化及结石.往往于 7～10 岁出现肾衰竭。

(2) 青少年型又称中间型:10 岁左右发病进展较慢,也以肾脏病为主要表现,细胞内胱氨酸浓度较婴儿型低,但高于成人型。

(3) 成人型又称良性型:多无肾脏病表现,以其他脏器受累为主。

(4) 肾外表现有:①眼色素性视网膜炎,角膜、结合膜、虹膜以及晶体有胱氨酸结晶沉积,有些婴儿型的患者可出现畏光以及失明;②甲状腺功能低下;③糖尿病;④肝脾肿大;⑤脑水肿;⑥肌病。

4. 辅助检查

除了上述血生化、尿生化的改变外,胱氨酸病的。

(1) 特异性检查:有外周血白细胞内胱氨酸定量分析是确诊及分型的重要依据之一。应同时作正常对照分析。婴儿型患者白细胞胱氨酸定量为正常的 50～100 倍,达到 5～10nmol/mg 蛋白,而成人型含量仅有婴儿型的 1/4～1/2,2～2.85nmol/mg 胱氨酸转运蛋白,青少年型介于两者之间。

(2) 细胞胱氨酸结晶检查:骨髓细胞、血白细胞、直肠黏膜细胞作电子衍射分析可发现胱氨酸结晶。

(3) 眼角膜胱氨酸结晶体检查:裂隙灯下可发现非常细小的金属箔样折光发亮的胱氨酸结晶体。

(4) 肾活体组织检查:发现近端小管鹅颈样变形、胱氨酸结晶体、黑细胞等改变。

(5) 基因诊断:可采用 PCR 及序列分析检测 CTNS 基因突变对胱氨酸储积病作基因诊断。

5. 诊断

具有常染色体隐性遗传特征,以多饮、多尿、乏力、便秘、生长发育迟缓为突出表现,并出现糖尿、氨基酸尿、低磷血症、代谢性酸中毒等 Fanconi 综合征的表现,眼角膜或血白细胞发现胱氨酸沉积即可诊断胱氨酸储积病,对疑诊患者可行肾活体组织检查、白细胞内胱氨酸定量分析以及 CTNS 基因突变分析来确诊。

6. 治疗

治疗包括对症治疗、降胱氨酸治疗及肾脏替代治疗。

(1) 对症治疗:以往对胱氨酸储积病只能进行对症治疗,早期通过补充枸橼酸钾来纠正低钾,晚期则针对肾衰竭来治疗。补充磷及维生素 D 对有佝偻病表现的患者有较好的效果。

(2) 降胱氨酸治疗:有人试用青霉胺以及抗坏血酸治疗,未获明显效果,而且后者还被证明有害。Depape-Brigger 和 Goldman 试用二硫苏糖醇治疗 2 例也未获效果。现已证明半胱胺可以降低白细胞及组织内的胱氨酸水平,减慢肾小球滤过率降低的速率,在 2 岁前使用效果尤为明显,有望维持正常血肌酐水平,保持生长速率。其作用机制在于半胱胺易于进入到溶酶体中,与胱氨酸结合形成半胱氨酸以及二硫基半胱胺—半胱氨酸混合物,这些产物通过其他转运蛋白进入胞浆。但半胱胺对 Fanconi 综合征无效。其不良反应主要有恶心、呕吐,腐臭味较难忍受,血清病样反应等。磷酸半胱胺无恶臭味,但生产困难,价格昂贵。现市售配方为二酒石酸半胱胺,与磷酸半胱胺相比,服药 3 周后,白细胞胱氨酸水平可降低得更明显,且不良反应小,易于耐受。治疗宜从小剂量开始,$0.2～0.5g/(m^2 \cdot d)$ 4～6 周后增量至 $1.3g/(m^2 \cdot d)$,分 4 次口服,每次间隔 6h。采用逐步增加剂量的方法可预防血清病样反应。治疗过程中,应每 3～4 周检测血白细胞胱氨酸含量,调整剂量使白细胞胱氨酸水平保持在 1.0nmol/mg 胱氨酸转运蛋白水平以下。

(3)肾脏替代治疗：当患者发展到终末。肾衰竭时，应行透析或。肾移植治疗。使用生长激素有助于患儿的生长。

(4)其他：由于肾脏替代治疗的出现，以前未能出现的一些胱氨酸病的并发症，可出现在透析或移植患者身上，如甲状腺功能低下，重度肝，脾肿大，视力下降，角膜溃疡，全身性肌病，甚至糖尿病（胱氨酸沉积在胰腺所致）、脑瘤等。因此，需进行相应治疗。

(二)胱氨酸尿症

胱氨酸尿症是一种家族性遗传性疾病，为常染色体隐性遗传，是由近端肾小管上皮细胞及空肠黏膜对二碱基氨基酸（包括赖氨酸、精氨酸）及胱氨酸等转运障碍所致。本病临床罕见，发病率国外统计为 1/7 000 人（纯合子为 1/40 000），男女发病均等，男性症状重，可能与男性泌尿系解剖不同有关。

1.病因与发病机制

本病为常染色体隐性遗传病，由于近端肾小管对胱氨酸回吸收障碍而导致尿中胱氨酸浓度异常增高，在酸性尿中形成大量结石。氨基酸跨细胞膜转运由相关转运系统完成。该转运单位由氨基酸转运蛋白异聚体组成，包含一重一轻的2个亚单位，自1992年来已发现2种重的亚单位即 rBAT 及 4F2hc，并且很快发现胱氨酸尿症患者存在 rBAT 基因即 SIC3A1 突变，后来证实编码 rBAT 的基因 SLC3A1 突变是引起Ⅰ型胱氨酸尿症的原因。近2年又陆续发现7种轻的亚单位即 LAT-1、LAF-2、asc-1、y＋LAT-1、Y＋LAT-2、xCT 和 b（0,＋）AT，其中 b（0,＋）AT 由 SLC7A9 基因编码，其突变是引起Ⅱ型、Ⅲ型胱氨酸尿症的原因。最初认为 rBAT 与 b（0,＋）AT 一起组成胱氨酸转运单位，但免疫组化分析显示 rBAT 主要分布在近端小管直部，而 b（0,＋）AT 则在近曲小管中最丰富，因此也有可能 rBAT 与其他轻的亚单位组成胱氨酸转运单位，而 b（0,＋）AT 也同样与其他重的亚单位组成转运单位。

肾内大量的胱氨酸结石形成后，通过梗阻、压迫或者诱发感染损害肾组织，使患者肾功能减退、尿量减少，尿中胱氨酸更易形成新的结石，如此恶性循环，最终有可能导致肾衰竭。

2.临床表现

患者出生后即发病，常在双肾出现大量结石时才确诊，根据尿中氨基酸的含量及临床表现可分为Ⅰ、Ⅱ、Ⅲ3型。临床特征如下：

(1)尿路胱氨酸结石：反复、多发的大量结石是本病的特征。原因是胱氨酸在酸性尿中溶解度很低，大量胱氨酸超过尿中的饱和浓度时，形成结石。胱氨酸结石呈黄棕色，较硬，大小不等，大者可呈鹿角形，在腹部平片上呈淡薄阴影。后期可出现高血压，甚至肾衰竭。

(2)生长发育障碍：由于氨基酸丢失引起营养障碍，导致生长迟缓及智能障碍。

(3)其他：少数患者可合并高尿酸血症、遗传性低钙血症、血友病、肌萎缩、遗传性胰腺炎、色素性视网膜炎等。

3.实验室检查

尿中含大量胱氨酸、赖氨酸、精氨酸及鸟氨酸。每日尿胱氨酸增多达 730mg/g 尿肌酐（正常最高值约 18mg/g 尿肌酐）。

4.诊断

根据临床表现，家族史及尿中排出大量胱氨酸即可确诊。下面一些特异的检查及诊断试验对诊断及分型有重要价值。

(1)尿胱氨酸结晶检查：取晨尿作离心沉淀，光镜下可见六角形扁平状与苯环相似的结晶。结晶出现常提示尿胱氨酸浓度超过 200～250mg/L。

(2)氰化硝普钠试验：将结石研成粉末，放少许于试管中，加1滴浓氨水，然后再加1滴5%

氰化钠,5min 后再加 3 滴 5%硝普钠,如立即呈现特征性深樱桃红色为阳性,表示存在胱氨酸。但同型胱氨酸、丙酮酸、全氨基酸尿及某些药物可使该试验呈假阳性,应注意鉴别。此外,因尿排胱氨酸可呈波动性,需注意排除假阴性。

(3)尿胱氨酸高效液相色谱法:定量测定对确诊及分型有帮助。

5.治疗

本病为遗传性疾病,无根治办法。治疗原则为主要防治胱氨酸结石形成并治疗其并发症。

(1)饮食控制:采用低蛋氨酸(胱氨酸最重要的前身)饮食,可在一定程度上减少尿中胱氨酸的含量。

(2)增加饮水量:多饮水,尤其夜间,以防止尿浓缩时析出胱氨酸结晶。每日摄水量至少在4 000ml 以上,尽量使尿胱氨酸稀释,浓度保持在 250mg/L 以下,可以防止结石的形成。

(3)碱化尿液:服枸橼酸钠或碳酸氢钠,以碱化尿液(使尿 pH>7.5),可增加胱氨酸溶解度,防止结石形成。一般尿 pH 值为 7.5 时,胱氨酸的溶解度最高,但有促进磷酸钙沉积的危险。在睡前还可服用醋唑酰胺一次,剂量为 5~10mg/kg。

(4)药物治疗:D-青真胺是β-二甲基半胱氨酸,它可使尿中游离胱氨酸减少约 50%,同时又可与胱氨酸作用生成可溶性的半胱氨酸—青真胺二硫化合物从尿中排出,故能防止结石形成。用法:20mg/(kg·d),分 3~4 次服。本药不良反应常有如皮疹、发热、关节痛、骨髓抑制、类狼疮反应、肾损害(肾病综合征)等,因此,只用于上述一般治疗不能控制以及出现严重胱氨酸结石的病例。较新的药物如 N-乙酰-D-青真胺,毒性较低,有相同效果。巯基丙酚甘氨酸,作用同青真胺,但毒性较小。

(5)肾结石治疗:可考虑用体外震波碎石或手术取石,解除梗阻,保护肾功能。

(6)并发症治疗:包括防治尿路感染、尿路梗阻,尿毒症则予以透析或肾移植等治疗。

五、眼—脑—肾综合征

眼—脑—肾综合征又称 lowe 眼—脑—肾综合征是一种性连锁隐性遗传病,自 1952 年开始报道以来,现已发现数百例患者,临床上以先天性白内障、智能低下以及肾小管酸中毒为特点,男性多见,出生时缺陷即存在,但症状多出现在婴儿期或更晚。眼脑肾病变也可分别出现在不同年龄,导致诊断困难。现简述如下。

(一)病因与发病机制

现已知本病是一种 X 染色体隐性遗传,但有关本病的发病机制不十分清楚。近年已发现本病的基因为 OCRL,位于 X 染色体长臂 Xq^{25-26},长约 58kb,含 24 个外显子,编码—105kb 的高尔基复合物蛋白,该蛋白具有磷酸酰肌醇(4,5)二磷酸-5-磷酸酶活性,可以催化:①1,4,5-三磷酸肌醇(IP_3)转化为 1,4-二磷酸肌醇(IP_3);②1,3,4,5-四磷酸肌醇(IP_4)转化为 1,3,4-三磷酸肌醇;③4,5-二磷酸肌醇转化为 4 磷酸肌醇。上述肌醇磷脂分子本身就是细胞内信号分子或者是信号分子产生的前体,IP_2 可水解为二酰甘油(DG)和 IP_3,IP_3 与 DG 均为重要的胞内信使,IP_3 促使内质网释入 Ca^{2+},从而启动细胞内 Ca^{2+} 信号系统,而 DG 则激活 PKC,使信号下传发挥重要的生理功能。因此,OCRL 基因突变后将影响 IP_2 及 IP_3 水平,IP_2 通过调节 ADP 核糖基化水平、磷脂酶 D 活性以及细胞骨架肌动蛋白组装等作用来影响高尔基复合体中小泡的转运,这种高尔基复合物功能的异常最终导致眼晶体、肾及神经系统发育上的缺陷,最终表现为 Lowe 眼—脑—肾综合征。

(二)临床表现

如前所述,本病为性连锁隐性遗传,因此患儿绝大多数为男性。尽管患儿出生时即存在缺陷,但往往在婴儿期或以后才发现,而眼、脑、肾表现可先后出现,按自然病程可分为3期。

1. 婴儿期

此期以各种眼部异常以及头颅畸形为显著特点,眼部以先天性白内障及先天性青光眼常见,可伴眼震、眼球飘浮样运动、失明,且常因失明而就诊,可出现各种头颅畸形如长卡头、前额高突、马鞍鼻、高腭弓等,伴严重智能低下,肌张力低下,腱反射减弱或消失。可出现过度兴奋、喊叫乃至全身惊厥等神经系统表现。本期往往无肾脏异常表现,但可出现明显佝偻病体征。

2. 儿童期

随着病情进展,逐步出现一项或多项Fanconi综合征表现,因此临床上多表现为不完全性Fanconi综合征。可先后出现肾小管性蛋白尿,全氨基酸尤以赖氨酸和酪氨酸明显,还可出现高磷尿症而致血磷降低,引起抗维生素D性佝偻病或骨质疏松,肾小管性酸中毒也较常见,而糖尿往往不明显,多无低血钾以及多尿,即使有也表现轻微。此外,部分患者可出现脐疝、隐睾以及手指小关节炎。

3. 成年期

随着疾病进一步发展,患者可在成年期出现不同程度的肾功能减退,并且因肾衰竭、营养不良致严重感染等并发症而死亡。

有报道表明,女性杂合子(携带者)可仅出现白内障或肾脏改变,但症状多轻微,亦无神经系统异常。

(三)实验室检查

(1)血尿生化代谢改变包括:①肾小管酸中毒;②含氨基酸尿症:出现较早,可在新生儿期出现,尿中赖氨酸及酪氨酸浓度升高最显著;③有机酸尿;④肾小管性蛋白尿;⑤低磷血源性佝偻病;⑥高钙尿症;⑦高胆固醇血症。

(2)头部影像学:头部可见脑室周围白质密度减低,脑积水,脑穿通畸形、小脑发育不良等。MRI可见两类改变:①T_2相或增强扫描可见不规则片状高密影,可能系脑胶质增生或脱髓鞘病变;②T_1相及增强扫描低密度改变,提示囊性改变。

(3)眼部异常:晶体混浊、眼压增高、瞳孔缩小、角膜混浊、视力减退等。

(四)诊断

根据先天性白内障、青光眼、智能及生长发育障碍,Fanconi综合征的典型表现,确诊Lowe眼—脑—肾综合征并不困难,诊断困难往往是因为只发现眼部先天性改变,而脑部与肾脏表现轻微或不典型,此时需作详细的血、尿的生化分析来帮助诊断,必要时动态观察肾脏及脑部的变化,对确立诊断有较大作用。

由于本病基因已明确,已发现近20种突变,60%以上患者可检出突变致病基因。因此,对疑诊为Lowe眼脑肾综合征的患者可筛查有无OCRL基因突变,可确诊患者及携带者,而且可在发病前确立诊断。

(五)治疗

尽管本病的致病基因已明确,但其详细的病理生理过程并不非常清楚,目前治疗上尚无突破,仍以对症、支持治疗为主。

1. 眼疾治疗

针对本病眼部表现可相应行小梁切除、晶体切开以及前玻璃体切除手术。

2. 神经系统症状治疗

本症存在的各种神经系统畸形一般不需外科处理,全身惊厥者可给予止痉药口服,均能收到良好效果,而对于各种行为异常以及智能低下尚缺乏有效治疗药物。

3. 肾脏病治疗

包括纠正酸中毒、补足液体量、补磷、给予维生素D制剂等以维持酸碱平衡,缓解佝偻病表现。有高钙尿症者还需口服氢氯噻嗪,降低尿钙,以免形成。肾脏钙化及肾结石。

4. 抗感染治疗

本病患儿易并发各种感染,这也是重要的死因之一,因此需积极控制感染。

(六)预后

本病预后较差,患者可因严重感染、严重酸中毒、肾衰竭在儿童期死亡,如能维持治疗过渡儿童期,病情有可能随年龄增长而减轻。

六、低磷血症性抗维生素 D 佝偻病

低磷血性抗维生素 D 佝偻病,又称家族性低磷血性维生素 D 难治性佝偻病,多为性联显性遗传性疾病。亦有人称本病为肾性磷丢失症。对一般治疗剂量的维生素 D 无效。

(一)病因和发病机制

本病多为性联显性遗传的肾小管功能缺陷,少数为常染色体显性或隐性遗传。由于染色体的先天病变致肾近曲小管细胞膜刷状缘钠—磷转运系统异常,肾小管对磷的重吸收障碍,引起大量磷从肾脏排出;另外,染色体的异常也造成成骨细胞功能不良,致成骨缺陷,造成临床上低磷血症、骨发育不良。目前认为与下列发病机制有关:

1. 肾小管保留磷和肠道吸收磷障碍

认为肾小管本身功能障碍,可能缺乏一种磷结合蛋白,因为肾小管和肠黏膜上皮细胞的磷结合蛋白可能受同一基因位点的密码控制,当此基因缺陷可出现尿磷丢失增加,肠道磷摄取障碍。

2. 肾脏 1-α 羟化酶缺陷

肾脏 1-α 羟化酶活性减低,使 $1,25-(OH)_2D_3$ 合成减少,肠道钙吸收减少,尿磷排出增加,同时引起继发性甲状旁腺功能亢进,甲状旁腺素(PTH)增加,加重尿磷排出,最后导致骨钙化不全而造成佝偻病或骨软化症。

(二)临床表现

本病发病率约为 1:2 500,女性多见,但发病常较男性为轻,常有家族性,部分患者呈散发性,无明显家族史。临床上有不同程度的表现。患儿多在 1 岁半出现症状,常表现为生长发育障碍,身材矮小;骨骼呈佝偻病样表现,特别是下肢短小和畸形。成人则发生骨软化症。在较严重的患者,其临床特征与维生素 D 缺乏性佝偻病相同。儿童在 6 岁左右可出现典型的佝偻病,严重骨骼畸形,侏儒症,剧烈骨痛。有些患者可因骨骼疼痛以至不能行走。小儿出现骨病前,早期常出现牙齿病变(牙折断、磨损、脱落、釉质矿质过少或发育不全)。维生素 D 治疗效果欠佳。

(三)实验室检查

血磷显著降低,常为 0.32~0.78mmol/L(1~2.4mg/dl),24h 尿磷升高达 21mg/kg 以上(正常 24h 12~20mg/kg)。血钙正常,尿钙正常,血钙磷乘积降低,常<30;活动期血碱性磷酸酶升高,血甲状旁腺激素正常或轻度升高,血 $1,25-(OH)_2D_3$ 多正常。

骨 X 线表现为典型佝偻病及骨软化象征。

(四)诊断和鉴别诊断

根据上述临床表现和实验室检查结果,诊断不难。本病应与下述疾病作鉴别:①维生素 D 缺乏性佝偻病:有缺乏维生素 D 的病因,对常规剂量维生素 D 治疗后反应良好,可资鉴别。此外,尿磷不增加,血甲状旁腺激素含量增加;尿 cAMP 升高,亦有助于鉴别。②还需注意与维生素 D 依赖性佝偻病、范可尼综合征、Lowe 综合征、肾小管性酸中毒、慢性肾功能不全等鉴别。

(五)治疗

(1)补充维生素 D:大剂量维生素 D_2,可用 2 万~10 万 U/d,或肌肉注射维生素 D_3 2.5 万~5 万 U/d。有条件应服用活性维生素 D_3 0.5~1μg/d。在治疗期间应根据患者的血钙、血磷、尿钙及骨 X 线征

来调节剂量,防止发生高钙血症。单独补充维生素D不能纠正低磷血症及生长迟缓。

(2)补充磷:用磷酸盐合剂20ml,每日4~5次。其配方为:磷酸二氢钠18g,磷酸氢二钠145g,水加至1 000ml。补给磷后可减少维生素D用量,口服磷和1,25-$(OH)_2D_3$可使近90%的病例骨痛明显减轻。

(3)其他治疗:给予维生素C(降低尿pH值)及钙剂可加强肾对磷的再吸收。骨骼畸形明显而病情已静止,X线及生化检查已正常者,于12岁以后可作矫形手术,术前2周停服维生素D,以避免高钙血症的肾损害发生。

七、特发性高钙尿症

特发性高钙尿症是指病因不明尿钙排出增多而血钙正常的一组疾病。系儿童单纯性血尿的常见原因之一。

(一)病因与发病机制

肾脏和钙代谢关系非常密切,从肾小球滤过的钙50%~70%在近端肾小管被重吸收,30%~40%在远端肾小管重吸收,尿中排出的钙,离子钙占20%,复合钙占80%,以枸橼酸钙为主。钙的重吸收和钠相似,是通过主动转运完成的,且受PTH和活性维生素D的调节。特发性高钙尿症病因不明,此病有明显的家族史,可能系常染色体显性遗传,但也有认为家族中同一饮食或环境因素引起。发病机制可能与以下机制有关:

(1)肠钙吸收亢进(吸收型):主要由于空肠对钙选择性吸收过多,使血钙短暂升高致肾小球滤过钙增多及甲状旁腺分泌抑制而使肾小管重吸收钙减少。肠吸收钙亢进原因尚不明,可能系维生素D合成增多及调节功能障碍所致。也有人认为与原发性肾失磷,致1,25-$(OH)_2D_3$合成增加,肠吸收钙增多所致。

(2)肾小管重吸收钙障碍(肾漏型):由于肾小管重吸收钙缺陷致尿钙漏出增多,刺激甲状旁腺的分泌及1,25-$(OH)_2D_3$合成增多,引起继发性肠钙吸收亢进并维持血钙正常。

临床常有吸收型和肾漏型同时存在,仅为程度差异。

高钙尿引起血尿的机制尚未肯定,有人认为系X线不能发现的细微钙结晶引起尿路损伤所致,亦有人提出和肾间质炎症有关。一般认为高钙尿达10d以上会出现血尿,高钙尿可能损伤肾脏而出现血尿,但也并非高钙尿都有血尿。

成人特发性高钙尿者最终可有40%~60%发生肾结石,而儿童仅有2%~5%可出现肾结石。

(二)临床表现

(1)血尿:主要为镜下血尿,肉眼血尿一般为反复发作性,有时可见血丝。尿中红细胞形态为非肾小球性。发病年龄可从婴幼儿到成人,儿童病例中以2~12岁多见。

(2)泌尿系症状:少数病例有尿频、尿急、尿痛、排尿困难、遗尿、肾绞痛等症状。易并发尿路感染,也有病例出现多尿、多饮。

(3)尿路结石:小儿肾结石中仅2%~5%系由本病引起。

(4)少数患者身体矮小,体重不增,肌无力,骨质稀疏等。

(三)实验室检查

血钙正常,血磷有时可降低;粪钙、磷减少;血碱性磷酸酶增高。尿钙增多(尿钙/尿肌酐>0.18;24小时尿钙定量>0.1mmol/kg);X线及B型超声等影像学检查应常规进行。

不能完全确诊,长期伴有血尿者可考虑做肾活体组织检查。

(四)诊断

1.随意尿Ca/Cr比值

一般采用早餐后2h随意尿标本测定,当尿Ca/Cr比值>0.21者,提示有高钙尿可能。因儿童收集 24h 尿较为困难,经实验证明,可用随意尿 Ca/Cr 比值来做筛查。

2. 24h 尿钙测定定量

当尿 Ca > 4mg/(kg·d)[0.1mmol/(kg·d)]时,可诊断高钙尿症,但尿钙排出量是受多种因素影响,如饮食中钙、钠、磷及蛋白质的含量,维生素 D 的摄入量等,一般上述检查应重复 2 次以上,排除各种已知病因引起的高钙尿后,可诊断为特发性高钙尿。

3. 钙负荷试验

可做钙负荷试验进一步分型:给患儿低钙低钠饮食 1 周(停服乳品及钙剂,钙 < 250~300mg/d);试验前晚餐后禁食,于晚 9 时及午夜各饮水 5~10ml/kg,试验日清晨 7~9 时留尿测空腹尿 Ca/Cr 比值;正常早餐后,口服葡萄糖酸钙糖浆(含钙 1g/1.73m² 或元素钙 15~20mg/kg),收集上午 9 时至下午 1 时共 4h 尿,再测尿 Ca/Cr 比值。如为吸收型 IH 则空腹尿 Ca/Cr 比值正常,钙负荷后增高(> 0.28),肾性 IH 则不受限钙影响,空腹尿 Ca/Cr > 0.21。

(五)鉴别诊断

本病主要与其他原因所致肾结石,如原发性甲状旁腺功能亢进症、肾小管酸中毒、维生素 D 中毒、手术后制动等相鉴别;尚应注意排除其他病因所致的高钙尿症如髓质海绵肾、结节病、肝豆状核变性、糖尿病、长期皮质醇治疗、慢性镉/铅中毒、Wilson 病及幼年类风湿关节炎等;可根据各原发病特点进行鉴别。儿童中以手术后制动、先天性肾小管功能紊乱及糖皮质激素引起较为常见。

(六)治疗

(1)一般治疗:应多饮水维持较高尿流量,限制高草酸饮食如巧克力,果汁等,因草酸盐易形成结晶可进一步促进结石形成。低钠低钙饮食,尤其在吸收型。但注意饮食钙量不应低于正常儿童生长发育需要量。

(2)噻嗪类利尿剂:对肾漏型者噻嗪类利尿剂治疗有效,可促进远端肾小管重吸收钙,使尿钙恢复正常,并调节甲状旁腺及 1,25-(OH)$_2$D$_3$ 至正常水平,使肠钙吸收正常。常用氢氯噻嗪 1~2mg/(kg·d),疗程一般小于 4 个月,可取得较显著效果,尚应注意药物不良反应。

(3)磷酸纤维素钠:为一种不被肠道吸收的离子交换树脂,能减少肠道钙的吸收,从而减少尿钙排出,对吸收型有效。不良反应为影响肠道镁的吸收,可致血镁降低,应注意补充镁。

(4)口服锌或铁剂:可减少钙的吸收而降低尿钙,适用于低锌血症或缺铁性贫血患儿。

(5)有人报告用未加工的麦麸服用治疗,能使 80% 患儿尿钙减少,其中近半数尿钙达正常水平。其机制可能是影响肠钙吸收,故更适用于因肠吸收钙过多者。

八、肾小管间质性肾炎

肾小管间质性肾炎是指主要累及肾小管和肾间质的炎症,而肾小球及血管受累相对不明显的一种疾患。虽早在 1898 年 Culincilman 已有报告。但多年来他的意义特别是在急性或慢性。肾衰竭中的意义很少受到重视。近年认识到他是引起小儿肾衰竭的重要原因;据估计成年人 TIN 占急性肾衰竭 5%~15%,进入终末期肾衰中占 25%;小儿则分别为 5% 和 6%~8%。此外因其临床表现常为非特异性,故极易漏诊。当一旦小儿出现无明确原因的肾功不全时应想到本症:因急性 TIN 是可逆的,及时治疗可防治肾功能的恶化。

临床上常分为急性和慢性两种。前者急起,可表现为急性肾衰竭、肾小管功能障碍、尿沉渣异常,组织学上以肾间质水肿和细胞浸润为主;慢性者常呈一不可逆过程,以间质纤维化和小管萎缩为特点。

(一)病因和发病机制

1. 急性TIN

在小儿由全身性感染和药物引起者为主：

(1)感染：可由病原体直接侵袭间质(肾盂肾炎)或间接(亦称反应性)机制引起。前者如细菌、钩端螺旋体、分枝杆菌、CMV病毒、Hanta病毒、多瘤病毒等。后者如布氏杆菌、白喉棒状杆菌、A族溶血链球菌、支原体、沙门氏菌；病毒如EB病毒、乙肝病毒、人免疫缺陷病毒（HIV）、川崎病及风疹、麻疹病毒，也见于寄生虫（蛔虫、利什曼原虫、弓形虫属)感染。

(2)药物：多种药物可通过过敏机制引起TN，如抗癫痫药（卡马西平、苯巴比妥、苯妥英钠)抗炎药（磺胺药)、止痛药（NSAID)、抗生素（尤其是p-内酰胺类，如头孢菌素及青真素及其衍生物)、利尿剂等。某些药物还可在引起微小病变肾病综合征同时发生TIN（如氨苄青、二苯基乙内酰脲、干扰素、锂、NSAID及利福平)。

(3)免疫性疾病时的TIN：全身性免疫性疾患时可同时有肾小球和肾小管间质受累。儿科最突出的是系统性红斑狼疮，在13%～67%的狼疮患者中肾小管可见免疫复合物沉着，而且TIN是狼疮肾进展和影响预后的重要因素。此外TIN也偶见于原发性或梅毒引起的膜性肾病。另有作者报告IgA肾病中37%肾小管有免疫复合物沉积，且此类患者肾功恶化之几率亦高。全身性免疫性紊乱时也可仅间质及小管受累如肾移植时的排异反应，另一为TINu综合征，即小管间质性肾炎伴眼色素膜炎。此征1975年始被报道，患者有急性TIN和眼色素膜炎和骨髓肉芽肿，表现有虚弱、厌食、发热、体重下降、多尿。眼部有流泪、眼痛、眼色素膜炎。实验室检查有血沉快、血IgG增高、血浆总蛋白增高（＞8g/dl)、氮质血症、贫血，尿中有白细胞、蛋白尿、糖尿，间质性肾炎改变可自发缓解或于应用皮质激素后完全缓解，但眼色素膜炎常易复发。

2. 慢性TIN

可有多种原因，且任何未经控制的急性者也可进入慢性。在小儿时期最多见于各种尿路梗阻（UTO)和重度的膀胱输尿管反流（VUR)。尤其＜5岁且伴有反复尿路感染者。其次为结石，外来肿物压迫及外科手术所致梗阻。遗传性疾患也可造成慢性TIN如Alport syndrome、髓质囊性病、多囊肾（AD,AR)、家族性幼年肾单位肾痨、髓质海绵肾等。在小儿时期慢性TIN还可由代谢病引起，如：①胱氨酸病：见本章第四节。②草酸盐过度产生或小肠过度吸收，造成肾排出草酸盐增多，则肾小管内草酸钙结晶沉积，受累小管萎缩，周围炎症细胞浸润和纤维化。病损先见于近曲小管（该处分泌草酸盐)，但严重处常见于髓质（该处管内浓度高)，且此类患者之草酸钙结石则由梗阻更加重TIN。③高钙血症：任何原因致高血钙则首先可见髓质小管上皮细胞局灶退变和坏死，后因受累小管萎缩和梗阻致近端小管扩张。其后肾小管基膜钙化及其周围间质浸润增生。受损处的钙沉着可致肾钙化。④钾不足：严重钾不足时主要为近曲小管受累（上皮空泡变性)。动物试验证实持久的低钾可致肾间质纤维化和瘢痕。⑤尿酸盐：尿酸负荷致肾受损，不定形尿酸盐结晶沉于肾间质引起周围巨噬细胞反应，与此同时在小管及集合管中也有其结晶最终导致间质纤维化、小管扩张、萎缩，此种损害只发生于血尿酸持续＞595～773μmol/L（10～13mg/dl)时。

(二)病理

急性者主要是肾间质细胞浸润（以淋巴细胞为主，但也可有单核巨噬细胞、嗜酸细胞以及浆细胞和纤维母细胞)、水肿和肾小管细胞变平、萎缩、退行性病变、刷状缘消失。电镜下有线粒体损伤、胞浆空泡变性，粗面内质网扩张。免疫荧光检查，一般Ig和补体阴性，但由于红斑狼疮、梅毒、乙肝病毒感染引起者可见免疫复合物沉积。

慢胜者特点是间质纤维化和小管萎缩，并也常见肾小球硬化、萎缩、肾小球周围纤维化。

(三)临床表现

急性者病情轻重悬殊,此与病因及肾间质受损程度和部位有关。可表现为急性肾衰竭、肾小管功能障碍,偶见肾病综合征。起病时乏力、厌食、体重下降、腹痛、头痛、苍白、呕吐。由感染引起者有发热,发生于感染初几天,而很少在 10～12d 后（此与感染致肾小球损害者不一）;由药物过敏引起者有发热（30%～100%）、皮疹（30%～50%）、嗜酸性细胞增多 3 大症状,此外,还有关节疼（15%～20%）。由本症导致的急性肾衰中 30%～40% 为非少尿型。

慢性者潜隐起病,直至病程后期也常无明显临床症状。患者可有多饮多尿,夜尿,体重下降,乏力。高血压常为后期表现,一般无水肿。疾病后期表现慢性肾衰竭,伴显著高血压、高血压眼底改变、左心室肥厚,此时常难于区别原发病为肾小球疾病或间质炎症改变。因此时病理上多兼有肾小球硬化和间质纤维化。

(四)实验室检查

(1)尿液检查:急性者最常见为蛋白尿和镜下血尿。由肾小管损伤所致蛋白尿一般为轻至中度（< 1g/24h）,其中 β_2-微球蛋白和其他小分子量蛋白约占 50%。由药物引起者多有镜下血尿,偶见红细胞管型。尿沉渣瑞氏染色可见嗜酸粒细胞,此对本症诊断有助;正常时尿中无嗜酸细胞,当其占尿白细胞中 1%～5%,即有诊断意义,由药物引起之急性 TIN 患者中 50%～90% 为阳性。

当近端小管功能障碍时有糖尿、磷尿、氨基酸尿和重碳酸盐尿。药物引起者可仅为糖尿。此外检测磷酸盐重吸收（< 80% 为异常）和尿钠排泄分数（> 3% 为异常）可证实近端曲管受损。远端小管受累可致重碳酸盐尿、肾小管酸中毒,但最常见的是尿浓缩功能减退。

慢性 TIN 也可有上述尿异常,但以失盐和尿浓缩功能减退为最常见。病程后期尿呈等张,比重固定在 1.015,尿渗透压 < 300mmol/L。

(3)患者常见贫血,血白细胞增多,由药物引起者 60%～100% 有嗜酸细胞增多;还常伴血中 IgE 增高（50%病例）。急性 TIN 常见高钾高氯性代谢性酸中毒,此由远端小管功能障碍所致;近曲管障碍则可高氯性酸中毒,低磷血症和低尿酸血症,高氯性代谢性酸中毒为诊断急性 TIN 重要线索,并有助于区别由急性肾小管坏死或急进性肾炎所致的急性肾衰竭。

(五)鉴别诊断

急性 TIN 应与急性肾小球肾炎、急性肾小管坏死（ATN）和血管炎区别。AGN 多同时有水肿、血压高等表现。当患者有用药史发生急性肾衰竭时应区别 ATN 和 TIN。注意 TIN 可能有发热、皮疹、关节痛等变态反应的表现,血中 IgE 增高,嗜酸细胞增多,高氯（阴离子间隙正常）代谢性酸中毒,此外尿/血浆渗透压比例高,尿钠水平低,也助于区别 ATN。镓扫描发现肾摄取增加提示非特异间质炎症反应。此外本症停药后 90% 以上肾功能可改善,确诊尚依赖于肾活体组织检查。

对有造成 TIN 的病因存在、发生肾功能减退、肾小管功能障碍者应疑及本症,确诊依赖肾活体组织检查。

(六)治疗

(1)恰当治疗涉及的各种病因:考虑与药物有关应停用并且注意勿用与原药有交叉反应者,如有报告发现由甲氧苯青霉素引起者,当换用萘夫西林或头孢噻吩而再次发生 ATN 者。由感染导致者应治疗感染,小儿由 UTO 或 VUR 引起者易反复感染和进行性肾损害,故应考虑给予外科手术矫正。

(2)支持治疗:包括纠正水、电解质紊乱,必要时需行透析。

(3)有关激素和(或)细胞毒药物之应用:因缺乏前瞻对照研究目前未获结论。有些报告用于药物引起或特发性者有益。在一回顾性研究中应用泼尼松 4～6 周者其 ARF 恢复时间虽与未用者相似,但 8 周时治疗组血肌酐水平较对照组为低。目前一般看法是开始一般治疗后肾功能不见好转或继续恶化者以及少尿型急性肾衰竭时给予泼尼松,小儿患者的效应较快并常可于 2～4 周内迅速减量。

（蔡维艳）

第五节　原发性肾病综合征
Section 5

原发性肾病综合征(NS)是一种常见的儿科肾脏疾病,是由于多种病因造成肾小球基底膜通透性增高,大量血浆蛋白从尿中丢失而导致一系列病理生理改变的临床综合征。主要特点是大量蛋白尿、低清蛋白血症、高脂血症和水肿,前两项为必备条件。

一、病因及分类

(一)病因

病因尚未阐明。微小病变可能与 T 细胞免疫功能紊乱有关。膜性肾病和膜性增殖性肾炎可能与免疫复合物形成有关。

(二)分类

(1)肾病综合征按病因可分为原发性、继发性和先天性肾病综合征 3 种类型。而原发性肾病综合征依据临床表现可分为单纯型肾病和肾炎型肾病 2 种类型。单纯型 NS 只有大量蛋白尿、低清蛋白血症、高脂血症和水肿 4 大特点,而肾炎型 NS 除 4 大表现外,尚具有以下 1～4 项:①2 周内分别 3 次以上离心尿检查红细胞低于 10 个/HPF;②反复或持续高血压(学龄儿童大于 130/90mmHg,学龄前儿童大于 120/80mmHg);③肾功能不全;④持续低补体血症。在 5 岁以下小儿,肾病综合征的病理类型多为微小病变型,而年长儿的病理类型以非微小病变型(包括系膜增生性肾小球肾炎、局灶节段性肾小球硬化等)居多。

(2)若按糖皮质激素反应可分为以下 3 型:①激素敏感型 NS:以泼尼松足量治疗不超过 4 周,尿蛋白转阴者;②激素耐药型 NS:以泼尼松足量治疗大于 4 周,尿蛋白仍阳性者;③激素依赖型 NS:指对激素敏感,但连续 2 次减量或停药 2 周内复发者。

二、临床表现

诊断肾病综合征主要根据临床表现。凡有大量蛋白尿[1 周内 3 次尿蛋白定性(+++)～(++++),24h 尿蛋白定量不低于 50mg/kg]、低清蛋白血症(血浆清蛋白低于 25g/L)、高脂血症(血浆胆固醇高于 5.7mmol/L)、高度水肿均可诊为肾病综合征。而肾炎型 NS 的诊断须有上述的条件。

三、实验室检查

(一)尿常规

尿蛋白明显增多,定性不少于(+++),24h 尿蛋白定量不低于 50mg/kg。尿沉渣镜检可见透明管型及少数颗粒管型。肾炎型 NS 患儿还可见红细胞,且易见到肾上皮细胞及细胞管型。尿蛋白减少或消失是病情好转的标志。

(二)血浆蛋白

血浆总蛋白低于正常,清蛋白下降更明显,常低于 25g/L,有时低于 10g/L,并有清蛋白、球蛋白比例倒置。球蛋白中 α_2、β 球蛋白和纤维蛋白原增高,γ 球蛋白下降。IgG 和 IgA 水平降低,IgE 和 IgM 有时升高。红细胞沉降率增快。

(三)血脂增高
总胆固醇增高显著,其他脂类如甘油三酯、极低密度脂蛋白和低密度脂蛋白等也常增高。
(四)肾功能
单纯型者多正常。

四、并 发 症

本征病程长,病理生理改变显著,又常采用糖皮质激素、免疫抑制剂等治疗,故易发生各种并发症。而一旦发生并发症,则病情进一步复杂,影响预后,严重者甚至死亡。

(1)感染:常见有呼吸道、尿路感染及皮肤感染。多种病原体如细菌、病毒、真菌均可致病。还需注意长期应用糖皮质激素者体内结核病灶的活动或播散。

(2)高凝状态及血栓栓塞并发症:NS高凝状态易致各种动、静脉血栓形成,以肾静脉血栓形成常见。如急性发生且累及双侧时,则有腹痛、血尿、腹部偶可触及肿大肾脏,肾功能减退;如缓慢发生时,仅呈持续不缓解的蛋白尿。此外,还可能发生下肢静脉血栓、肺栓塞或脑栓塞等。

(3)电解质紊乱和低血容量:常见低钠、低钾及低钙血症。由于低蛋白血症、血浆胶体渗透压下降、显著水肿而常有血容量不足,尤在各种诱因引起低钠血症时易出现低血容量性休克。

(4)急性肾衰竭:5%微小病变型肾病可并发急性肾衰竭。

(5)肾小管功能异常:病程久者可见一定程度的肾小管功能紊乱,尤其是近端小管功能改变,表现为糖尿、氨基酸尿、肾小管性蛋白尿、尿中失磷、失钾、肾小管酸中毒等。少数有浓缩功能障碍。

五、鉴别诊断

(一)急性肾小球肾炎
急性肾小球肾炎有血尿、高血压、血补体降低、肾功能损害,但尿蛋白不显著(+)~(+++),小于1g/24h,水肿为非凹陷性,ASO升高,血甘油三酯、胆固醇、血浆蛋白正常。

(二)狼疮性肾炎
有皮肤、关节病变及多脏器损害,血清抗DNA抗体、抗Smith抗体阳性,易与原发性肾病综合征鉴别。

(三)乙型肝炎病毒相关肾炎
多在6岁以下发病,可有肾病综合征或肾病水平蛋白尿,高血压发生率不高,补体正常或下降,病程迁延,症状多变,血HBsAg、HBeAg、HBcAb阳性,常有肝大,可伴肝功能异常。肾活检病理改变多为膜性肾病,免疫荧光检查有HBV抗原。原发性肾病综合征伴乙型肝炎病毒感染与乙型肝炎病毒相关肾炎区别困难,但乙型肝炎病毒相关肾炎肾小球免疫荧光检查有HBV抗原。

(四)过敏性紫癜性肾炎
少数患者可有肾病综合征表现,但有皮肤紫癜等其他病史。

六、治 疗

(一)一般治疗
1. 休息

高度水肿者宜卧床休息,消肿后可活动。卧床时应经常变换体位,以防血栓形成。除显著水肿或并发感染、严重高血压外,其他无须卧床休息。应减少活动量,待病情缓解后逐渐增加。

2. 饮食与维生素

显著水肿和高血压时应短期限制水的摄入,低盐饮食(每日 1～2g),病情缓解后不必继续限盐。每日蛋白质摄入量为 1.2～1.8g/kg,以动物蛋白(乳、鱼、蛋、禽、牛肉)为宜。在应用糖皮质激素过程中还应每日补充维生素 D 500～1 000U 及适量钙剂 400～800mg。

3. 防治感染

保持皮肤清洁,预防皮肤感染。常规预防接种应在肾病缓解后,停用糖皮质激素 3 个月以上再进行。如接触水痘患儿后,则应暂停糖皮质激素治疗。

(二)药物治疗

1. 利尿剂消肿

一般应用激素后 7～14d 内多数患儿开始自行利尿消肿,故可不用额外加用利尿剂,但水肿严重、合并皮肤感染、高血压、激素不敏感或有腹水者需应用利尿剂。常用药物有氢氯噻嗪,每日 1mg/kg,分 2～3 次口服。如 2d 内无效,可加至 2mg/kg,并加用螺内酯。上述治疗效果差时可用强效利尿剂如呋噻米,每次 1～2mg/kg,每 6～8h 1 次,口服、肌内注射或静脉给药。

2. 糖皮质激素

为小儿 NS 药物治疗首选药。糖皮质激素用药原则:①药物的选择,以生物半衰期为 12～36h 的中效制剂为宜;②开始治疗时应足量,分次服用,尽快促使尿蛋白转阴;③尿蛋白转阴后进行的维持治疗阶段以隔日晨顿服为宜;④维持治疗不宜过短,应待病情稳定后再停药,以减少复发。

(1)中程疗法:国内较多采用,常用于初治患儿。①诱导缓解阶段:泼尼松,每日 2ms/kg(总量不超过 60mg),分 3 次口服。若 4 周内尿蛋白转阴,则转阴后至少巩固 2 周。足量治疗时间不应少于 4 周,最长 8 周。②巩固维持阶段:以原足量两日量的两日量,隔日早餐后顿服,连用 4 周。如尿蛋白持续阴性,则之后每 2～4 周减 2.5～5mg,至每顿 0.5～1mg/kg 时维持 3 个月,以后每 2 周减 2.5～5mg,直至停药,总疗程约 6 个月。

(2)长程疗法:常用于复发患儿。若诱导缓解治疗 4 周后尿蛋白仍未转阴,泼尼松可继续原剂量用至尿蛋白转阴后 2 周,一般用药 8 周,最长不超过 12 周,然后改隔日 2mg/kg 早餐后顿服,继用 4 周,以后每 2～4 周减量 1 次,具体方法同上,总疗程 9～12 个月(长程疗法)。

(3)短程疗法:因较易复发,国内较少应用。

(4)甲泼尼龙冲击治疗:对激素依赖者,尤其伴一定肾功能损伤时使用。方法:甲泼尼龙 15～30mg/kg(总量不超过 1 000mg)加入葡萄糖液 100～200ml 中静脉滴注,每日或隔日 1 次,3 次为一疗程。冲击后 48h 再继用泼尼松,隔日服用。冲击过程中注意并发感染、高血压、消化性溃疡、高凝等并发症或不良反应。

3. 免疫抑制剂

应用指征:激素耐药、依赖或频复发的肾病和(或)糖皮质激素不良反应严重或有糖皮质激素禁忌证者。

(1)环磷酰胺(CTX)剂量:2～3mg/(kg·d),分次口服,连用 8 周,或 8～12mg/(kg·d)静脉冲击疗法,每 2 周连用 2d,总剂量不超过 200mg/kg,或每月 1 次静脉注射,每次 500mg/m^2,共 6 次。静脉注射时注意当日足够液量摄入,以防止出血性膀胱炎,每 1～2 周查血常规,白细胞小于 4×10^9 个/L 应暂停使用。

(2)其他免疫抑制剂:可根据病例需要选用,如苯丁酸氮芥、环孢素、硫唑嘌呤、霉酚酸酯及雷公藤总苷等。

(三)辅助治疗

高凝状态可用肝素。减低蛋白尿可用血管紧张素转换酶抑制剂(ACEI)等。

七、预 后

小儿肾病综合征的预后转归与其病理类型和对糖皮质激素治疗反应密切相关。微小病变型预后最好,局灶节段性肾小球硬化预后最差。小儿 NS 绝大多数预后好,虽可有复发或反复复发,但随年龄增长复发渐少;少数激素耐药者则有部分缓慢进入慢性肾功能减退。

(蔡维艳)

第六节 泌尿系统感染
Section 6

一、概 述

泌尿道感染(UTIs)简称尿路感染,是小儿时期常见的感染性疾病之一,女孩较多见,感染可累及尿道、膀胱、肾盂及肾实质。泌尿道感染根据感染部位可分为上尿路感染(肾盂炎和肾盂肾炎)与下尿路感染(膀胱炎和尿道炎)。根据临床表现可分为症状性与无症状性(无症状性细菌尿)2 类,根据病程可分为急性泌尿道感染与慢性泌尿道感染。小儿易发生泌尿道感染的内在因素包括生理解剖特点、先天畸形、尿路梗阻、膀胱输尿管反流、女孩的蛲虫感染等。致病原多为细菌,其中大肠杆菌占 50%~90%,其他少见的有支原体、真菌及病毒。感染途径多为上行感染,新生儿及小婴儿多由血行感染所致,而淋巴感染及直接感染较少见。

二、诊断标准

(一)诊断依据
(1)新生儿期可有发热、体温不升、拒乳、呕吐、腹泻、烦躁、嗜睡、体重不增。
(2)婴幼儿期可有发热、呕吐、腹泻、腹痛、腹胀、食欲减退、生长发育迟缓。可有排尿时哭闹、尿恶臭、因尿频而致顽固性尿布皮炎,可有排尿中断或夜间遗尿。
(3)儿童期下尿路感染时有尿频、尿急、尿痛(膀胱刺激症状)。年长儿可有排尿困难、尿液浑浊、一过性血尿。上尿路感染时有发热、寒战、腰痛、腹痛,体检有肾区叩击痛、肋脊角压痛等。
(4)离心尿白细胞≥5 个/高倍视野或白细胞成堆,或见白细胞管型。尿白细胞排泄率为每小时 20 万~30 万时为可疑,>30 万有诊断意义。
(5)尿液细菌学检查:①新鲜尿液涂片:革兰染色,每高倍镜视野中细菌≥1 个有诊断意义。②治疗前清洁中段尿细菌培养:菌落计数>1×10^8 个/L,可确诊为尿路感染;(1×10^7~1×10^8)个/L 为可疑;<1×10^7 个/L 为污染。如症状明显,两次培养为同一细菌,虽菌落计数为可疑,仍可确诊。
具有上述第(1)~(3)项中之一项,同时有第(4)项者可拟诊为尿路感染,同时有第 5 项中之一者可确诊。

(二)病变性质判断
1.年长儿上尿路感染与下尿路感染鉴别(见表 13-1)
是指经治疗后菌尿转阴,停药后 4~6 周内原有致病菌又再次出现,症状再现。

2. 再感染

是指一次感染已治愈,停药较长时间(通常>6周)后由另一种致病菌侵入尿路引起感染。

表13-1　年长儿上尿路感染与下尿路感染鉴别

症状及实验检查	上尿路感染	下尿路感染
发热等全身症状	有	无
膀胱刺激症状	少	有
血沉	增快	正常
血C反应蛋白	增加	正常
尿液中抗体包裹细菌	阳性	阴性
尿沉渣闪光细胞	>(2万~4万)个/h	<2万个/h
尿浓缩功能	降低	正常
尿白细胞管型	可有	无
尿液溶菌酶、乳酸脱氢酶等酶	增加	正常
尿 β_2 微球蛋白	增加	正常
肾脏B超或X线检查	肾影增大	正常

3. 慢性感染

指病程超过6个月以上,迁延不愈者。轻者可无明显症状,也可有间歇性发热、腰酸、脓尿或菌尿。病程久时可有贫血、乏力、消瘦、发育迟缓、营养不良,最终出现肾衰竭。

(三)鉴别诊断

1. 急性肾小球肾炎

急性肾小球肾炎患者在病初由于少尿、血尿,有时可出现轻度膀胱刺激症状,尿常规检查中有少量白细胞,须与尿路感染区别。急性肾小球肾炎患者有水肿、高血压,尿常规检查中红细胞增多,尿培养阴性,有助于区别两者。

2. 肾结核

肾结核累及膀胱时可出现膀胱刺激症状、脓尿、血尿,易误为尿路感染。肾结核多见于年长儿,有结核接触史,起病缓慢,有低热、盗汗等结核中毒症状,结核菌素试验阳性,尿沉渣可找到结核杆菌,常规尿培养阴性,静脉肾盂造影可见肾盂、肾盏破坏明显。

3. 出血性膀胱炎

可作为尿路感染的特殊类型,在成人多由大肠杆菌引起,儿童多由腺病毒11型、21型引起。急性起病,男性多见,有严重的肉眼血尿和膀胱刺激症状,膀胱区有压痛。尿常规检查有大量红细胞、少量白细胞,尿培养阴性。症状在3~4d内自然缓解,病程不超过7d,B超检查肾脏正常,膀胱壁不规则增厚。

4. 白日尿频综合征

又称日间尿频。多为精神因素所致的神经性尿频。白日尿频,每次尿量少,或有尿意而无尿液排出,睡眠后尿频消失。有时尿道口轻微充血。尿常规检查无明显异常,尿培养阴性,症状多在1~3个月后自然消失。

三、治疗方案

(一)一般治疗

多饮水,注意外阴部清洁卫生,根治蛲虫。对发热、头痛、腰痛者可对症处理。对膀胱刺激症状明显者,可口服山莨菪碱等抗胆碱药、碳酸氢钠,严重者可应用镇静剂。

(二)基本药物治疗

即抗菌治疗。上尿路感染选用血浓度高的药物,下尿路感染选用尿浓度高的药物。婴幼儿按上尿路感染用药。以尿培养的细菌药物敏感试验结果作为参考选用药物。

1. 轻型和下尿路感染

可口服阿莫西林-克拉维酸或替卡西林—克拉维酸,每日 50～100mg/kg,分 3～4 次口服,连用 7～10d。或口服头孢呋辛酯(新菌灵)、头孢羟氨苄、头孢克洛。可口服复方磺胺甲噁唑(SMZCo),每日 SMZCo 50mg/kg 分 2 次口服,连服 7～10d。也可应用呋喃妥因,每日 8～10mg/kg,分 3～4 次口服,连用 7～10d。氟喹诺酮类药物在动物实验中对幼年动物骨发育有不良影响,但有人认为动物实验中所用剂量 10 倍于人用的剂量,国外应用并无影响小儿骨发育的报道,儿科仍可应用。国内一般认为小儿应慎用,在 10～12 岁以上的儿童尿路感染可口服诺氟沙星,每日 10mg/kg,分 2 次口服,连用 7～10d,也可口服氧氟沙星。

2. 上尿路感染

可应用氨苄西林-舒巴坦,新生儿及婴儿用氨苄西林每日 75～100mg/kg,分 4 次静脉滴注;1 岁后小儿用氨苄西林每日 100～200mg/kg,分 3 次静脉滴注。可应用头孢噻肟,每日 100～200mg/kg,分 2～3 次静脉滴注,也可应用头孢曲松,每日 75～100mg/kg,分 1～2 次静脉滴注或肌肉注射。也可应用头孢哌酮-舒巴坦,每日 40～80mg/kg,分 2～3 次静脉滴注。也可应用氨曲南,每日 75～100mg/kg,分 2～3 次静脉滴注。上述治疗的疗程均为 10～14d。

3. 复发或慢性感染的治疗

根据尿培养结果(包括 L 型细菌培养)选用上述治疗 1 个疗程,然后用 SMZco,按 50mg/kg 或用呋喃妥因,1～2mg/kg,每晚睡前顿服,连用 4～6 个月。多饮水及排尿。同时检查有无泌尿系异常如膀胱输尿管反流,积极矫治尿路结构异常。

四、疗效评估

(一)临床痊愈

停药后 1 周、2 周做中段尿培养,连续 2 次阴性为临床痊愈。

(二)痊愈

第 1 年头半年每月 1 次,后半年每 2 个月 1 次,第 2 年每 3 个月 1 次进行中段尿培养,连续 2 年阴性为痊愈。

五、预后评估

急性尿路感染经合理抗菌治疗,多数于数日内症状消失,达到临床痊愈,但有 50%患者可复发或再感染,这些病例常有泌尿系异常,以膀胱输尿管反流最常见,如未及时治疗则预后不良,部分患者肾脏内瘢痕形成,迁延多年引起高血压及肾功能恶化,最终发展为慢性肾衰竭。

六、评　述

小儿泌尿道感染与成人比较有以下特点:①新生儿、婴幼儿泌尿系症状不显著,全身症状较重;②常有泌尿系异常,膀胱输尿管反流占尿路感染患儿的 35%～40%;③婴幼儿感染途径可为血源性。膀胱输尿管反流在学龄前儿童易形成肾脏内瘢痕,在10岁后进展不明显,故早期发现及治疗是减少尿路感染复发、改善预后的重要环节。

七、摘　要

尿路感染是小儿时期常见的感染性疾病之一,女孩较多见,感染可累及尿道、膀胱、肾盂及肾实质。泌尿道感染根据感染部位可分为上尿路感染(肾盂炎和肾盂肾炎)与下尿路感染(膀胱炎和尿道炎)。致病菌以大肠杆菌为多见。清洁中段尿培养结果阳性是诊断尿路感染的依据。急性下尿路感染应用抗生素治疗7～10d,上尿路感染治疗10～14d。复发或慢性感染者在应用1疗程治疗后,再用小剂量长程抗菌治疗,连续服药4～6个月。

（蔡维艳）

第七节　尿崩症
Section 7

尿崩症(diabetes insipidus)是指患儿尿浓缩功能减低或丧失,临床以多饮、多尿(排低张尿)为特征。以抗利尿激素分泌不足所致为多见(中枢性尿崩症),少数为因肾小管对抗利尿激素不敏感(原发性肾性尿崩症)。

一、抗利尿激素分泌的生理调节

抗利尿激素(antidiuretic hormone,ADH;精氨酸加压素 arginine vasopressin,AVP)在下丘脑的视上核和室旁核的神经元内合成后,沿视上—神经垂体束的神经轴向下运至神经垂体贮存备用。

AVP作用需经位于集合管基底膜上的AVPII型受体(AVPR$_2$)和集合管上皮细胞腔面的水通道受体(AQP$_2$)介导。AVP与受体结合后,激活受体使肾小管上皮细胞对水的通透性增加,促进水和尿素的重吸收,使尿浓缩,尿量减少。AVP分泌主要受血浆渗透压和血容量的影响。渗透压感受器位于视上核渴觉中枢附近。血浆渗透压的维持(正常280～290mmol/L)主要依靠AVP的张力性分泌。血浆渗透压为280mmol/L时是AVP分泌的阈值,当其在290～292mmol/L时尿液达最大浓缩。血AVP每升高1ng/L可使尿液渗透压升高200mmol/L。容量对AVP的调节依赖于"容量感受器"或"压力感受器",它们位于左心房、大血管壁和静脉壁。当血压下降5%～10%和(或)血容量下降8%～10%时刺激AVP分泌。

二、病　因

(一)中枢性尿崩症
1.原发性

①编码AVP的基因突变,AVP不能转录合成,合成AVP的神经元继发性退行性变。②颅脑中线结构发育缺陷,下丘脑视上核和室旁核神经元发育不全或退行性变,可伴垂体发育不良、视神经发育异常。呈散发性为多,少数为遗传性,或是某些遗传综合征的一部分。

2.继发性

下丘脑、垂体柄或神经垂体的器质性病损均可引起中枢性尿崩症。①原发颅内肿瘤或其他浸润性病变：如颅咽管瘤、神经胶质瘤或胚胎组织瘤；浸润性病变见于朗格汉斯细胞组织细胞增生症、生殖细胞瘤或白血病。②外伤：颅脑外伤、产伤、手术损伤或缺血缺氧性脑病后。③颅内感染：如结核、病毒性脑炎或放线菌感染。

（二）肾性尿崩症

1. 家族遗传性

X-性连锁遗传的为AVP的Ⅱ型受体基因突变，常染色体隐性遗传的AQP2基因突变。

2. 获得性

药物所致，如锂、利福平和顺铂；代谢异常所致有高钙尿症、低钾血症。

（三）原发性烦渴

(1)心因性。

(2)渴觉异常：各种引起渴觉中枢损伤的病变，有药物、感染或浸润性病变。

三、临床表现

起病年龄取决于病因，原发性的可在婴儿期即起病。症状主要为多饮、多尿，尿为低张尿，每日尿量可达 3～4L。因大量饮水与尿量相近，患儿往往食欲差伴生长迟缓、少汗、皮肤干燥。多饮为多尿的结果，但需注意有2种情况虽多尿但无多饮：①为继发于中枢性尿崩症，当原发病损同时损害了渴觉中枢，使多尿所致水分丢失不能及时主动摄入；②遗传性肾性尿崩症，因生后早期即发病，多尿未能被及时发现而脱水，但患儿又不会表示口渴，而似无多饮。两种情况都可致高渗性脱水并继发脑损害，年龄越小继发脑损害越重。

四、实验室检查

测24h尿量确定为多尿（每日尿量＞300ml/kg）后按步骤做以下检查。

（一）测血浆和尿渗透压

查尿常规，观察尿比重和有无尿糖以排除溶质性渗透性利尿。尿崩症时排低张尿，尿比重持续低于1.005，尿渗透压低于200mmol/L，血浆渗透压/尿液渗透压＞1。查血生化了解血糖、血清电解质及肌酐。

（二）禁水试验

本试验原理为以限制饮水使细胞外液渗透压升高，使AVP分泌而使尿浓缩，故经禁水可了解内源性AVP的分泌状况和尿浓缩能力。

方法：夜间禁饮(6～8h)后，清晨给水20ml/kg，于半小时内饮完，使受试者在不脱水状态下开始正式禁饮试验（可不禁食，但吃干点）。开始时排空膀胱，测体重、血电解质和渗透压、尿量、尿比重和渗透压，继之每小时嘱排尿1次，测尿量、比重和渗透压并测体重，如此至少6h，必要时延长至8h（视脱水情况，如体重下降达5%，并有脱水表现时应及时中止），于结束时再采血测血渗透压及电解质。

判断：尿浓缩能力正常时，禁饮6～8h后尿量逐步减少，无体重明显下降，尿渗透压可高达800mmol/L，血浆渗透压仍维持在正常范围。尿崩症患儿则持续排低张尿，血渗透压超过295mmol/L，血钠高于145mmol/L，体重下降3%～5%。对持续排低张尿者可在禁饮结束时紧接作加压素试验(禁水—加压素联合试验)。

(三)垂体加压素试验

对禁水后仍排低张尿者做此试验。皮下注射垂体后叶素水剂(Pitressin)2～5 IU,或去氨基精氨酸(Desmopressin,DDAVP)1～2μg,其后2h内多次留尿测尿渗透压;也可以用同样量的垂体后叶素以生理盐水稀释后缓慢静脉注射,注射后半小时至1h留尿测尿渗透压。两种方式注射后如尿渗透压较注射前升高50%为完全性AVP缺乏（中枢性尿崩症);如升高9%～50%,或尿比重＞1.016,但＜1.020为部分性AVP缺乏。肾性尿崩症则尿渗透压上升＜9%,尿比重不升;中枢性尿崩症因长期缺乏AVP,肾浓缩力可下降,尿渗透压的绝对值不能达正常范围,但仍可比基础升高50%,此可与肾性尿崩症鉴别。

(四)血浆 AVP 测定

AVP值有助鉴别中枢性尿崩症,其半衰期仅5～10min并随血渗透压而变动,完全性AVP缺乏时血AVP浓度＜0.5ng/L。本指标不作为常规和必具的诊断依据。

(五)影像学检查

对疑为继发性中枢尿崩症时必须做头颅鞍区的CT或MRI检查。颅内肿瘤在发生尿崩症状时可尚无颅压升高或中枢神经系统有关症状,甚至开始时因瘤体小使影像学检查阴性,应注意跟踪随访。原发性中枢尿崩症,病程长者神经垂体的信号也会消失。对疑有肾器质性病变时应做B超或CT、MRI,以发现病变。

五、诊断和鉴别诊断

(一)中枢性尿崩症

按临床和实验室检查确诊为中枢性尿崩症者,无论是完全性或部分性AVP缺乏,均需做鞍区CT或MRI努力寻找可能的原发病灶,后者敏感性高。无中枢器质性病变依据可循时考虑为特发性或先天性遗传性病变。

(二)原发性肾性尿崩症

禁水—垂体后叶素试验显示禁水和垂体后叶素均不能使尿浓缩时考虑为肾性尿崩症。肾性尿崩症是指肾小管对AVP无应答状态。原发性的为家族性遗传基因缺陷病,但也有获得性的,包括肾小管—肾间质性病变(多囊肾、髓质海绵肾、肾淀粉样变)或电解质紊乱(低钾性肾病、高钙尿症),以及药物损害(锂、两性霉素、长春新碱和利福平)。

家族性肾性尿崩症是对AVP抵抗,AVP不能使尿浓缩,以AVPR$_2$突变为主。新生儿期有反复脱水、发热,因脱水继发高钠血症可致脑细胞脱水和脱髓鞘性损伤。如不能早期诊断可引起智能发育迟缓和(或)继发性癫痫;如早期获得确诊,补足水分则可有正常智力和寿命。AQP$_2$受体基因变异少见,呈常染色体显性遗传,症状相对轻。

(三)高渗性利尿

因肾小球滤过液中含过多溶质所致,如糖尿病、肾小管酸中毒、高钙尿症等。按尿渗透压及其各自特异的生化异常可资鉴别。

(四)低钾血症

见于原发性醛固酮增多症、Bartter综合征甚或慢性营养不良(低钾合并肾小管空泡变性和肾间质病变)。

(五)精神性烦渴

可见于任何年龄,渐进起病,症状可逐步加重,但夜间多饮、多尿相对为轻。有时起病前可有被强迫饮水史(如发热),患儿血钠、血渗透压往往在正常低限,其AVP分泌能力正常,此症于禁水试验时显示随禁水时间延长尿量减少,尿比重和尿渗透压明显升高可以确诊。

(六)慢性肾功能不全

根据病史、尿常规、血肌酐等即可明确诊断。

六、治　疗

主要指对中枢性尿崩症和原发性肾性尿崩症的治疗,包括病因治疗、AVP 替代治疗以及水、电解质紊乱的处理。对原发性中枢性尿崩症需判断是否同时有腺垂体功能异常而给以相应处理,继发性的则分别对病因处理。如有脱水、高钠血症时应积极处理,尤其是 AVP 抵抗者,以防止中枢损害,但处理需按高渗性脱水原则,以防脑水肿。

(一)AVP 替代治疗

主要用于中枢性尿崩症,用外源 AVP 补充替代以改善尿浓缩,其制剂有两类:

1. 鞣酸加压素混悬液

是动物神经垂体的抽提物,制品应在 4℃条件保存,用前置于室温内复温或稍加热至 20℃左右,并充分摇匀后抽吸。每次 0.1～0.3ml 深部肌内注射(从 0.1ml 开始),当天即发生作用,剂量合适者疗效可维持 3～7d,至多尿症状重现时注射第 2 次,如次日仍未见尿量减少则可逐步加量至奏效。开始阶段因患儿多饮已呈惯性,故当见尿量减少时应限制饮水量以防水中毒。此外,过量会致高血压和水中毒,需监测。

2. 去氨加压素

(1-脱氧-8-D-精氨酸加压素 DDAVP):是人工合成的 AVP 类似物,作用时间 8～24h,缩血管作用弱。本品有三种制剂,一种为口服片剂(弥凝,minirin),每日 0.1～0.2mg,分 2 次服,按病情轻重及治疗应答调整剂量。另两种为其鼻喷雾剂(10μg/喷)和滴鼻剂(0.1mg/ml),婴儿每次 0.5μg,儿童 2.5μg 起逐步加量至出现满意疗效时为合理剂量。同样需注意水中毒和高血压副作用。

(二)其他非激素药物治疗

对部分性 AVP 缺乏者可选用以下药物能增加内源性 AVP 分泌或增强肾髓质腺苷酸环化酶对 AVP 的反应:①氯磺丙脲(chlorpropamide)每日 150mg/m^2,分 2 次口服,需注意低血糖反应;②卡马西平(carbamazepine)每日 10～15mg/kg;③氯贝丁酯(clofibrate)每日 15～25mg/kg,分次口服,可有胃肠反应或肝功能损害。

此外,噻嗪类药物可使中枢性或家族性原发性肾性尿崩症的尿量减少 1/3,该药不涉及 AVP 分泌及作用机制,而是经其利钠作用使机体相对缺钠,致髓袢升支及集合管代偿性水、钠回吸收增加而使尿量减少。用量为每日 1～2mg/kg,分 2～3 次口服,服药期间需相对低钠饮食及补充钾盐。

(王莉)

第八节　泌尿系结石

Section 8

尿液中含有人体代谢产生的有机物和无机物,正常情况下都可以排出体外,在一些病因作用下,某种结石成分在尿液中的浓度超过它的溶解度,就会慢慢沉淀变成结石,结石的形成是一个缓慢的过程。结石停留在泌尿系统不同的部位而形成肾结石、输尿管结石、膀胱结石和尿道结石等。泌尿系结石的危害主要是引起尿液排出不畅,严重者引起肾积水和肾衰竭。

一、病因

泌尿系结石的形成原因目前还不十分明确。在2008年,由于中国饮食安全管理不善,婴幼儿喂食含有三聚氰胺的奶粉,在国内造成大量婴幼儿泌尿系结石病例发生。

二、临床表现

为下述临床表现中的一项或多项。
(1)不明原因哭闹,排尿时尤甚,可伴呕吐。
(2)肉眼或镜下血尿。
(3)急性梗阻性肾衰竭,表现为少尿或无尿。
(4)尿中可排出结石,如男婴结石阻塞尿道可表现为尿痛、排尿困难。
(5)可有高血压、水肿、肾区叩击痛。

三、辅助检查

(一)实验室检查

尿常规(肉眼或镜下血尿)、血生化、肝肾功能、尿钙/尿肌酐(一般正常)、尿红细胞形态(非肾小球源性血尿)。甲状旁腺激素测定(一般正常)。

(二)影像学检查

(1)首选泌尿系B超,B超检查是最常用的无痛苦的检查手段。婴幼儿泌尿系统结石B超检查特点如下。①一般性特点:双肾肿大;实质回声增强,实质多为正常厚度;肾盂肾盏轻度扩张,肾盏圆钝;如梗阻位于输尿管腔内,则梗阻点以上输尿管扩张;部分病例肾周脂肪垫及输尿管周围软组织水肿;随病程发展,肾盂壁及输尿管壁可出现继发性水肿增厚改变;少数患者可探及少量腹水。②结石特点:结石绝大部分累及双侧集合系统及双侧输尿管;输尿管结石多位于肾盂输尿管交界处、输尿管跨越髂动脉段及输尿管膀胱连接部;结石呈碎渣样聚积,累及范围较大,后方为淡声影,绝大多数与草酸钙结石不同,可探及结石后缘;结石所致尿路梗阻较完全。

(2)必要时行腹部CT平扫和静脉尿路造影(无尿或肾衰时禁忌),有条件可行肾核素扫描评价肾功能。

四、鉴别诊断

(1)血尿鉴别:注意排除肾小球源性血尿。
(2)结石的鉴别:结石一般为透X线的阴性结石,泌尿系X线片不显影,可与不透X线的阳性结石如草酸钙、磷酸盐等鉴别。
(3)急性肾衰竭的鉴别:注意排除肾前性及肾性肾衰竭。

五、治疗

目前,泌尿系统结石的治疗主要为药物治疗和体外冲击波碎石、输尿管镜等微创手术治疗,需要手术治疗的结石在大型医院所占比例很少。结石少于 4mm，一般采用药物排石；大于 4mm，药物排石失败率高，需要由泌尿外科专科医生来决定治疗方案。

（一）内科保守治疗

（1）要养成多饮水的习惯，或将果汁、奶粉稀释后给孩子饮用，增加饮水量。结石小于 4mm 的婴儿应在 4 周后去医院复查，确认结石是否排出。因结石较为松散或呈沙粒样，自行排出的可能性较大。

（2）饮食上要注意平衡，不要偏食：适当限制含钙、含草酸及动物蛋白与精制糖的摄入量，多食含纤维素高的蔬菜，如韭菜、芹菜等，慎食菠菜等含草酸盐高的蔬菜。

（3）适当增加活动量：对未患结石和已有结石的人都有益处，活动项目可选跑步、跳跃、跳绳、上下楼梯等。

（4）患儿经治疗，结石梗阻解除，一般情况好转，肾功能恢复正常，排尿通畅，可出院。出院后随访内容：尿常规；泌尿系 B 超；肾功能检查；必要时行静脉肾盂造影检查。

（二）外科治疗

经内科保守治疗结石形态和位置无改变，并且肾积水及肾损害加重，或者肾衰竭无条件进行血液净化或腹膜透析时，可转院行手术解除梗阻。可选膀胱镜逆行输尿管插管引流、经皮肾造瘘引流、手术切开取石、经皮肾镜取石等。因结石较为松散，尿酸成分为主，患者为婴幼儿，体外震波碎石有较大的局限性，需慎重考虑。

六、预　　后

泌尿系统结石的各种治疗方法都不能有效防止结石的复发，结石的治疗是一个治标不治本的方法，所以给预防和治疗带来很大的挑战，预防结石的发生主要从日常生活中做起。

（蔡维艳）

第九节　药物性肾损害

Section 9

药物性肾损害是指在应用药物对疾病进行诊断、预防、治疗过程中，出现由药物引起的肾脏结构或功能损害，并具有相应临床表现的一类疾病。肾脏是药物代谢和排泄的重要器官，药物引起的肾损害日趋增多，主要表现为肾毒性反应及变态反应。

一、病　　因

（一）肾脏易发生药源性损害的原因

肾脏对药物毒性反应特别敏感，其原因主要有以下几种。

1. 肾脏血流丰富

占心排血量的 20%～25%。按单位面积计算，是各器官血流量最大的一个，因而大量的药物可进入肾脏，肾脏受药物毒性作用影响也大。

2. 肾内毛细血管的表面积大

易发生抗原—抗体复合物的沉积。

3. 排泄物浓度

作用于肾小管表面的排泄物浓度高,这是由于血流浓缩系统的作用所致,此外近端小管对多种药物有分泌和重吸收作用,也增加了药物与肾小管上皮细胞的作用机会。

4. 肾小管的代谢率高

在其分泌和重吸收过程中,药物常集中于肾小管表面或细胞内,易发生药物中毒。

5. 对药物敏感

肾脏耗氧量大,对缺血、缺氧敏感,因此对影响血流的药物敏感。

6. 易感性

肾脏疾病增加了对药物损害的易感性,低清蛋白血症增加了游离型药物的浓度,肾功能不全又使药物的半衰期延长,肾脏疾病易感特殊人群,如肾脏储备功能较低的婴幼儿、老龄人。

(二)小儿肾储备力不足

小儿肾小球、肾小管到一定年龄才发育成熟,特别在新生儿期,本身肾储备力不足,更易受多种因素影响。

(三)易致肾损害的常见药物

1. 抗生素及磺胺类

氨基糖苷类如庆大霉素、链霉素、卡那霉素、新霉素等,各种半合成青霉素均可诱发肾脏损害。头孢霉素类以第一代头孢霉素最明显。

2. 非甾体类抗炎药物(NSAIDs)

包括阿司匹林(乙酰水杨酸)、布洛芬、保泰松、萘普生(甲氧萘丙酸)、吲哚美辛(吲哚美辛)、吡罗昔康(炎痛喜康)。

3. X线造影剂

主要为含碘造影剂。

4. 抗肿瘤药物

包括顺铂、甲氨蝶呤、环磷酰胺、亚硝基脲类等。

5. 利尿剂

包括渗透性利尿剂、呋塞米及低分子右旋糖酐等。

6. 生物制品

α-干扰素、疫苗、血清、免疫球蛋白等。

7. 抗惊厥药

苯妥英钠、卡马西平等。

8. 止痛剂

吗啡、哌替啶等。

9. 免疫抑制剂

环孢素、他可莫司等。

10. 抗甲状腺功能亢进药物

丙硫氧嘧啶、甲硫咪唑等。

11. 重金属

汞、铅、钾、金、砷等。

12. 中草药及中药制剂

含马兜铃酸类中药如关木通、广防己、青木香、马钱子、雷公藤、龙胆泻肝丸等。

二、诊　　断

(一)临床表现分型

1. 急性肾衰竭综合征

药物肾毒性所致急性肾衰竭综合征多为非少尿型者,但血肌酐、尿素氮快速升高,肌酐清除率下降,尿比重及尿渗透压下降,可伴代谢性酸中毒及电解质紊乱。重症、病情复杂者,常不可恢复而渐演变成慢性肾功能不全,需依靠透析治疗以维持生命。

2. 急性过敏性间质性肾炎综合征

由于药物过敏所致用药后出现各种临床表现。①全身变态反应,包括药物热、药疹、全身淋巴结大及关节酸痛,血嗜酸性粒细胞升高,血 IgE 升高;②肾脏变态反应,表现为无菌性白细胞尿;③肾小管功能损害,重症可致急性肾衰竭;④及时停药,应用泼尼松等免疫抑制剂或脱敏药物,可使肾功能恢复,尿检正常。

3. 急性肾炎综合征或肾病综合征

由于药物引起免疫反应导致肾小球肾炎,临床表现呈蛋白尿、血尿、血压升高及水肿,少数病例高度水肿呈肾病综合征表现。

4. 急性梗阻性肾病

由于药物引起尿路梗阻,致使突然发生无尿及血尿素氮迅速升高,一旦梗阻解除,尿量增多,血尿素氮可降至正常。

(二)实验室检查

1. 尿酶增高和肾小管性蛋白尿

是诊断药物性肾损害早期敏感指标,无法确定时考虑肾活检肾病理学检查。

2. 病理学检查

肾小球病变轻,肾小管、间质病变重,易致慢性间质纤维化,注意血管病变。

三、鉴别诊断

(一)非药物急性肾小管坏死

药物性肾损害以急性肾小管坏死最为常见,需与其他原因导致的急性肾小管坏死相鉴别。如有明显用药史,用药过程中或用药后肌酐清除率较正常下降50%以上,B 型超声显示双肾增大或正常,在除外肾前性与肾后性氮质血症应考虑药物性肾小管坏死。

(二)急性肾衰竭

药物所致急性肾衰竭应与由急性肾小球肾炎、急进性肾炎、原发性肾病综合征及狼疮性肾炎及小血管炎相关性肾炎所致的急性肾衰竭相鉴别。其鉴别要点是,上述非药物性急性肾衰竭均有肾小球滤过率下降的共同表现,但各自还有原发病的特征性表现,病理变化也具有相应特点。肾脏损害多发生于使用药物之前。

(三)急性间质性肾炎

药物性急性间质性肾炎有可疑的过敏药物应用史,有全身过敏表现,尿检可见无菌性白细胞尿(其中嗜酸性粒细胞占 1/3)和(或)蛋白尿,肾功能检查肾小球滤过功能在短期内出现进行性下降,伴近端和(或)远端肾小管功能的部分损伤。血中 IgE 升高有助于诊断,肾活检有助于确诊。

(四)急性肾小球肾炎

药物性肾损害有时可表现为急性肾炎综合征,出现蛋白尿、血尿、血压升高及水肿,与急性肾小球肾炎临床表现相似,有时难以鉴别。但急性肾炎常出现于感染后,而药物性肾损害多有明确的用药史。

(五)良性小动脉性肾硬化

一些药物如止痛剂的肾损害进展相对缓慢,临床表现有轻度蛋白尿、尿浓缩功能减退和血压升高,与高血压引起的良性小动脉性肾硬化易于混淆。但良性小动脉性肾硬化先有高血压病史,起病缓慢,高血压病史5～10年后才出现肾损害。

四、治 疗

(一)停用引起肾损害的药物

一旦疑诊药物性肾损害,应立即减量甚至停药,患儿肾功能常可迅速恢复,尿改变逐渐消失。

(二)饮水利尿

磺胺、抗肿瘤药物形成结晶损害肾脏时可以采用大量饮水、应用呋塞米(每次2mg/kg)来清除阻塞肾小管的结晶。但表现为肾衰竭的患儿则不宜大量饮水,以免增加容量负荷。

(三)肾上腺皮质激素

对于青霉素类抗生素、抗癌药和NSAIDs引起的急性过敏性间质肾炎可以使用糖皮质激素,如泼尼松1～2mg/(kg·d),疗程1～2周,可明显改善肾功能。对于表现为肾病综合征或肾炎综合征的药物性肾损害也可酌情使用肾上腺皮质激素。

(四)免疫抑制剂

用于由NSAIDs所引起的间质性肾炎,且肾上腺皮质激素治疗效果不满意时使用。对马兜铃酸肾病,可阻止肾损害进展,ACEI及血管紧张素受体抑制剂具有抗炎及抗纤维化作用,对于丙硫氧嘧啶、甲硫咪唑引起血管炎,病理表现为新月体肾炎患儿,甲泼尼龙冲击联合霉酚酸酯,有较好疗效。

(五)透析疗法

急性肾衰竭时采用血液净化或腹膜透析治疗,透析还有助于药物的清除。

五、预 后

药物性肾损害预后良好。如能及时诊断及正确治疗,多数药物性肾损害患者肾功能可恢复正常,患者可完全康复。但个别重症肾衰竭、病情复杂或原有肾功能不全者常难以恢复,表现为进行性肾功能不全,最终发展为终末期肾功衰竭。此外,本病的预后与导致本病的药物有关。

(宋晓瑾 王翠霞)

第十节 急性肾衰竭

Section 10

急性肾衰竭是指任何原因引起肾功能急剧减退或消失,失去维持机体内环境稳定的能力而表现的临床综合征。由于肾脏不能维持体液、电解质、酸碱平衡及排除代谢产物而引起以代谢性酸中毒、高钾血症、氮质血症为主的一系列临床特征。

一、病　因

(一)肾前性

任何原因(如脱水、失血、休克、烧伤、心力衰竭等)引起有效循环血量或心搏量急剧减少,导致肾血流灌注不足时均可引起急性肾衰竭。若及时消除病因,肾功能即可恢复。

(二)肾性

肾脏本身有器质性病变或由于致病因子引起肾损害或肾血流动力学改变而导致肾衰竭。

1. 各类肾疾病

如各型肾小球肾炎、间质性肾炎、溶血—尿毒综合征、肾发育不良、肾血管病等。

2. 肾毒物质

某些重金属、抗生素、生物毒素、化学药物均具肾毒性。

3. 引起肾缺血、肾缺氧的各种因素

常见者有严重脱水、大量失血、严重感染、休克、严重创伤或大型手术、急性呼吸或循环衰竭、急性溶血等。

(三)肾后性

任何原因(如结石、泌尿道畸形、肿瘤等)引起急性泌尿道梗阻而产生的急性肾衰竭。梗阻以上部位压力增高,以至于肾小球滤过减少。

急性肾衰竭就广义而言,分为以上3类,但一般乃指狭义的,即肾性肾衰竭。

二、诊　断

(一)临床表现

1. 少尿期

除少数病例外,大多以少尿起病。尿量急剧减少,短时间内可发展为无尿。患儿精神萎靡、乏力,不同程度水肿。常有恶心、呕吐、厌食、心音低钝、心律失常。神经系统症状常表现为意识淡漠、嗜睡伴烦躁、头痛、惊厥、昏迷等。少尿期历时数日或数周不等,病程中可由于严重感染、肺水肿、内脏出血等原因而死亡。

2. 利尿期

尿量逐渐或急剧增多,大量水及电解质丢失甚至引起脱水及低钠、低钾血症。尿量增多一般反映肾功能逐渐恢复。随着病情好转,电解质失衡和酸中毒渐消失,精神、食欲随之改善,各种症状减轻而消失。利尿期持续1～2周。

3. 恢复期

一般情况好转,尿量及血液生化改变恢复正常,但体质仍虚弱,常有贫血,需2～3个月方能恢复健康。

(二)辅助检查

(1)尿量少而比重低,常固定在1.010左右。

(2)尿常规因病因而异。

(3)血常规示红细胞和血红蛋白减少。

(4)血生化检查可发现血钾、镁、磷增高而钠、钙、氯降低,尿素氮、肌酐、尿酸随病程进展逐日增高。

三、治　疗

急性肾衰竭一旦确诊应积极治疗原发病,消除病因,减轻肾脏负担,严密监护直至肾功能恢复。特别加强以下几方面。

(一)严格控制液体摄入量,保持体液平衡

补液过多可导致心力衰竭、肺水肿、脑水肿。每日补液量按以下公式计算:

24h 摄入液量=(不显性失水量+前一日尿量+异常丢失量)-内生水量

不显性失水每日 300～500ml/m²。异常丢失量应包括除尿液外的一切体液丢失。内生水量指食物代谢、组织分解所产生的水分,一般每日约为 100ml/m²。不显性失水量以 10%葡萄糖液补充;尿及异常丢失量以 1/4～1/2 张含钠溶液补充。

(二)纠正电解质紊乱及酸中毒

1. 高钾血症

应停止一切来源的钾盐摄入;供给足够热能,控制感染及清除坏死组织。如血钾>6.5mmol/L,有明显症状或心电图显示高钾血症时应做好透析准备。

2. 低钠血症

少尿期血钠降低多为稀释性低钠血症,主要限制摄入和排出过多的水分,不应轻易补钠。如血钠低于 120mmol/L 且有烦躁不安、昏迷、惊厥等症状则可输入 3%氯化钠,提高血钠至 130mmol/L。

3. 低钙血症

血钙低与高磷有关,应限制蛋白质摄入,减少磷的聚积。口服 10%氢氧化铝可减少磷的吸收。有抽搐者可静脉注射 10%葡萄糖酸钙。

4. 代谢性酸中毒

主要应采取措施防止酸中毒加重。血清碳酸氢盐低于 15mmol/L 时给予 5%碳酸氢钠。

(三)热能供应

供给足够热能可减少组织分解从而减轻高钾血症、酸中毒及氮质血症,热能供应每日应达到 146.4～167.4kJ/kg(35～40kcal/kg)。

(四)防治感染

严格无菌操作,隔离患者。若无感染证据,不主张用抗生素。感染一旦发生,应尽量明确病原体,选用必要的抗生素。明显肾毒性药物禁用。

(五)透析治疗

采用一般措施无效,出现以下情况时采用透析疗法:不能控制的高钾血症,血钾>6.5mmol/L 或心电图显示高钾血症;血尿素氮>28.6mmol/L 或血肌酐>707.2μmol/L;水肿伴心力衰竭、肺水肿或高血压;严重酸中毒。小儿一般采用腹膜透析。

(六)利尿期及恢复期治疗

利尿初期补给尿量的 2/3 液体,以不脱水为原则。待肾功能逐渐恢复,尿排出溶质较多则不必再严格限制入液量,可进食少量蛋白质。至恢复阶段应加强营养以加速康复。仍须注意防止感染并随访肾功能至完全正常。

(蔡维艳)

第十四章
Chapter 14

造血系统疾病

第一节 小儿贫血
Section 1

一、贫血的定义和标准

贫血指末梢血中单位容积内红细胞数或血红蛋白量低于正常。

根据世界卫生组织的资料,小儿贫血标准为:6个月至6岁者血红蛋白<110g/L;6~14岁者血红蛋白<120g/L。6个月内婴儿由于生理性贫血的因素,血红蛋白值变化较大,目前尚无统一标准。我国小儿血液学会议暂定以下标准为贫血:新生儿期血红蛋白<145g/L;1~4个月时血红蛋白<90g/L;4~6个月时血红蛋白<100g/L。

二、贫血分度

根据外周血血红蛋白量或红细胞数下降的程度可将贫血分为轻、中、重、极重四度。血红蛋白为90~120g/L者属轻度,60~90g/L者为中度,30~60g/L者为重度,<30g/L者为极重度。

三、贫血分类

小儿贫血一般采用病因分类和形态分类,临床大多采用病因诊断,形态分类有助于病因推断。

(一)病因分类

根据导致贫血的原因不同,将贫血分为红细胞或血红蛋白生成不足、红细胞破坏过多(溶血)和失血性贫血3大类。

1. 红细胞和血红蛋白生成不足
(1)造血物质缺乏:如营养性缺铁性贫血、营养性巨幼细胞贫血。
(2)骨髓造血功能障碍:如再生障碍性贫血。
(3)其他:感染、癌症以及慢性肾脏病所致的贫血等。
2. 溶血性贫血
可因红细胞内在缺陷或红细胞外在因素引起。
(1)红细胞内在缺陷:①红细胞膜结构缺陷,如遗传性球形细胞增多症、遗传性椭圆形细胞增多症等;②红细胞酶缺陷,如葡萄糖-6-磷酸脱氢酶(G-6-PD)缺乏症、丙酮酸激酶(PK)缺乏症等;③血红蛋白合成异常,如珠蛋白生成障碍性贫血(又称地中海贫血)、血红蛋白病等。

(2)红细胞外在因素:①免疫性疾病,体内存在破坏红细胞的抗体,如新生儿溶血病、自身免疫性溶血性贫血、药物所致的免疫性溶血性贫血等;②非免疫性因素,感染(如疟疾)、物理化学因素、毒素或脾功能亢进、弥散性血管内凝血等。

3.失血性贫血

包括急性失血性贫血及慢性失血性贫血。

(二)形态分类

这种分类的基础是根据检测红细胞数、血红蛋白量和红细胞压积计算红细胞平均容积(MCV)、红细胞平均血红蛋白量(MCH)和红细胞平均血红蛋白浓度(MCHC),将贫血分为4类(见表14-1)。

表14-1 贫血的细胞形态分类

	MCV(fl)	MCH(pg)	MCHC(%)
正常值	80~94	28~32	32~38
大细胞性贫血	>94	>32	32~38
正细胞性贫血	80~94	28~32	32~38
单纯小细胞性贫血	<80	<28	32~38
小细胞低色素性贫血	<80	<28	<32

四、小儿贫血诊断要点

贫血只是一种症状或综合征,贫血的诊断必须做到明确病因,才能进行合理和有效的治疗。详细询问病史、全面的体格检查和必要的实验室检测是贫血病因诊断的重要依据。

(一)病史

询问病史时应注意下列各项。

(1)发病年龄:可提供诊断线索,不同年龄引起贫血的常见病因不同。

(2)病程经过和伴随症状:不同原因引起的贫血其发病急缓、病程进展快慢以及伴随症状均有差别。

(3)喂养史:对营养缺乏性贫血的诊断有重要意义。

(4)既往史:询问有无与贫血有关的其他系统疾病,还要询问有无应用对造血系统有副作用的药物史。

(5)家族史:与遗传有关的贫血,其家族中常有同样患者。

(二)体格检查

应注意下列各项。

(1)生长发育:慢性贫血往往有生长发育障碍。某些遗传性溶血性贫血,特别是重型β珠蛋白生成障碍性贫血,除发育障碍外还有特殊面貌。

(2)营养状况:营养不良患儿常伴有营养性贫血。

(3)皮肤、黏膜:皮肤和黏膜苍白的程度一般与贫血程度成正比。观察甲床、结膜及唇黏膜的颜色比较可靠。如贫血伴有皮肤、黏膜出血点或淤斑,要注意排除出血性疾病和白血病。伴有黄疸时提示溶血性贫血。

(4)指甲和毛发:缺铁性贫血的患儿指甲变薄、变脆、扁平或匙状甲。巨幼细胞贫血患儿头发干枯、发黄、无光泽等。

(5)肝脾和淋巴结肿大:这是婴幼儿贫血常见的体征。肝脾轻度肿大多提示骨髓外造血;如肝脾明显肿大且以脾大为主者,多提示遗传性溶血性贫血;贫血伴有明显淋巴结肿大者应考虑造血系统恶性病变(如白血病、恶性淋巴瘤)。

(三)实验室检查

血液检查是贫血鉴别诊断不可缺少的措施,应由简而繁,选择必要的检查。

(1)红细胞计数、血红蛋白量、MCV、MCH、MCHC:可确定贫血存在与否、贫血程度、形态学类型。

(2)红细胞形态:仔细观察血涂片中红细胞大小、形态及染色情况,对贫血诊断有重要意义。

(3)网织红细胞计数:可间接反映骨髓造血功能状态,增多、减少见于不同病因的贫血;此外,在治疗过程中定期检查网织红细胞计数,有助于判断疗效。

(4)白细胞和血小板计数:可协助诊断或初步排除造血系统其他疾病(如白血病)以及感染性疾病所致的贫血。

(5)骨髓涂片检查:可直接了解骨髓造血细胞生成的质和量的变化,对某些贫血的诊断具有决定性意义。同时做骨髓活检,对白血病、转移瘤等骨髓病变,更具诊断价值。

(6)血红蛋白分析检查:对珠蛋白生成障碍性贫血、异常血红蛋白病的诊断有重要意义。

(7)红细胞脆性试验:增高见于遗传性球形细胞增多症;减低见于珠蛋白生成障碍性贫血。

(8)特殊检查:如红细胞酶活力测定、抗人球蛋白试验、血清铁、铁蛋白检查等对某些贫血的病因诊断有意义。

五、贫血的治疗原则

(一)去除病因
是治疗贫血的关键。

(二)一般疗法
加强护理,预防感染,调整饮食,加强营养。

(三)药物治疗
针对贫血的病因选择有效的药物治疗。如铁剂治疗缺铁性贫血;维生素 B_{12} 和叶酸治疗营养性巨幼细胞贫血;肾上腺皮质激素可用于治疗自身免疫性溶血性贫血和先天性纯红细胞再生障碍性贫血(再障);红细胞生成素(EPO)用于肾性贫血;EPO、IL-3、粒—单集落刺激因子用于再障、骨髓异常增生综合征。

(四)造血干细胞移植
对于严重的再生障碍性贫血、β珠蛋白生成障碍性贫血、骨髓异常增生综合征等严重的贫血,符合指征的可以进行造血干细胞移植。

(五)输血疗法
重度贫血或合并感染或急需外科手术,是输血的指征。贫血严重者可输浓缩红细胞。贫血越重,一次输血量应越小、速度应越慢。一般按每次每千克体重 10ml 计量,对于贫血合并肺炎的患儿,每次输血量以每千克体重 5~7ml 为宜,速度更应减慢。

六、营养性缺铁性贫血

缺铁性贫血(iron deficiency anemia,IDA)是由于体内铁缺乏致使血红蛋白合成减少而引起的一种小细胞低色素性贫血,为小儿贫血中最常见者,尤以婴幼儿发病率最高,是我国重点防治的小儿疾病之一。

(一)铁的代谢

1.铁的来源

人体铁的来源有两条渠道:①从食物中摄取铁;②衰老红细胞破坏释放的铁(内源性铁)几乎全部被再利用。

2.铁的吸收与转运

食物中的铁主要以 Fe^{2+} 形式在十二指肠及空肠上部被吸收。铁进入肠黏膜细胞后,一部分与细胞内的去铁蛋白结合,形成铁蛋白;另一部分通过肠黏膜细胞进入血液,与血浆中的转铁蛋白结合成血清铁(serum iron,SI),随血液循环运送到骨髓等需铁和储铁组织。

不同食物中铁的含量不同,吸收率也不同。肌肉、鱼类、肝脏等动物性食物中的铁含量高,而且属于血红素铁,吸收率高(10%~25%);人乳中铁含量虽不高但50%可被吸收;而牛乳中铁吸收率约为10%;植物性食物中的铁属非血红素铁,吸收率很低(约1%)。维生素C、果糖、氨基酸等还原物质能使 Fe^{3+} 变成 Fe^{2+},有利于吸收;磷酸、草酸等可与铁形成不溶性铁盐而难以吸收;植物纤维、茶、咖啡、蛋、牛奶可抑制铁吸收。

3.铁的储存与利用

铁在体内以铁蛋白和含铁血黄素的形式储存。当机体需要铁时,这部分储存铁可释放出来被机体利用。铁到达骨髓后即进入幼红细胞,在线粒体中与原卟啉结合成为血红素,血红素再与珠蛋白结合形成血红蛋白。

(二)缺铁的原因

1.先天储铁不足

胎儿通过胎盘从母体获得铁,以孕期最后3个月获铁量最多,足月新生儿从母体所获铁剂足够其生后4~5个月之用。如因早产、双胎、胎儿失血或母亲孕期患严重缺铁性贫血等,均可使胎儿储铁减少。

2.铁摄入量不足

是缺铁性贫血的主要原因。单纯乳类喂养未及时添加富含铁质食物的婴幼儿,或长期偏食的年长儿容易导致铁的摄入不足。

3.生长发育快

年龄越小,体重增加越快,血容量也相应增加,如不添加含铁丰富的食物,婴儿尤其是早产儿很易缺铁。

4.铁吸收障碍

食物搭配不合理可影响铁的吸收,慢性腹泻增加铁的排泄。

5.铁的丢失过多

肠息肉、梅克尔憩室、钩虫病等慢性失血可以导致缺铁。以不经加热的鲜牛奶喂养的婴儿,可能因对蛋白过敏而发生小量肠出血。

(三)发病机制

1.缺铁对血液系统的影响

铁是合成血红蛋白的原料,缺铁时血红素生成不足,从而使血红蛋白合成减少,细胞质量少;而缺铁对细胞的分裂、增殖影响较小,故红细胞数量减少的程度不如血红蛋白减少明显,形成小细胞低色素性贫血。缺铁引起贫血要经过以下3个阶段。

(1)铁减少期(iron depletion,ID),即体内储存铁减少。

(2)红细胞生成缺铁期(iron deficient erythropoiesis,IDE),此期储存铁进一步耗竭,红细胞生成所需的铁也不足,但循环中的血红蛋白量还未减少。

(3)缺铁性贫血期(iron deficiency anemia,IDA),此期出现小细胞低色素贫血及一些非血液系统症状。

2. 缺铁对其他系统的影响

缺铁还可影响肌红蛋白的合成,可使含铁酶(如细胞色素 C、单胺氧化酶、核糖核苷酸还原酶、琥珀酸脱氢酶等)的活性降低。这些酶与生物氧化、组织呼吸、神经递质的合成和分解有关,酶活性降低时细胞功能紊乱,因而出现一些非血液系统症状,如体力减弱、容易疲劳、神经精神行为异常等。缺铁还可引起上皮组织损害;细胞免疫功能下降等。

(四)临床表现

任何年龄均可发病,以6个月～2岁最多见。起病缓慢,多不能确定发病时间。不少患儿因其他疾病就诊时才发现患有本病。

1. 一般表现

皮肤黏膜逐渐苍白,以唇、口腔黏膜及甲床最为明显。易疲乏无力,不爱活动。年长儿可诉头晕、眼前发黑、耳鸣等。

2. 髓外造血表现

由于代偿性骨髓外造血,肝、脾可轻度肿大。年龄越小、病程越久、贫血越重,肝脾肿大越明显。

3. 非造血系统症状

(1)消化系统症状:食欲减退,常有呕吐、腹泻;少数有异食癖(如嗜食泥土、墙皮、煤渣等);可因消化道黏膜受损而出现口炎、舌乳头萎缩,重者可出现萎缩性胃炎。

(2)神经系统症状:常有烦躁不安或萎靡不振,年长儿常精神不集中、记忆力减退。

(3)呼吸、循环系统症状:呼吸加快,心率增快、心前区有杂音,重者心脏扩大,甚至可发生心力衰竭。

(4)其他:因细胞免疫功能低下常合并感染。可因上皮组织异常而出现指甲薄脆、反甲。

(五)实验室检查

1. 血象

血红蛋白降低比红细胞减少明显,呈小细胞低色素性贫血。血涂片可见红细胞大小不等,以小细胞为多,中央淡染区扩大,呈环状。MCV、MCH、MCHC 均低于正常值。网织红细胞计数正常或减少。

2. 骨髓象

幼红细胞增生活跃,以中、晚幼红细胞增生为主。各期红细胞均较小,胞质量少。粒细胞系、巨核细胞系一般无明显异常。骨髓涂片用普鲁士蓝染色镜检,缺铁时细胞外铁粒减少,铁粒幼细胞数减少或消失。

3. 有关铁代谢的检查

(1)血清铁蛋白:可较灵敏地反应体内储铁情况,在铁减少期(ID)即已降低,IDE 及 IDA 更明显。

(2)红细胞游离原卟啉(FEP):红细胞内缺铁时原卟啉不能完全与铁结合成血红素,血红素减少又反馈性地使原卟啉合成增多,所以未被利用的原卟啉在红细胞内堆积,使 FEP 值增高。

(3)血清铁、转铁蛋白饱和度、总铁结合力:血清铁及转铁蛋白饱和度降低,总铁结合力增高。

(六)诊断

根据病史特别是喂养史、临床表现和血象特点,一般可做出初步诊断。必要时可做骨髓检查。进一步做有关铁代谢的生化检查有确诊意义。用铁剂治疗有效(见后)可证实诊断。

(七)治疗

1. 一般治疗

加强护理,避免感染,注意休息,保护心脏功能。

2. 祛除病因

如喂养不当引起者应改善饮食,加强营养;如驱除钩虫控制慢性失血等。

3. 铁剂治疗

(1)口服铁剂:二价铁盐易吸收。常用制剂有硫酸亚铁(含铁20%)、富马酸亚铁(含铁30%)、葡萄糖酸亚铁(含铁11%)等。口服剂量以元素铁计算,每次1~2mg/kg,每天2~3次。口服铁剂应于两餐之间服用,同时口服维生素C能促进铁的吸收;避免与钙、奶或茶同服。铁剂应用至血红蛋白达正常水平后2个月左右再停药,以补足铁的储存量。

(2)注射铁剂:因较易出现不良反应,故较少用;常在不能口服铁剂的情况下使用。常用的注射铁剂有山梨醇枸橼酸铁复合物、含糖氧化铁、右旋糖酐铁(后两药专供静脉注射)等。

(3)疗效观察:给予铁剂治疗后如有效,则于3~4d后网织红细胞升高,7~10d达高峰,2~3周后下降至正常。治疗约2周后,血红蛋白相应增加,临床症状亦随之好转。如口服3周仍无效,应考虑是否有诊断错误或其他影响铁剂吸收、利用的因素存在。

4. 输血治疗

见贫血治疗原则。

(八)预防

(1)做好喂养指导:提倡母乳喂养,及时添加含铁丰富的辅食,并注意合理搭配膳食。婴儿如以牛乳喂养,必须经加热处理,以减少因过敏引起肠道失血。

(2)婴幼儿食品(牛奶制品、谷类制品等)可加入适量铁剂进行强化。

(3)对早产儿、低体重儿自2个月左右给予铁剂预防。

七、营养性巨幼细胞贫血

营养性巨幼细胞贫血是由于缺乏维生素B_{12}和(或)叶酸所引起的一种大细胞性贫血。主要临床特点是贫血、神经精神症状、红细胞的胞体变大、骨髓中出现巨幼细胞、用维生素B_{12}和(或)叶酸治疗有效。

(一)病因

1. 维生素B_{12}缺乏的病因

(1)摄入量不足:单纯母乳喂养的婴儿未及时添加辅食者,尤其是乳母长期素食或患有可致维生素B_{12}吸收障碍的疾病时,则婴儿通过乳汁获得维生素B_{12}极少,易导致发病。年长儿和成人因长期偏食,只吃植物性食物亦可致病。

(2)吸收和运输障碍:食物中的维生素B_{12}进入胃内,必须先与由胃底部壁细胞分泌的糖蛋白(内因子)结合,成为维生素B_{12}-糖蛋白复合物,然后在回肠末端被吸收,进入血液循环与转钴蛋白结合、运送到肝内储存。此过程任何一个环节异常均可致维生素B_{12}缺乏。

(3)需要量增加:新生儿、未成熟儿和婴儿因生长发育较快,维生素B_{12}的需要量相应增加,如摄入量不足,则易致病;严重感染时因维生素B_{12}的消耗量增加,如摄入量不足亦可导致发病。

2. 叶酸缺乏的原因

绿叶蔬菜、水果、果仁、酵母、谷类和动物内脏(肝、肾)等均含有丰富叶酸。

(1)摄入量不足:羊乳叶酸含量低;奶粉、蒸发乳经加热等处理后所含叶酸遭到破坏。故单纯用这类乳品喂养婴儿而不及时添加辅食,易发生叶酸缺乏。

(2)吸收、代谢障碍:叶酸在十二指肠和空肠近端被吸收。慢性腹泻、小肠病变、小肠切除等可致叶酸肠吸收障碍。

(3)药物作用:结肠内细菌可产生叶酸供人体之需,长期服广谱抗生素者结肠内部分细菌被清除,因而影响肠道细菌产生叶酸。长期使用抗叶酸制剂(如甲氨蝶呤)阻止叶酸转变为四氢叶酸,因而致病;长期服用某些抗癫痫药(如苯妥英钠、苯巴比妥)可引起叶酸吸收障碍导致叶酸缺乏。

(二)发病机制

体内叶酸经叶酸还原酶的还原作用和维生素B_{12}的催化作用后变成四氢叶酸,后者是DNA合成过程中必需的辅酶。维生素B_{12}或叶酸缺乏均引起四氢叶酸减少,进而引起DNA合成减少。幼红细胞内的DNA减少使细胞核分裂增殖时间延长,红细胞核发育落后;而胞质的血红蛋白合成不受影响,红细胞体积变大,形成巨幼红细胞。由于红细胞的生成速度变慢,且这些异形红细胞在骨髓内易遭受破坏,成熟红细胞寿命也较短,故引起贫血。骨髓中粒细胞和巨核细胞也因DNA合成不足而导致核成熟障碍,胞体增大,因而出现巨大幼稚粒细胞和中性粒细胞、巨核细胞分叶过多现象。

维生素B_{12}还与神经髓鞘中脂蛋白的形成有关,因而能保持神经髓鞘的正常结构和神经功能的完整。当维生素B_{12}缺乏时可导致中枢和外周神经髓鞘受损,因而出现神经精神症状。

(三)临床表现

本病多见于婴幼儿,2岁以内者占96%以上。

1. 贫血表现

多为轻度或中度贫血。起病缓慢,疲乏无力。颜面虚胖,面色苍黄,结膜、口唇、甲床苍白明显。头发稀疏发黄。严重者可有皮肤出血点,常伴有肝脾大。

2. 消化系统症状

常有食欲不振、腹泻、呕吐和舌炎等。

3. 精神神经症状

患儿可出现烦躁不安、易怒等症状。维生素B_{12}缺乏者还可出现表情呆滞、嗜睡,对外界反应迟钝,少哭不笑,智力、动作发育落后,甚至倒退。可出现肢体、躯干、头部,甚至全身震颤。部分患者有膝腱反射亢进、踝阵挛等体征。

(四)实验室检查

1. 血象及骨髓象

(1)血象:呈大细胞性贫血,MCV、MCH高于正常值。血涂片可见红细胞大小不等,大细胞多见,可见到巨幼变的有核红细胞。网织红细胞、白细胞和血小板数常减少。中性粒细胞变大并有分叶过多现象,这种核分叶过多现象可出现在骨髓尚未出现巨幼红细胞之前,因此有早期诊断的意义。

(2)骨髓象:增生明显活跃,以红系增生为主,粒、红系统均出现巨幼变,表现为胞体变大、核染色质粗松,可见到大的并有胞质空泡形成的中性粒细胞,巨核细胞的核有过度分叶现象。

2. 血清维生素B_{12}测定

正常参考值为 200～800ng/L,如 < 100ng/L,则提示维生素B_{12}缺乏。

3. 血清叶酸测定

正常参考值为 5～6μg/L,< 3μg/L 提示叶酸缺乏。

(五)诊断

根据临床表现、血象和骨髓象可诊断为巨幼细胞贫血。在此基础上,如精神神经症状明显,则考虑为维生素B_{12}缺乏所致。有条件时测定血清维生素B_{12}或叶酸水平,可进一步协助确诊。

(六)治疗

1. 一般治疗

注意营养,及时添加辅食;加强护理,防治感染。

2. 去除病因

对引起维生素 B_{12} 和叶酸缺乏的原因予以去除。

3. 药物应用

维生素 B_{12} 缺乏者应肌内注射维生素 B_{12}，剂量为每次 100μg，每周 2～3 次，连用数周，直至临床症状明显好转、血象恢复正常为止。当有神经系统受累的表现时，应按每天 1mg 剂量连续肌内注射至少两周。单纯缺乏维生素 B_{12} 时，不宜加用叶酸治疗，以免加剧精神神经症状。叶酸缺乏者应给予叶酸治疗，口服剂量为每次 5mg，每天 3 次，可与维生素 C 同用，促进吸收；因使用抗叶酸制剂而致病者，可用亚叶酸钙（甲酰四氢叶酸钙）治疗。

用叶酸、维生素 B_{12} 治疗 2～4d 网织红细胞增加，6～7d 时达高峰，骨髓内巨幼红细胞于肌内注射维生素 B_{12} 后 6～72h（叶酸缺乏者，应用叶酸后 24～48h）即可转为正常幼红细胞，故骨髓检查必须在治疗前进行方有助于诊断。

（七）预防

(1) 主要是改善哺乳母亲的营养，婴儿应及时添加辅食。
(2) 年长儿要注意饮食均衡，防止偏食习惯。
(3) 及时治疗影响叶酸、维生素 B_{12} 吸收的因素。
(4) 合理用药等。

（张霞）

第二节　骨髓增生异常综合征

Section 2

骨髓增生异常综合征（MDS）是一种获得性干细胞疾病。MDS 包括这样一组疾病：①难治性贫血（RA）；②难治性贫血伴环形铁粒幼细胞增多（RAS）；③难治性贫血伴原始细胞增多（RAEB）；④难治性贫血伴原始细胞增多在转变中（RAEB-t）；⑤慢性粒—单核细胞白血病（CMML）。本病多见于老年人，但近年发现儿童患者也并非少见。且儿童 MDS 的某些特点与成人有所不同。

一、诊　断

（一）临床表现

以贫血症状为主，可兼有发热、出血和感染，部分患者可有肝、脾大，淋巴结肿大。

（二）辅助检查

1. 血象

外周血任一系或任二系或全血细胞减少，偶可白细胞增多，可见有核红细胞或巨大红细胞或其他病态造血现象。

2. 骨髓

骨髓涂片或病理检查有三系或二系或任一系血细胞呈病态造血。

3. 祖细胞体外培养

包括多向祖细胞（CFU-mix）、粒-单祖细胞（CFU-GM）、红系祖细胞（CFU-E 和 BFU-E）、巨核祖细胞（CFU-MK）等。

4. 免疫学检查

MDS 患者可有细胞免疫异常和体液免疫异常。

5.染色体检查

MDS 骨髓细胞染色体异常的检出率为 40%～70%。常见的染色体异常为＋8,20q-,-5／5q-,-7/7q-等。

(三)分型标准(见表14-2)

表 14-2　MDS 的分型

亚型	外周血(原粒细胞＋早幼粒细胞)	骨髓(原粒细胞＋早幼粒细胞)
1. RA	<1%	<5%
2. RAS	<1%	<5%,但环形铁粒幼细胞＞骨髓有核细胞的15%
3. RAEB	<5%	5%～20%
4. RAEB-t	>5%	20%～30%或细胞中有 Auer 小体
5. CMML	白细胞可增多,有单核细胞增多(占20%～40%,或绝对值＞1×10^9个/L)	粒系增多,单核细胞增多可占20%左右,红细胞系减少,Ph1染色体阴性

二、鉴别诊断

根据临床表现,外周血象和骨髓象病态造血的表现,并排除其他有病态造血表现的疾病,即可考虑为 MDS。本病与其他某些疾病有一些共同的特点,临床上容易误诊,需予以鉴别。

(一)再生障碍性贫血(AA)

全血细胞减少时须除外急慢性再障。不典型再障往往表现局灶性骨髓增生,但一般无病态造血,并且多部位穿刺往往提示骨髓增生低下可作鉴别。低增生 MDS 往往会与再障混淆,但 MDS 患者骨髓原始细胞增多,往往有两系以上的病态造血,骨髓活检有小巨核细胞和 ALIP。此与再障不同。

(二)营养性巨幼细胞性贫血

幼红细胞有巨幼变时须除外营养性巨幼细胞贫血,此类患者临床上也可表现贫血、白细胞和血小板减少,骨髓细胞增生活跃,有巨幼变。但测定此类患者血清维生素 B_{12} 和叶酸浓度往往是降低的,应用维生素 B_{12} 和叶酸治疗有效。此外 MDS 患者骨髓病理有粒系不成熟前期细胞异常定位(ALIP)现象也可区别。

(三)幼年型慢性粒细胞性白血病(JCML)

常表现为肝、脾大,外周血白细胞增高,血小板减低,骨髓增生活跃,预后差等,均与 MDS 中的 CMML 有共同的特点,但 CMML 有单核细胞增多,Ph1 染色体和 bcr/abl 融合基因阴性可与 CML 区别。

三、治　疗

(一)刺激造血

可用司坦唑醇、集落刺激因子(GM-CSF,G-CSF)、白细胞介素-3(IL-3)等。

(二)诱导分化

可选用顺式或全反式维 A 酸、α干扰素、三尖杉酯碱或高三尖杉酯碱、骨化三醇等。

(三)化疗

1.单药化疗

可用小剂量阿糖胞苷(Ara-c)、蒽环类药(阿柔比星、伊达比星)、依托泊苷(VP16)等。

2. 联合化疗

采用 DA(柔红霉素+阿糖胞苷)、DAT(DA + 6-TG)及 HA(高三尖杉酯碱+阿糖胞苷)、HOAP(高三尖杉酯碱、长春新碱、阿糖胞苷、泼尼松)、DOAP 及 DHA 或 MA(米托蒽醌+阿糖胞苷)等。

(四)造血干细胞移植

异基因造血干细胞移植为治愈 MDS 的最有效途径,有条件者可选用。

四、治疗要点

(1)MDS 病例中约 1/3 死于并发症,如感染和出血,20%～25%进展为急性白血病。

(2)由于 MDS 患者多有全血细胞减少,临床上易出现感染和出血,支持治疗尤显重要。对重度贫血或血小板明显下降者可予输浓缩红细胞和血小板。感染是 MDS 的常见并发症,主张采用广谱抗生素,对严重感染也可采用抗生素与大剂量静脉丙种球蛋白的联合应用。

(3)MDS 的治疗遵循按阶段施治的原则。如 RA 和 RAS 的主要问题是贫血,多采用以调节和刺激造血的药物为主。RAEB,RAEB-t 和 CMML 可选用诱导分化、化疗或造血干细胞移植。

(4)联合化疗主要适用于 RAEB、RAEB-t 及 CMML 亚型。多药联合化疗仅适用于白血病转化期或由体外培养、细胞遗传学检查、临床表现和实验室检查发现确定为有白血病转化倾向者,但早期采用强烈方案并不能预防和推迟白血病的转化。

(5)造血生长因子应用于 MDS 可刺激残存的正常造血前体细胞增殖分化和成熟,诱导异常克隆细胞的分化成熟,提高恶性细胞对化疗药物的敏感性。但在 RAEB 及 RAEB-t 亚型,由于 G-CSF 及 GM-CSF 可使原始细胞增加,需慎用。

(张霞)

第三节 血友病

Section 3

血友病是一组由遗传性凝血因子缺乏引起的出血性疾病,包括血友病甲(Ⅷ因子缺乏)、血友病乙(Ⅸ因子缺乏)和血友病丙(ⅩⅠ因子缺乏)三种。血友病的共同表现为内源性凝血途径缺陷导致的内脏出血或外伤后出血不止,实验室检查表现为凝血酶原时间正常而部分凝血活酶时间延长。血友病的发病率为(5～10)/10 万,其中以血友病甲最常见占85%,血友病乙占10%～15%。

一、诊断步骤

(一)病史采集要点

1. 性别

血友病甲和血友病乙一般为 X-连锁隐性遗传,因此患儿为男性,女性多为携带者无症状。血友病丙为常染色体遗传,男女均可发病。

2. 主要症状

血友病的主要症状为出血。最常见的是关节尤其是膝关节出血,表现为局部肿胀、疼痛;其次为颅内出血,表现为头痛、抽搐和神志改变。出血可为自发性,也可为外伤所致,且反复出血往往发生于同一部位。血肿可自行吸收消退,颅内严重出血有时可致命。仔细询问可发现患儿多数有外伤后或肌肉注射后出血难止的病史。

3. 其他病史

多数患儿有阳性家族史。血友病甲和血友病乙患儿母系男性亲属中可有类似出血病史的患者。

(二)体格检查要点

1. 一般情况

除非有颅内出血,患儿一般情况良好。

2. 皮肤黏膜

可有皮下软组织血肿造成的局部淤肿,有触痛,多数分布于四肢等易受外力作用处。一般没有皮肤出血点、淤点等常见于血小板减少的表现。大量出血者可因失血过多有皮肤黏膜苍白等贫血表现。

3. 肝脾、淋巴结

患儿一般无肝脾、淋巴结肿大。

4. 其他表现

反复的关节出血可导致受累关节肿胀畸形以及活动受限,严重颅内出血可有神经系统后遗症表现。

(三)门诊资料分析

1. 血常规

白细胞、红细胞、血小板计数均无异常。出血量大时可伴失血性贫血,血红蛋白降低并有网织红细胞计数增加。

2. 出、凝血检查

出血时间正常;凝血时间延长,轻症患儿凝血时间可正常;血块退缩不良。

3. 其他常规检查

伴肾脏挫伤时尿常规可见红细胞。血友病伴消化道出血者少见,大便常规潜血阳性常常为口腔出血咽下所致。

(四)进一步检查项目

(1)补充门诊未做的血常规和出凝血检查。

(2)凝血功能检查:活化部分凝血活酶时间(APTT)延长,重症者常达正常上限的 $2\sim3$ 倍,但轻症者可仅较对照延长数秒。凝血酶原时间(PT)、凝血酶时间(TT)均正常。

(3)凝血功能纠正试验:无条件检测凝血因子活性的单位可用凝血功能纠正试验来判断属于何种类型的血友病:正常血浆经硫酸钡吸附后含因子Ⅷ和Ⅺ,不含Ⅸ;正常血清则含因子Ⅸ和Ⅺ,不含Ⅷ;如患者凝血功能试验异常被硫酸钡吸附后的正常血浆纠正而不被正常血清纠正,为血友病甲;如被正常血清纠正而不被硫酸钡吸附后的正常血浆纠正,为血友病乙;两者均可纠正,则为血友病丙。

(4)凝血因子活性测定:直接测定相应的凝血因子活性是确诊血友病最可靠的方法,正常参考范围为 $60\%\sim150\%(0.6\sim1.5U/ml)$。

(5)von Willebrand 因子(vWF):vWF 为Ⅷ因子的载体,其血浓度降低(von Willebrand 病,vWD)也影响到Ⅷ因子水平。测定 vWF 有助于鉴别 vWD 与轻型或亚临床型血友病甲。

二、诊断对策

(一)诊断要点

根据患儿出血的特征,结合阳性家族史,即可考虑为血友病。实验室检查 PT 正常而 APTT 延长支持血友病的诊断,分型则需要进行凝血功能纠正试验。直接测定凝血因子活性不但能确诊并分型,还可以判断病情严重程度。

(二)鉴别诊断要点

1. 血管性假血友病(vWD)

本病也是遗传性出血性疾病,也有Ⅷ因子活性减低、凝血时间延长,易误诊为血友病甲。但本病为常染色体显性遗传,男女均可发病,其出血机制主要为血小板功能的异常,表现为皮肤黏膜出血,其出血时间延长、束臂试验阳性和阿司匹林试验阳性,测定 vWF 水平有助于与血友病鉴别。

2. 晚发性维生素 K 缺乏症

主要见于 1～2 个月的小婴儿,需与此年龄段发生出血的血友病鉴别。除男女均可发病外,患儿有 PT 延长及用维生素 K 可迅速纠正是其最有力的证据。

3. 血小板减少性紫癜

严重的血小板减少性紫癜也可合并内脏出血及出血不止,但其皮肤黏膜出血更显著,血常规血小板计数减少,易与血友病鉴别。

4. 血小板功能异常

包括多种疾病引起的血小板功能异常也可引起严重的出血,且血小板计数正常。同样,血小板功能异常引起的出血以皮肤黏膜出血为主,有出血时间延长、束臂试验阳性等,血小板功能检测可以明确。

5. 关节炎

血友病患儿反复关节出血可导致关节的畸形和肿胀,需与各种原因引起的关节炎鉴别。关节炎患儿既往无出血性疾病病史,往往有发热及其他关节炎的表现,APTT 正常。

(三)临床类型

1. 根据缺乏的凝血因子分类

(1)血友病甲(Ⅷ因子缺乏):X-连锁隐性遗传,男性发病、女性为携带者;1/3 患儿为自发突变,主要为卵子突变,突变的基因可稳定遗传。

(2)血友病乙(Ⅸ因子缺乏):X-连锁隐性遗传,男性发病、女性为携带者。有一种少见的基因突变(FIX Leyden)可引起儿童期血友病乙,青春期后缓解。

(3)血友病丙(Ⅺ因子缺乏):常染色体遗传,部分为显性遗传,部分为隐性遗传。

2. 根据疾病严重程度分类

(1)重型:凝血因子活性<1%,常见儿童期反复自发出血。

(2)中型:凝血因子活性 1%～5%,多于手术、外伤时有异常出血,自发关节出血和血肿的可能性小。

(3)轻型:凝血因子活性 5%～20%,于大手术时可出血过多。

(4)亚临床型:凝血因子活性 20%～50%,平时常无出血症状,也见于女性携带者。

一般来说,血友病甲出血症状较严重;血友病乙Ⅸ因子活性多为轻、中度缺乏,出血症状较轻;血友病丙出血症状更轻,且与Ⅺ因子水平相关性不大。

三、治疗对策

(一)治疗原则

(1)尽早明确诊断,减少出血损伤。

(2)适当限制活动,防止外伤出血。

(3)避免肌肉注射,避免使用干扰凝血功能的药物。

(4)有出血时,补充凝血因子。

(二)治疗计划

1. 一般治疗

(1)注意日常活动,既要避免受伤又不能过分限制以免影响正常的生长发育,需要向患儿及其监护人进行耐心宣教,使患儿养成安静的生活习惯,成人后选择适当的职业。

(2)在其他疾病的治疗中尽量不采用注射尤其是肌肉注射,避免使用阿司匹林等干扰凝血功能的药物,在拔牙、手术前可能需要预防性输注凝血因子。

(3)发生关节出血时,需限制该关节活动并将其置于功能位置,局部可以冷敷。

(4)发生颅内出血时,在输注凝血因子基础上脱水降颅内压,必要时穿刺或切开引流积血以抢救生命。

2. 凝血因子替代治疗

这是重度血友病并出血时最根本的治疗措施。

(1)纯化Ⅷ因子:鼻出血或早期轻度出血每次用10~15U/kg,每12h静脉滴注1次,用1~3次或至出血停止;关节血肿形成或轻度创伤活动性出血每次用20~25U/kg,每12h 1次共3~4d或至止血、伤口愈合;危及生命的出血如颅内出血、体腔出血、骨折等每次50U/kg,每8h 1次,用10~14d或至伤势痊愈;以上情况首剂均需加倍量。

(2)冷沉淀:无纯化Ⅷ因子时可用冷沉淀,每单位(袋)20~30ml,含Ⅷ因子80~100U以及丰富的纤维蛋白原。用量同上。

(3)纯化Ⅸ因子:血友病乙可用纯化Ⅸ因子,或含Ⅸ因子的凝血酶原复合物。用法用量与前述大致相仿,但Ⅸ因子的半衰期长,每天仅需用1次。

(4)凝血酶原复合物:含因子Ⅱ、Ⅶ、Ⅸ、Ⅹ,用于血友病乙或血友病甲出现凝血因子抑制物时。应注意使用时有发生DIC和栓塞的危险,一旦出现,需要停药或减量使用。

(5)新鲜冰冻血浆(FFP):含多种凝血因子包括Ⅷ、Ⅸ、Ⅺ。宥于输注容量的限制,FFP不能用于严重的血友病甲和乙,仅用于血友病丙、轻症血友病乙及诊断未明需要紧急处理时。每次10~15ml/kg,每天1次。

3. 其他止血药物

(1)脱氧-8-精氨酸加压素(DDAVP):可促使内皮细胞迅速释放vWF,使轻症血友病甲患者循环中Ⅷ因子水平升高2~10倍,减轻其出血症状,但对重症患者无效。剂量为每次0.2~0.3μg/kg,加入NS中缓慢静注,或皮下注射,也可经滴鼻给药。如有必要,12~24h后可重复使用,但要注意心血管反应和低渗性水中毒等副作用。

(2)6-氨基己酸(EACA):轻症血友病患者尤其是在牙科小手术时也可用抗纤溶药物如EACA等预防或治疗出血,肾脏出血禁用。剂量为每次0.08~0.12g/kg,静脉滴注,用5~7d。

(3)糖皮质激素:可减轻出血和炎症,只适用于肾脏出血和关节出血,一般连用3d。

(三)治疗方案的选择

(1)没有出血症状的患儿,无需凝血因子替代治疗,只需注意日常活动防止外伤。

(2)表浅部位的出血可用局部压迫的方法止血。

(3)轻型患儿在口腔出血时可单用EACA等抗纤溶药物,其中轻型血友病甲还可选用DDAVP。

(4)重型患儿合并出血时应及时使用凝血因子替代治疗。

四、预后评估

患儿预后与病情程度有关,病情越重,发病年龄越早;而年龄越小,患儿发生意外损伤的机会越大。轻型和亚临床型患儿多无症状,中型者预后也较好,重型预后较差;可有反复出血造成的器官损伤和关节畸形,以及反复输注凝血因子引起的血源性病毒感染,可死于严重的大出血或颅内出血。

本病的预防主要依靠产前检查。家族史阳性的女性亲属应进行携带者检查,包括遗传学推断、Ⅷ/Ⅸ活性测定以及 DNA 片段多态性检测,确定为携带者则需作产前检查,如胎儿为血友病男性,可终止妊娠。

(张霞)

第四节 传染性单核细胞增多症
Section 4

传染性单核细胞增多症(IM)是 EB 病毒初次感染后引起免疫系统反应性增生的一种疾病,主要见于学龄前期和学龄期小儿,临床表现为发热、咽峡炎、淋巴结和肝脾肿大,外周血中出现大量异常淋巴细胞。IM 为一良性疾病,病程多为 1～2 周,少数可伴免疫性溶血等并发症。除 EB 病毒外,其他病原体如巨细胞病毒(CMV)、弓形虫、腺病毒、肝炎病毒、HIV、风疹病毒、支原体等感染也可引起相似的症状,称类传染性单核细胞增多症。

一、诊断步骤

(一)病史采集要点

1. 发病年龄

IM 多发生于 4 岁以上的小儿,婴幼儿期则多为其他病原体感染所致的类传染性单核细胞增多症。

2. 起病情况

起病可急可缓,多数以上呼吸道感染起病,常常造成误诊。

3. 主要临床表现

多数有不同程度的发热和乏力,可伴咽痛,亦有注意到颈部淋巴结肿大而就诊者,脾脏显著增大时可有左上腹胀痛等不适,少数有各种各样的皮疹。患儿常被误诊为上呼吸道感染或化脓性扁桃体炎而治疗无效。

(二)体格检查要点

1. 皮肤黏膜

10% 左右的患儿出现皮疹,但使用半合成青霉素类如阿莫西林者 80% 以上有皮疹。皮疹多样,多数为斑丘疹。少数患儿可出现眶周、眼睑浮肿。

2. 咽部检查

IM 的咽炎表现类似于链球菌感染引起者,可有扁桃体肿大甚至有白色渗出物,类似化脓性扁桃体炎。部分患儿于软、硬腭交界处出现出血斑,这是病毒性感染较有特异性的标志。

3. 肝脾、淋巴结

绝大多数患儿有淋巴结肿大,并以颈后淋巴结肿大为特征,而肱骨内上髁淋巴结肿大则多提示为本病。近一半患儿有脾脏肿大,多为左肋下 2～3cm,少见巨脾。少数伴肝脏肿大,除非有溶血并发症,一般不伴黄疸。

4. 并发症

尽管 IM 并发症不常见，体检时仍需留意。少数患儿可于病程 1～2 周出现免疫性溶血性贫血及血小板减少；因巨脾外伤后发生脾破裂罕见但可威胁生命。神经系统并发症包括脑炎、脑膜炎、格林巴利综合征、面瘫、横贯性脊髓炎等。扁桃体及口咽部淋巴组织肿胀偶可阻塞呼吸道引起呼吸困难等。

（三）门诊资料分析

血常规检查：白细胞总数可正常但多数增高，分类则以淋巴细胞为主，可见异形淋巴细胞，单核细胞比例增加。红细胞数一般正常，少数患儿血小板可轻度降低。

（四）进一步检查项目

1. 补充门诊未做的血常规等检查
2. 外周血涂片检查

这是诊断 IM 最基本的检查项目。外周血淋巴细胞比例增加，异形淋巴细胞占 10% 以上。异常的淋巴细胞又可分为 3 型：Ⅰ型（泡沫型）、Ⅱ型（不规则型）和Ⅲ型（幼稚型）。

3. 骨髓涂片检查

一般只用于外周血象不典型、需排除急性白血病时。IM 的骨髓象没有诊断意义。

4. 血清嗜异凝集反应

检测的是 IgM 嗜异性抗体，1∶80 以上有诊断价值。起病数月内（羊红细胞）甚至 2 年内（马红细胞）阳性。血清病、类风湿病、白血病、结核甚至正常人也可呈阳性，因此对阳性者，需加做豚鼠肾细胞吸附试验以排除，IM 患儿吸附后仍呈阳性。少数年幼患儿本项检查阴性，如高度怀疑 EB 病毒感染，应直接检测 EB 病毒抗体。

5. EB 病毒抗体测定

最常用者为抗衣壳抗原（VCA）抗体，VCA-IgM 阳性持续 4 周，可作为本次急性感染的证据，但应注意类风湿因子造成的假阳性，个别患儿 VCA-IgM 阳性可持续达 3 个月；VCA-IgG 阳性可持续终生，不能作为本次感染的指标。弥散性早期抗原（EA-D）抗体于急性期 80% 阳性，在鼻咽癌患者滴度则很高；限制性早期抗原（EA-R）抗体于 IM 恢复期也可检测到，高滴度则见于 Burkitt 淋巴瘤；在免疫缺陷者 EBV 感染持续，两种抗体可持续高滴度阳性。EB 病毒核抗原（EBNA）抗体于急性感染后 3～4 个月才出现，并以低滴度持续终生，如其他抗体阳性而该抗体阴性即提示新近的感染。

6. CMV 抗体测

定 CMV-IgM 在病毒初次感染时阳性，IgG 抗体阳性将持续终生。EB 病毒抗体阴性而 CMV-IgM 阳性提示可能为 CMV 首次感染引起的类传染性单核细胞增多症。

7. 弓形虫抗体、风疹病毒抗体、支原体抗体测定

一般检测 IgM 型抗体。

8. 腺病毒抗体

一般检测 IgM 型抗体，但需排除假阳性。

9. 肝炎病毒抗体

与上述这些病原体的检查一样，主要是作为类传染性单核细胞增多症的诊断证据。

10. CD_4/CD_8

比例降低，主要是 CD_8^+ 细胞（即异形的淋巴细胞）比例增高所致。同样的情况也见于 CMV 感染和风疹、病毒性肝炎等。

11. 肝功能检查

50% 患儿有转氨酶升高，胆红素一般不高，如合并免疫性溶血则间接胆红素升高。

12. Coombs' 试验

在合并免疫性溶血时常阳性。

二、诊断对策

(一)诊断要点

诊断主要依靠以下 3 方面：
(1)有发热、咽扁桃体炎、淋巴结和脾肿大，有眶周水肿、软腭黏膜出血斑等临床表现。
(2)外周血涂片异形淋巴细胞 10% 以上。
(3)EB 病毒感染的证据如：嗜异凝集反应阳性，或 EB 病毒感染急性期抗体阳性。

(二)鉴别诊断要点

1. 类传染性单核细胞增多症

CMV、弓形虫、腺病毒、肝炎病毒、HIV、风疹病毒、支原体等感染也可引起类似的临床表现，尤其是在婴幼儿及成人，需要与 IM 鉴别。EB 病毒抗体阴性而相应病原体抗体阳性可确立诊断。

2. 链球菌咽炎

本病可有明显的咽痛等症状，可引起扁桃体渗出，IM 亦可有同样的表现，需与之鉴别。细菌性感染常有外周血象中性粒细胞比例增加并有核左移等，CRP 增高，咽分泌物培养阳性，经初步实验室检查后一般易鉴别。少数(5%)IM 患儿咽分泌物可培养出 A 组β溶血性链球菌，属带菌状态，此时可进行青霉素试验性治疗，如无效则应考虑 IM 的诊断。

3. 急性白血病

IM 患儿有发热、肝脾淋巴结肿大，部分患儿当外周血白细胞计数非常高或白细胞计数减少，尤其是少数合并血小板减少或溶血性贫血时，有必要与急性白血病鉴别，需要进行骨髓涂片检查。

三、治疗对策

本病多为自限性，一般仅需对症治疗。有巨脾者在病程 2～3 周内注意避免活动，防止脾脏破裂。对无并发症的患儿，激素和无环鸟苷等抗病毒药物并无实质作用。出现呼吸道梗阻，或血小板减少伴有出血症状，或有神经系统合并证时，可考虑短时使用激素。一般用泼尼松每日 1mg/kg,7d 后减量至 2 周后停用。

(李粹)

第五节 红细胞增多症

Section 5

红细胞增多症是指循环血液中红细胞的数量超过了正常，血红蛋白和红细胞比积也有相应的增高。红细胞增多症可分为原发性和继发性 2 大类。原发性即真性红细胞增多症，是病因尚不清楚的慢性骨髓增生性疾病。继发性红细胞增多症是由于组织缺氧或无组织缺氧而有促红细胞生成素 (EPO) 分泌过多引起。此外，尚有假性或相对性红细胞增多症，是由于呕吐、腹泻或出汗过多以及休克等暂时的失水引起血液浓缩，红细胞计数、血红蛋白和红细胞比容虽然增高，但全身红细胞容量并不增多。严格地说,这种情况不是红细胞增多症。

一、真性红细胞增多症

真性红细胞增多症是一种由于异常的多能干细胞克隆增殖所造成的骨髓增生性疾病。发病率约为1/10万,多发生在60岁左右的老年人,儿童时期极罕见,发生在25岁以下的只占所有病例的1%。

(一)诊断

1. 临床表现

(1)本病起病常很缓慢,有些患者在早期可以没有任何症状,仅于检查血液时,才被偶然发现患有本病。最早出现的症状可能是血液循环障碍或神经系统方面有关的症状,如头痛、头胀、乏力、运动后气急等。颜面皮肤、鼻尖、耳轮、指端常常发绀,特别在遇到寒冷时更明显。口、唇、舌有时呈暗紫色。眼结膜因充血而发红,还可出现视力模糊、视野缩小、甚至复视。眼底检查常见视网膜色深,网膜静脉扩张、弯曲、粗细不匀、颜色深紫。常见血压增高。

(2)约3/4患者有肝脾肿大。

(3)约1/10患者可有皮肤发痒和荨麻疹。

(4)出血症状多见,常见鼻衄和皮肤淤斑,胃或十二指肠出血,手术时出血可以很严重。血管栓塞形成亦可发生,如腹腔内血管或脾静脉血栓形成,可突然出现腹痛。如发生脑血管血栓或出血,则可出现偏瘫或全瘫。由于真红患者的基础代谢率常常是增高的,红细胞生成多,破坏亦多,核酸代谢过高产生高尿酸血症。

真红可见各种不典型的首发症状,如以皮肤瘙痒、双眼视力下降、脑血栓、颅内压增高及其他神经系统症状为起病者均有报道。

2. 实验室检查

(1)血常规:儿童时期血红蛋白超过160g/L,红细胞计数大都在$(6\sim10)\times10^{12}$个/L,红细胞比容54%~80%。红细胞形态在疾病早期可以正常,可见嗜多彩细胞轻度增多和少量有核红细胞。网织细胞计数在早期是正常的。白细胞计数在约2/3患者中呈中度增高,大致在$(12\sim25)\times10^9$个/L,中性粒细胞碱性磷酸酶积分>100。血小板计数在约半数患者中增高,可高达$(4\,000\sim10\,000)\times10^9$个/L。血小板聚积及黏附性均欠佳,血块收缩不良。

(2)骨髓象骨髓细胞增生活跃,红系、粒系、巨核系均显著增生,粒/红比例降低。染色体检查可见多种非特异性畸变,如8、9染色体三体,或5、7或22号染色体部分缺失等。

(3)其他动脉血氧饱和度>92%;红细胞容量增加(51Cr标记红细胞法)超过35ml/kg。血红蛋白F轻度增加;白细胞碱性磷酸酶和血清B_{12}增高;红系祖细胞在体外培养不需红细胞生成素即可增殖。

3. 诊断标准与鉴别诊断:国内儿童真红的诊断可参考成人的诊断标准,主要诊断依据是:①红细胞容量增多,男性>36ml/kg,女性>32ml/kg;②脾肿大;③皮肤发红,口腔黏膜暗红色,口唇稍紫;④动脉血氧饱和度>92%;⑤白细胞计数>12×10^9个/L,血小板计数>400×10^9个/L;⑥骨髓中红系、粒系和巨核系均增生;⑦中性粒细胞碱性磷酸酶积分>100。

国际上诊断真红仍采用1986年国际真红研究组(PVSG)制定的诊断标准,诊断条件分两类。

A类:①红细胞容量增加(51Cr标记红细胞法,男性>36ml/kg,女性>32ml/kg);②动脉血氧饱和度>92%;③脾肿大。

B类:①血小板计数>400×10^9个/L;②白细胞计数>12×10^9个/L(无发热或感染);③中性粒细胞碱性磷酸酶积分>100;④血清维生素B_{12}>666mol/L(>900pg/ml)或未饱和血清维生素B_{12}结合力>1 628mol/L(2 200pg/ml)。

凡符合上述 A 类 3 项，或 A 类前 2 项再加 B 类中任意 2 项者，即可诊断。真红须与继发性红细胞增多症(继红)和血液浓缩所致假性红细胞增多症(假红)相鉴别。

(二)治疗

1. 治疗原则

(1)静脉放血以迅速减少血量。

(2)化学药物疗法及放射疗法控制骨髓的细胞过度增生和肝脾肿大。

(3)维持治疗使血常规保持正常。

(4)可用粒细胞抑制剂和/或别嘌呤醇控制高尿酸血症。

(5)避免选择性外科手术。

2. 常用治疗方法

(1)静脉放血：可在较短时间内使血容量降至正常，症状减轻，减少出血及血栓形成机会。每隔 2～3d 放血 200～400ml，直至红细胞数在 $6.0×10^{12}$ 个/L 以下，红细胞压积在 50%以下。放血一次可维持疗效 1 个月以上。本法简便，可先采用。较年轻患者，如无血栓并发症，可单独放血治疗。但放血后有引起红细胞及血小板反跳性增高的可能，反复放血又有加重缺铁倾向，宜加注意。对老年及有心血管疾患者，放血要谨慎，一次不宜超过 200～300ml，间隔期可稍延长。血细胞分离可单采大量红细胞，但应补充与单采等容积的同型血浆，放血时应同时静脉补液，以稀释血液。

(2)化疗：①羟基脲：系一种核糖核酸还原酶，对真性红细胞增多症有良好抑制作用，且无致白血病副反应，每日剂量为 15～20mg/kg。如白细胞维持在 $(3.5～5)×10^9$ 个/L，可长期间歇应用羟基脲。②烷化剂：有效率 80%～85%。环磷酰胺及左旋苯胺酸氮芥(马法仑)作用较快，缓解期则以白消安及苯丁酸氮芥为长，疗效可持续半年左右。苯丁酸氮芥副作用较少，不易引起血小板减少，为其优点。烷化剂也有引起白血病但较放射性核素为少。烷化剂的用量和方法：开始剂量环磷酰胺为 100～150mg/d，白消安，马法仑及苯丁酸氮芥为 4～6mg/d，缓解后停用 4 周后可给维持剂量，环磷酰胺为每日 50mg，白消安等为每日或隔日 2mg。③三尖杉酯碱：国内报告应用本品 2～4mg，加于 10%葡萄糖液中静脉滴注每日一次，连续或间歇应用到血细胞压积及血红蛋白降到正常为止。达到缓解时间平均为 60d，中数缓解期超过 18 个月。

(3)α干扰素治疗：干扰素有抑制细胞增殖作用，近年也已开始用于本病治疗，剂量为 300 万 U/m^2，每周 3 次，皮下注射。治疗 3 个月后脾脏缩小，放血次数减少。缓解率可达 80%。

(4)放射性核素治疗：32P 的 β 射线能抑制细胞核分裂，使细胞数降低。初次口服剂量为 $11.1×10^7～14.8×10^7Bq$，约 6 周后红细胞数开始下降，3～4 个月接近正常，症状有所缓解，75%～80%有效。如果 3 个月后病情未缓解，可再给药一次。缓解时间达 2～3 年。32P 有可能使患者转化为白血病的危险，故近年已很少应用。

预后差，多死于静脉栓塞、大出血、或发展成为骨髓纤维化及急性白血病。

(三)并发症

真红常见的并发症包括血管扩张、出血、血栓形成、贫血、骨髓纤维化、白血病等。最危险的并发症是血栓形成（脑血管、肠系膜血管、冠状动脉、脾血管等）和出血（脑、胃肠道、泌尿道等）。真红患者中如血小板增多同时伴出血，病死率可达 30%～50%。

最值得注意的是白血病的发生，近年有许多报道红细胞增多症患者中发生急性白血病。

二、家族性良性红细胞增多症

家族性良性红细胞增多症为常染色体遗传性疾病，有不同的外显性，较罕见。症状较轻，常有头痛、嗜睡、眩晕和易疲倦，或完全没有自觉症状。患者面色深红，结膜充血，但多无脾脏肿大。

血常规检查仅有红细胞系增生过盛,血红蛋白常在 200g/l 以上,血容量增多,白细胞与血小板正常。家族中有同样患者,此症呈良性经过,可活到正常年龄。若因血液黏稠而产生症状,则可采取放血疗法。

三、继发性红细胞增多症

继发性红细胞增多症可由许多不同的原因引起。

(一)诊断

1. 有引起继发性红细胞增多症的原因

(1)组织缺氧或氧释放障碍。如胎儿期、高原地区、支气管扩张、肺心病、肥胖症、青紫型先天性心脏病、异常血红蛋白病。

(2)骨髓生成红细胞的功能增强。肾胚组织瘤、肾上腺样瘤、多囊肾、肾动脉狭窄、嗜铬细胞瘤、Cushing 综合征、先天性肾上腺增生、肾上腺腺瘤并发原发性醛固酮增多症、肝细胞瘤、小脑成血管细胞瘤、应用睾丸酮或类似药物及应用生长激素。

(3)新生儿母胎输血、双胎间输血者、脐带结扎过晚。

2. 有红细胞增多症的表现

(二)治疗

治疗主要针对原发病,红细胞增多是一种代偿现象,不需要治疗。根治原发病后红细胞增多现象可以自然痊愈。若红细胞比容 > 65%,则血液黏稠度极度增加,应间断从静脉放血并用等量血浆或生理盐水换血。

(林晓婷)

第六节 白血病

Section 6

白血病是造血系统的恶性增生性疾病。其特点为造血组织中某一血细胞系统过度地增生、进入血流并浸润到各组织和器官,从而引起一系列临床表现。在我国,小儿的恶性肿瘤中以白血病的发病率最高。据调查,我国 < 10 岁小儿的白血病发生率为 3/100 000 ~ 4/100 000,男性发病率高于女性。任何年龄均可发病,新生儿亦不例外,但以学龄前期和学龄期小儿多见。小儿白血病中 90% 以上为急性白血病,慢性白血病仅占 3% ~ 5%。

一、病因和发病机制

尚未明确,可能与下列因素有关。

(一)病毒因素

人类白血病的病毒病因研究已日益受到重视。自 1986 年以来,发现属于 RNA 病毒的逆转录病毒(又称人类 T 细胞白血病病毒,HTLV)可引起人类 T 淋巴细胞白血病。这种白血病曾见于日本南方的岛屿、美国和以色列,在这种白血病高发地区的正常人血清中可测得 HTLV 抗体,证明病毒确可引起人类白血病。

病毒引起白血病的发病机制未明,近年来实验研究提示可能与癌基因有关;人类和许多哺乳动物,以及禽类的染色体基因组中存在着癌基因,在正常情况时,其主要功能为控制细胞的生长和分化,而在某些致癌物质和病毒感染的作用下,癌基因可发生畸变,导致功能异常而引起细胞癌变。逆转录病毒的 RNA 中存在着病毒癌基因,它的结构与人类和许多哺乳动物的癌基因类似,这种病毒感染宿主的细胞后,病毒癌基因通过转导截断突变癌基因或使其畸变,激活了癌基因的癌变潜力,从而导致白血病的发生。癌基因学说为白血病的病因学研究开创了新的途径,但尚存在不少问题有待解决。

(二)物理和化学因素

电离辐射能引起白血病。小儿对电离辐射较为敏感,在曾经放射治疗胸腺肥大的小儿中,白血病发生率较正常小儿高 10 倍;妊娠妇女照射腹部后,其新生儿的白血病发病率比未经照射者高 17.4 倍。电离辐射引起白血病的机制未明,可能因放射线激活隐藏体内的白血病病毒使癌基因畸变,或因抑制机体免疫功能而致发病。

苯及其衍生物、氯霉素、保泰松和细胞毒药物均可诱发急性白血病。化学物质与药物诱发白血病的机制未明,有可能是这些物质破坏了机体免疫功能,使免疫监视功能降低,从而导致白细胞发生癌变。

(三)体质因素

白血病不属遗传性疾病,但在家族中却可有多发性恶性肿瘤的情况。少数患儿可能患有其他遗传性疾病,如 21-三体综合征、先天性睾丸发育不全症、先天性再生障碍性贫血伴有多发畸形、先天性远端毛细血管扩张性红斑症(Bloom综合征)以及严重联合免疫缺陷病等,这些疾病患儿的白血病发病率比一般小儿明显增高。此外,同卵孪生儿中一个患急性白血病,另一个患白血病的概率为 20%,比双卵孪生儿的发病数高 12 倍。以上现象均提示白血病的发生与遗传素质有关。

二、分类和分型

急性白血病的分类或分型对于诊断、治疗和提示预后都有一定意义。根据增生的白细胞种类的不同,可分为急性淋巴细胞白血病(简称急淋)和急性非淋巴细胞白血病(简称急非淋)两大类,前者在小儿中的发病率较高。目前,常采用形态学(M)、免疫学(I)及细胞遗传学(C),即 MIC 综合分型,更有利于指导治疗和提示预后。本节重点对形态学分型(FAB 分型)和急淋的临床分型作以介绍。

(一)急性淋巴细胞白血病(ALL)

1. 形态学分型(FAB 分型)

根据原淋巴细胞形态学的不同,分为 3 种类型。

(1)L_1 型:以小细胞为主,其平均直径为 6.6 μm,核染色质均匀,核形规则;核仁很小,一个或无;胞浆少,胞浆空泡不明显。

(2)L_2 型:以大细胞为主,大小不一,其平均直径为 8.7 μm,核染色质不均匀,核形不规则;核仁一个或数个,较大;胞浆量中等,胞浆空泡不定。

(3)L_3 型:以大细胞为主,细胞大小一致,核染色质细点状,均匀;核形规则,核仁一个或多个;胞浆量中等,胞浆空泡明显。

上述 3 型中以 L_1 型多见,占 80% 以上;L_3 型最少,占 4% 以下。

2. 免疫学分型

应用单克隆抗体检测淋细胞表面抗原标记,一般可将急性淋巴细胞性白血病分为 T、B 两大系列。

(1) T系急性淋巴细胞性白血病(T-ALL)：具有阳性的T淋巴细胞标志，如CD_1、CD_2、$CyCD_3$、CD_4、CD_5、CD_7、CD_8以及TdT等。

(2) B系急性淋巴细胞性白血病(B-ALL)：根据其对B系淋巴细胞特异的单克隆抗体标志反应的表现，临床分为3个亚型：①早期前B型急性淋巴细胞性白血病，CD_{79a}，CD_{19}和(或)$CyCD_{22}$、CD_{10}及HLA-DR阳性，SmIg、CyIg阴性；②前B型急性淋巴细胞性白血病，CyIg阳性，SmIg阴性，其他B系标志CD_{79a}、CD_{19}、CD_{20}、CD_{10}、$CyCD_{22}$以及HLA-DR常为阳性；③成熟B型急性淋巴细胞性白血病(B-ALL)，SmIg阳性，其他B系标志CD_{79a}、CD_{19}、CD_{22}、CD_{20}、CD_{10}以及HLA-DR常为阳性。

此外，尚可见伴有髓系标志的ALL：具有淋巴系的形态学特征表现，以淋巴系特异的抗原标志表达为主，但伴有个别、次要的髓系特征的抗原标志(CD_{13}、CD_{33}或CD_{14}等)。

3. 细胞遗传学改变

(1) 染色体数量改变：有≤45条染色体的低二倍体和≥47条染色体的高二倍体。

(2) 染色体核型改变：与ALL预后有利的核型异常有t(12;21)/AML1-TEL(ETV6-CBFA2)融合基因；与ALL预后不利的核型异常有t(9;22)/BCR-ABL融合基因，t(4;11)/MLL-AF4融合基因及其他MLL基因重排。

4. 临床危险度分型

(1) 与儿童急性淋巴细胞白血病预后确切相关的危险因素：①＜12个月的婴儿白血病或≥10岁的年长儿童；②诊断时外周血白细胞计数＞50×10^9个/L；③诊断时已发生中枢神经系统白血病(CNSL)和(或)睾丸白血病(TL)者；④免疫表型为T细胞白血病；⑤不利的细胞遗传学特征：染色体数目为＜45的低二倍体，染色体核型为t(4;11)/MLL-AF4融合基因或其他MLL基因重排，或t(9;22)/BCR-ABL融合基因异常；⑥早期治疗反应不佳者：泼尼松试验$60mg/(m^2 \cdot d) \times 7d$，第8天外周血白血病细胞≥$1 \times 10^9$个/L(1 000/μL)；⑦初治诱导缓解治疗失败(标准诱导方案联合化疗6周不能获完全缓解)者。

(2) 根据上述危险因素，临床危险度分型分为3型：

低危ALL(LR-ALL)：不具备上述任何一项危险因素者。

中危ALL(MR-ALL)：①年龄≥10岁；②诊断时外周血白细胞计数＞50×10^9个/L；③诊断时已发生中枢神经系统白血病(CNSL)和(或)睾丸白血病(TL)；④免疫表型为T细胞白血病；⑤染色体数目为＜45的低二倍体，t(12;21)、t(9;22)核型以外的其他异常染色体核型，或t(4;11)以外的其他MLL基因重排。

高危ALL(HR-ALL)：具备以下任何一项或多项者①＜12个月的婴儿白血病；②诊断时外周血白细胞计数＞100×10^9个/L；③染色体核型为t(9;22)，有BCR-ABL融合基因，t(4;11)，有MLL-AF4融合基因；④早期治疗反应不佳者；⑤初治诱导缓解治疗失败。

(二) 急性非淋巴细胞白血病(ANLL)

1. FAB分型分类

(1) 原粒细胞白血病未分化型(M_1)：骨髓中原粒细胞≥90%，早幼粒细胞很少，中幼粒以下各阶段细胞极少见，可见Auer小体。

(2) 原粒细胞白血病部分分化型(M_2)：骨髓中原粒和早幼粒细胞共占50%以上，可见多少不一的中幼粒、晚幼粒和成熟粒细胞，可见Auer小体；M_2b型即以往命名的亚急性粒细胞白血病，骨髓中有较多的核、浆发育不平衡的中幼粒细胞。

(3) 颗粒增多的早幼粒细胞白血病(M_3)：骨髓中颗粒增多的异常早幼粒细胞占30%以上，胞浆多少不一，胞浆中的颗粒形态分为粗大密集和细小密集两类，据此又可分为两型，即粗颗粒型(M_3a)和细颗粒型(M_3b)。

(4) 粒—单核细胞白血病(M_4)：骨髓中幼稚的粒细胞和单核细胞同时增生，原始及幼稚粒细胞＞20％；原始、幼稚单核和单核细胞≥20％；或原始、幼稚和成熟单核细胞＞30％，原粒和早幼粒细胞＞10％。除以上特点外，骨髓中异常嗜酸粒细胞增多。

(5)单核细胞白血病(M_5)：骨髓中以原始、幼稚单核细胞为主。可分为2型：①未分化型，原始单核细胞为主，＞80％；②部分分化型，骨髓中原始及幼稚单核细胞＞30％，原始单核细胞＜80％。

(6)红白血病(M_6)：骨髓中有核红细胞＞50％，以原始及早幼红细胞为主，且常有巨幼样变；原粒及早幼粒细胞＞30％。外周血可见幼红及幼粒细胞；粒细胞中可见 Auer 小体。

(7)急性巨核细胞白血病(M_7)：骨髓中原始巨核细胞＞30％；外周血有原始巨核细胞。

2. 免疫表型

髓系免疫标志 CD_{13}，CD_{33}，CD_{14}，CD_{15}，CD_{W65}，CD_{45}，MPO 等；红系免疫标志：CD_{71}，血型糖蛋白；巨核系免疫标志：CD_{41}，CD_{42}，CD_{62}，CD_{61}。免疫表型常伴有淋系抗原表达，较常见的有 CD_7、CD_{19} 等，则诊断为伴有淋系标记的 AML。

3. 细胞遗传学改变

(1)染色体数量改变：高二倍体(≥47)，低二倍体(≤45)，+21，-7，-8，-11 等。

(2)染色体核型改变：t(9;11)，MLL-AF9 融合基因(儿童急性白血病中该融合基因阳性者86％为 AML，其中75％为 M5)；t(11;19)，ENL-MLL 融合基因(该基因阳性者儿童可为 AML，也可为ALL，成人则均为 AML)；t(8;21)，AML1-ETO 融合基因(是 M_{2b} 的特异标记，预后较好)；t(15;17)，PML-RARa 融合基因[是急性早幼粒细胞白血病(APL，M_3)的特异标志]；t(11;17)，PML-PLZF 融合基因(是 APL 变异型的特异标记)；inv16(多见于 M_4Eo，预后良好)等。

4. AML 的危险因素及临床危险度分型

(1)与小儿 AML 预后相关的危险因素：①诊断时年龄≤1岁；②诊断时 WBC≥100×10^9 个/L；③染色体核型-7；④MDS-AML；⑤标准方案一个疗程不缓解。

(2)临床危险度分型：低危 AML(LR-AML)：APL(M_3)，M_{2b}，M_4Eo 及其他伴 inv16 者；中危 AML(MR-AML)：非低危型以及不存在上述危险因素者；高危 AML(HR-AML)：存在上述危险因素中任何一项。

(三)特殊类型白血病

如多毛细胞白血病、浆细胞白血病、嗜酸粒细胞白血病等，在儿科均罕见。

三、临床表现

各型急性白血病的临床表现基本相同，主要表现如下。

(一)起病

大多较急，少数缓慢。早期症状有面色苍白、精神不振、乏力、食欲低下、鼻衄或齿龈出血等；少数患儿以发热和类似风湿热的骨关节痛为首发症状。

(二)发热

多数患儿起病时有发热，热型不定，可低热、不规则发热、持续高热或弛张热，一般不伴寒战。发热原因之一是白血病性发热，多为低热且抗生素治疗无效；另一原因是感染，多为高热，常见者为呼吸道炎症、齿龈炎、皮肤疖肿、肾盂肾炎、败血症等。

(三)贫血

出现较早，并随病情发展而加重，表现为苍白、虚弱无力、活动后气促等。贫血主要是由于骨髓造血干细胞受到抑制所致。

(四)出血

以皮肤和黏膜出血多见，表现为紫癜、淤斑、鼻衄、齿龈出血，消化道出血和血尿。偶有颅内出血，为引起死亡的重要原因之一。出血的主要原因是由于骨髓被白血病细胞浸润，巨核细胞受抑制使血小板的生成减少。血小板还可有质的改变而致功能不足,从而加剧出血倾向;白血病细胞浸润肝脏,使肝功能受损,纤维蛋白原、凝血酶原和第Ⅴ因子等生成不足,亦与出血的发生有关;感染和白血病细胞浸润使毛细血管受损,血管通透性增加,也可导致出血倾向;此外,当并发弥散性血管内凝血时,出血症状更加明显。在各类型白血病中,以 M_3 型白血病的出血最为显著。

(五)白血病细胞浸润引起的症状和体征

1. 肝、脾、淋巴结肿大

肿大的肝、脾质软,表面光滑,可有压痛。全身浅表淋巴结轻度肿大,但多局限于颈部、颌下、腋下和腹股沟等处。有时因纵隔淋巴结肿大引起压迫症状而发生呛咳、呼吸困难和静脉回流受阻。

2. 骨和关节浸润

约25%患儿以四肢长骨、肩、膝、腕、踝等关节疼痛为首发症状,其中部分患儿呈游走性关节痛,局部红肿现象多不明显,并常伴有胸骨压痛。骨骼 X 射线检查可见骨质疏松、溶解,骨骺端出现密度减低横带和骨膜下新骨形成等征象。

3. 中枢神经系统浸润

白血病细胞侵犯脑实质和(或)脑膜时即引起中枢神经系统白血病(CNSL)。由于近年联合化疗的进展,使患儿的寿命得以延长,但因多数化疗药物不能透过血脑屏障,故中枢神经系统便成为白血病细胞的"庇护所",造成 CNSL 的发生率增高,急性淋巴细胞性白血病尤为多见。浸润可发生于病程中任何时候,但多见于化疗后缓解期。它是导致急性白血病复发的主要原因。常见症状为颅内压增高,出现头痛、呕吐、嗜睡、视乳头水肿等。浸润脑膜时,可出现脑膜刺激征;浸润脑神经核或神经根时,可引起脑神经麻痹;脊髓浸润可引起横贯性损害而致截瘫。此外,也可有惊厥、昏迷。检查脑脊液可以确诊:脑脊液色清或微混,压力增高;细胞数 $> 10 \times 10^6$ 个/L,蛋白 $> 0.45g/L$;将脑脊液离心沉淀作涂片检查可发现白血病细胞。

4. 睾丸浸润

白血病细胞侵犯睾丸时即引起睾丸白血病(TL),表现为局部肿大、触痛,质地变硬或缺乏弹性感,透光试验阴性,阴囊皮肤可呈现红黑色。由于化疗药物不易进入睾丸,在病情完全缓解时,该处白血病细胞仍存在,常成为导致白血病复发的另一重要原因。

5. 绿色瘤

是急性粒细胞白血病的一种特殊类型,白血病细胞浸润眶骨、颅骨、胸骨、肋骨或肝、肾、肌肉等,在局部呈块状隆起而形成绿色瘤。此瘤切面呈绿色,暴露于空气中绿色迅速消退,这种绿色素的性质尚未明确,可能是光紫质或胆绿蛋白的衍生物。

6. 其他器官浸润

少数患儿有皮肤浸润,表现为丘疹、斑疹、结节或肿块;心脏浸润可引起心脏扩大、传导阻滞、心包积液和心力衰竭等;消化系统浸润可引起食欲不振、腹痛、腹泻、出血等;肾脏浸润可引起肾肿大、蛋白尿、血尿、管型尿等;齿龈和口腔黏膜浸润可引起局部肿胀和口腔溃疡,这在急性单核细胞白血病较为常见。

四、实验室检查

为确诊白血病和观察疗效的重要方法。

(一)血象

红细胞及血红蛋白均减少,大多为正细胞正血色素性贫血。网织红细胞数大多较低,少数正常,偶在外周血中见到有核红细胞。白细胞数增高者约占50%以上,其余正常或减少,但在整个病程中白细胞数可有增减变化。白细胞分类示原始细胞和幼稚细胞占多数。血小板减少。

(二)骨髓象

骨髓检查是确立诊断和评定疗效的重要依据。典型的骨髓象为该类型白血病的原始及幼稚细胞极度增生;幼红细胞和巨核细胞减少。但有少数患儿的骨髓表现为增生低下,其预后和治疗均有特殊之处。

(三)组织化学染色

常用以协助鉴别细胞类型。

1. 过氧化酶

在早幼阶段以后的粒细胞为阳性;幼稚及成熟单核细胞为弱阳性;淋巴细胞和浆细胞均为阴性。各类型分化较低的原始细胞均为阴性。

2. 酸性磷酸酶

原始粒细胞大多为阴性,早幼粒以后各阶段粒细胞为阳性;原始淋巴细胞弱阳性;T细胞强阳性,B细胞阴性;原始和幼稚单核细胞强阳性。

3. 碱性磷酸酶

成熟粒细胞中此酶的活性在急性粒细胞白血病时明显降低,积分极低或为0;在急性淋巴细胞白血病时积分增加;在急性单核细胞白血病时积分大多正常。

4. 苏丹黑

此染色结果与过氧化酶染色的结果相似,原始及早幼粒细胞阳性;原淋巴细胞阴性;原单核细胞弱阳性。

5. 糖原

原始粒细胞为阴性,早幼粒细胞以后各阶段粒细胞为阳性;原始及幼稚淋巴细胞约半数为强阳性,余为阳性;原始及幼稚单核细胞多为阳性。

6. 非特异性酯酶(萘酚酯NASDA)

这是单核细胞的标记酶,幼稚单核细胞强阳性,原始粒细胞和早幼粒细胞以下各阶段细胞均为阳性或弱阳性,原始淋巴细胞为阴性或弱阳性。

(四)溶菌酶检查

血清中的溶菌酶主要来源于破碎的单核细胞和中性粒细胞,测定血清与尿液中溶菌酶的含量可以协助鉴别白血病细胞类型。正常人血清含量为 4～20mg/L,尿液中不含此酶。在急性单核细胞白血病时,其血清及尿液的溶菌酶浓度明显增高;急性粒细胞白血病时中度增高;急性淋巴细胞白血病时则减少或正常。

五、诊断和鉴别诊断

典型病例根据临床表现、血象和骨髓象的改变即可作出诊断。发病早期症状不典型,特别是白细胞数正常或减少者,其血涂片不易找到幼稚白细胞时,可使诊断发生困难。须与以下疾病鉴别。

(一)再生障碍性贫血

本病血象呈全血细胞减少;肝、脾、淋巴结不肿大;骨髓有核细胞增生低下,无幼稚白细胞增生。

(二)传染性单核细胞增多症

本病肝、脾、淋巴结常肿大;白细胞数增高并出现异型淋巴细胞,易与急性淋巴细胞白血病混淆。但本病病程经过一般良好,血象多于1个月左右恢复正常;血清嗜异性凝集反应阳性;骨髓无白血病改变。

(三)类白血病反应

为造血系统对感染、中毒和溶血等刺激因素的一种异常反应,以外周血出现幼稚白细胞或白细胞数增高为特征。当原发疾病被控制后,血象即恢复正常。此外,血小板数多正常,白细胞有中毒性改变,如中毒颗粒和空泡形成;中性粒细胞碱性磷酸酶积分显著增高等,可与白血病区别。

(四)风湿性关节炎

有发热、关节疼痛症状易混淆,须注意鉴别。

六、治 疗

急性白血病的治疗主要是以化疗为主的综合疗法,其原则是:①要早期诊断,早期治疗;②应严格区分患儿的白血病类型,按照类型选用不同的化疗药物联合治疗;③药物剂量要足,治疗过程要间歇;④要长期治疗,交替使用多种药物。同时要早期防治中枢神经系统白血病和睾丸白血病,注意支持疗法。持续完全缓解2~3年者方可停止治疗。

(一)支持疗法

1.防治感染

在化疗阶段,保护性环境隔离对防止外源性感染具有较好效果。用抗生素预防细菌性感染,可减少感染性并发症。并发细菌性感染时,应根据不同致病菌和药敏试验结果选用有效的抗生素治疗。长期化疗常并发真菌感染,可选用抗真菌药物如制真菌素、两性霉素B或氟康唑等治疗;并发疱疹病毒感染者可用阿昔洛韦治疗;怀疑并发卡氏囊虫肺炎者,应及早采用复方新诺明治疗;对疑似结核病者须用抗结核等保护性治疗。

2.输血和成分输血

明显贫血者可输给红细胞;因血小板减少而致出血者,可输浓缩血小板。有条件时可酌情静脉输注丙种球蛋白。

3.集落刺激因子

化疗期间如骨髓抑制明显者,可给予G-CSF、GM-CSF等集落刺激因子。

4.高尿酸血症的防治

在化疗早期,由于大量白血病细胞破坏分解而引起高尿酸血症,导致尿酸结石梗阻、少尿或急性肾衰竭,故应注意水化及碱化尿液,当WBC $> 25 \times 10^9$/L时必须要同时口服别嘌呤醇$200 \sim 300$mg/(m^2·d),共7d。

5.其他

在治疗过程中,要增加营养,不能进食或进食极少者可用静脉营养。有发热、出血时应卧床休息。要注意口腔、皮肤和肛周卫生,防止感染和黏膜糜烂。并发弥散性血管内凝血时,可用肝素等措施治疗。

(二)化学药物治疗

目的是杀灭白血病细胞,解除白血病细胞浸润引起的症状,使病情缓解以至治愈。急性白血病的化疗通常按下述次序分阶段进行。

1.诱导治疗

诱导缓解治疗是患儿能否长期无病生存的关键,须联合数种化疗药物,极大程度地杀灭白血病细胞,从而尽快达到完全缓解。柔红霉素(DNR)和左旋门冬酰胺酶(L-ASP)是提高急性淋巴细胞白血病(ALL)完全缓解率和长期生存率的两个重要药物,故大多数ALL诱导缓解方案均为包含这两种药物的联合化疗,如VDLP等。而阿糖胞苷(Ara-C)则对治疗急性非淋巴细胞白血病至关重要。

2.巩固治疗

强力的巩固治疗是在缓解状态下最大限度地杀灭微小残留白血病细胞(MRLC)的有力措施,可有效地防止早期复发,并使在尽可能少的 MRLC 状况下进行维持治疗。ALL 一般首选环磷酰胺(C)、Ara-C(A)及 6 巯基嘌呤(M),即 CAM 联合治疗方案;ANLL 常选用有效的原诱导方案 1～2 个疗程。

3.预防髓外白血病

由于大多数药物不能进入中枢神经系统、睾丸等部位,如果不积极预防髓外白血病,则 CNSL 在 3 年化疗期间的发生率可高达 50%左右。TL 的发生率在男孩亦可有 5%～30%。CNSL 和 TL 均会导致骨髓复发、治疗失败,因此有效的髓外白血病的预防是白血病特别是急性淋巴细胞白血病患儿获得长期生存的关键之一。通常首选大剂量氨甲蝶呤＋四氢叶酸钙(HDMTX＋CF)方案,配合氨甲蝶呤(MTX)、Ara-C 和地塞米松三联药物鞘内注射治疗。ANLL 选用三联药物鞘内注射。

4.维持治疗和加强治疗

为了巩固疗效、达到长期缓解或治愈的目的,必须在上述疗程后进行维持治疗和加强治疗,对 ALL 一般主张用 6-巯基嘌呤(6-MP)或 6-巯基鸟嘌呤(6-TC)＋MTX 维持治疗,维持期间必须定期用原诱导缓解方案或其他方案强化,总疗程 2～3 年;ANLL 常选用根治性缓解后治疗或骨髓抑制性维持序贯治疗,总疗程 1～3 年。

(三)中枢神经系统白血病(CNSL)的防治

CNSL 是造成白血病复发或死亡的重要原因之一,在治疗过程中一定要重视 CNSL 的防治。

1.预防性治疗

常用方法有以下三种,根据白血病的类型和病情选择应用。

(1)三联鞘内注射法(IT):常用 MTX、Ara-C、Dex 三种药物联合鞘内注射,剂量见表 14-3。不同类型白血病的用法稍有不同,参阅各型的治疗部分。

表 14-3　不同年龄三联鞘注药物剂量(mg/次)

年龄(月)	MTX	Ara-C	Dex
<12	5	12	2
12～23	7.5	15	2
24～35	10	25	5
≥36	12.5	35	5

(2)大剂量氨甲蝶呤-四氢叶酸钙(HDMTX-CF)疗法:多用于急淋,每 10 d 为一个疗程。每疗程 MTX 剂量为 2～5g/m^2,其中 1/6 量(<500mg)作为突击量,在 30min 内快速静脉滴入,余量于 12～24h 内匀速滴入;突击量 MTX 滴入后 0.5～2h 内行三联鞘内注射 1 次;开始滴注 MTX 36h 后开始 CF 解救,剂量为每次 15mg/m^2,首剂静脉注射,以后每 6h 口服或肌肉注射,共 6～8 次。HDMTX 治疗前后 3d 口服碳酸氢钠 1.0g,每日 3 次,并在治疗当天给 5%碳酸氢钠 3～5ml/kg 静脉滴注,使尿 pH 值>7.0;用 HDMTX 当天及后 3d 需水化治疗,每日液体总量 4 000ml/m^2。在用 HDMTX 同时,每天口服 6-MP 50mg/m^2,共 7d。

(3)颅脑放射治疗:原则上适用于 4 岁以上的患儿。凡诊断时 WBC 计数≥100×10^9/L 的 T-ALL,诊断时有 CNSL,在完成 HDMTX-CF 四个疗程后,于完全缓解后 5～6 个月进行;因种种原因不宜作 HDMTX 治疗者也可作颅脑放疗。总剂量 12Gy,分 15 次于 3 周内完成,同时每周鞘内注射 1 次。放疗第 3 周用 Vdex 方案,VCR1.5mg/m^2,静脉注射 1 次;Dex 8mg/(m^2·d),第 1～7d 口服。

2.中枢神经系统白血病(CNSL)的治疗

初诊时已发生 CNSL 者,照常进行诱导治疗,同时给予三联鞘内注射,第 1 周 3 次,第 2、第 3

周各2次,第4周1次,共8次。一般在鞘内注射化疗2～3次后脑脊液常转为阴性。在完成诱导缓解、巩固、髓外白血病防治和早期强化后,作颅脑放射治疗,剂量同上。颅脑放疗后不再用HDMTX-CF治疗,但三联鞘内注射必须每8周1次,直至治疗终止。完全缓解后在维持巩固期发生CNSL者,也可按上述方法进行,但在完成第5次三联鞘注后,必须作全身强化治疗以免骨髓复发,常用早期强化治疗的VDLDex和VP16＋Ara-C方案各一疗程,然后继续完成余下的3次鞘内注射。紧接全身强化治疗之后应作颅脑放射治疗。此后每8周三联鞘内注射1次,直到终止治疗。

(四)睾丸白血病(TL)治疗

初诊时已发生TL者,先诱导治疗到完全缓解,双侧TL者作双侧放疗,总剂量为24～30Gy;若是单侧TL,也可作双侧睾丸放疗(因为目前尚无作单侧睾丸放疗的方法)或病侧睾丸切除,另一侧作睾丸活检,若阳性则再作放疗。与此同时继续进行巩固、髓外白血病防治和早期强化治疗。在缓解维持治疗期发生TL者,先按上法予以治疗,紧接着用VDLDex和HDMIX-CF方案各1个疗程,作全身治疗,以免引发骨髓复发。

(五)造血干细胞移植

这是将正常的造血干细胞移植到患儿骨髓内使其增殖和分化,以取代患儿原来的有缺陷的造血细胞,重建其造血和免疫功能,从而达到治疗的目的。造血干细胞取自骨髓者称骨髓移植,取自外周血或脐带血者分别称外周血造血干细胞移植和脐带血造血干细胞移植。造血干细胞移植法不仅可提高患儿的长期生存率,而且还可能根治白血病。随着化疗效果的不断提高,目前造血干细胞移植多用于急性非淋巴细胞白血病和部分高危型急性淋巴细胞白血病患儿,一般在第1次化疗完全缓解后进行,其5年无病生存率为50%～70%;标危型急性淋巴细胞白血病一般不采用此方法。

七、预　后

近年来由于化疗的不断改进和完善,急性淋巴细胞性白血病已不再被认为是致死性疾病,5年无病生存率达70%～80%;急性非淋巴细胞白血病的初治完全缓解率亦已达80%,5年无病生存率达40%～60%。

(张霞)

第十五章 Chapter 15

中枢神经系统疾病

第一节 注意力缺陷多动障碍
Section 1

注意力缺陷多动障碍(ADHD),又称儿童多动综合征,突出症状是注意力不集中、活动过度和冲动行为,男性发病率高。本病可能与遗传、轻微脑损伤、社会心理因素有关。影像技术显示前运动神经元和上额叶前部皮质葡萄糖代谢减低。国外报道,在学龄儿童中的患病率为3%~14%,我国的调查结果为1.3%~13.4%。按照目前DSM-IV的诊断标准,比较公认的患病率为3%~7%,男孩比女孩多,约为(4∶1)至(9∶1)。

一、诊断步骤

(一)病史采集要点

1. 起病情况

ADHD起病于7岁前,多数甚至在2~3岁时就已经表现出过分活跃、爱发脾气和注意力易分散的症状。

2. 主要临床表现

(1)动作过多:开始于幼儿期,在课堂中多动更为突出,坐不稳,干扰他人,随年龄的增长多动现象可逐渐减少。

(2)注意力不集中:主动注意功能明显减弱,而被动注意亢进;常被环境中的无关刺激所吸引,在选择注意方向和维持注意上都有缺陷。

(3)冲动行为:缺乏自制力,不经思考即开始行动,任性冒失,不顾后果。

这3大症状常引起一系列继发性后果,如学习成绩落后,行为问题,认知障碍等。

3. 既往病史

早产、HIE、母亲妊娠时不良物质接触史对ADHD的发病有一定的影响;家庭和社会提供教育方式不足、养育方式不当和严重的家庭变故增加了患ADHD的风险;ADHD的遗传度平均约0.8,部分家族史中可询问到有相关的病史。

(二)体格检查要点

1. 一般体检

ADHD儿童多数身高、体重比同龄儿童落后,还需注意检查听力、视力情况和精神状态以提供必要的鉴别诊断依据。

2. 神经系统检查

约50%患儿有协调功能不良、临摹图形困难、轮替运动笨拙、双侧反射不对称及其他"软体征"如联带运动、舞蹈样运动、共济失调等。

(三)门诊资料分析

1. 脑电图

正常或有非特异性改变如慢波增多等。

2. 注意力测试

国产NJ-22注意力测试多显示阳性结果。

3. 智商

总智商在正常范围,但言语智商和操作智商可不平衡,偏差大于15。

(四)进一步检查项目

1. ADHD量表

以DSM-IV、ICI>10或CCMD-3诊断标准为核心,常用Conners父母问卷、教师用量表,Achenbach儿童行为量表,还有国内一些医院自制的量表。

2. 智力测验

常用韦氏儿童智力量表,ADHD儿童言语智商高于操作智商,短时记忆及注意集中方面的测试分数低,但总智商一般在正常范围。

二、诊 断

(一)诊断要点

ADHD主要依据临床诊断,根据注意力缺陷、多动和冲动3大核心症状,综合病史、医生的观察、躯体和神经系统检查,结合ADHD量表评定和IQ测试结果,再参考儿童年龄、性别因素,得出准确的诊断不难。

美国精神病诊断统计手册(DSM-IV)诊断标准将ADHD分为3型:多动为主型,注意分散为主型及混合型。完整的DSM-IV中ADHD诊断标准如下:

1. 注意分散

以下症状≥6条,持续6个月以上且达到与发育水平不相适应和不一致的程度:①常常不注意细节问题或经常在作业、工作或其他活动中犯一些粗心大意的错误;②在工作或游戏中难以保持注意集中;③别人和他说话时常似听非听;④常不能按别人的指示完成作业、家务或工作(不是由于违抗行为或未能理解所致);⑤常难以组织工作和游戏;⑥常逃避、讨厌或不愿做要求保持注意集中的工作(如学校作业或家庭作业);⑦常常丢失学习和活动要用的物品(如玩具、学校指定的作业、铅笔、书本或工具);⑧常容易受外界刺激而分散注意力;⑨日常活动中容易忘事。

2. 多动或冲动

以下症状≥6条,持续6个月以上且达到与发育水平不相适应和不一致的程度:①常常手或脚动个不停或在座位上不停扭动;②在教室或其他要求保持坐位的环境中常离开座位;③常在不恰当的情况下乱跑或乱爬(成人或青少年仅限于主观感觉坐立不安);④常难以安静地玩耍或从事闲暇活动;⑤经常忙个不停或仿似"被马达驱动着"活动;⑥经常话多;⑦常常别人问话未完就抢着回答;⑧经常难以按顺序排队等待;⑨常打断或干扰别人的活动(如插话或干扰别人的游戏)。

7岁前就有一些造成损害的多动/冲动或注意分散症状。症状出现在两种或两种以上的环境中(如在学校、工作单位和家里)。必须有明确的社会功能、学习功能或职业功能损害的临床证据。这些症状(如情感障碍、焦虑症、分裂症或人格障碍)在患有全面发育障碍、精神分裂症或其他心理疾病的病程中不单独出现,且别的精神疾病亦不能很好地解释这些症状。

若患者在前6个月中的症状都符合A(1)和A(2)则为ADHD混合型;若符合A(1)但不符合A(2)则为ADHD注意分散为主型;若仅符合A(2)但不符合A(1)则为ADHD多动为主型。对于有些人(尤其是青少年和成人)现时尚有一些症状而不完全符合标准者应注明"部分缓解"。

(二)鉴别诊断要点

1. 正常儿童的多动

一般发生在3~6岁儿童,男孩多见,也表现为好动和注意集中时间短暂。但是这些儿童的多动与其年龄发育水平一致,也称"生理性多动"。常由于调皮、贪玩、好奇心、无明确学习目的、平时未养成有规律的生活习惯有关。而且这些儿童没有社会功能受损,学习成绩和与小朋友交往均正常。他们的多动常常在环境允许的场合,在不允许的场合常常能够有效的控制自己,而且他们的多动多是有目的性的。

2. 情景性多动

按照小儿多动好发的场合不同,将在学校、家庭、医院、诊室和其他场合都表现出的活动过度称广泛性多动。而仅在学校或家庭环境有活动过度症状称情景性多动。情景性多动常常有家庭不和、父母离婚、亲人亡故、学习负担过重、教室拥挤和教育方法不当等社会心理致病因素的作用。发病时间较广泛性多动晚,伴有品行问题较多。中枢兴奋剂的治疗效果不如广泛性多动好,需重视病因的去除,预后较广泛性多动差。

3. 品行障碍

这类儿童表现出明显的违反与年龄相应的社会规范或道德标准的行为,损害个人或公共利益,有较强的攻击性行为特征,单纯的品行障碍儿童没有注意缺陷、多动不宁等表现,智力正常。但约21%~45%的ADHD可与品行障碍共存。

4. 精神发育迟缓

精神发育迟滞患儿经常伴有多动、注意力不集中,但详细了解生长发育史,会发现患儿有语言、运动发育迟缓,智力测验有助于鉴别。精神发育迟缓者IQ常在70以下,多有目光呆滞、反应迟钝、鲁莽,社会适应能力也普遍低下。而ADHD儿童的IQ大多正常,极少数在临界水平.而且可有明显的智力发育不平衡,个别智力因子低下。

5. 儿童孤独症、Asperger综合征

多数孤独症和Asperger综合征患儿存在多动、注意力不集中,容易误诊为ADHD,尤其是Asperger综合征。但孤独症、Asperger综合征常以社交障碍、语言障碍和刻板行为为主要特征。通过详细询问病史和与患儿交谈不难鉴别。

6. 抽动障碍

主要表现为不自主、间歇性、快速、多次重复的抽动,包括发音器官、不同部位肌肉的抽动,症状奇特,容易鉴别。约11%ADHD伴有抽动障碍。

(三)临床类型

分为注意分散为主型、多动为主型和混合型3种临床类型。

三、治疗对策

(一)治疗原则

ADHD的治疗必须是多方面的,需要老师、家长和医生共同采用心理支持、行为矫正、社区和药物治疗的综合措施,才能收到良好效果。

(二)治疗计划

1. 心理行为治疗

取得家长与教师的配合,对患儿的不良行为要正面地给以纪律教育,多予启发和鼓励,有成绩时给予奖励,不应在精神上施加压力更不能责骂或体罚。训练协调动作和注意力集中。

2. 药物治疗

(1)哌甲酯(利他林):每次剂量为 5~10mg,每日 2 次,于早、午服用。傍晚不用,避免引起失眠。每日剂量 20mg 以内。0.3mg/kg 的剂量可帮助改善注意力,而改善行为问题的剂量需要 0.7mg/kg。由于中枢兴奋剂可影响身体发育,故主张患儿在学习期间服用,周末及假日停服。6 岁以下患儿一般不用药物治疗。

(2)专注达:为哌甲酯控释片,每片 18mg 相当于哌甲酯每次 5mg,每日 3 次的剂量。由于药效维持 12h,推荐晨起顿服。疗效优于普通哌甲酯,副作用发生率稍低于后者。

(3)匹莫林:起始量为 18.75mg/d,晨服 1 次,显效需在服药后数天,如无效可每周增加半片(37.5mg/片),最大量不超过 100mg/d。

(4)丙咪嗪:自 10mg/d 开始,分 1~2 次服,每 3~4d 增加剂量 1 次,可达每日 2~3mg/kg,最大量 50mg/d。此药适用于对兴奋药无效的患儿,12 岁以下小儿不宜应用。疗程无固定标准,一般到症状消失后逐渐停药。中枢兴奋剂可抑制身高的增长,高剂量时明显。但这种生长减速在青春晚期会自动纠正,一般不影响成年最终身高。

(5)托莫西汀(Atomoxetine):商品名 Strattera:这是一种阻断突触前去甲肾上腺素转运的药物,是治疗 ADHD 的非兴奋性药物。儿童每天 0.4~1.9mg/kg,分 2 次口服。成人为每天 40~80mg,分 2 次口服。

(蔡维艳)

第二节 化脓性脑膜炎
Section 2

化脓性脑膜炎(以下简称化脑)是由各种化脓性细菌感染引起的急性中枢神经系统感染性疾病。临床以急性发热、头痛、呕吐、惊厥、意识障碍、脑膜刺激征阳性及脑脊液化脓性改变为特征。多见于婴幼儿,病死率为 5%~15%,幸存者约 1/3 遗留各种神经系统后遗症,6 个月以下小婴儿患本病预后更差。

一、病因及发病机制

(一)病原菌

许多化脓菌都可引起本病。脑膜炎球菌、肺炎链球菌及流感嗜血杆菌最多见(占 2/3)。新生儿、生后 2 个月内幼婴及免疫缺陷者以发生肠道革兰阴性菌(大肠埃希菌多见)和金黄色葡萄球菌感染为主,其次为变形杆菌、铜绿假单胞菌、产气杆菌等。2 个月以上小儿病原菌易从呼吸道感染侵入,以流感嗜血杆菌、脑膜炎球菌和肺炎链球菌致病者较多;年长儿则脑膜炎球菌和肺炎链球菌更为常见。我国很少发生 B 族β溶血性链球菌颅内感染。

(二)机体免疫状态与解剖缺陷

小儿易发生化脑的原因有:①小儿免疫功能低下,血—脑脊液屏障差;②新生儿的皮肤、脐部或胃肠道黏膜屏障功能差,病原菌易自此侵入血液;③长期使用肾上腺皮质激素、免疫抑制剂或免疫缺陷病等导致机体免疫功能低下。

(三)感染途径

致病菌主要通过血流途径到达脑膜微血管而致病,也可由邻近组织感染:如鼻窦炎、中耳炎、乳突炎等感染扩散至脑膜而致病;如有颅骨骨折、皮肤窦道或脑脊膜膨出等通道与颅腔直接相通,致病菌可直接进入蛛网膜下隙。

二、病理

炎症遍及全部脑组织表面和脑底、沟、回、裂、基底池以及脊膜。开始炎症多限于大脑顶部脑膜,进而蔓延到脑底和脊髓膜,如累及脑室内膜可致脑室管膜炎。在软脑膜下大脑表面及脑室周围的脑实质如有炎性细胞浸润、充血、水肿、出血、坏死和变性,则形成脑膜脑炎。脓液黏稠或治疗不彻底时可发生脑膜粘连,阻塞脑室孔或大脑表面蛛网膜颗粒绒毛因炎症导致 CSF 循环受阻及吸收障碍而致脑积水。感染波及周围脑神经,则可引起相应的脑神经功能改变,如失明、面瘫、耳聋,穿过硬脑膜下隙的血管(桥静脉)有炎症时发生栓塞性静脉炎,使血管内的血浆渗出形成硬膜下积液或积脓。

三、临床表现

一年四季均可发生化脑,肺炎链球菌冬春季多见,脑膜炎球菌以春季、流感嗜血杆菌以秋季多见。多急性起病,病前可有上呼吸道或胃肠道感染症状。

不同病原菌所致化脑其临床表现具有共同特点,典型临床表现可简单概括为 3 方面:①感染中毒症状:发热、烦躁不安、意识障碍;随病情发展,患儿意识状态逐渐从精神萎靡、嗜睡、昏睡到昏迷;30%以上患儿出现惊厥发作;②颅内压增高表现:可有头痛、喷射性呕吐,婴儿有前囟饱满或张力增高、头围增大等;严重者可出现呼吸不规则、突然意识障碍加重或瞳孔不等大等征象,提示合并脑疝;③脑膜刺激征:颈项强直最常见,Kernig 征和 Brudzinski 征阳性。

不同年龄的患儿,其化脑临床表现各有特点,随年龄增长临床表现趋于典型,须引起注意。小于 3 个月婴幼儿和新生儿化脑临床特点:起病隐匿,发热可有可无,甚至体温不升。可出现哭声弱或尖叫、少动或不动、吸吮力差和拒乳、吐奶、发绀、呼吸不规则、肌张力低下等非特异症状。惊厥表现常不典型。体格检查可见前囟张力增高,脑膜刺激征不明显。

不同病原菌所致化脓性脑膜炎的特点如下。

(1)脑膜炎球菌脑膜炎:好发于 3~15 岁小儿,冬末春初多见。常继发于上呼吸道感染,起病急骤,进展快,暴发型常有休克、皮肤出血点或淤斑。CSF 呈混浊、米汤样,可找到革兰阴性双球菌。

(2)肺炎链球菌脑膜炎:多发于 1 岁以内婴儿,冬春季多见。常继发于呼吸道感染,表现不典型,早期脑膜刺激征不明显,易发生硬脑膜下积液、脑脓肿、脑积水等并发症。CSF 呈黏稠、脓性,极易找到革兰阳性双球菌。

(3)流感嗜血杆菌脑膜炎:多见于 2 个月~3 岁小儿,秋冬季多见。病变常累及脑实质发生脑膜脑炎,常并发硬脑膜下积液。CSF 呈脓性、较黏稠,涂片容易找到革兰阴性杆菌,血培养阳性率较高。

(4)金黄色葡萄球菌脑膜炎:较少见。多发生于新生儿和学龄期儿,夏季多见,常继发于化脓性感染、中耳炎、败血症等。多伴有脓毒败血症,常见猩红热样皮疹、荨麻疹样皮疹或小脓疱等。CSF 较黏稠,易找到革兰阳性球菌。

(5)大肠埃希菌脑膜炎：较少见。多见于 2 个月以内婴儿和新生儿，一年四季均可发病，常继发于皮肤黏膜（脐部）损伤、呼吸道及消化道等感染。临床表现不典型。CSF 较臭，可找到革兰阴性杆菌。

四、辅助检查

（一）脑脊液检查

1. CSF 常规检查

典型化脑 CSF 压力增高，外观混浊似米汤样或脓性；白细胞总数显著增多，多数病例 $\geq 1\,000 \times 10^6$ 个/L，分类以中性粒细胞为主；蛋白显著增多，定量 > 1g/L；糖含量明显降低，常 < 1.11mmol/L。

2. CSF 病原学检查

(1)涂片革兰染色检查细菌简便易行，细菌检出阳性率可达 70%～90%，高于细菌培养。

(2)细菌培养应争取在抗生素治疗前，药物敏感试验可指导临床用药。

(3)特异性抗原检测：利用乳胶颗粒凝集法、对流免疫电泳法等免疫学诊断方法，可快速检测 CSF 中病原菌的特异性抗原，以确定病原菌。

若颅内高压比较明显，应先给予甘露醇快速静脉滴注减低颅内压，30min 后再谨慎行腰椎穿刺，以防发生脑疝。

（二）外周血象

白细胞总数明显增高，可达 $(20 \sim 40) \times 10^9$ 个/L，分类以中性粒细胞为主。

（三）头颅 CT、MRI 扫描

出现局灶性神经系统异常体征，或疑有并发症的患儿，应进行 CT 或 MRI 检查，以帮助明确诊断。

（四）其他

1. 血培养

对所有疑似化脑的病例均作血培养。血培养是明确病原菌的重要方法，虽不一定获得阳性结果，但检测结果阳性有助于明确病原菌。

2. 皮肤淤点、淤斑涂片检菌

是发现脑膜炎球菌重要而又简捷的方法。

3. 颅骨透照试验

将患儿囟门及其周围头发剃净，平卧于暗室内的检查桌上，用手电筒作为光源，在灯头端罩上适当厚度的海绵，在海绵中心剪一圆孔，保留约 1cm 宽的边缘。将海绵平面紧按在头面上，使其不露光，在额、颞、枕、顶各部依次观察手电筒外围光圈的大小和圆缺情况。大脑两半球由于有大脑镰分开，投照一侧时光线不透至另一侧，因而不致有对侧的混淆。如光圈的宽度界限超过标准，早产儿为 3cm，新生儿为 2cm，2～12 个月婴儿为 1.5cm，13～18 个月幼儿为 0.5cm 或同时边缘不整齐时，即为阳性。透照法能确定积液所在的部位及大概范围。如为血性或脓性积液，试验可呈阴性。

五、诊断和鉴别诊断

早期正确的诊断和治疗是确定预后的关键。对发热患儿，若发现伴有反复惊厥、意识障碍和颅内压增高等神经系统症状和体征,要高度怀疑化脑的可能,及时进行CSF检查,以明确诊断。有时在疾病早期CSF常规检查可正常,但CSF或血中细菌培养已可呈阳性,应24h后复查CSF。婴幼儿和经不规则抗生素治疗者临床表现不典型,其CSF细胞数可能不多,且以淋巴细胞为主,涂片及细菌培养均可能是阴性,必须仔细询问病史、详细体格检查并结合治疗过程等综合分析判断,确立诊断。

不同病原引起的脑膜炎仅靠临床表现不易区分,CSF检查、尤其是病原学检查是鉴别诊断的关键。几种神经系统常见疾病的脑脊液改变特点见表15-1。

表15-1 神经系统常见疾病的脑脊液改变

疾病	压力(kPa)	外观	常规分析			生化分析	
			Pandy试验	白细胞计数($\times 10^6$/L)	蛋白含量(g/L)	糖含量(mmol/L)	氯化物含量(mmol/L)
正常	0.69~1.96 新生儿:0.29~0.78	清亮透明	—	0~10 婴儿:0~20	0.2~0.4 新生儿:0.2~1.2	2.8~4.5 婴儿:3.9~5.0	117~127 婴儿:110~122
化脓性脑膜炎	增高	混浊,米汤样	+~+++	数百~数千,多核为主	增高或明显增高	明显降低	多数降低
结核性脑膜炎	不同程度增高	微浊,毛玻璃样	+~+++	数十~数百,淋巴为主	增高或明显增高	明显降低	多数降低
病毒性脑膜炎	不同程度增高	清亮,个别微浊	−~+	正数~数百,淋巴为主	正常或轻度增高	正常	正常
隐球菌性脑膜炎	高或很高	微浊,毛玻璃样	+~+++	数十~数百,淋巴为主	增高或明显增高	明显降低	多数降低
中毒性脑病	增高	清亮	−~+	正常	正常或轻度增高	正常	正常

(一)结核性脑膜炎

与经不规则治疗的化脑鉴别困难。结脑起病多较慢(婴幼儿可急性起病),不规则发热1~2周后出现脑膜刺激征、惊厥和意识障碍等症状。常有结核接触史、PPD阳性和肺部等其他部位结核病灶;CSF外观呈毛玻璃样,白细胞<500×10^6个/L,分类以单核细胞为主,蛋白质增高或明显增多,糖和氯化物降低。聚合酶链反应(polymerase chain reaction,PCR)检查、薄膜涂片抗酸染色和结核菌培养有助诊断。

(二)病毒性脑膜炎

起病较急,临床表现与化脑相似,感染中毒和神经系统症状比化脑轻,早期脑膜刺激征较明显,病程自限性,多不超过2周。CSF无色透明,白细胞总数为0至数百$\times 10^6$个/L,分类以淋巴细胞为主,蛋白质≤1.0g/L,糖和氯化物正常。特异性抗体和病毒分离有助诊断。

(三)隐球菌性脑膜炎

起病较慢,临床和脑脊液改变与结核性脑膜炎相似,以进行性颅内压增高、剧烈头痛为主要表现。诊断有赖脑脊液涂片染色和培养出新型隐球菌生长。

六、并发症和后遗症

(一)硬膜下积液

1岁内婴儿多见,30%～60%化脑患儿可出现硬膜下积液,但85%～90%的患儿可无明显症状。多见于流感嗜血杆菌和肺炎链球菌脑膜炎。硬膜下积液多在病后7d内发生,以下情况应考虑硬膜下积液的可能:①化脑经合理治疗3d后发热不退,或退而复升。②病程中出现进行性前囟饱满、颅缝分离、头围增大、呕吐、惊厥、意识障碍等,颅骨叩诊有"破壶音"等颅内压增高表现。③CSF正常,前囟隆起者,应进行颅骨透照试验;必要时进行CT检查;经前囟硬脑膜下穿刺放液是最直接的确诊手段,当积液＞2ml、蛋白定量＞0.4g/L可确诊为硬脑膜下积液,积液应作常规检查和涂片检菌。

(二)抗利尿激素异常分泌综合征

如果炎症累及下丘脑和神经垂体,30%～50%患儿可发生抗利尿激素不适当分泌,引起低钠血症和渗透压降低,使脑水肿加重,可出现低钠性惊厥和意识障碍加重。

(三)脑室管膜炎

多见于诊断治疗不及时的革兰阴性杆菌感染引起的婴幼儿脑膜炎,常导致严重的后遗症。在治疗中常有发热不退、惊厥频繁、前囟饱满;CT扫描可见脑室稍扩大、脑室穿刺;如果CSF检菌阳性,或脑室液白细胞数＞50×10^6个/L、糖＜1.6mmol/L或蛋白质＞0.4g/L,即可确诊。

(四)脑积水

脑膜炎症导致CSF循环障碍,发生脑积水。表现为前囟隆起,头围增大甚至颅缝裂开,额大面小,眼呈落日状。头颅CT可见进行性脑室扩张。

(五)其他

脑神经受累可产生耳聋、失明、斜视等。脑实质病变可产生继发性癫痫、肢体瘫痪、智力低下等。

七、治 疗

化脑预后严重,治疗成功的关键是明确病原菌指导治疗,力求24h内杀灭CSF中的病菌。

(一)抗生素治疗

1. 用药原则

选择对病原菌敏感,对血—脑脊液屏障有良好的通透性,在CSF中能达到有效浓度的杀菌药物。急性期应静脉给药,做到早用药、剂量足、疗程够。

2. 病原菌未明确前的抗生素选择

选用对肺炎链球菌、脑膜炎球菌和流感嗜血杆菌均有效的抗生素。目前主张选用对血—脑脊液屏障通透性高的第三代头孢素,如头孢曲松钠100mg/(kg·d)、头孢噻肟钠200mg/(kg·d),分次静脉滴注。根据条件,亦可青霉素和氯霉素或氨苄西林和氯霉素联用。青霉素40万～80万U/(kg·d),氨苄西林200～300mg/(kg·d),氯霉素50～100mg/(kg·d),分次静脉滴注。

3. 病原菌明确后的抗生素选择

参照药物敏感试验结果选用抗生素。

(1)肺炎链球菌脑膜炎:当前超过50%的肺炎链球菌对青霉素耐药,应按病原菌未明确前的抗生素选择方案选药。如药敏试验提示细菌对青霉素敏感,可选用青霉素。

(2)脑膜炎球菌脑膜炎:多首选青霉素,剂量同前;少数耐药者可用第三代头孢霉素。

(3)流感嗜血杆菌脑膜炎:首选氨苄西林或氯霉素,如耐药则改用第三代头孢霉素。金黄色葡萄球菌脑膜炎:选用头孢曲松、头孢噻肟等抗生素;亦可选用苯唑西林200~300mg/(kg·d)分3~4次静脉滴注,联用阿米卡星4~8mg/(kg·d)分2次静脉滴注。耐药者可选用万古霉素40mg/(kg·d)。阿米卡星慎用。

(4)革兰阴性杆菌脑膜炎:多考虑上述第三代头孢菌素。

4. 抗生素疗程

对肺炎链球菌、流感嗜血杆菌脑膜炎,不少于10~14d;脑膜炎双球菌脑膜7~10d;金黄色葡萄球菌和革兰阴性杆菌脑膜炎超过21d。若有并发症或耐药,适当延长。

(二)肾上腺皮质激素

可减轻蛛网膜下隙的炎症反应,减少渗出和防止粘连,降低颅内压。如有明显的颅内压增高或反复惊厥者,主张短期应用。常用地塞米松0.6mg/(kg·d),静脉注射,4次/d,连用2~3d。

(三)对症和支持疗法

(1)监测生命体征:定期观察患儿生命体征和意识、瞳孔、呼吸改变,及时给予相应处理。

(2)对症治疗:及时处理高热、颅内高压、惊厥、感染性休克。高热给予物理降温,必要时药物降温。有颅内高压者,给予脱水药物,甘露醇0.25~1g/kg,30min静脉注射,4~6h 1次;呋塞米,1~2mg/kg,静脉注射,1~2次/天。

(3)监测并维持水、电解质和酸碱平衡:发病早期应限制液体入量在40~50ml/(kg·d),其中1/4为生理盐水,以后逐渐增加到60~70ml/(kg·d)。对有抗利尿激素异常分泌综合征的患儿,在积极控制炎症同时,适当限制液体入量,酌情补充钠盐。

(4)营养支持疗法:保证充足热量,注意补充营养。对新生儿或免疫功能低下患儿,可静脉给予新鲜血浆或丙种球蛋白。

(四)并发症的治疗

(1)硬膜下积液:积液量多引起颅内压增高症状时,应作硬膜下穿刺放液,一般每次每侧不超过15ml,1次/d。1~2周后酌情延长穿刺间隔时间。若反复穿刺仍有积液产生,应考虑外科手术治疗。

(2)脑室管膜炎:全身抗生素治疗,同时应做侧脑室控制性穿刺引流,以缓解症状,选择适宜抗生素注入脑室。

(3)脑积水:主要靠手术治疗,包括正中孔粘连松解术、导水管扩张术和脑脊液分流。

(李粹 蒋妍)

第三节 病毒性脑炎和脑膜炎

Section 3

病毒性脑炎(viral encephalitis)和病毒性脑膜炎(vira lmeningitis)均是指多种病毒引起的颅内急性炎症。急性病毒性脑炎曾有多种名称,如散发性脑炎(sporadic encephalitis)、非特异性脑炎(non-specificity cephalitis)、急性播散性脑脊髓炎(acute disseminated encephalomyelitis)等。目前多称为急性病毒性脑炎。此病包括原发性病毒性脑炎(primarily viral encephalitis)和脱髓鞘脑炎(demyelinate cephalitis)。前者由病毒直接引起,后者因免疫机制改变而发病。若炎症过程主要在脑膜,临床重点表现为病毒性脑膜炎。主要累及大脑实质时,则以病毒性脑炎为临床特征。大多患者具有病程自限性。

一、病　　因

目前仅能在 1/4～1/3 的中枢神经病毒感染病例中能确定其致病病毒，其中，80% 为肠道病毒(enteric virus)，其次为虫媒病毒(ardor virus)、腺病毒(adeno virus)、单纯疱疹病毒(fever blisters virus)、腮腺炎病毒(epidemic parititis)和其他病毒等。虽然当前在多数患者尚难确定其病原体，但从其临床和实验室资料，均能支持急性颅内病毒感染的可能性。

二、发病机制

病毒各自经肠道(如肠道病毒)或呼吸道(如腺病毒和出疹性疾病)进入淋巴系统繁殖，然后经血流(虫媒病毒直接进入血流)感染颅外某些脏器，此时患者可有发热等全身症状。若病毒在定居脏器内进一步繁殖，即可能入侵脑或脑膜组织，出现中枢神经症状，因此，颅内急性病毒感染的病理改变主要是大量病毒对脑组织的直接入侵和破坏。然而，若宿主对病毒抗原发生强烈免疫反应，将进一步导致脱髓鞘、血管与血管周围脑组织损害。

三、病　　理

脑膜和(或)脑实质广泛性充血、水肿，伴淋巴细胞和浆细胞浸润。可见炎症细胞在小血管周围呈袖套样分布，血管周围组织神经细胞变性、坏死和髓鞘崩解。神经细胞呈现不同程度的变性、肿胀和坏死，可见嗜神经细胞现象(neurophagia)。神经细胞核内可形成包涵体，神经髓鞘变性、断裂。大多脑炎的病理改变弥漫分布。单纯疱疹病毒常引起颞叶为主的脑部病变，虫媒病毒性脑炎往往累及全脑，但以大脑皮质、间脑和中脑最为严重。在有的脑炎患者，见到明显脱髓鞘病理表现，但相关神经元和轴突却相对完好。此种病理特征，代表病毒感染激发的机体免疫应答，提示"感染后"或"过敏性"脑炎的病理学特点。

四、临床表现

由于病毒性脑炎的病变部位和病情轻重不同，临床表现多种多样，且轻重不一。轻者 1～2 周恢复；重者可持续数周～数月，甚至致死或致残。一般说来，病毒性脑炎的临床经过较脑膜炎严重。

(一)病毒性脑膜炎

急性起病，或先有上感或前驱传染性疾病。主要表现为发热、恶心、呕吐、乏力、嗜睡。年长儿会诉头痛，婴儿则烦躁不安，易激惹。一般很少有严重意识障碍和惊厥，可有颈项强直等脑膜刺激征，但无局限性神经系统体征。病程大多在 1～2 周内。

(二)病毒性脑炎(viral encephalitis)

起病急，临床表现因主要病理改变在脑实质的部位、范围和严重程度而有不同。

(1)大多数患儿在弥漫性大脑病变基础上主要表现为发热、反复惊厥发作、不同程度意识障碍和颅压增高症状。惊厥大多呈全部性，但也可有局灶性发作，严重者呈惊厥持续状态(statural convulsvus)。患儿可有嗜睡、昏睡、浅昏迷、深度昏迷甚至去皮质状态(decorticate state)等不同程度意识改变。若出现呼吸节律不规则或瞳孔不等大，要考虑颅内高压并发脑疝(cerebral hernia)可能。

(2)有的患儿病变主要累及额叶皮层运动区,临床则以反复惊厥发作为主要表现,伴或不伴发热。多数为全部性或局灶性强直-阵挛或阵挛性发作,少数表现为肌阵挛或强直性发作。皆可出现痫性发作持续状态。

(3)若脑部病变主要累及额叶底部、颞叶边缘系统,患者则主要表现为精神情绪异常,如躁狂、幻觉、失语以及定向力、计算力与记忆力障碍等。伴发热或无热。多种病毒可引起此类表现,但由单纯疱疹病毒(fever blisters virus)引起者最严重,该病毒感染的脑细胞内易见含病毒抗原颗粒的包含体,有时被称为急性包含体脑炎(acute inclusion body encephalitis),常合并惊厥与昏迷,病死率高。

其他还有以偏瘫、单瘫、四肢瘫或各种不自主运动为主要表现者。不少患者可能同时兼有上述多种类型表现。当病变累及锥体束时出现阳性病理征。

病毒性脑炎病程大多为2~3周。多数完全恢复,仅少数遗留癫痫、肢体瘫痪、智能发育迟缓等后遗症。

五、辅助检查

(一)影像学检查

在CT上可见散在斑片状低密度或更广泛大片状低密度。MRI比CT更敏感,显示病变更具特征性。由于炎症、水肿及脱髓鞘病变在T_2W_1上表现为散在片状长T_2高信号,白质内有指套状大片高信号,多发生于灰、白质交界处。如果治疗及时,3~6个月病变可完全吸收。如病变进一步发展,灰质出现水肿,则在T_2W_1上呈脑回状高信号。病变较重者,常伴有脑出血,此时则不易完全恢复,往往演变成脑软化及胶质增生。早期若平扫未见明显病变,而临床症状较典型时,可采用GD-DTPA增强扫描,由于病变区血脑屏障破坏则可见强化效应。早期也可采用弥散成像,病变区呈高信号。

急性单纯疱疹性脑炎是常见的病毒性脑炎,MRI是首选的影像学检查方法,能清楚地显示病灶部位、形态及范围,对于诊断、病情程度及预后判断具有重要价值。MRI的T_1W_1显示病灶更佳,CT的价值相对较小,但影像学诊断均为参考,病情的最终诊断要根据临床表现、脑脊液检查、血清学试验、影像学检查、脑电图及脑组织活检的资料综合分析。影像学征象:①CT表现,双侧颞叶前端低密度区,不对称,向额顶叶分散,中线结构向一侧偏移。②MRI表现,平扫病变在T_1W_1上呈略低信号区,周围环绕线状略高信号形;在T_2W_1上呈高信号,T_2W_1上的高信号逐渐向岛叶扩散;病变常位于双侧颞叶底面、内侧及岛叶,但一般不累及基底核区。额叶底部也常可见T_2W_1高信号;多数患者发展成为双侧性不对称的病灶,偶尔病变可累及脑干。③皮层出血,在T_1W_1、T_2W_1均呈斑点状高信号。可持续数月。④部分可见占位效应或脑萎缩、囊性脑软化灶。⑤增强扫描,疾病早期海马即可出现异常强化,病变区实质区强化,但强化程度低于软脑膜强化,病变区弥漫或脑回状强化。

(二)脑电图

以弥漫性或局限性异常慢波背景活动为特征,少数伴有棘波、棘慢综合波。慢波背景活动只能提示异常脑功能,不能证实病毒感染性质。某些患者脑电图也可正常。

(三)脑脊液检查

外观清亮,压力正常或增加,白细胞数正常或轻度增多,分类计数以淋巴细胞为主,蛋白质大多正常或轻度增高,糖含量正常。涂片和培养无细菌发现。

(四)病毒学检查

部分患儿脑脊液病毒培养及特异性抗体测试阳性。恢复期血清特异性抗体滴度高于急性期4倍以上有诊断价值。

六、诊断和鉴别诊断

大多数病毒性脑膜炎或脑炎的诊断有赖于排除颅内其他非病毒性感染、Reye综合征等常见急性脑部疾病后确立。少数患者若明确地并发于某种病毒性传染病或脑脊液检查证实特异性病毒抗体阳性者,可直接支持颅内病毒性感染的诊断。

(一)颅内其他病原感染

主要根据脑脊液外观、常规、生化和病原学检查,与化脓性、结核性、隐球菌脑膜炎鉴别。此外,合并硬膜下积液者支持婴儿化脓性脑膜炎。发现颅外结核病灶和皮肤PPD阳性有助结核性脑膜炎诊断。

(二)Reye综合征

因急性脑病表现和脑脊液无明显异常使两病易相混淆,但依据Reye综合征无黄疸而肝功明显异常、起病后3～5d病情不再进展、有的患者血糖降低等特点,可与病毒性脑膜炎或脑炎鉴别。

七、治　　疗

本病缺乏特异性治疗。但由于病程自限性,急性期正确的支持治疗与对症治疗,是保证病情顺利恢复、降低病死率和致残率的关键。主要治疗原则包括以下几条:

(1)维持水、电解质平衡与合理营养供给,对营养状况不良者给予静脉营养剂或白蛋白。
(2)控制脑水肿和颅内高压。
(3)控制惊厥发作及严重精神行为异常。
(4)抗病毒药物:对于疱疹病毒感染者,可用阿昔洛韦(acyclovir),每次10mg/kg,于1h时内静脉注射,每8h 1次,疗程1～2周。对水痘—带状疱疹病毒、巨细胞病毒、EB病毒也有抑制作用。对其他病毒感染可酌情选用干扰素、更昔洛韦、病毒唑、静脉注射免疫球蛋白、中药等。
(5)肾上腺皮质激素的应用:急性期应用可控制炎症反应,减轻脑水肿、降低颅内压,有一定疗效。
(6)抗生素的应用:对于重症婴幼儿或继发细菌感染者,应适当给予抗生素。
(7)康复治疗:对于重症恢复期患儿或留有后遗症者,应进行康复治疗。可给予功能训练、针灸、按摩、高压氧等康复治疗,以促进各种功能的恢复。

(曲先锋　林晓婷)

第四节　小儿癫痫

Section 4

癫痫是由多种原因引起的发作性脑功能障碍综合征,其特征是脑内神经元群反复发作性异常放电引起的突发性、暂时性脑功能失常,临床出现意识、运动、感觉、精神或自主神经功能障碍。癫痫发作的表现与放电的部位、范围及强度有关,因而表现十分复杂。在我国癫痫的患病率为3‰～6‰,大多数在10岁以内发病。

一、病　因

根据病因,可粗略地将癫痫分为三大类,包括:①特发性癫痫又称原发性癫痫,是指由遗传因素决定的癫痫发作。②症状性癫痫又称继发性癫痫,痫性发作与脑内器质性病变密切关联。③隐原性癫痫:虽疑症状性癫痫但尚未找到病因者。

引起癫痫的病因很多,大体可归为以下几类。

(一)脑内结构异常

先天或后天性脑损伤可产生异常放电的致痫灶,或降低了痫性发作阈值,如各种脑发育畸形、染色体病和先天性代谢病引起的脑发育障碍、脑变性、宫内感染、肿瘤,以及颅内感染、产伤或脑外伤后遗症等。

(二)遗传因素

包括单基因遗传、多基因遗传、染色体异常伴癫痫发作、线粒体脑病等。过去主要依赖连锁分析和家族史来认定其遗传学病因。近年依靠分子生物学技术,至少有10种特发性癫痫或癫痫综合征的致病基因得到克隆确定,其中大多数为单基因遗传,系病理基因致神经细胞膜的离子通道功能异常,降低了痫性发作阈值而患病。

(三)诱发因素

许多体内外因素可促发癫痫的临床发作,如遗传性癫病常好发于某一特定年龄阶段;有的癫痫则主要发生在睡眠或初醒时;女性患儿青春期来临时节易有癫痫发作的加重等。此外,发热、饥饿、疲劳、睡眠不足、过度换气、声光刺激、预防接种等均可能成为某些癫痫的诱发因素。

二、癫痫的主要临床类型及其临床表现

(一)分类

对痫性发作进行正确分类有十分重要的临床意义。因为针对不同的发作类型,通常应选用不同的抗癫痫药物。正确进行发作类型分类不仅对正确选药,而且对分析病因、估计患儿病情与预后,均有重要价值。结合发作中的临床表现和相伴随的脑电图特征,国际抗癫痫联盟(ILAE)于1981年提出对发作类型的国际分类,迄今仍是临床工作的重要指南。1983年我国小儿神经学术会议将其简化,见表15-2。2001年ILAE又提出了新的发作分类,见表15-3。但由于新的分类方法比较复杂,且不为大家熟悉,故仍沿用原有的分类方法。

(二)癫痫发作的临床表现

1. 局灶性(部分性、局限性)发作

发作期中脑电图(EEG)可见某一脑区的局灶性痫性放电,或从某一脑区起源而后波及其他区域或全脑。

(1)单纯局灶性发作:发作中无意识丧失,也无发作后不适现象。持续时间平均10～20s。其中以局灶性运动性发作最常见,表现为面、颈或四肢某部分的强直或阵挛性抽动特别易见头、眼持续性同向偏斜的旋转性发作。年长儿可能会诉说发作初期有头痛、胸部不适等先兆。有的患儿于局限性运动发作后出现抽搐后肢体短暂麻痹,持续数分钟至数小时后消失称为Todd麻痹。

局灶性感觉发作(躯体或特殊感觉异常)、自主神经性发作和局灶性精神症状发作在小儿时期少见,部分与其年幼无法表达有关。

(2)复杂局灶性发作:见于颞叶和部分额叶癫痫发作。可从单纯局灶性发作发展而来,或一开始即有意识部分丧失伴精神行为异常。50%～75%的儿科病例表现为意识混沌情况下自动症,如吞咽、咀嚼、解衣扣、摸索行为或自言自语等。少数患者表现为发作性视物过大或过小、听觉异常、冲动行为等。

(3)局灶性发作演变为全部性发作:由单纯局灶性或复杂局灶性发作扩展为全部性发作。

表15-2 小儿癫痫发作分类

Ⅰ.局灶性发作
(1)单纯局灶性(不伴意识障碍)发作
①运动性发作
②感觉性发作
③自主神经性发作
④精神症状性发作
(2)复杂局灶性发作
(3)局灶性发作继发全身性发作
Ⅱ.全部性发作
(1)强直——阵挛发作
(2)强直性发作
(3)阵挛性发作
(4)失冲发作
①典型发作
②不典型发作
(5)肌阵挛发作
(6)失张力发作
(7)婴儿痉挛
Ⅲ.不能分类的发作

2.全部性发作

指发作一开始就有两侧半球同步放电,均伴有程度不等的意识障碍。

(1)强直—阵挛发作:又称大发作,是临床最常见的发作类型,主要表现是意识障碍和全身抽搐。发作主要分为2期:一开始为全身骨骼肌伸肌或屈肌强直性收缩伴意识丧失、呼吸暂停与发绀,即强直期。紧接着全身反复、短促的猛烈屈曲性抽动,即阵挛期。常有头痛、嗜睡、疲乏等发作后现象。脑电图在强直期表现为每秒10次或10次以上的快活动,频率渐慢,波幅渐高;阵挛期除高幅棘波外,间断出现慢波。发作间期可有棘慢波、多棘慢波或尖慢波。

(2)失神发作:典型失神发作时突然停止正在进行的活动,意识丧失但不摔倒,手中物品不落地,两眼呆滞,持续数秒钟后意识恢复,对刚才的发作不能回忆,过度换气往往可以诱发其发作。EEG有典型的全脑同步3Hz棘慢复合波。非典型失神发作与典型失神发作表现类似,但开始及恢复速度均较典型失神发作慢,EEG为15～25Hz的全脑—棘慢复合波,且背景活动异常。非典型失神多见于伴有广泛性脑损害的患儿。

(3)肌阵挛发作:为突发的全身或部分骨骼肌触电样短暂(<0.35s)收缩,常表现为突然点头、前倾或后仰,而两臂快速抬起。重者致跌倒,轻者感到患儿"抖"了一下。发作中通常伴有全脑棘—慢或多棘慢波爆发。大多见于有广泛性脑损伤的患儿。

(4)阵挛性发作:仅有肢体、躯干或面部肌肉节律性抽动而无强直发作成分。

(5)强直性发作:突发的全身肌肉强直收缩伴意识丧失,患儿固定于某种姿势但持续时间较肌阵挛长,5～60s。常见到角弓反张、伸颈、头仰起、头躯体旋转或强制性张嘴、睁眼等姿势。通常有跌倒和发作后症状。发作间期EEG背景活动异常,伴多灶性棘—慢或多棘慢波爆发。

(6)失张力发作:全身或躯体某部分的肌肉张力突然短暂性丧失伴意识障碍。前者致患儿突然跌倒。部分性失张力发作者表现为点头样或肢体突然下垂动作。EEG见节律性或不规则、多灶性棘慢复合波。

(7)痉挛：这种发作最常见于婴儿痉挛，表现为同时出现点头、伸臂（或屈肘）、弯腰、屈腿（或踢腿）或躯干和肢体过伸样等动作其肌肉收缩的整个过程1～3s，肌收缩速度比肌阵挛发作慢，持续时间较长但比强直性发作短。

表15-3　2011年ILVE提出的癫痫发作类型

一、自限性发作类型
（一）全面性发作
1.强直阵挛发作（包括开始为阵挛或肌阵挛的变异型）
2.阵挛性发作（包括无强直成分和有强直成分两类）
3.典型失神发作
4.非典型失神发作
5.肌阵挛失神性发作
6.强直性发作
7.痉挛
8.肌阵挛
9.眼睑肌阵挛（包括伴有失神和不伴有失神两类）
10.肌阵挛失张力发作
11.负性肌阵挛
12.先张力发作
13.全面性癫痫综合征中的反射性发作
（二）局灶性发作
1.局灶性感觉性发作
（1）具有原始感觉症状（如枕叶和顶叶癫痫）
（2）具有经验性感觉症状（如颞顶枕交界处癫痫）
2.局灶性运动性发作
（1）表现为原始阵挛性运动症状
（2）表现为不对称强直性运动发作（如附加运动区发作）
（3）表现为典型（颞叶）自动症
（4）表现为多动性自动症
（5）表现为局灶性负性肌阵挛
（6）表现为抑制性运动发作
3.痴笑发作
4.半侧阵挛发作
5.继发为全面发作
二、持续性发作类型
（一）全面性癫痫持续状态
1.全面性强直——阵挛性癫痫持续状态
2.阵挛性癫痫持续状态
3.失神性癫痫持续状态
4.强直性癫痫持续状态
5.肌阵挛性癫痫持续状态
（二）局灶性癫痫持续状态
1.Kojevnikow部分性持续癫痫
2.持续性先兆
3.边缘性癫痫状态（精神运动性癫痫持续状态）
4.半侧抽搐伴偏瘫持续状态

（三）小儿时期常见的几种癫痫和癫痫综合征

1.伴中央颞区棘波的小儿良性癫痫

这是儿童最常见的一种癫痫综合征，占小儿时期癫痫的15%～20%。该病与遗传有关，常有类似家族史。多数认为属常染色体显性遗传，但外显率低且有年龄依赖性。通常2～14岁间发病，9～10岁为高峰，男略多于女。3/4的发作在入睡后不久及睡醒前。发作大多起始于口面部，呈局灶性发作，如唾液增多、喉头发声、不能主动发声或言语，以及面部抽搐等，但很快继发全身性强直-阵挛发作伴意识丧失，此时才被家人发现，因此经常被描述为全身性抽搐。体检无异常。发作间期 EEG 背景正常,在中央区和颞中区可见棘、尖波或棘—慢复合波,一侧、两侧或交替出现,30% 的患儿仅在睡眠记录中出现异常。本病预后良好,药物易于控制,生长发育不受影响,大多在 15～19 岁前停止发作,但不到 2% 的病例可能继续癫痫发作。

2. 儿童失神癫痫(CAE)

大多于 3～13 岁间发病,6～7 岁为高峰,近 2/3 为女孩,有明显遗传倾向。表现为频繁的失神发作,日数次甚至上百次。每次发作数秒钟,不超过 30 s,因而不跌倒,也无明显体位改变。患儿对发作中情况不能回忆,无头痛、嗜睡等发作后症状,体格检查无异常。失神发作可有 6 种亚型:①单纯失神;②失神伴失张力;③失神伴轻微阵挛;④失神伴强直;⑤失神伴自动症;⑥失神伴自主神经症状。EEG 在发作时表现为两侧对称同步的 3Hz 棘慢复合波爆发过度换气常可诱发特征 EEG 爆发图形和临床发作。药物易于控制预后大多良好。

3. 婴儿痉挛(又称 Wed 综合征)

主要特点为婴儿期起病、频繁的痉挛发作、特异性高幅失律 EEG 以及病后精神运动发育倒退。生后 4～8 个月为发作高峰,痉挛发作主要表现为屈曲性、伸展性和混合性 3 种形式,但以混合性和屈曲性居多。典型屈曲性痉挛发作时,婴儿呈点头哈腰屈(或伸)腿状,伸展性发作时婴儿呈角弓反张样;痉挛多成串地发作,每串数次或数十次,动作急速,可伴有婴儿哭叫。常于思睡和刚醒时容易连续发作。EEG 显示不同步、不对称并伴有爆发抑制交替倾向的高波幅慢波,混有不规则的多灶性棘、尖与多棘慢波,即高幅失律 EEG 图形。睡眠记录更易获得典型高幅失律图形。其病因复杂,大致可分为隐原性和症状性 2 大类。后者是指发病前已有宫内、围生期或生后脑损伤证据,如精神运动发育迟缓、异常神经系统体征或头颅影像学改变等治疗效果差,80% 以上存在遗留智力低下危险。约 20% 的婴儿痉挛病例属隐原性病前无脑损伤证据可寻,早期治疗,40% 患儿可望基本正常的智能和运动发育。

4. Lennox-Castaut 综合征(简称 LGS)

主要特点为频繁的、形式多样的癫痫发作;脑电图呈慢棘慢波;智力发育大多落后。起病年龄以 3～5 岁最多见,但在 1～14 岁之间均可发病。25% 以上有婴儿痉挛病史。患儿每天同时有多种形式发作,其中以强直性最多见,其次为肌阵挛或失张力发作,还可有强直—阵挛、不典型失神等。非快速眼动(NREM)睡眠期较清醒时有更频繁发作。多数患儿的智力和运动发育倒退。EEG 显示在异常慢波背景活动上重叠 15～25Hz 慢—棘慢复合波。治疗困难,1/3 以上患儿对多种抗癫痫药物无效是儿童期一种主要难治性癫痫。

(四)癫痫持续状态

凡一次癫痫发作持续 30min 以上,或反复发作而间歇期意识无恢复超过 30min 者,均称为癫痫或惊厥持续状态。各种癫痫发作均可发生持续状态,但临床以强直—阵挛持续状态最常见。局灶型阵挛发作持续状态也很常见。癫痫患儿出现持续状态多由于突然停药、更换药物不当、感染、高热、药物中毒等诱因导致。在原无癫痫的病儿则多与急性脑损伤有关,如颅内感染、中毒、外伤、脑血管意外等。热性惊厥也可出现持续状态。癫痫持续状态是小儿急症,须及时处理。

三、诊　　断

确立癫痫诊断,应包括 3 个方面:①是否是癫痫;②若系癫痫发作,进一步弄清是什么发作类型,抑或属于某一特殊的癫痫综合征;③尽可能明确或推测癫痫发作的病因。一般按以下步骤搜集诊断依据。

(一)详细的病史

癫痫患儿可无明显异常体征,详细而准确的发作史对诊断特别重要。癫痫发作应具有发作性和重复性这一基本特征。问清从先兆、发作起始到发作全过程,有无意识障碍,是局限性或是全面性发作,发作次数及持续时间,有无任何诱因,以及与睡眠关系等;提示与脑损伤相关的个人与过去史:如围生期异常、运动及智力发育落后、颅脑疾病与外伤史等;癫痫、精神病及遗传代谢病家族史。

(二)实验室检查

临床疑是继发性癫痫者应常规进行血、尿、粪检查和代谢病筛查试验,血糖、电解质及肝肾功能检查;疑是颅内感染者应作脑脊液检查;疑是心脏或自主神经异常时应作心电图检查等;必要时应进行染色体核型分析。

(三)脑电图检查

脑电图是诊断癫痫最重要的客观指标,不仅对癫痫的确认,而且对临床发作分型和转归分析均有重要价值。在进行小儿脑电图诊断时应注意:①尽量避免使用镇静药,原已服用的抗痫药物无须停用以免诱发癫痫发作;②发作间脑电图应包括睡眠及清醒记录,睡眠 EEG 可在记录前一天行睡眠剥夺以保证 EEG 记录时为自然睡眠状态;③记录时间应不少于 20min,力争观察到发作时的异常放电;④有条件时对诊断不明确者应作动态脑电图(AEEG)或录像脑电图(VEEG),连续 24h 或更长时程监测,可对其发作行为进行同步观察并可更确切了解癫痫的起源脑区;⑤在判定 EEG 时,必须在 EEG 有棘波、尖波、棘-慢复合波、高幅阵发性慢波等癫痫波形时,方可诊断癫痫,背景波的描述也应按照小儿发育中 EEG 特点判定正常与否。不能只依据一次 EEG 而除外癫痫。

(四)影像学检查

CT 及 MRI 可发现脑内结构异常。对颅内钙化、畸形、占位病变、血管异常、灰质异位、脑回异常等可肯定诊断。故提倡常规进行 CT 或 MRI 检查甚至功能影像学检查以明确癫痫的病因。

四、鉴别诊断

小儿时期存在多种形式的非癫痫发作性疾病应注意与癫痫鉴别。总的说来,除晕厥和屏气发作外,非痫性发作均无意识丧失和发作后症状,同时发作中 EEG 均无癫痫波出现。

(一)习惯性阴部摩擦

女孩较多,发作时婴儿双腿用劲内收,或相互摩擦,神情贯注,目不转睛,面色潮红,有时两上肢同时用劲,伴出汗。但本病发作中神志始终清楚,可随时被人为中断,发作期和发作间期 EEG 正常,可与癫痫区别。

(二)婴幼儿屏气发作

多发生于 6～18 个月婴儿,分为两型:①青紫型:均先有剧烈的愤怒或恐惧诱因,大声哭喊后即屏气于呼气相,出现青紫,重者意识丧失及全身强直或抽动,约数分钟后缓解;②苍白型:可因愤怒或惊吓诱发后,随之出现苍白,失张力,少数有肌肉抽动,此时心率可减慢,持续 1～3 min 缓解。与癫痫的区别在于,本病明显以啼哭为诱因,意识丧失前先有呼吸暂停及青紫,EEG 无异,随年龄增大发作逐渐减少,5 岁后不再发作。

(三)睡眠障碍

儿童期常见的睡眠障碍如夜惊、梦魇和梦游等。

夜惊常见于 4～7 岁儿童,属 NREM 期睡眠障碍。深睡中患儿突然坐起哭叫,表情惊恐,伴有瞳孔散大、出汗、呼吸急促等交感神经兴奋表现,不易唤醒。数分钟后即再度安静入睡。次日对发作无记忆。根据其发作的自限性,EEG 正常,可与癫痫区别。

梦魇以学龄前或学龄期儿童居多。常发生在后半夜和眼动(REM)睡眠期,患儿因噩梦引起惊恐状发作。与夜惊不同,梦魇中患儿易被唤醒,醒后对刚才梦境能清楚回忆,并因此心情惶恐无法立即再睡。根据其 EEG 正常,和对发作中梦境的清楚回忆可与癫痫鉴别。

梦游症也是 NREM 深睡期障碍。患儿从睡中突然起身,从事一些无目的活动,如穿衣、搜寻、进食甚至开门窗等。发作中表情呆滞,自言自语地说一些听不懂的言词。醒后对发作无记忆。与精神运动性癫痫发作的区别在于各次发作中梦游症的异常行为缺少一致性,发作中 EEG 正常,患儿很易被劝导回床上,也无发作后意识恍惚或乏力等表现。

(四)癔病性发作

可与多种癫痫发作类型混淆。但癔病发作并无真正意识丧失,发作中慢慢倒下不会有躯体受伤,无大小便失禁或舌咬伤。抽搐动作杂乱无规律,瞳孔无散大,深、浅反射存在,发作中面色正常,无神经系统阳性体征,无发作后嗜睡,常有夸张色彩,易受暗示,随病程进展发作表现易泛化或变化。发作期与发作间期 EEG 正常,暗示治疗有效,与癫痫鉴别不难。

(五)血管迷走性晕厥

是由于迷走神经张力增加引起的全身血管扩张,大量血液分布在肌肉组织,导致血压降低,心输出量减少及脑供血不足,引起突然发生的短暂的意识丧失状态。年长儿多见,尤其青春期。常发生在患儿由卧位、坐位或蹲位突然变为直立位时,其他引起血管迷走性晕厥的原因为疲劳、闷热、情绪激动、恐惧等。晕厥发生前,患儿常先有眼前发黑、头晕、苍白、出汗、无力等,继而短暂意识丧失,偶有肢体强直或抽动,清醒后对意识障碍不能回忆,并有疲乏感。与癫痫不同,晕厥患者意识丧失和倒地均逐渐发生,发作中少有躯体损伤,EEG 正常,头竖直-平卧倾斜试验呈阳性反应。

其他如偏头痛、多发性抽动、小儿精神病等均须与癫痫鉴别。

五、治 疗

癫痫治疗的目的是完全控制发作、消除病因、减少脑损伤和维持精神神经功能的正常,尽量保证患儿的正常生活、学习和精神愉快,使患儿在身体、心理和社会适应方面都达到良好状态。早期合理的治疗,能使90%左右患儿的癫痫发作得到完全或大部控制。多数患儿可望癫痫不再复发。家长、学校及社会应树立信心,批驳"癫痫是不治之症"这一错误观念。

(一)原则

(1)指导家长、学校及患儿对癫痫有正确认识,明确长期规律治疗的重要性,应坚持到医疗单位定期随访,安排正常合理的学习及规律的生活,避免各种可能诱发癫痫发作的因素,慎防意外。

(2)病因治疗。

(3)抗癫痫药物或手术治疗。

(二)药物治疗

合理使用抗癫痫药物是当前治疗癫痫的主要手段。

1.抗癫痫药物使用原则

遵从以下原则是实现合理用药的基础

(1)早治:一旦明确诊断,即应在病因治疗同时,尽早给予抗痫药物。但对首次发作轻微且无其他脑损伤伴随表现者,也可待第二次发作后再用药。

(2)根据发作类型选药:见表 15-4、表 15-5。常用药物中,丙戊酸(VPA)与氯硝基安定(CZP)是对大多数发作类型均有效的广谱抗癫痫药,而抗癫痫新药中,主要是妥奉(托吡酯,TPM)和拉莫三嗪(LTG)有较广抗癫痫谱。

(3)单药或联合用药的选择:近3/4的病例仅用一种抗癫痫药物即能控制其发作。但临床上遇到难治性癫痫患儿,尤其是多种发作类型患儿,应考虑2~3种作用机制互补的药物联合治疗。

(4)用药剂量个体化:从小剂量开始依据疗效、患者依从性和药物血难度逐渐增加并调整剂量,达最大疗效或最大血浓度时为止。

(5)定期监测血药浓度:注意随体重增加适当增加药物剂量。

(6)服药要规律、疗程要长:每日给药次数应视药物的半衰期而定,要保证患儿规律服药在服药5个半衰期后才能达稳态血药浓度。一般应在服药后完全不发作2~4年,又经6~12个月逐渐减量过程才能停药。不同发作类型的疗程也不同,失神发作在停止发作2年,复杂性局灶性发作、LGS等则要停止发作后4年考虑停药。要幼儿期发病、不规则服药、EEG持续异常,以及同时合并大脑功能障碍者,停药后复发率高。青春期来临易致癫痫复发加重故要避免在这个年龄期减量与停药。

(7)停药过程要慢:患儿停药要有缓慢减量的过程如突然停药易引起癫痫持续状态。

(8)定期复查:密切观察疗效与药物副作用。除争取持续无临床发作外,至少每年应复查一次常规脑电图。针对所用药物主要副作用,定期监测血常规、血小板计数或肝肾功能。

2.传统抗癫痫药物与抗癫痫新药见表15-4

表15-4 不同癫痫发作类型药物选择

发作类型	常用抗癫痫药物	抗癫痫新药
强直—阵挛性发作	VPA、CBZ、PB、PHT、CZP	TPM、LTG
肌阵挛、失张力、强直性或不典型失神发作	VPA、CZP、NZP	TPM、LTG
失神发作	ESX、VPA、CZP	LTG
局灶性发作,继发性强直-阵挛发作	CBZ、VPA、PHT、PB、CZP	TPM
婴儿痉挛	ACTH、CZP、VPA、NZP	VGB、TPM、LTG

注:表中各种抗癫痫药物的英文缩写参见表15-5。

(三)手术治疗

主要适用于规范的药物治疗无效或效果不佳、频繁发作影响患儿的日常生活,且有明确局灶性癫痫发作起源者。手术方式有癫痫灶切除术、病变半球切除术,以及不切除癫痫灶的替代手术(如胼胝体切断术、软脑膜下皮层横切术)等。

手术禁忌证包括伴有进行性大脑疾病、严重精神智能障碍(IQ < 70,或活动性精神病),或术后会导致更严重脑功能障碍的难治性癫痫患者。

(四)癫痫持续状态的治疗

主要包括

(1)尽快控制发作。立即静脉注射有效而足量的抗癫痫药物,通常首选地西泮,又名安定。大多在1~2min内止惊。每次剂量0.3~0.5mg/kg,一次总量不超过10mg。原液可不稀释直接静脉推注,速度不超过1~2mg/min(新生儿0.2mg/min),推注过程中如发作停止则弃去所剩药物。必要时1/2~1h后可重复一次,24h内可用2~4次。静脉注射困难时同样剂量经直肠注入比肌肉注射见效快,5~10min可望止惊。静脉推注中要密切观察有无呼吸抑制。与地西泮同类的有效药物还有劳拉西泮或氯硝西泮。此外,苯妥英钠、苯巴比妥都属于抢救癫痫持续状态的第一线药物,其作用各有特色,单独或联合应用。

(2)保持呼吸道通畅吸氧,必要时人工机械通气。

(3)防治颅压增高,保护脑和其他重要脏器功能,预防并发症。

(4)病因治疗。

(5)发作停止后,给予抗癫痫药物以防再发。

表 15-5 传统抗癫痫药物与抗癫痫新药

	药物	剂量 (mg/kg)	有效浓度 (μmol/L)	半衰期 (h)	主要不良反应
传统抗癫痫药物	丙戊酸(VPA)	15~40	50~110	6~16	食欲增加、肝功能损害,血小板减少等
	卡马西平(CBZ)	15~30	4~12	8~20	头晕、皮疹、白细胞减少、肝功能损害等
	苯妥英钠(PHT)	3~8	10~20	22	齿龈增生、共济失调、皮疹、白细胞减少
	苯巴比妥(PB)	3~5	20~40	96	多动、注意力不集中、皮疹
	乙琥胺(ESX)	20	40~120	55	胃肠道反应、头痛、白细胞减少
	氯硝基安定(CZP)	0.01~0.2	20~80	20~40	嗜睡、共济失调、流涎、全身松软
	硝基安定(NZP)	0.2~1		8~36	同 CZP
	促肾上腺皮质(ACTH)	25~40 单位 (4~6 周)			肾上腺皮质功能亢进
抗癫痫新药	托吡酯(TMP)	4~8		15	嗜睡、认知障碍、词语困难、食欲减退、体重减低、少汗等
	拉莫三嗪(LTG)	5~15	1.5~3.0	20~30	皮疹、嗜睡、头痛、共济失调、胃肠反应
	氨乙烯酸(VGB)	40~80		5~6	嗜睡、精神压抑、视野缺失
	左乙拉西坦(LEV)	20~60			嗜睡、头晕和虚弱无力

(张霞 李东)

第五节 重症肌无力

Section 5

重症肌无力(MG)是因神经-肌肉接头部位乙酰胆碱受体减少而出现传递障碍的免疫性疾病,是 T 细胞依赖的抗乙酰胆碱受体(AChR)抗体介导的自身免疫性疾病。临床主要特征是局部或全身横纹肌于活动后易疲劳无力,经休息或用抗胆碱酯酶药物后可以缓解,也可累及心肌与平滑肌,表现出相应的内脏症状。少数重症肌无力患者可有家族史(家族性遗传性重症肌无力)。

一、诊断步骤

(一)病史采集要点

1.起病情况

起病多在 2 岁以后,女多于男,隐匿起病,发病诱因多为感染、药物、外伤、预防接种、精神创伤及疲劳等。

2. 主要临床表现

人体任何部位的随意运动肌肉都可以受到 AchR 抗体（AchR ab）的侵犯而出现肌无力和易疲劳现象，因而其临床表现是多种多样非常复杂的，但以晨轻暮重、休息时轻活动时加重为突出表现。其首发症状有以下几点。

(1) 眼肌症状：是最为多见的首发症状，表现为上睑下垂、复视、斜视等。尤以眼睑下垂最多。

(2) 咽喉肌无力：表现为说话鼻音、声音嘶哑、吞咽困难、喝水呛咳等。

(3) 咀嚼肌无力：表现为咀嚼无力，嚼头几口时还勉强可以，但越嚼越无力。严重时连口也张不开。

(4) 面肌无力：由于面部表情肌的无力，常使患者笑得不自然，呈苦笑面容。严重面肌无力时可闭目不合、闭口不合、咀嚼不能等。

(5) 颈肌无力：患者感到抬不起头来，有时需要用手托起下巴，检查时让患者仰卧（不枕枕头），令其用力屈颈抬头，严重者抬头不能，较轻的颈肌无力者可发现持续抬头时间明显缩短。

(6) 肢体肌肉无力：表现为四肢无力，亦可先表现为双下肢无力，上楼困难或蹲下站立不能，或先表现为双上肢无力，梳头、洗脸困难，上肢上举无力。

(7) 呼吸困难：以呼吸困难为首发症状者极为少见，由于这种患者大多没有眼肌无力的症状，故是最容易误诊的首发症状，但常伴有鼻音、声音嘶哑、咀嚼无力或吞咽困难等症状，予疲劳试验常可发现病态疲劳现象。在多年的病程中。只有极个别的患者局限于原来的首发症状，而大多数患者都具有多种随意肌无力的表现，甚至全部的随意肌均感无力和易疲劳，但最多见的症状仍然是眼肌无力。

3. 既往病史

有无其他自身免疫性疾病史，如类风湿性关节炎、甲状腺疾病、系统性红斑狼疮、糖尿病、干燥综合征等；起病前有无感染、用药、外伤或预防接种史等诱因；新生儿应询问出生时有无窒息史等异常分娩情况。

4. 家族史

询问家族中有无类似患者，新生儿的母亲有无重症肌无力病史。

(二) 体格检查要点

1. 疲劳试验

正常人的肌肉持续性收缩时也会出现疲劳，但是 MG 患者常常过早出现疲劳，称作病态疲劳性。病态疲劳性是重症肌无力的特征性表现，在患儿配合的情况下可通过疲劳试验（Jolly 试验）判断有无病态疲劳性。

(1) 眼肌的疲劳试验：当眼肌受累时患者常常表现为上睑下垂和复视等，检查时可发现眼睑下垂侧眼裂变小，复视患者可发现眼球在某一个或几个方向上活动受限，瞳孔反应正常。此时可作下列试验：①让眼睑下垂的患者用力持续睁眼，向上方注视，观察开始出现眼睑下垂或眼睑下垂进一步加重所需的时间，眼睑下垂出现或加重得越早和眼裂变得越小，提示提上睑肌的病态疲劳性越严重。②让患者用力向眼球运动受限侧方向持续注视，观察开始出现复视和复视加重所需的时间，复视加重现象出现得越早提示内收肌或外展肌病态疲劳程度越重。而动眼神经和外展神经麻痹所引起的上眼睑下垂和复视则不会因持续睁眼而使复视越来越重。

(2) 面肌的疲劳试验：用力持续闭眼 60s 后观察眼轮匝肌的收缩是否出现病态疲劳现象。正常人用力持续闭眼后埋睫征存在（即睫毛均可埋进去），当眼轮匝肌轻度无力时埋睫征不全（睫毛大部分露在外面），中度无力时埋睫征消失（睫毛全部露在外面），重度无力时闭目不合，有露白现象。MG 患者若有面肌无力时让其持续用力闭眼 60s 后可见从埋睫征不全进一步加重至埋睫征消失甚至闭目不合，提示眼轮匝肌有病态疲劳现象。

(3) 颈部肌肉的疲劳试验：让患者平卧，不枕枕头，令其用力持续抬头，维持 45°。MG 患者若有颈部肌肉无力,抬头试验可发现持续时间明显缩短,最严重时甚至抬头不能,时间越短提示胸锁乳突肌病态疲劳的程度越重。

(4)四肢肌肉疲劳试验:①侧平举试验:令患儿双上肢用力持续侧平举90°,观察能维持侧平举的持续时间,当肌无力严重时患者侧平举不能。②直腿上举试验:令患儿仰卧后一条腿直腿上举,用力维持在45°,维持的时间越短,提示下肢近端肌肉病态疲劳程度越重。③蹲下站立试验:令患儿连续蹲下站立,不用手扶。MG患者越做越无力,次数明显减少,更加严重时蹲下站立不能。

2.其他

应注意患儿有无合并感染征象,有无呼吸困难表现,体格、智力发育情况。

(三)门诊资料分析

(1)血常规没有合并感染时,血常规无特异性表现。

(2)血清肌酶正常。

(四)进一步检查项目

1.抗胆碱酯酶药物试验

(1)腾喜龙试验:腾喜龙0.2mg/kg静脉注射,症状迅速缓解则为阳性。该药物静脉注射偶尔可致一些严重的副作用,如严重的心动过缓、心搏骤停、声门痉挛等,故现今已少用。

(2)新斯的明试验:一般用甲基硫酸新斯的明0.03~0.04mg/kg肌注,注射后30min重新作疲劳试验,将注射后与注射前的疲劳试验结果相比,看有无显著改善,可显著改善则为阳性。为对抗新斯的明的毒蕈碱样副作用(心动过缓、腹痛、腹泻、呕吐等),可同时肌注阿托品0.01mg/kg,该药物的注射只会减轻新斯的明的副作用,而不会减弱新斯的明改善肌力的正作用。肌注后30min作疲劳试验若无明显改善,可在肌注后40min重新作一次疲劳试验,个别患者药物吸收缓慢,肌注后40min才开始发挥作用。若此时仍无明显改善,但临床表现仍怀疑为MG时,可次日用0.05~0.1mg/kg再试,如仍无反应,一般可排除本病。应该注意:新斯的明试验只作皮下或肌肉注射,也可以口服,但不可静脉注射,因其偶可引起心搏骤停,肌注新斯的明前应该常规检查心电图,若心电图发现严重的窦性心动过缓、室性心动过速则忌用;哮喘和心绞痛患者忌用。

2.神经电生理检查

(1)重复神经电刺激(RNS):是经神经干连续的低频重复电刺激,由该神经支配的肌肉上接受反应电位。正常值:低频重复电刺激(<5Hz),其波幅或面积衰减不应超过5%~15%;高频重复电刺激(>10Hz)时,其衰减不应超过30%;服用胆碱酯酶抑制剂者,最好于停药24h再作此项检查。RNS操作简单易行,并可反复多次测定。

(2)单纤维肌电图(SFEMG):是当前诊断MG最为敏感的电生理检查,阳性率高,可客观评价病变的严重程度和对治疗的反应,但因操作费时、疼痛,而且需要被检测者合作,儿童开展较少。

3.血清AchR抗体检测

特异性达99%,敏感性达88%;伴有胸腺瘤的全身型阳性率高,可达100%;有少数患者血液中始终测不到抗体,故抗体阴性不能排除此病。

4.纵隔的放射学检查

了解有无胸腺瘤或胸腺增生。

二、诊断对策

(一)诊断要点

(1)病史:病变主要侵犯骨骼肌;在尚未用糖皮质激素治疗前大多有晨轻暮重(激素可诱发

一过性加重现象)、休息后减轻而活动后加重等症状波动现象。此外,还有少数病程长、病情较重的患者,问不出每日波动性现象,这是由于 AchR 遭到严重破坏的缘故,无论早晚均没有足够的受体与 Ach 有效地结合,对这种患者详细询问早期病史仍可有每日症状波动现象的发现。

(2)疲劳试验阳性;无神经系统定位体征。

(3)AChR 抑制剂药物试验阳性。

(4)血清高滴度 ACh-Ab。

(5)重复神经刺激试验阳性。

(二)鉴别诊断要点

1.眼肌型肌营养不良

属常染色体显性或隐性遗传,首发症状常为眼睑下垂,随着病情进展眼外肌受累出现复视或眼球固定;可有面肌、咀嚼肌及肩胛肌肌无力和肌萎缩表现,病情呈进行性发展,无晨轻暮重变化;血清肌酶及肌肉活检可资鉴别。

2.肉毒杆菌中毒

有不洁饮食史,急性起病,可有眼外肌及其他颅神经受累,重者全身肌肉瘫痪;大便可分离出病原菌。

3.周期性麻痹

属常染色体显性遗传病,表现为反复发作性骨骼肌弛缓性麻痹,肌张力降低,腱反射消失,持续数分钟至数小时,重者数天,发作间歇期肌力正常;发作时有血清钾改变。

(三)临床类型

1.传统上根据发病年龄和临床特征分型

(1)新生儿一过性重症肌无力:患 MG 的母亲所生的新生儿出生后出现一过性肌无力症状,表现为吸奶困难、哭声低弱、四肢活动减少、全身肌张力降低,可因呼吸困难死亡。多数在生后 6 周内可自然减轻、痊愈。此型是因为母亲血液中的 AchR 抗体经胎盘转移给胎儿所致。

(2)新生儿先天性重症肌无力:为常染色体隐性遗传,多有家族史。患儿生后即全身肌无力,哭声低弱,上睑下垂,呼吸困难少见。乙酰胆碱受体抗体水平不高,抗胆碱酯酶药物治疗无效。

(3)儿童型:自新生儿期后至青春期发病,女性较多,儿童型伴有胸腺瘤较少,发生危象也较少。此型又分为:①眼肌型:只表现为眼睑下垂和不同程度的眼肌麻痹。②全身型:一组以上肌群受累,主要累及四肢,常伴眼外肌受累。病肌无肌萎缩,无纤维性颤动,感觉正常。③脑干型:表现为吞咽困难,声音嘶哑,可伴有眼睑下垂和全身肌无力。

2.目前多按 Ossermen 改良法分型

(1)Ⅰ型:眼肌型,仅眼外肌受累,常表现为眼睑下垂和复视等。

(2)Ⅱ型:①ⅡA 型:轻度全身型,以四肢肌肉轻度无力为主要表现,一般生活可以自理,无呼吸肌麻痹。②ⅡB 型:中度全身型,较严重的四肢无力,生活不能自理,可伴眼肌和咽喉肌无力症状,无呼吸困难。

(3)Ⅲ型:暴发型,急性起病,常在数周、数月内迅速出现严重的咽喉肌无力症状,大多在半年内出现呼吸肌麻痹。

(4)Ⅳ型:迟缓型,病程反复 2 年以上,由Ⅰ型或Ⅱ型逐渐发展,出现严重的咽喉肌无力症状和呼吸肌麻痹。

(5)Ⅴ型:肌萎缩型,在全身型中,特别是在Ⅱ型和Ⅳ型患者中有的可出现肌肉萎缩,主要是舌肌和肩胛带近端肌肉的萎缩。

(6)重症肌无力危象：常见诱因包括各种感染、电解质紊乱、脱水酸中毒、不规则用药、药物过敏、强烈的精神刺激、创伤及手术、过度疲劳，使用了对神经肌肉传导有阻滞作用的药物、应用麻醉、镇静催眠药物等。包括3种类型：①肌无力危象：为治疗延误或措施不当如抗胆碱酯酶药物剂量不足所致的病情恶化，肌无力症状突然加重，咽喉肌和呼吸肌无力，患者不能吞咽和咳痰，呼吸动度变小，导致呼吸困难和严重缺氧，可因窒息致死。②胆碱能危象：由于胆碱酯酶抑制剂（ChEI）过量所致，见于长期服用较大剂量的胆碱酯酶抑制剂的患者。胆碱能危象在发生严重的呼吸困难和窒息之前常先表现出明显的胆碱酯酶抑制剂的副作用如：a.毒蕈碱样副作用：恶心、呕吐、腹痛、腹泻、肠鸣音亢进、尿频、大小便失禁、瞳孔缩小及支气管痉挛、多汗、流泪、皮肤湿冷、唾液及气管分泌物明显增多；b.烟碱样副作用：肌束震颤、肌肉痉挛和肌肉无力；c.中枢神经系统副作用：激动、头痛、精神错乱、晕厥、惊厥、昏迷等。③反拗性危象：对抗胆碱酯酶药物不敏感所致。临床难以区别危象性质而又不能用停药或加大药物剂量改善症状者，多在长期较大剂量治疗后发生，诱因可能为胸腺手术、感染、电解质紊乱或原因不明，多见于全身型重症患者，药物剂量未变而突然失效。

三、治疗对策

（一）治疗原则

(1)早诊断、早治疗，根据病情及疾病类型制定合理的治疗方案，治疗个体化。

(2)在长期的治疗过程中做好健康教育，教育患者坚持按时服药，药量与用法不可随意更改，注意药物副作用。

(3)患者禁用和慎用干扰乙酰胆碱产生和（或）释放的抑制剂如：①奎宁、普鲁卡因酰胺、奎尼丁、吗啡、乙醚、非那根、舒乐安定、氨基贰类抗生素、新霉素、土霉素、四环素、杆菌肽、多黏菌素；②中成药如六神丸、喉症丸、牛黄解毒丸、蝉蜕等有阻断神经传递作用的药物。

（二）治疗计划

1. 胆碱酯酶抑制剂

其代表药物是溴吡斯的明，常用剂量成人为60~120mg/次；儿童<5岁2mg/(kg·d)，>5岁为1mg/(kg·d)，分3~4次口服。一般用于疾病的早期和轻症患者，该药的缺点是易产生耐药性，且对病因无根本的治疗作用，易掩盖疾病本身的进展过程，故不主张大剂量长期使用。也可用新斯的明，婴幼儿1~2mg/次，年长儿7.5~15mg/次，口服，药效维持2~6h，因人而异制定用药间隔。肌肉注射剂量为口服量的1/30。

2. 免疫治疗

(1)短程免疫治疗：①血浆置换：用于重症MG患者及准备做胸腺切除的患者，但价格昂贵，亦不能维持长时间；②静脉注射大剂量丙种球蛋白：其适应证同血浆置换，但不良反应更少，是一种比较安全有效的新疗法。剂量为0.2~0.4g/(kg·d)，静脉点滴，连续3~5d为1疗程；也可用冲击疗法：1~2g/(kg·d)，用1~2次。一般在治疗后1周左右起效，疗效可持续1~2个月。

(2)长程免疫治疗：①胸腺切除：患儿合并胸腺瘤是胸腺切除的绝对指征，5年有效率达90%。胸腺切除术是目前公认的治疗重症肌无力的有效方法之一，其长期有效率达到80%以上，完全缓解率约8%。近年更进一步认识到，本病应该及早手术切除胸腺，因为病程越短，手术效果就越好，而病程拖的越长，治疗效果越差。②肾上腺皮质激素：激素使用方案有a.小剂量递增疗法：2~4周内将泼尼松从初始剂量[0.25~0.5mg/(kg·d)]增加到最大剂量[1.5~2.0mg/(kg·d)]；b.大剂量递减疗法：先用甲泼尼松龙冲击疗法[20~30mg/

(kg·d)]连用3～5d,再以小剂量泼尼松维持治疗。③其他非特异性免疫抑制剂:a.硫唑嘌呤:开始剂量为1mg/(kg·d),渐增到2～3mg/(kg·d);b.环磷酰胺;c.环孢素:可加用于激素依赖型患者,以减少激素的用量和副作用。

(3)特异性免疫治疗:选择性抑制乙酰胆碱受体抗体介导的免疫反应。

3. 干细胞移植

近来研究证实骨髓间充质干细胞移植可使一些难治性MG患者得以缓解。

(三)治疗方案选择

(1)疾病的早期和轻症患者可予胆碱酯酶抑制剂。

(2)重症患者、全身型肌无力、合并胸腺瘤可予胸腺切除;对单纯型仅在病情重、长时间药物治疗效果不佳或疑有胸腺瘤者方行胸腺切除;年龄最好在6岁以后。

(3)各型患者,尤其是严重的全身型肌无力、对抗胆碱酯酶药物耐药者、胸腺切除前后的患者可予肾上腺皮质激素。

(4)危象的处理:①去除诱因,胆碱能危象应立即停用胆碱酯酶抑制剂,肌无力危象应加大抗胆碱酯酶药物剂量。反拗性危象停用一切抗胆碱酯酶药至少3天后从原药量的半量开始给药,同时改用或并用激素。②保持呼吸道通畅,自主呼吸不能维持正常通气时,须尽早气管切开行人工辅助呼吸。③积极控制感染。④大剂量皮质激素的应用:甲基泼尼松龙冲击疗法。⑤加强吸痰、气管切开口和鼻饲护理,必要时静脉营养。

四、病程观察及处理

(一)病情观察要点

(1)治疗期间应观察患儿意识、瞳孔、肌力、呼吸情况,有无药物副作用出现。

(2)注意有无肌无力危象的发生。

(3)使用机械通气者应注意呼吸机运行是否良好,及时吸痰,定期做血气分析;气管切开者注意有无切口渗血,皮下气肿等。

(4)药物副作用监测:①抗胆碱酯酶药物:不良反应主要由于胆碱能神经兴奋过度所致,包括恶心、呕吐、腹痛、腹泻、流涎等,过量时可发生胆碱能危象。阿托品应作为必备的解救药。②激素:使用大剂量激素期间严密观察呼吸变化,预防出现呼吸肌瘫痪,做好抢救准备;应补充钾盐;长期使用激素者应观察有无消化道出血、高血压、骨质疏松等并发症。

(二)疗效判断与处理

1. 疗效判断标准

(1)临床痊愈:所有症状体征消失,停药2年以上无复发。

(2)临床近期痊愈:症状体征基本消失,停药后1个月以上无复发。

(3)好转:症状体征部分消失,维持用药1个月以上无加重。

(4)无效:持续用药症状体征无好转,甚至恶化。

(5)复发:肌无力患儿经过治疗或自行缓解达痊愈或基本痊愈标准后再次出现类似病初的症状体征。

2. 处理

(1)痊愈者长期随访。

(2)好转者继续维持用药,激素可适当调整剂量。

(3)无效者需调整治疗方案,或联合用药,或胸腺切除。

(4)复发者应积极寻找原因,如不规则用药或过早停药、感染等。

五、预后评估

(1)少数病例可自然缓解。发病年龄大、病程长、用药时间过短者,容易复发。

(2)重症肌无力的治疗可以使 1/3 左右的患者痊愈,剩下的大部分只能得到缓解,但需坚持长期治疗。死亡原因:病程 5 年以内者多死于重症肌无力本身,5~10 年多死于继发感染等,10 年以上多死于呼吸及代偿功能衰竭等。

(王莉)

第六节 脑性瘫痪
Section 6

脑性瘫痪是指出生前到出生后一个月内各种原因所致的非进行性脑损伤。症状在婴儿期内出现,一般可由产前、产时和生后病因引起,而其中以窒息、胆红素脑病及低出生体重为 3 大高危因素。本病主要表现为中枢运动障碍及姿势异常,并伴智力低下、癫痫、行为异常或感知觉障碍。

一、病因

(一)引起脑性瘫痪的各类原因

病因很多,既可发生于出生前,如各种原因所致的胚胎期脑发育异常等;也可发生在出生时,如新生儿窒息、产伤等;还可发生于出生后,如某些心肺功能异常疾病(先天性心脏病、呼吸窘迫症等)引起的脑损伤。

(二)引起脑性瘫痪的具体原因

目前归纳起来主要有下列原因:新生儿窒息、黄疸、早产、妊娠早期用药、新生儿痉挛、低体重、急产、母体中毒、阴道流血、颅内出血、产程过长、前置胎盘、母患精神病、妊娠中毒症、吸入性肺炎、双胎、巨大儿、妊娠反应重、脐带绕颈、胎头吸引、臀位、横位、硬肿症等,其发病率为 2‰~3‰。

二、诊断

患者具有下列第(1)~(4)项可诊断为本病。

(1)有自主运动功能障碍,可表现为痉挛性瘫痪,肌张力增高,腱反射亢进,踝阵挛和巴宾斯基征阳性,足部马蹄状内翻,足尖着地。托起患儿时双下肢可呈剪刀状交叉。或表现为手足徐动、共济失调、肌张力低下、四肢震颤。

(2)生后或幼儿时期发病,病变稳定,非进行性。

(3)可伴智力低下、视觉障碍、听力障碍、癫痫、语言障碍、精神行为异常。

(4)排除进行性疾病所致的中枢性瘫痪,如遗传代谢性疾病、变性疾病、肿瘤、肌营养不良等。

三、鉴别诊断

(1)痉挛型瘫痪:应与其他神经系统进行性疾病所致的中枢性瘫痪鉴别,如脑白质不良、大脑半球及脊髓肿瘤所致的瘫痪等。

(2) 肌张力低下型：应与婴儿型脊髓性肌萎缩相鉴别。
(3) 共济失调型：应与慢性进展的小脑退行性变性鉴别。

四、治　疗

(一) 一般治疗

保证营养供给，给予高热量、高蛋白及富有维生素、易消化的食物。对行动不便的患儿的生活和饮食要进行管理，防止营养不良及压疮（褥疮）的发生。加强心理治疗，积极鼓励患儿，配合锻炼和治疗，防止自卑心理。

(二) 药物治疗

常用的药物有脑神经营养药、肌肉松弛剂等。药物治疗只有在必要时才使用，它不能替代功能性训练。

1. 巴氯芬

巴氯芬属于一种抗痉挛药，对于全身多处痉挛的患儿，可采用口服该药治疗。

2. A型肉毒毒素（BTX-A）

一般在注射后几日显效，可维持 3～8 个月，此时应及时开展个体化的综合性治疗，如功能性肌力训练、软组织牵拉、佩带支具等等，充分利用肌张力降低带来的康复机遇。注射后 4～6 个月痉挛会再度升高，但无论从痉挛程度还是运动能力均不会回到注射前水平，必要时可再次注射。

(三) 其他治疗

1. 物理治疗

主要通过制定治疗性训练方案来实施，常用的技术包括软组织牵拉、抗异常模式的体位性治疗、调整肌张力技术、功能性运动强化训练、肌力和耐力训练、平衡和协调控制、物理因子辅助治疗等。

2. 心理行为治疗

脑性瘫痪患儿常见的心理行为问题有自闭、多动等。健康愉悦的家庭环境、增加与同龄儿交往以及尽早进行心理行为干预是防治的关键。

六、预　后

脑性瘫痪早期发现，早期治疗，容易取得较好疗效。

（蔡维艳）

第十六章 Chapter 16

内分泌系统疾病

第一节 生长激素缺乏症
Section 1

生长激素缺乏症(GHD)是指儿童期因下丘脑或垂体的原因,引起体内生长激素缺乏而导致的生长发育障碍,主要表现为身高落后(在正常平均值减2个标准差以下)。有60%以上的病儿是因为下丘脑分泌的生长激素释放激素不足引起的。

一、病因

(一)先天性
属常染色体隐性或显性遗传病。
(二)获得性
继发于下丘脑、垂体或其他颅内肿瘤、感染、细胞浸润、放射性损伤和头颅创伤等。其中产伤是国内生长激素缺乏症患儿的最主要原因。
(三)暂时性
体质性青春期延迟、社会心理性生长抑制、原发性甲状腺功能低下等。

二、临床表现

以男性多见。出生时身长可正常,多有难产、新生儿窒息史。自幼食欲低下,约1/3病例伴有多饮多尿,呈部分性尿崩症。生长缓慢多于2～3岁后引起注意,学龄期年增长不足5cm严重者仅2～3cm,身高低于同年龄、同性别、同地区正常健康儿童平均身高的2个标准差(-2SD)水平以下。肢体匀称,面容幼稚和腹部脂肪堆积为本病特征。男孩伴有外生殖器发育不良,睾丸阴茎均小。发生低血糖者提示有多垂体激素缺乏。患儿智力正常,骨龄延迟(低于实际年龄2岁以上)。青春期发育大多延迟(与骨龄成熟程度有关)。器质性GHD可发生与任何年龄,并伴有原发疾病的相应症状。典型GHD病儿常有较多面痣。

三、辅助检查

(一)骨龄检查
选择头颅CT或MRI、X线检查。本病骨龄明显落后于实足年龄,如骨龄与实足年龄相仿,可排除本病。如骨骺生长线已闭合，则已失去替代治疗的机会。

（二）生长激素测定

应作生长激素激发试验检查，常用的有四种：胰岛素、精氨酸、左旋多巴和可乐定试验。如有2种激发试验血生长激素的峰值均小于正常值（正常值＞10μg/L），可确诊，其中血生长激素峰值5～10μg/L者，称不完全缺乏，低于5μg/L者称完全缺乏。

本病应与家族性矮小症、体质性生长延迟、宫内发育迟缓、染色体异常、骨骼发育异常、其他（如长期营养不良、心、肝、肾等慢性疾病、遗传代谢病）等相鉴别。

四、治　疗

（一）生长激素（GH）替代治疗

基因重组人生长激素（rhGH）0.1U/(kg·d)，每日临睡前1h皮下注射，每周3次。注射部位多选择大腿前侧和脐周腹壁，宜双侧轮换注射。疗效与始治年龄相关，年龄越小，疗效越佳。

（二）生长激素释放肽（GHRPs）

剂量为2.0μg/kg，静注。治疗儿童GHD亦可使生长激素水平升高，促进生长。

（三）性激素及其他激素

庚酸睾酮50～100mg，肌注，每2～4周1次。也可用试用蛋白合成激素苯丙酸诺龙0.5mg/kg，每2周注射1次，促其青春发育，适用于14岁男孩。炔雌醇1～2μg/d，应避免用大剂量性激素，以防骨龄过快成熟而有损身高，用于13岁女孩。短期试用性激素，3～4个月为宜。

五、预　防

及早诊断，及早应用生长激素替代治疗是关键。开始治疗的年龄越小效果越好，甚至身高可达到正常人水平。如果骨骺已闭合才治疗，就很难见效。故此提醒家长，关心儿童生长发育是至关重要的。如发生本病，该治疗为替代治疗，一旦停药，生长速度即会减慢。并指导家长定期随访，掌握检测身高和体重的有关知识。

（姜杰）

第二节　中枢性尿崩症

Section 2

中枢性尿崩症是由多种原因引起的抗利尿激素（ADH）部分或完全性缺乏，使肾远端肾小管或集合管对水的重吸收障碍，而引起的大量低渗尿和烦渴多饮。

一、病　因

（一）特发性

系自身免疫引起下丘脑视上核、室旁核细胞的退行性变所致。

(二)继发性

颅内肿瘤(松果体瘤、颅咽管瘤等)、颅脑外伤、手术或感染,组织细胞增生症X等,累及下丘脑、垂体后叶所致。

(三)遗传性

较少见,有家族史,多为常染色体显性遗传。现已证实系第20号染色体上的加压素—神经垂体素Ⅱ基因突变,抗利尿激素(ADH)合成障碍所致。

二、临床表现

主要为多饮多尿,尿比重和尿渗透压低且固定。由于加压素缺乏的程度不同,症状轻重不等,多数起病突然,夜尿增多,可出现遗尿,喜饮冷水,夜间口渴,不给水喝则哭闹不安,尿量多,尿液清如水,可出现高渗性脱水。惊厥、昏迷、消瘦、情绪不稳、体温升高,生长发育障碍,颅压增高引起视力障碍、头痛等。垂体性尿崩症患者每日尿量可达 4~10L,日尿量的波动较小,诊断尿崩症应每日记出入量,测尿比重等。继发性者尚有原发疾病的表现。

三、辅助检查

(1)血渗透压常增高,尿渗透压＜200mmol/L,尿比重1.001~1.005,在限水情况下一般不超过1.010。
(2)头颅磁共振显像(MRI):对中枢性尿崩症的诊断及病因鉴别很有价值。

四、治疗

(一)病因治疗

如发现颅内肿瘤时应手术治疗。

(二)激素代替治疗

鞣酸加压素(长效尿崩停)每次 0.1~0.3ml,用粗针头,深部肌注,每次应更换注射部位。药效可维持 3~7d。宜小剂量开始,根据治疗反应调整剂量,并待药效消失后再使用第 2 次。

(三)非激素药物

1.可选用氯磺丙脲

开始剂量为每日 20mg/kg,分 2 次服,24~28h 内起效,有效后可酌情减量。该药用量过大并同时有垂体前叶功能减低时可发生低血糖。

2.安妥明

剂量为 45mg/(kg·d),分 3 次服,24~28h 内起效。长期使用可造成肝功能损害。

3.双氢克尿噻

剂量为 2~3mg/(kg·d),分 2 次服。治疗过程中应给予低钠饮食,使血钠浓度维持在 133~137mmol/L,同时补充钾盐,以防产生低钾血症。

五、预防

对于婴儿尿崩症,严格限制钠入量和限制蛋白质食物,同时服用利尿剂,减少尿量。定期检查血钠和血钾，供给足够的水分，以防脑发育受损。

（蔡维艳）

第三节　儿童糖尿病
Section 3

糖尿病（DM）是由于胰岛素绝对或相对缺乏所造成的糖、脂肪、蛋白质代谢紊乱，致使血糖增高、尿糖增加的一种疾病。糖尿病可分为1型、2型和其他类型糖尿病，儿童糖尿病大多为1型。

一、病因及发病机制

（一）病因

1型糖尿病的发病机制目前尚未完全阐明，认为与遗传、自身免疫反应及环境因素等有关。其中，环境因素可能有病毒感染（风疹、腮腺炎、柯萨奇病毒）、化学毒素（如亚硝铵）、饮食（如牛奶）、胰腺遭到缺血损伤等因素的触发。机体在遗传易感性的基础上，病毒感染或其他因子触发易感者产生由细胞和体液免疫都参与的自身免疫过程，最终破坏了胰岛G细胞，使胰岛分泌胰岛素的功能降低以致衰竭。

（二）发病机制

人体中有6种涉及能量代谢的激素：胰岛素、胰高糖素、肾上腺素、去甲肾上腺素、皮质醇和生长激素。胰岛素是其中唯一降低血糖的激素（促进能量储存），其他5种激素在饥饿状态时均可升高血糖，为反调节激素。1型糖尿病患儿β细胞被破坏，致使胰岛素分泌不足或完全丧失，是造成代谢紊乱的主要原因。

胰岛素能够促进糖的利用，促进蛋白质、脂肪合成，抑制肝糖原和脂肪分解等。当胰岛素分泌不足时，葡萄糖的利用量减少，而增高的胰高糖素、生长激素和氢化可的松等又促进肝糖原分解和糖异生作用，脂肪和蛋白质分解加速，使血液中的葡萄糖增高，当血糖浓度超过肾糖阈值时（10mmol/L或180mg/dl）导致渗透性利尿，引起多尿，可造成电解质紊乱和慢性脱水；作为代偿，患儿渴感增加，导致多饮；同时由于组织不能利用葡萄糖，能量不足而使机体乏力、软弱，易产生饥饿感，引起多食；同时由于蛋白质合成减少，体重下降，生长发育延迟和抵抗力降低，易继发感染。胰岛素不足和反调节激素增高促进了脂肪分解，使血中脂肪酸增高，机体通过脂肪酸供能来弥补不能有效利用葡萄糖产生能量，而过多的游离脂肪酸在体内代谢，导致乙酰乙酸、β-羟丁酸和丙酮酸等在体内堆积，形成酮症酸中毒。

二、临床表现

（一）儿童糖尿病特点

起病较急剧，部分患儿起病缓慢，表现为精神不振、疲乏无力、体重逐渐减轻等。多数患儿表现为多尿、多饮、多食和体重下降等三多一少的典型症状。学龄儿可因遗尿或夜尿增多而就诊。

约有40%患儿首次就诊即表现为糖尿病酮症酸中毒，常由于急性感染、过食、诊断延误或突然中断胰岛素治疗等而诱发，且年龄越小者发生率越高。表现为恶心、呕吐、腹痛、食欲不振等胃肠道症状及脱水和酸中毒症状：皮肤黏膜干燥，呼吸深长，呼吸中有酮味（烂苹果味），脉搏细速，血压下降，随即可出现嗜睡、昏迷甚至死亡。

（二）婴幼儿糖尿病特点

遗尿或夜尿增多，多饮多尿不易被察觉，很快发生脱水和酮症酸中毒。

三、辅助检查

（一）尿液检查

尿糖阳性，通过尿糖试纸的呈色强度或尿常规检查可粗略估计血糖水平；尿酮体阳性提示有酮症酸中毒；尿蛋白阳性提示可能有肾脏的继发损害。

（二）血糖

空腹全血或血浆血糖分别≥6.7mmol/L(120 mg/dl)、≥7.8mmol/L(140mg/dl)。1d 内任意时刻（非空腹）血糖≥11.1mmol/L(200mg/dl)。

（三）糖耐量试验

本试验适用于空腹血糖正常或正常高限，餐后血糖高于正常而尿糖偶尔阳性的患儿。试验方法：试验前避免剧烈运动、精神紧张，停服氢氯噻嗪、水杨酸等影响糖代谢的药物，试验当日自 0 时起禁食；清晨按 1.75g/kg 口服葡萄糖，最大量不超过 75g，每克加温水 2.5ml，于 3～5min 内服完；喝糖水时的速度不宜过快，以免引起恶心、呕吐等胃肠道症状；在口服前（0min）和服后 60、120、180min 各采血测定血糖和胰岛素含量。结果判定见表 16-1。

表 16-1 糖耐量试验结果判定

	0min	60min	120min
正常人	<6.2mmol/L(110mg/dl)	<10mmol/L(180mg/dl)	<7.8mmol/L(140mg/dl)
糖尿病患儿	>6.2mmol/L(110mg/dl)		>11mmol/L(200mg/dl)

（四）糖化血红蛋白（HbAlc）检测

该指标反应患儿抽血前 2～3 个月血糖的总体水平。糖尿病患儿此指标明显高于正常（正常人<7%）。

（五）血气分析

pH 值<7.30，HCO_3<15mmol/L 时证实患儿存在代谢性酸中毒。

（六）其他

胆固醇、甘油三酯及游离脂肪酸均增高，胰岛细胞抗体可呈阳性。

四、诊　断

典型病例根据"三多一少"症状，结合尿糖阳性，空腹血糖≥7.0mmol/L(126mg/dl)即可诊断。糖化血红蛋白等测定有助于诊断。

五、鉴别诊断

（一）婴儿暂时性糖尿病

病因不明。多数在出生后 6 周左右发病。表现为发热、呕吐、体重不增、脱水等症状。血糖升高，尿糖和酮体阳性。经补液等一般处理后即可恢复。

(二)非糖尿病性葡萄糖尿症

Fanconi 综合征、肾小管酸中毒等患儿都可发生糖尿,鉴别主要靠空腹血糖测定,肾功能检查,必要时行糖耐量试验。

(三)与酮症酸中毒昏迷相鉴别的疾病

如重度脱水、低血糖、某些毒物的中毒等。可根据原发病及病史鉴别。

六、治　　疗

(一)治疗原则与目标

①消除糖尿病症状;②防止酮症酸中毒、避免低血糖;③保证患儿正常生长发育和青春期发育,防止肥胖;④早期诊断与预防急性并发症,避免和延缓慢性并发症的发生和发展;⑤长期、系统管理和教育,包括胰岛素的应用、计划饮食、身体锻炼和心理治疗,并使患儿和家属学会自我管理,保持健康心理,保证合理的学习生活能力。

(二)胰岛素的应用

1 型糖尿病患儿必须终身使用胰岛素治疗。

1. 常用制剂及用法

有短效的正规胰岛素(RI),中效的珠蛋白胰岛素(NPH)和长效的鱼精蛋白锌胰岛素(PZI)三类制剂。PZI 在儿童中很少单独使用。

应用方法:初始用法:①短效胰岛素(RI)初剂量 0.5～1.0U/(kg·d),年龄＜3 岁用 0.25U/(kg·d),分 3～4 次,于早、中、晚餐前 30min 及睡前皮下注射(睡前最好用 NPH)。②NPH 与 RI 混合(NPH 占 60%,RI 占 40%)在早餐前 30min 分 2 次注射,早餐前注射总量的 2/3,晚餐前用 1/3。根据尿糖定性,每 2～3d 调整剂量一次,直至尿糖定性不超过＋＋。每次调整 2～4 个单位为宜。也有人主张年幼儿使用每日 2 次的方法,年长儿每日注射 3～4 次。

2. 胰岛素笔

为普通注射器的改良,用喷嘴压力和极细的针头将胰岛素推入皮下,操作简便,注射剂量准确。

3. 胰岛素泵

即人工胰岛,通过模拟正常人胰岛β细胞,按照不同的速度向体内持续释放胰岛素,适用于血糖波动较大、分次胰岛素注射不易控制者。

4. 胰岛素治疗中易发生的问题

(1)注射部位萎缩:由于反复在同一部位注射所致,影响胰岛素的治疗效果。应选用双上臂前外侧、双下肢大腿前外侧、脐两侧和臀部轮换注射,每针间距 2cm,1 个月内不应在同一部位重复注射。

(2)低—高血糖反应(Somogyi 现象):由于慢性胰岛素过量,夜间低血糖后引发的高血糖现象。此时应逐步减少胰岛素用量使血糖稳定。

(3)黎明现象:是一种在早晨 5～9 点空腹血糖升高,而无夜间低血糖发生的情况,为晚间胰岛素用量不足所致。可加大晚间胰岛素剂量或将 NPH 注射时间稍往后移即可。

(4)低血糖:胰岛素用量过大,或使用胰岛素后未按时进食,或巨烈运动后,均易发生低血糖。久病者肾上腺素分泌反应延迟,也是易发生低血糖的因素。严重的低血糖很危险,可造成永久性脑组织损伤,如不及时抢救,可危及生命。一旦发生,立即给予葡萄糖口服或静注。

(三)饮食管理

合理的饮食是治疗糖尿病的重要环节之一,在制定饮食计划时,既要使血糖控制在正常范围,又要满足小儿生长发育的需要。每日所需热量(kcal)为 1 000＋年龄×(80～100)。饮食供热量按蛋白质占 15%～20%,碳水化合物占 50%～55%,脂肪占 30%。蛋白质宜选用动物蛋白,脂肪应以植物油为主,碳水化合物最好以米饭为主。全日热量分 3 餐供应,分别占 1/5、2/5、2/5,并由每餐中留少量食物作为餐间点心。

(四)运动疗法

胰岛素注射、计划饮食和运动锻炼被称为糖尿病治疗的三要素。运动可使热量平稳并控制体重,减少冠心病的发生。但糖尿病患儿必须在血糖得到控制后才能参加运动,运动应安排在胰岛素注射及进餐后 2h 之间,防止发生低血糖。若发生视网膜病变时应避免头部剧烈运动,以防发生视网膜出血。

(五)糖尿病的长期管理和监控

由于本病需要终生饮食控制和注射胰岛素,给患儿带来各种压力和心理负担,因此医务人员应介绍有关知识,定期讲座,帮助患儿树立信心,使其坚持有规律的治疗和生活。国内有举办糖尿病夏令营的经验,证实这种活动有助于患儿身心的康复。

对患儿的监控内容主要包括以下几项:

1. 建立病历

定期复诊,做好家庭治疗记录。

2. 监控内容和时间

血糖或尿糖和尿酮体:尿糖应每天查 4 次(三餐前和睡前,至少 2 次),每周 1 次凌晨 2～3 点钟的血糖。无血糖仪者测尿糖同时测酮体。定期测 24h 尿糖,至少每年 1 次。糖化血红蛋白:每 2～3 个月 1 次,1 年至少 4～6 次。尿微量清蛋白:病情稳定后 2～3 个月或每年 1～2 次。血脂:最好每半年一次,包括总胆固醇、甘油三酯、HDL、LDL、VLDL。体格检查:每次复诊均应测量血压、身高、体重和青春期发育状况。眼底:病程 5 年以上或青春期患者每年一次。

3. 控制监测

主要目的是使患儿维持尿糖定性在(+)～(-)之间;尿酮体(-),24h 尿糖≤5 g;保证小儿正常生长发育,并早期发现合并证。予以及时处理:关于血糖的监测见表 16-2。

表 16-2 糖尿病患儿血糖控制监测表

项目	理想	良好	差	需调整治疗
空腹血糖(mmol/L)	3.6～6.1	4.0～7.0	>8	>9
餐后 2h 血糖(mmol/L)	4.0～7.0	5.0～11.0	11.1～14.0	>14
凌晨 2～4 时血糖(mmol/L)	3.6～6.0	≥3.6	<3.0 或>9	>9
糖化血红蛋白(%)	<6.05	<7.6	7.9～9.0	>9.0

(六)移植治疗

1. 胰腺移植

多采用节段移植或全胰腺移植,文献报道 1 年成活率可达 80%,肾、胰腺联合移植成活率更高。

2. 胰岛移植

采用人或猪胚胎胰岛细胞,可通过门静脉或肾被膜下移植于 IDDM 患者,移植后的胰岛细胞可以生存数月,可停止或减少胰岛素用量。

(七)酮症酸中毒的治疗

原则为纠正脱水,控制高血糖,纠正电解质紊乱和酸碱失衡;消除诱因,防治并发症。

酮症酸中毒是引起儿童糖尿病急症死亡的主要原因。主要治疗措施是补充液体和电解质、胰岛素治疗和重要并发症的处理。

1. 液体和电解质的补充

治疗酮症酸中毒最重要的是扩充血容量以恢复心血管功能和排尿。纠正丢失的液体按(100ml/

kg)计算,输液开始的第一小时,按 20ml/kg 输入 0.9%氯化钠溶液,在第 2～3h,输入 0.45%氯化钠溶液,按 10ml/kg 静滴。当血糖<17mmol/L 时用含有 0.2%氯化钠的 5%葡萄糖液静滴,治疗最初 12h 内补充丢失液体总量的 50%～60%,以后的 24h 内补充继续丢失量和生理需要量。

钾的补充:在患儿开始排尿后应立即在输入液体中加入氯化钾作静脉滴注,其浓度为 0.1%～0.3%。一般按每日 2～3mmol/kg(150～225mg/kg)补给。

纠正酸中毒:碳酸氢钠不宜常规使用,仅在血 pH 值<7.1、HCO_3^-<12mmol/L 时,按 2mmol/kg 给予 1.4%碳酸氢钠溶液静滴,当 pH 值≥7.2 时即停用。

2.胰岛素治疗

现多数采用小剂量胰岛素静脉滴注,正规胰岛素(RI)最初剂量 0.1U/kg 静脉注射,继之持续滴注 0.1U/(kg·h),即将正规胰岛素 25U 加入等渗盐水 250ml 输入。当血糖<17mmol/L 时,改输含 0.2%氯化钠的 5%葡萄糖液,RI 改为皮下注射,每次 0.25～0.5U/kg,每 4～6h 1 次,根据血糖浓度调整胰岛素用量。

(王莉)

第四节 性早熟

Section 4

性早熟是一种生长发育异常;表现为青春期特征提早出现。一般认为女孩在 8 岁以前、男孩在 9 岁以前出现第二性征,或女孩月经初潮发生在 10 岁以前即属性早熟。女孩发生性早熟较男孩多 4～5 倍。

正常的青春发育过程是受下丘脑—垂体—性腺轴控制的。下丘脑的神经分泌细胞产生促性腺激素释放激素(gonadotropin releasing hormone,GnRH),刺激垂体分泌促性腺激素,包括卵泡刺激素(follicle stimulating hormone,FSH)和黄体生成素(luteinizine hormone,LH),后两者再刺激卵巢分泌雌二醇(E_2)和睾丸分泌睾酮(T),以促进生殖器官及性征的发育。目前认为中枢神经系统通过神经递质调节着下丘脑的神经分泌,如去甲肾上腺素促进 GnRH 的分泌而γ-氨基丁酸(GABA)及 5 羟色胺(5-HT)则抑制 GnRH 的分泌。松果体产生的褪黑激素(melatonin,MLT)也抑制 GnRH 的分泌,而 5-HT 即是松果体合成 MLT 的前体物质。此外,下丘脑分泌 GnRH 还受血中性激素水平的负反馈调节。幼儿至学龄期的儿童下丘脑—垂体—性腺轴处于抑制状态,这主要是由于此时中枢神经系统的抑制因素占优势,以及下丘脑对性激素的负反馈抑制作用高度敏感所致。接近青春期时中枢神经系统的这种抑制性影响逐渐解除,且随着下丘脑的发育成熟,其受体对性激素负反馈抑制的敏感性显著下降,使下丘脑—垂体—性腺轴功能被激活,导致青春发动。青春期早期主要表现为睡眠时出现阵发性脉冲式的 GnRH 及 LH 释放,随着青春期的进程,白天也出现 GnRH 及 LH 的释放,且脉冲式分泌的频率及振幅也逐渐增加,至青春期后期达到成人的型式,一天中大约每 2h 出现一次脉冲式的 GnRH 及 LH 释放。女性在青春期后期,当血中 E_2 浓度升高到一个临界水平并持续一定时间后,即引起 GnRH、LH 及 FSH 分泌突然剧增,达到峰值,从而诱发排卵,这种正反馈机制的形成是月经周期的基础。不过正反馈机制的成熟及规则的月经周期的建立往往要到初潮后 2～5 年才能实现。

正常青春期开始的年龄,女孩平均为 10～11 岁,男孩平均为 12～13 岁,但个体差异很大,与遗传、营养状况、疾病及心理因素均有关。

青春发动后,在性激素的影响下,生殖器官及性征迅速发育。乳房发育是女孩首先出现的第二性征,继之大小阴唇发育、色素沉着,阴道分泌物增多,阴腋毛出现。月经初潮平均发生在 13 岁左右。睾丸增大则是男孩青春发动的最早征象,继之阴茎增大,阴囊皮肤变松、着色,阴腋毛出现,接着出现胡须、喉结及变声。首次遗精平均发生在15岁左右。临床上通常按性征发育的程度作青春发育的分期(Tanner分期),见表16-3、表16-4。

表16-3 女性性征发育分期

青春发育		乳房		阴毛	
分期	阶段	分期	形态	分期	形态分布
P_1	期前	B_1	幼儿型	PH1	无
P_2	早期	B_2	芽孢状隆起,乳晕增大	PH2	稀少,分布于大阴唇
P_3	中期	B_3	乳房、乳晕继续增大	PH3	卷曲,蔓向阴阜
P_4	后期	B_4	乳晕突出乳房面	PH4	卷曲、增多、增粗
P_5	成年	B_5	成人型,乳晕与乳房在同一丘面	PH5	成人倒三角形分布

表16-4 男性性征发育分期

青春期发育		外生殖器			阴毛	
分期	阶段	分期	睾丸长径(cm)	阴茎长度(cm)	阴囊	分期	形态分布
P_1	期前	G_1	<2.5	3～4	幼儿型	PH1	无
P_2	早期	G_2	2.5～3.3	5	表皮变松、变薄	PH2	稀少,分布于阴茎根部
P_3	中期	G_3	3.3～4.0	6	增大	PH3	卷曲,蔓向阴阜
P_4	后期	G_4	4.0～4.5	7	继续增大,色素变深	PH4	卷曲,增多,增粗
P_5	成年	G_5	>4.5	8	成人型	PH5	成人菱形分布

生长突增也是青春发育的重要标志,表现在体格和体态的发育等诸方面。其中身高的增长最具代表性,经历起始期、快速增长期及减慢增长期,其总增长量男性平均约为28cm,女性约为25cm。女孩月经初潮是开始性成熟的标志,并意味着身高快速增长期的结束。此外,由于性激素对蛋白质和脂肪合成代谢的不同促进作用,导致男性身材较高、肩部较宽、肌肉发达,而女性身材较矮、臀部较宽、体脂丰满的不同体态。

一、病因与分类

见表16-5。

表16-5 性早熟的病因分类

真性性早熟	假性性早熟	部分性性早熟
1.特发性(体质性)	1.性腺肿瘤、卵巢肿瘤、睾丸肿瘤	1.单纯性乳房早发育
2.中枢神经系统病变、颅内肿瘤、脑炎、结核性脑膜炎、脑外伤	2.肾上腺疾患、先天性肾上腺皮质增生症、后天性肾上腺皮质增生症、肾上腺肿瘤	2.单纯性阴毛早现
3.原发性甲状腺功能减低	3.异位产生促性腺激素的肿瘤	
	4.摄入外源性激素	
	5.McCune-Albright综合征	

(一)真性性早熟

由下丘脑—垂体—性腺轴提前发动、功能亢进所致,可导致生殖能力提前出现,其中非器质性病变所致者称为特发性或体质性性早熟。

(二) 假性性早熟

由于内源性或外源性性激素的作用,导致第二性征提早出现,在女孩甚至引起阴道出血,但血中存在的大量性激素对下丘胞—垂体产生显著的抑制作用,故患儿并不具备生殖能力。

(三) 部分性性早熟

乳房或阴毛提早发育,但不伴有其他性征的发育。第二性征与遗传性别一致者为同性性早熟,相矛盾时则为异性性早熟,如男孩出现乳房发育等女性化表现,或女孩出现阴蒂肥大、多毛、肌肉发达等男性化表现。

二、临床表现

(一) 真性性早熟

1. 特发性性早熟

以女孩多见,占女孩性早熟的80%以上,男孩性早熟的40%。部分患儿有家族性。绝大多数在4~8岁出现,但也有婴儿期发病者。发育顺序与正常青春发育相似,但提前并加速。女孩首先出现乳房发育,可有触痛,继而外生殖器发育、阴道分泌物增多及阴毛生长,然后月经来潮和腋毛出现。开始多为不规则阴道出血,亦无排卵,以后逐渐过渡到规则的周期性月经,故有妊娠的可能。男孩首先出现睾丸及阴茎增大,以后可有阴茎勃起及排精,并出现阴毛、痤疮和声音低沉,体力较一般同龄儿强壮。

在性发育的同时,患儿的身高及体重增长加快,骨骼生长加速,故身材常较同龄儿高,然而由于其骨骼成熟加速,骨骺提前融合,成年后身材将比正常人矮小,约有1/3患儿最终身高不足150cm。患儿的智能及心理状态则与其实际年龄相称。不同患儿临床表现及其发展速度快慢可有较大差异。少数轻症病例,经1~2年自行缓解。

2. 颅内肿瘤

男孩远多于女孩。往往先出现性早熟表现,病情发展至一定阶段方出现中枢占位性症状,故应警惕。肿瘤多位于第三脑室底、下丘脑后部,故常可伴有多饮、多尿、过食、肥胖等下丘脑功能紊乱的表现。常见者为下丘脑错构瘤、胶质瘤、颅咽管瘤、松果体瘤等。

3. 原发性甲状腺功能减低

部分甲状腺功能减低的女孩乳房发育,男孩睾丸增大,但生长仍缓慢,骨龄仍延迟,可能由于T_4分泌减少,负反馈作用减弱,导致下丘脑TRH分泌增多,刺激垂体PRL、TSH分泌增加,且可能FSH、LH分泌也同时增加之故。

(二) 假性性早熟

1. 卵巢肿瘤

因瘤体自律性分泌大量雌激素所致。患儿乳房发育,乳晕及小阴唇色素沉着,阴道分泌物增多并可有不规则阴道出血。恶性肿瘤有卵巢颗粒细胞瘤及泡膜细胞瘤,良性的多为卵巢囊肿。切除后阴道出血停止,第二性征可完全消退。有的卵巢囊肿也可自行消退。

2. 先天性肾上腺皮质增生症

在男孩引起同性性早熟,但睾丸不增大,女孩则为异性性早熟(假两性畸形)伴原发性闭经。因肾上腺皮质21羟化酶或11β羟化酶缺陷引起脱氢异雄酮分泌过多所致。男性患儿用皮质激素替代治疗开始过晚者,往往发展为真性性早熟。

3. 后天性肾上腺皮质增生症及肿瘤

除雄激素增多表现外,还伴有库欣征。

4. 异位产生促性腺激素的肿瘤

绒毛膜上皮癌或畸胎瘤可产生绒毛膜促性腺激素,肝母细胞瘤可产生类似LH样物质,均可引致性激素分泌过多。但患儿并无下丘脑—垂体—性腺轴的真正发动,也不具备生殖能力,故属假性性早熟。

5. 外源性

因摄入含性激素的药物或食物,如避孕药,含蜂皇浆、花粉、鸡胚、蚕蛹等的制剂所引起,近年来有逐渐增多的趋势。摄入的雌激素过多,可致乳房发育、乳晕色素沉着,女孩还可出现小阴唇色素沉着,阴道分泌物增多,甚至阴道出血。停止摄入后,上述征象会逐渐自行消退。

6. Mc Cune-Albright 综合征

几乎皆为女孩,除性早熟外还伴有单侧或双侧多发性的骨纤维结构不良,同侧肢体皮肤有片状棕褐色色素沉着(牛奶咖啡斑),也可伴有多种内分泌腺的功能异常,如结节性甲状腺肿性甲亢、肾上腺皮质增生症、高泌乳素血症等。其性早熟是由卵巢黄体化的滤泡囊肿自主性产生过多的雌激素所致。本征的发病机制是胚胎早期的体细胞内编码细胞膜上 G_s 蛋白α亚基的基因发生点突变,使其内在的 GTP 酶活性显著降低,引起腺苷酸环化酶持续的激活,导致 cAMP 水平的增高与累积,从而诱生激素反应细胞的增殖及自主性的功能亢进。

(三)部分性性早熟

1. 单纯性乳房早发育

女孩为主,多在4岁以前出现,2岁以下更多。乳房增大但无乳头、乳晕增大或色素沉着,不伴有其他性征发育及生长加速。可能与此年龄期下丘脑稳定的负反馈机制尚未建立而有 FSH 及 E_2 增高有关。病程呈自限性,大多于数月或数年内回缩,或持续存在,个别的发展为真性性早熟。

2. 单纯性阴毛早现

女孩多见,自5~6岁即有阴(腋)毛出现,可伴生长加速,但无其他性征发育。可能与肾上腺皮质过早分泌脱氢异雄酮或阴(腋)毛囊受体对后者过早敏感有关。

三、诊断与鉴别诊断

对性征过早出现的患儿,首先应确定是同性还是异性,其次确定性征发育程度及各性征是否相称,再应区分真性还是假性,最后则区分其病因系特发性还是器质性。

详细询问病史,全面体格检查,并选择下列有关的实验室检查作出鉴别诊断。

(一)骨龄

骨龄代表骨骼的成熟度,能较准确地反映青春发育的成熟程度。真性性早熟及先天性肾上腺皮质增生症骨龄往往较实际年龄提前,单纯性乳房早发育骨龄不提前,而原发性甲状腺功能减低则骨龄显著落后。

(二)盆腔B超

可观察子宫的形态,测定子宫、卵巢体积,卵泡直径,了解内生殖器官发育情况,并可确定卵巢有无占位性病变。

(三)性激素测定

性激素分泌有显著的年龄特点。男孩血清T、女孩血清 E_2 均在2岁前较高,2岁后下降并持续维持在低水平,至青春期再度升高,其水平与发育程度密切相关。性早熟者性激素水平较正常同龄儿显著升高,而性腺肿瘤者则性激素往往增加极甚。先天性肾上腺皮质增生者血17α羟孕酮及尿17酮类固醇显著升高。

（四）促性腺激素测定

测定促性腺激素水平对鉴别真性和假性性早熟意义较大。真性者水平升高，假性者水平低下，而分泌促性腺激素肿瘤者则显著升高。FSH、LH 的分泌也具有与性激素类似的年龄差异，此外，在青春期早期其分泌特点为睡眠诱发的脉冲式释放，因此一次血标本往往不能反映其真正的分泌水平，如留取 24h 尿标本测定则意义较大。

（五）促性腺激素释放激素（GnRH）兴奋试验

对鉴别真性和假性性早熟很有价值。真性者静脉注射 GnRH 后 15～30min，FSH、LH 水平成倍升高，而假性者无此反应。单纯性乳房早发育者仅稍有增高。

（六）其他

头颅磁共振显像（MRI）及眼底检查可协助鉴别颅内肿瘤，长骨摄片则可鉴别 McCune-Albright 综合征。

四、治　疗

（一）药物治疗

1. 促性腺激素释放激素拟似剂（GnRH agonist）

是目前治疗真性性早熟最有效的药物。这类药物系将天然的 GnRH 的肽链序列作化学改变后产生，可引起对受体的亲和力增加，并增强对酶降解的抵抗力，从而使活性增高，半衰期延长。用药后最初 2～3 周内刺激促性腺激素分泌，但接着便引起垂体促性腺细胞的 GnRH 受体发生降调节，造成受体位点显著减少，使垂体对内源性 GnRH 失敏，促性腺激素分泌减少，从而使性激素水平下降，性征消退，并能有效地延缓骨骼的成熟，防止骨骺过早融合，有利于改善最终身高，这种抑制作用是高度可逆的。

早期的制剂需每天皮下注射或鼻腔吸入，近年来又研制出长效的控释制剂，可供肌肉注射，每月 1 次，较为方便。常用的几种为：亮丙瑞林（Leuprorelin），曲普瑞林（Triptorelin）剂量分别为 140～300μg/kg 和 50～100μg/kg，每月 1 次肌肉注射。布舍瑞林（Buserelin），那法瑞林（Nafarelin）剂量分别为每天 1 200～1 800μg 和 800～1 600μg，分次鼻腔吸入。

2. 甲孕酮

能反馈抑制垂体分泌促性腺激素，使性激素水平下降，从而使性征消退，但不能控制骨骼生长过速，故不能防止身材矮小。口服剂量为 20～60mg/d，分次服用，或肌肉注射 100～150mg，每 2 周 1 次。甲地孕酮效价较高，疗效较好，剂量为 4～8mg/d，分次服用。出现疗效后减量。

3. 环丙氯地孕酮

能反馈抑制垂体分泌促性腺激素并拮抗雄激素对靶器官的作用，使性征消退并可能对控制骨骼生长过速有一定效果。剂量为每天 70～150mg/m²，分次服用。

上述孕酮类药物长期使用可能抑制垂体分泌 ACTH，使皮质激素分泌减少。

4. 睾内酯

系芳香化酶的竞争性抑制剂，可阻止雄激素向雌激素转化，使雌激素水平降低，可有效地治疗 Mc Cune-Albright 综合征。剂量为开始用每天 20μg/kg，4 周后加量至 40μg/kg。

5. 中药

中医认为性早熟的病机为肾阴虚相火旺，给予滋阴泻火中药，如大补阴丸、知柏地黄丸等有一定疗效。

（二）手术治疗

（1）颅内肿瘤所致的真性性早熟，可采用立体定向放射外科技术（χ-刀、γ-刀或高能粒子加速器等）治疗。经头颅 MRI 将肿瘤准确定位后，由计算机自动控制的了射线或高能粒子束聚焦在病灶部位。经照射治疗后肿瘤显著缩小、机化，性征明显消退，而对病灶周围正常的中枢神经组织损伤很小。由于这种"手术"安全、不良反应小、并发症少而疗效肯定，因此使此类患儿的预后大为改观。

（2）确诊性腺、肾上腺肿瘤所致的假性性早熟，应尽早手术切除。

（蔡维艳）

第五节　小儿肥胖症
Section 5

肥胖是威胁儿童健康的一种重要儿科内分泌疾病，近20多年来，世界各国儿童的肥胖患病率呈现成倍增长的趋势。以往肥胖的定义主要参考体重超过平均体重的程度，由于忽视了身高的因素，体重与体脂含量、肥胖的并发症关联性并不十分密切。近年来，国际上已倾向于统一采用体重指数（EMI）作为衡量肥胖程度的指标。目前国际上公认的18岁以下儿童肥胖定义为BMI指数达到或超过同年龄、同性别儿童BMI的95%以上，而BMI在85%～95%为超重。

对于年龄小于2岁的婴幼儿，不建议考虑肥胖的诊断，也不采用BMI评估该年龄组儿童的肥胖程度，而采用身高别体重进行评价。国外一般把相应身高比体重超过95%定义为超重。

一、病　　因

肥胖的病因复杂多样，是遗传易感和环境因素综合交互作用的结果，常见的相关因素如下：

（一）遗传因素

1.肥胖家族史

研究显示，父母双方均瘦其子女仅有14%肥胖；父母一方肥胖其子女约有40%肥胖；父母双方均胖其子女70%～80%肥胖。

2.肥胖相关基因

目前有ob/ob基因、神经肽Y(NPY)、β_3肾上腺素受体(β_3-AR)、ENPP1、FTO、MC4R等20余种单基因突变与肥胖有关，总体上超过600种基因、染色体上的区域与肥胖的发生有关，但肥胖的相关基因有一定的种族特异性。

（二）出生体重

出生前孕妇营养过度会导致小儿生后肥胖。研究显示，后天肥胖发生率随出生体重增加而增加，而且低出生体重组肥胖以轻度为主，高出生体重组以中重度为主。

（三）孕期吸烟

孕妇孕期吸烟是其子女发生肥胖的高危因素，孕期暴露于烟草环境使胎儿的生长受到限制，导致生后对食物及能量需求增高进而引起肥胖。

（四）人工喂养

人工喂养较母乳喂养者更易肥胖。

（五）行为因素

流行病学调查表明，肥胖相关的因素中，高脂肪、高热量的食物摄入增多以及运动减少、久坐等行为因素最为重要。①膳食结构不合理：摄入大量高热量、高油脂的食物。②摄入过多：每餐主食量大、暴饮暴食以及爱吃零食等非饥饿性进食。③进食过快。④体力活动减少。⑤久坐的生活方式每天静坐2h以上者,肥胖发病率显著增加。⑥研究显示,睡眠时间越短越有可能发生肥胖。

(六)社会因素
发达国家中,社会经济地位,文化水平越低者,其子女肥胖的发生率明显增高。

二、诊断要点

(一)临床表现和相关并发症
儿童单纯性肥胖临床表现除体型的均匀性肥胖、体重增加外,还包括多系统的损害。

1. 代谢并发症

肥胖最常见的代谢并发症就是代谢综合征,儿童常见的代谢综合征包括肥胖、胰岛素抵抗、高血压和其他代谢异常。在重度肥胖的儿童中,代谢综合征的比例近50%。

2. 心血管系统疾病

肥胖儿童高血压的危险性是非肥胖儿童的3倍,肥胖儿童高血压常伴有其他代谢综合征的组分如高血脂、胰岛素抵抗和高胰岛素血症。肥胖高血压者常伴左心室肥大。

3. 呼吸系统疾病

阻塞性睡眠呼吸暂停综合征(OSAS)是肥胖儿童常见的并发症,其特征是睡眠时上呼吸道部分或完全阻塞,肥胖儿童扁桃体和增殖腺切除术后容易出现持续性OSAS。

4. 胃肠道疾病

非酒精性脂肪肝与肥胖和胰岛素抵抗密切相关,是儿童慢性肝病最常见的原因之一,其特征是肝内过量的脂肪沉积。脂肪肝临床常无症状,通常表现为轻、中度转氢酶的增高,预后一般较好,但也可发展成非酒精性脂肪性肝炎、肝硬化和肝功能衰竭。

5. 妇科疾病

儿童肥胖患者可出现肾上腺皮质功能早现、雄激素合成增加,伴发多囊卵巢综合征(PCOS)。肾上腺皮质功能早现可导致一过性生长和骨成熟加速。PCOS患者可表现为月经不调、多毛和黑棘皮病。

6. 肌肉和骨骼系统疾病

股骨头骨骺脱位(SCFE)容易发生在男孩和超重肥胖患者中,常见的症状是髋关节或膝盖疼痛。早发性肥胖容易出现SCFE。此外,还可出现退行性关节炎、胫骨内翻。肥胖患者骨密度通常增加,但却容易发生骨折。

7. 神经系统疾病

特发性颅内高压(假性脑瘤)在肥胖儿童中的发病率增加。

8. 血管疾病

成年肥胖患者容易出现静脉血栓,尽管儿童肥胖患者尚未观察到类似表现,但认为肥胖儿童存在深静脉血栓和肺动脉栓塞的危险性。此外,肥胖儿童动脉内膜的厚度也增加。

(二)鉴别诊断
1. 皮质醇增多症

源于垂体疾病者称库欣病,源于肾上腺者称库欣综合征。儿童常见病因为长期应用糖皮质激素、肾上腺皮质增生、肾上腺皮质肿瘤(腺瘤或癌)、异源ACTH综合征(垂体、肾上腺以外的癌肿可分泌具有ACTH活性的物质)。临床以向心性肥胖、满月脸、水牛背、多血质面容为特征性表现。皮肤多毛、紫纹、痤疮,女性男性化。常伴高血压、糖代谢异常。肾上腺皮质肿瘤者腹部可扪及肿块,如垂体肿瘤所致肾上腺皮质增生可有视野缺损或颅内高压症状。化验检查示皮质醇含量升高,昼夜节律消失,小剂量地塞米松抑制试验不能被抑制。肾上腺或头颅 CT 和 MRI 检查有助诊断。

2.肥胖生殖无能综合征(Frohlich 综合征)

是由下丘脑、垂体及其周围的病变引起神经内分泌功能紊乱所致。常见病因为脑炎、脑外伤或颅内肿瘤,少数为血管病变、退行性变或先天缺陷引起神经内分泌功能紊乱,使促性腺激素释放激素分泌不足而致病。临床以肥胖、性发育障碍为主要表现。患者身材矮小,骨龄延迟,部分伴尿崩症。化验检查示促性腺激素和性激素水平低下,头颅 CT 等有助于颅内病变的诊断。

3.甲状腺功能减退症

由于先天性发育不良、甲状腺缺如、甲状腺炎、碘缺乏或下丘脑-垂体疾病等疾病引起,由于甲状腺激素合成不足时,细胞间液增多,自微血管漏出的清蛋白和黏蛋白的含量也增多,体液大量潴留在机体内,导致黏液性水肿、体重增加而表现肥胖。患儿有表情呆滞,食欲不佳,便秘,皮肤苍白、粗糙,身材矮小等临床特征;患儿骨龄通常显著延迟;血清 T_3、T_4 降低,TSH 升高。

4.劳—穆—比综合征(Laurence-Moom-Biedl 综合征)

或称性幼稚—色素性视网膜炎—多指(趾)畸形综合征。患者视网膜色素变性合并肥胖,生殖器发育不全、智力迟钝及多指畸形等综合征症状。除肥胖、智力迟钝、视网膜色素变性、生殖器官发育不良、多指(趾)畸形典型症状外,还可有眼下垂、眼球震颤、斜视、小头畸形、矮小、先天性心脏病、尿道下裂等,根据临床表现一般不难诊断。

5.贝—韦综合征(Prader-Willi 综合征)

亦称低肌张力—低智力—性功能减退—肥胖综合征,发病与父系 15q11-q13 染色体表达缺失有关。临床表现肌张力低下、肥胖、智能障碍和性发育不良。患儿骨龄延迟,血生长激素水平低下。部分患儿糖耐量受损,10 岁后易出现糖尿病。

6.多囊卵巢综合征

由于下丘脑—垂体—卵巢轴功能紊乱,初潮后月经量少或闭经,无排卵,长大的卵泡在卵巢皮质内形成多发囊肿性改变。患者表现肥胖、多毛、毛发分布有男性化倾向,脸部、唇周及小腿有较多汗毛,眉毛及阴毛较浓。基础体温呈单相,长期不排卵。双侧卵巢增大,血浆 LH 水平增高,FSH 水平较低,LH/FSH 比值 > 3。可通过 B 超、CT、腹腔镜检查确诊。

7.胰岛素瘤

胰岛素瘤细胞分泌胰岛素属自主性,既不受高血糖刺激也不受低血糖抑制,血糖低时仍有胰岛素分泌。由于血糖低,迫使患者通过增加进食以缓解症状。食欲亢进加上高胰岛素血症使合成代谢增加,导致患者肥胖。临床表现为反复发作空腹低血糖,发作时脸色苍白、软弱、多汗、焦虑、心率加快、饥饿感等。尚可表现意识蒙眬,定向力与识别力渐丧失,精神失常,言语不清,久病者甚至智力低下。有时可出现低血糖抽搐似癫痫大发作。多次测定空腹血糖及血胰岛素含量有助于诊断。B 超和 CT 对较大肿瘤的定位有价值,由于 75%的胰岛素瘤体积较小,直径 < 2cm,因此确诊率不高。必要时可作选择性动脉造影定位或经皮经肝门静脉置管分段取血测胰岛素以提高确诊率。

(三)实验室检查

(1)常规检查:空腹肝功能、血糖、血脂、胰岛素、血游离皮质醇(可轻度增高)。

(2)怀疑糖代谢异常者需行口服糖耐量试验:葡萄糖 1.75g/kg,最大量 75g。

(3)B 超:肝、肾上腺、卵巢。

(4)怀疑头颅占位者,需行 CT 或 MRI 垂体、下丘脑检查;怀疑肾上腺占位者可行 CT、B 超检测。

(5)怀疑皮质醇增多者需测皮质醇分泌节律、24h 尿游离皮质醇;行地塞米松抑制试验:单纯性肥胖患者血游离皮质醇可轻度增高,可被小剂量地塞米松所抑制。

(6)必要时行性激素和甲状腺素检测。

三、治 疗

(一)治疗目标

7岁以下儿童,如没有继发的并发症,体重控制的目标是保持目前体重。如果体重超过95%,有继发的并发症,则减重有助于减少并发症。7岁以上儿童如果体重指数在85%~95%且没有特殊并发症,体重控制目标是保持体重不变。如有并发症则建议减轻体重,体重超过95%建议减轻体重。如果有假脑瘤、阻塞性睡眠呼吸暂停综合征、糖尿病、高血压等并发症,宜较快速度减重。

(二)饮食控制

目前多数营养师推荐食物热量轻度减少、营养均衡的饮食,饮食干预的目标是减少高脂、单糖、含糖饮料等食物的摄入,增加低热量、高纤维食物如水果、蔬菜、谷物的摄入。长期低碳水化合物、高蛋白饮食对儿童减重的效果还不清楚。推荐食物含脂肪20%~25%、糖40%~45%、蛋白质30%~35%,不同年龄热量供给量如下:

6个月以下460.2kJ(110kcal)/kg;6~9月:376.6kJ(90kcal)/kg;5岁以下:2 510.4~3 347.2kJ(600~800kcal)/d;5~10岁:3 347.2~4 184kJ(800~1 000kcal)/d;10~15岁:4 184~5 026.8kJ(1 000~1 200kcal)/d。

(三)运动

肥胖行为干预的措施就是增加运动,减少静坐的生活方式。研究发现,规律的有氧运动效果不如与生活相关的话动,如有游戏性质的跳舞、足球等活动。为达到减重效果,每周至少一半以上的天数需要活动30~60min。

(四)药物治疗

2003年美国FDA批准脂肪酶抑制剂奥利司他(Orlistat)可用于12岁以上儿童肥胖的治疗。奥利司他通过抑制脂酶的活性而抑制了脂肪的吸收,但也可影响脂溶性维生素A、维生素D、维生素E、维生素K的吸收,因此建议服药前或后2h补充多维维生素。中枢去甲肾上腺素、5-羟色胺和多巴胺再摄取抑制剂西布曲明(Sibutramine)可用于16岁以上青少年,服用者中有出现心动过速和头痛现象。

(五)手术

BMI>40可采用外科手术治疗,儿童常用胃转流术(Rouxen-Y gastric bypass,GBP)和胃束带术。外科手术减肥的早期并发症主要有肺栓塞、伤口感染、狭窄、脱水、溃疡,后期并发症主要是小肠阻塞、切口疝和微量元素缺乏,约15%的手术病例体重复又增加。

(王莉)

第十七章 Chapter 17

结缔组织病

第一节 风湿热
Section 1

风湿热是一种与 A 组乙型链球菌感染有关的有反复发作倾向的自身免疫性疾病。临床主要表现为发热心脏炎、游走性关节炎、环形红斑、皮下结节和舞蹈病。心脏炎是最重要的表现，急性期可危及患儿生命，反复发作可致永久性心脏瓣膜病变。一年四季均可发病，以冬春季多见，农村与边远地区发病率高，发病年龄以 5～16 岁多见。

一、病　因

本病与 A 组乙型链球菌感染有关，并非直接由细菌侵犯结缔组织所致，多数认为是人体对 A 组乙型链球菌感染后产生免疫反应的结果。

二、病　理

风湿热的基本病理变化是全身结缔组织炎性病变和具有特征的"风湿小体"。各器官均可受累，但以心、关节、浆膜等处的改变最明显。病理过程分为 3 个期。

（一）急性渗出期

病变部位如心脏、关节、血管、浆膜的结缔组织变性和水肿，淋巴细胞、浆细胞浸润和关节腔内浆液性渗出。此期持续约 1 个月。

（二）增殖期

在渗出性病变的基础上，出现增殖性变化，形成风湿性肉芽肿或称风湿小体。风湿小体可分布于肌肉及结缔组织，在关节处皮下组织和腱鞘形成皮下小结，是诊断风湿热的病理依据。本期持续 3～4 个月。

（三）硬化期

"风湿小体"中央变性和坏死物质被吸收，炎症细胞减少，纤维组织增生，瘢痕形成，常累及心脏瓣膜，以二尖瓣最常见，其次为主动脉瓣，很少累及三尖瓣，引起瓣膜狭窄或关闭不全。此期持续 2～3 个月。

三、临床表现

发病前1～5周，病儿常有A组乙型链球菌咽峡炎感染病史。起病较急，多累及心脏、关节、皮肤及神经系统的锥体外系。如未经治疗，一次急性风湿热发作一般不超过6个月；未进行预防的患者常反复发作。

（一）一般表现

初期可有低热或中度发热，少数短期高热后再转为低热。热型多不规则，可持续数周。可有精神不振、乏力、食欲减退、体重减轻、面色苍白、多汗、鼻出血，有时可伴有腹痛。

（二）心脏炎

心肌、心内膜、心包膜均可累及，如果同时累及称全心炎。临床上以心肌炎及心内膜炎最多见，首次风湿热发作时，一般于起病1～2周内出现心脏炎的表现。小儿风湿热对心脏的损害较成人更为突出，亦为成人慢性心瓣膜病之主要原因。

1. 心肌炎

轻者仅心率增快。重者症状明显，甚至并发心力衰竭。一般表现如下。

(1)心率增快，与体温升高不成比例或睡眠时不减慢。

(2)心音减弱，心尖部第1心音低钝，有时可出现奔马律。

(3)心尖搏动弥散，心脏轻度或明显扩大。由于心脏扩大产生相对二尖瓣关闭不全，心尖区可听到吹风样收缩期杂音。

(4)心电图检查：可出现期前收缩和心动过速，一度房室传导阻滞，P-R间期延长，S-T段下移及T波平坦或倒置。

(5)X线检查：心脏可轻度或明显扩大，心尖搏动减弱。

(6)严重者可发展为慢性心力衰竭。

2. 心内膜炎

常累及左心房、左心室的内膜，其中二尖瓣受累最多见，其次为主动脉瓣，其他瓣膜很少受累。凡心肌受累者几乎都同时存在心内膜炎。在急性期时，心尖部可听到2～4级吹风样全收缩期杂音，有时可伴有轻至中度舒张中期杂音，杂音为可逆性。多次反复发作后，可使瓣膜永久性瘢痕形成，成为风湿性心脏瓣膜病。二尖瓣关闭不全的形成约需半年以上，二尖瓣狭窄的形成则需2年左右。

3. 心包炎

常与严重心肌炎、心内膜炎同时存在。病儿心前区疼痛，呼吸困难或端坐呼吸，有心包摩擦音。有大量心包积液时，心音遥远、心界扩大、颈静脉怒张，肝大，奇脉（吸气时脉搏减弱）。X线检查可见心脏搏动减弱或消失，心影向左右扩大，呈烧瓶状，卧位时心腰部明显增宽；立位时阴影又变窄。心电图检查：早期低电压，ST段抬高，以后ST段下降，T波倒置或平坦。

（三）多发性关节炎

以游走性、多发性为特点，多侵犯大关节，以膝、踝、肘、肩、腕等关节为著。以关节局部可见红、肿、热、痛及功能障碍为主要症状。痊愈后可恢复，不遗留关节畸形。

（四）皮肤损害

1. 皮下结节

常见于踝、肘、腕、膝关节伸侧隆起处或肌腱附着部位，数个至十几个不等。无痛、质硬，与皮肤无粘连，多为豌豆大小，常与严重的心脏炎并存。

2. 环形红斑

多见于躯干及四肢屈侧，呈环形或半环形，边缘稍高起，淡红色或暗红色，环内肤色正常，红斑出现迅速，常于数小时或1～2d内消失或时隐时现呈迁延性，可持续数周。

(五)舞蹈病

多见于8～12岁小儿,女孩多见。可单独出现或伴有其他风湿热症状。是由锥体外系受累所致。初起常有情绪不稳,易激动,喜怒无常,继而出现全身或部分肌肉的不自主、不协调的无意识的动作,如挤眉弄眼、伸舌歪嘴、耸肩缩颈、手足舞动,甚至晃头、扭腰、语言障碍、书写困难、细微动作不协调。兴奋或注意力集中时上述症状加剧,入睡后消失。病程1～3个月,有时可反复发作,偶延续年余。可单独存在或与其他风湿热症状同时并存,但同时患关节炎者罕见。

四、实验室检查

(一)血常规
轻度贫血,白细胞计数中度增高,中性粒细胞常增高,并有核左移。

(二)红细胞沉降率
在活动期增快是风湿活动的重要标志。但在心力衰竭时及水杨酸钠、糖皮质激素治疗期间血沉可正常。

(三)抗链球菌抗体
ASO增高＞500U,抗链激酶(ASK)＞1:40,抗链球菌透明质酸酶(AH)滴度升高,滴定度增加均提示近期有链球菌感染,一般感染后约1周增高,2个月左右逐渐下降。

(四)C-反应蛋白
阳性,其含量与病情轻重成正比,较血沉增加出现早,而消失亦较快。

(五)黏蛋白
当风湿活动时,血清中的黏蛋白含量增加(正常值＜40mg/L)。

五、诊　　断

据Jones诊断标准进行风湿热的诊断,其诊断标准是将有关的临床表现及实验室检查分为主要表现及次要表现。凡有2项主要表现或1项主要表现及2项次要表现,并有近期链球菌感染证据者,即可诊断为风湿热,见表17-1。

表17-1　风湿热Jones诊断标准

主要表现	次要表现	链球菌感染证据
(1) 心脏炎	(1) 发热	(1) 咽拭子培养有A组乙型链球菌或快速链球菌抗原试验阳性
(2) 多发性关节炎	(2) 关节疼痛	(2) 血清抗链球菌抗体增加(如ASO、ASK、AH等增高)
(3) 舞蹈病	(3) 血沉增快	
(4) 皮下结节	(4) C-反应蛋白阳性	
(5) 环形红斑	(5) 心电图P-R间期延长	

注:心脏炎作为主要表现时,P-R间期延长不作为次要表现,关节炎作为主要表现时,关节疼痛不作为次要表现。在有链球菌感染证据时,存在以下3项之一者应考虑风湿热。①排除其他原因的舞蹈病;②无其他原因可解释的隐匿性心肌炎;③以往已确诊为风湿热,存在1项主要表现,或有发热和关节痛,或急性期反应物质增高,提示风湿热反复。

六、治 疗

(一)一般治疗

1. 休息

急性期有心脏炎表现者,宜绝对卧床休息,至急性症状完全消失,血沉近于正常时可逐渐起床活动,恢复期仍应限制活动量。一般无明显心肌受累者约1个月;心脏受累但不扩大者2~3个月;有心脏扩大或伴有心力衰竭者6个月,方可逐渐恢复正常活动。

2. 饮食

为保证营养,供给富含蛋白质、糖类及维生素C的食物,少量多餐,对心功能不全者,适当限制盐和水。

(二)控制链球菌感染

应每日肌注青霉素60万~80万U,一般不少于2周,有感染灶或病情较重者可适当延长。若青霉素过敏可选用红霉素。

(三)抗风湿治疗

(1)关节炎而无明显心肌炎者,首选水杨酸制剂。阿司匹林每日0.08~0.19/kg,分4次口服,每日最大量<2g,直至体温正常、血沉正常、CRP阴性后用原剂量的1/2,疗程4~8周。水杨酸盐类可引起恶心、呕吐、胃痛,甚至胃出血。饭后服药或加用氢氧化铝可减少副作用。为防止凝血酶原减少,可用维生素K。

(2)心脏炎或水杨酸制剂治疗无效者,早期选用糖皮质激素,如泼尼松,每日1.5~2mg/kg,每日最大量,<60mg,分3次口服;地塞米松每日0.15~0.3mg/kg,分3次口服。症状控制后逐渐减量乃至停药,总疗程8~12周。严重心肌炎或伴有充血性心力衰竭者,可用氢化可的松每日滴注,症状缓解后用口服药物代替。少数病儿在停用激素后可出现"反跳现象",在停药前2周至停药后2周加用水杨酸盐或停药前数天静脉滴注促肾上腺皮质激素,可减少"反跳现象"的发生。

七、预 防

(1)加强体格锻炼,增强小儿抗病能力,避免受寒、潮湿。

(2)积极预防和治疗链球菌感染,对此菌感染者,青霉素治疗7~10d。及时去除各种慢性病灶,以防诱发风湿活动或发生亚急性感染性心内膜炎。

(3)注意预防复发,预防链球菌感染是预防其复发和防止心脏继续损害的关键。年龄越小复发率越高,故在12岁以前及初发后的5年内积极预防极为重要,首选长效青霉素,每月1次,每次120万U,用药时间从风湿热末次发作起计算,须持续5年左右。对于曾发生心脏炎且心脏扩大或心力衰竭者,应长期维持用药至成年。有风湿性心脏病者,宜作终生药物预防。

(王莉)

第二节 川崎病

Section 2

川崎病(KD)又称皮肤黏膜淋巴结综合征(MCLS),是一种以全身性中、小动脉炎性病变为主要病理改变的急性热性发疹性疾病,其临床特点为发热伴皮疹,指、趾红肿和脱屑,口腔黏膜和眼结膜充血及颈淋巴结肿大,其最严重危害是冠状动脉损害,它是儿童期后天性心脏病的主要病因之一。本病由日本川崎富作首次报告,目前世界各国均有发病,以亚裔人发病率为高。发病年龄以5岁以内尤其婴幼儿为主,男孩多见,四季均可发病。

一、病　　因

病因不明,流行病学资料支持其病因可能为感染所致,曾提出溶血性链球菌、葡萄球菌、支原体和病毒(尤其是反转录病毒)感染为其病因,但反复病原学检查均未能证实。

二、临床表现

(一)主要表现

1. 发热

常为不规则热或弛张热,可高达40℃以上,一般持续1～3周。高热时可有烦躁不安或嗜睡。

2. 球结合膜充血

多于起病3～4d出现,双眼球结合膜血管明显充血,无脓性分泌物,热退时消散。

3. 唇及口腔表现

唇充血皲裂,舌乳头突起、充血似杨梅舌。口腔及咽黏膜弥漫性充血,呈鲜牛肉色。

4. 多形性红斑或猩红热样皮疹

以躯干最多,常在第1周出现,偶有痛痒,不发生疱疹或结痂。肛周皮肤发红、脱皮。有的婴儿原卡介苗接种处重新出现红斑、疱疹或结痂。

5. 手足症状

急性期手足硬性水肿和掌跖红斑,恢复期在指趾末端沿指趾甲与皮肤交界处出现膜样脱皮,这一症状为本病较特征性的表现。指、趾甲有横沟。

6. 颈淋巴结肿大

单侧或双侧颈淋巴结肿大,坚硬有触痛,表面不红,无化脓。病初出现,热退时消散。有时亦伴枕后、耳后淋巴结肿大。

(二)心脏表现

于疾病的1～6周可出现心肌炎、心包炎、心内膜炎、心律失常。心电图可示低电压、PLR或Q-T间期延长、ST-T改变等;伴冠状动脉病变者,可呈心肌缺血甚至心肌梗死改变。冠状动脉造影或二维超声心动图可发现30%～50%病例伴冠状动脉扩张,其中约15%～20%发展为冠状动脉瘤,多侵犯左冠状动脉。冠状动脉损害多发生于病程2～4周,但也可见于疾病恢复期。心肌梗死和冠状动脉瘤破裂可致心源性休克甚至猝死。

(三)其他

可有间质性肺炎、无菌性脑膜炎、消化系统症状(腹痛、呕吐、腹泻、麻痹性肠梗阻、肝大、黄疸等)和关节肿痛以及视力障碍等。

三、辅助检查

(一)血液学检查

周围血白细胞增高,以中性粒细胞为主,伴核左移。轻度贫血,血小板早期正常,第2～3周增多。血沉增快,C-反应蛋白、ALT和AST升高。

(二)免疫学检查

血清 IgG、IgM、IgA、IgE 和血循环免疫复合物升高。Th2 类细胞因子如 IL-6 明显增高,血清总补体和 C3 正常或增高。

(三)心电图

早期示窦性心动过速,非特异性 ST-T 变化;心包炎时可有广泛 ST 段抬高和低电压;心肌梗死时相应导联有 ST 段明显抬高,T 波倒置及异常 Q 波。

(四)X 线胸部平片

可示肺部纹理增多、模糊或有片状阴影,心影可扩大。

(五)超声心动图

急性期可见心包积液,左室内径增大,二尖瓣、主动脉瓣或三尖瓣反流;可有冠状动脉异常,如冠状动脉扩张(直径> 3mm,≤4mm 为轻度;4～7mm 为中度)、冠状动脉瘤(≥8mm)和冠状动脉狭窄。

(六)冠状动脉造影

超声波检查有多发性冠状动脉瘤,或心电图有心肌缺血表现者,应进行冠状动脉造影,以观察冠状动脉病变程度,指导治疗。

四、诊断及鉴别诊断

(一)诊断标准

发热 5d 以上,伴下列 5 项临床表现中 4 项者,排除其他疾病后,即可诊断为川崎病。
(1)四肢变化:急性期掌跖红斑、手足硬性水肿,恢复期指趾端膜状脱皮。
(2)多形性红斑。
(3)眼结膜充血。
(4)口唇充血皲裂,口腔黏膜弥漫充血,舌乳头呈杨梅舌。
(5)颈部淋巴结肿大。
如上述 5 项临床表现中不足 4 项,但超声心动图有冠状动脉损害,亦可确诊为川崎病。

(二)鉴别诊断

本病需与感染性疾病如猩红热、败血症、化脓性淋巴结炎及其他免疫性疾病如幼年特发性关节炎、系统性红斑狼疮、渗出性多形性红斑等相鉴别。

五、治　　疗

(一)阿司匹林

每日 30～50mg/kg,分 2～3 次服用,热退后 3d 逐渐减量,约 2 周减至每日 3～5mg/kg,维持 6～8 周。如有冠状动脉病变时,应延长用药时间,直至冠状动脉恢复正常。

(二)静脉注射丙种球蛋白(IVIG)

早期(发病 10d 内)静脉注射丙种球蛋白每日 400mg/kg,共 5d,可减少冠状动脉病变发生率,缩短发热时间;或 1～2g/kg,一次大剂量滴入的效果更好。应同时合并应用阿司匹林,剂量和疗程同上。部分患对 IVIG 效果不好,可重复使用 1～2 次。

(三)肾上腺皮质激素

因可促进血栓形成,易发生冠状动脉瘤和影响冠脉病变修复,故不宜单独应用。IVIG 治疗无效的患儿可考虑使用糖皮质激素,亦可与阿司匹林和双嘧达莫合并应用。剂量为泼尼松每日

1～2mg/kg 清晨顿服,用药 2～4 周。

(四)其他治疗

1. 抗血小板聚集

除阿司匹林外加用双嘧达莫,每日 3～5mg/kg。

2. 对症治疗

根据病情给予对症及支持治疗,如补充液体、保护肝脏、控制心力衰竭、纠正心律失常等,有心肌梗死时应及时进行溶栓治疗。

3. 心脏手术

严重冠状动脉病变宜行外科手术,如冠状动脉搭桥术等。

六、预 后

本病系自限性疾病,多数预后良好,约 1%～2% 的病例可有 1 次或多次复发。有冠状动脉病变者,多数于 1 年内超声心动图恢复正常,但约 1%～2% 可死于心肌梗死或动脉瘤破裂,个别病例在临床症状消失数年后猝死。无冠状动脉病变患儿于出院后 1 个月、3 个月、半年及 1 年进行一次全面检查(包括体检、ECG 和超声心动图等)。

(王莉)

第三节 幼年型类风湿性关节炎
Section 3

幼年类风湿性关节炎(JRA)是儿童时期(小于 16 岁)以慢性关节滑膜炎为特征的、慢性全身性自身免疫性疾病。主要临床表现为长期不规则发热、皮疹,可伴有肝、脾、淋巴结肿大以及胸膜炎、心包炎等损害,且迟早会出现关节炎症状。

本病可迁延多年,急性发作与缓解常交替出现,但多数患儿预后良好,仅 20% 可能留下关节永久损害及严重残疾。

一、病因和发病机制

病因尚不清楚,可能与多种因素如感染、免疫及遗传有关。

(一)感染因素

虽有许多关于细菌(链球菌、耶尔森菌、志贺菌、空肠弯曲菌和沙门菌属等)、病毒(细小病毒 B_{19}、风疹和 EB 病毒等)、支原体和衣原体感染与本病有关的报道,但都不能证实是诱导本病的直接原因。

(二)免疫因素

支持 JRA 为自身免疫性疾病的证据有:①部分病儿血清和关节滑膜液中存在类风湿因子(RF,抗变性 IgG 抗体)和抗核抗体(ANA)等自身抗体。②关节滑膜液中有 IgG 包涵体和类风湿因子的吞噬细胞(RAC,类风湿性关节炎细胞)。③血清 IgG、IgM 和 IgA 上升。④外周血 CD4＋T 细胞克隆扩增。⑤炎症性细胞因子明显增高,尤以 TH_1 类细胞因子为著。

(三)遗传因素

很多资料证实 JRA 具有遗传学背景,研究最多的是人类白细胞抗原(HLA),具有 HLA-DR4、DR8 和 DR5 位点者是 JRA 的易发患者群。其他与 JRA 发病有关的 HLA 位点为 HLA-DR6,HLA-A_2 等。也发现一些 HLA 位点与抗 JRA 发病有关。

综上所述，JRA 的发病机制可能为：细菌，病毒的特殊成分，如超抗原—热休克蛋白作用于具有遗传学背景的人群，通过具有可变区β链(Vβ)结构的 T 细胞受体(TCR)，直接激活 T 细胞，使其活化、增殖和分泌大量炎症性细胞因子，引起免疫损伤。

二、病　理

病理变化主要在关节，以慢性非化脓性滑膜炎为特征。早期关节病变呈非特异性水肿，充血，纤维蛋白渗出，淋巴细胞和浆细胞浸润。反复发作后滑膜组织增厚呈绒毛状向关节腔突起，并沿软骨延伸，形成血管翳。血管翳中大量淋巴细胞和其他单个核细胞聚集，形成非特异性滤泡，侵蚀关节软骨。关节面由纤维眭或骨性结缔组织所代替，发生粘连融合，导致关节僵直和变形。受累关节周围可以发生肌腱炎、肌炎、骨质疏松和骨膜炎。

胸膜、心包膜及腹膜可见纤维性浆膜炎。皮疹部位毛细血管有炎症细胞浸润，眼部病变可见虹膜睫状体肉芽肿样浸润。类风湿结节的病理所见为均匀无结构的纤维素样坏死，外周有类上皮细胞围绕。

三、临床表现

可发生于任何年龄，但多见于 2～3 岁和 9～12 岁，形成两个发病高峰。按起病形式、临床经过和预后不同，可分为 3 型见表 17-2。

表 17-2　JRA 各型的临床表现

临床类型	相对发病率	女/男比率	发病年龄	受累关节	实验室检查	关节外表现	预后
全身发病型	20%	8/10	任何年龄	多关节大/小关节	ANA/RF 阴性	高热，皮疹，肝脾大，多浆膜炎，白细胞增高	25%严重关节炎
多关节炎Ⅰ型（RF 阴性）	25%～30%	8/1	任何年龄	多关节大/小关节	ANA25% RF 阴性	低热，轻度贫血，不适	10%～15%严重关节炎
多关节炎Ⅱ型（RF 阳性）	10%	6/1	年长儿	多关节大/小关节	ANA75% RF100%	低热，贫血，不适，类风湿性结节	>50%严重关节炎
少关节炎Ⅰ型	25%	7/1	幼儿	少关节大/骶、髂关节	ANA50% RF 阴性	全身不适较轻，50%慢性虹膜睫状体炎	10%～20%严重关节炎,视力障碍
少关节炎Ⅱ型	15%～20%	1/10	年长儿	少关节大/骶、髂关节	ANA 阴性 RF 阴性	全身不适较轻，5%～10%急性虹膜睫状体炎	部分病例发展为强直性脊柱炎

(一)全身型

又称急性发作型(Still 病),多见于 2～3 岁小儿,无性别差异,约占 JRA 的 20%。弛张高热是此型的特征,每日 1～2 次体温升高,波动在 36～40℃之间,病儿发烧时呈重病容,热退后玩耍如常。发热持续数周至数月。皮疹是此型的另一典型特征。约 95%的病儿出现,皮疹多呈淡红色斑点或环形红斑,见于身体任何部位,但以胸部和四肢近端多见。可有瘙痒。皮疹一般于高热时出现,热退后消失,不留痕迹。局部取暖或外伤也可诱发皮疹。

急性期常因全身症状而忽视了关节痛或一过性关节炎的临床表现,待到病程数月或数年后关节症状才成为主诉。约 25%的病儿最终发展为慢性多关节炎。约 85%有肝、脾及淋巴结肿大,肝功能轻度损害。伴心包炎和胸膜炎者,其病变轻微,一般不需处理,少有发生心内膜炎者。腹痛可能是肠系膜淋巴结肿大所致。偶有中枢神经系统症状,表现为惊厥、行为异常和脑电图异常。长期疾病反复发作可致发育延迟。全身型 JRA 复发的间隔时间难以预测,多在青春期后不再复发。

(二)多关节炎型

多见于学龄儿童,以女孩多见。受累关节在 5 个或 5 个以上,常为对称性。可先累及大关节如踝、膝、腕和肘等,表现为关节肿、痛,而不发红。早晨起床时关节僵硬(晨僵)是本型的特点。随病情进展逐渐累及小关节;波及指趾关节时,呈现典型梭形肿胀;累及颞颌关节表现为张口困难,幼儿可诉耳痛,病程长者,可影响局部发育出现小颌畸形;累及喉构(环状软骨—杓状软骨)可致声哑、喉喘鸣和饮食困难;累及颈椎可致颈部疼痛和活动受限;髋关节受累者可致股骨坏死,可发生永久性跛行。疾病晚期受累关节最终发生强直变形,关节附近肌肉萎缩,运动功能遭受损坏。

本型可有全身症状,但不及全身型严重,如低热、全身不适、生长迟缓、轻度贫血。体格检查可发现轻度肝脾和淋巴结肿大。根据血清类风湿因子是否阳性,可分为 2 个亚型。

1. 类风湿因子阳性

JRA 的 5%～10%起病于年长儿,类风湿结节常见(表现类似于风湿性皮下小结)。关节症状较重为其特点,半数以上出现关节强直变形。约 75%的病例抗核抗体阳性。

2. 类风湿因子阴性

JRA 的 25%～30%起病于任何年龄,类风湿结节少见。关节症状较轻,仅 10%～15%的病例发生关节强直变形。约 15%的病抗核抗体阳性。

(三)少关节炎型

受累关节不超过 4 个者,称为少关节炎型。踝、膝等下肢大关节为好发部位,常呈不对称分布。若病程已逾 6 个月,少关节炎型不可能再转为多关节炎型。按临床表现和预后,可分为 2 个亚型。

1. 少关节 I 型

占 JRA 的 25%～30%,以幼年女孩多见,虽有反复慢性关节炎,但不严重,较少致残。一般不发生骶髂关节炎。约半数发生单侧或双侧慢性虹膜睫状体炎,早期只有用裂隙灯检查才能诊断。后期可因虹膜后位粘连、继发性白内障和青光眼而致永久性视力障碍甚至失明。此型全身症状轻微。

2. 少关节炎 II 型

占 JRA 的 15%,男孩居多,年龄常大于 8 岁,累及膝、踝等下肢大关节。早期不影响骶髂关节,但部分病例于后期可致骶髂关节炎和肌腱附着处病变。部分患者发生自限性虹膜睫状体炎,少有永久性视力损害。少有全身症状。

四、辅助诊断

本病无特异的实验室诊断指标,检查的任何项目都不具备确诊价值,但可帮助了解疾病程度和除外一些合并有关节症状的疾病。

(一)炎症反应的证据

血沉明显加快,但少关节型患者常血沉结果多数正常。在多关节型和全身型患者中急性期反应物(C反应蛋白、IL-1和IL-6等)增高,有助于随访时了解病程。

(二)自身抗体

1. 类风湿因子(RF)

RF阳性提示严重关节病变及有类风湿结节。RF阴性中约75%病儿能检出隐匿型RF,对JRA患者的诊断有一定帮助。

2. 抗核抗体(ANA)

各型JRA的ANA阳性率见表17-2。

(三)其他检查

1. 关节液分析和滑膜组织学检查

鉴别化脓性关节炎、结核性关节炎、类肉瘤病、滑膜肿瘤等。

2. 血常规

在活动期多有轻至中度贫血,外周血白细胞总数和中性粒细胞增高,可伴类白血病反应。

3. X线检查

疾病早期(病程1年左右)X线仅显示软组织肿胀,关节周围骨质疏松,关节附近呈现骨膜炎。晚期才能见到关节面骨破坏,以手腕关节多见。

4. 其他影像学检查

同位素扫描、超声波和MRI均有助于发现骨关节损害。

五、诊断和鉴别诊断

JRA的诊断主要依靠临床表现,采用排除诊断法,晚期关节损害已较突出,则诊断较易。全身型需与风湿热、感染性关节炎、骨髓炎、急性白血病及其他风湿性疾病相鉴别。JRA肺部病变应与细菌性、病毒性肺炎鉴别。腰、骶部疼痛者应考虑排除儿童强直性脊柱炎、炎症性肠症、瑞特病。凡关节炎或典型的全身症状持续观察6周以上,排除了其他疾病后方能作出诊断。

六、治 疗

尚无特效治疗,但若处理得当,至少75%的患儿可免于致残。治疗目的是:控制临床症状,抑制关节炎症,维持关节功能和预防关节畸形;对患儿及其家属进行心理支持,告知家长本病的慢性特征,要让病儿与家长树立战胜疾病的信心,保证患儿正常的生长发育。

(一)一般治疗

除急性发热外,不主张过多地卧床休息。宜鼓励患儿参加适当运动,尽可能像正常儿童一样生活。采用医疗体育、理疗(如清晨热浴,中药热浴可减轻晨僵)等措施可减轻关节强直和软组织挛缩。为减少运动功能障碍,可于夜间入睡时以夹板固定受累关节于功能位。已有畸形者,可行矫形术如滑膜切除术、关节置换术和肌肉松解术。定期进行裂隙灯检查以发现虹膜睫状体炎,局部使用皮质激素和阿托品可控制眼部炎症。

(二)抗JRA药物

1. 水杨酸制剂和非甾体抗炎药

(1)水杨酸制剂:以肠溶阿司匹林(ASP)为代表,推荐剂量为60～90mg/(kg·d),分4～6

次口服。有效血浓度为1.11～1.67mmol/L(20～30mg/dl),1～4周内见效,病情缓解后用量为10～30mg/(kg·d),维持疗程可达数月。近半数病儿在ASP治疗后出现肝毒性和严重的胃肠道反应,因此需要检测肝功能和是否发生胃肠出血。ASP尚可引起一过性呼吸性碱中毒和代谢性酸中毒。赖氨匹林和精氨匹林是ASP新型制剂,疗效同ASP,而副作用很少,易为儿童接受。

(2)非甾体类抗炎药(NSAID):其化学结构与甾体类药物(如肾上腺皮质激素)不同,因此而得名,ASP也同属NSAID范畴。尚无确切证据表明有另外那一种NSAID类药比ASP更有效,近年由于发现ASP的副作用较多,其他NSAID的使用逐渐增多。萘普生10～15mg/(kg·d),分2次口服;布洛芬50mg/(kg·d),分2～3次口服;甲苯吡咯酸20～30mg/(kg·d),分3～4次口服。

2.甲氨蝶呤(MTX)

抗叶酸制剂,作用机制不完全清楚。主张早期使用MTX(每周10mg/m^2,可在良好监测下增加剂量至每周30mg/m^2)。MTX起效时间为3～12周,病情缓解后仍需维持一段时间。MTX副作用较轻,有不同程度胃肠道反应、一过性转氨酶升高、胃炎和口腔溃疡、贫血和粒细胞减少。长期使用可能发生B细胞淋巴瘤。

3.羟基氯喹

基氯喹对视力损害的副作用少,可用于儿童,剂量为5～7mg(kg·d)。

4.糖皮质激素

可减轻JRA关节炎症状,但并不能阻止关节破坏,长期使用副作用太大,而一旦停药将会严重复发。因此,糖皮质激素不作为首选或单独使用的药物。指针为:①非甾体抗炎药物或其他治疗无效的全身发病型。②虹膜、睫状体炎局部治疗失败者。采用泼尼松每日1～2mg/kg;危重病例可用甲基泼尼松龙冲击5mg/(kg·d),连用3d;以后2.5mg/(kg·d),连用3d后改为泼尼松1mg/(kg·d)口服。

5.免疫抑制剂

环磷酰胺(CTX)、环孢霉素A和硫唑嘌呤治疗JRA的有效性与安全性尚需慎重评价。

6.柳氮磺胺吡啶

从剂量为10mg/(kg·d)开始,每周每天增加10mg/kg,最大量为30～50mg/(kg·d),约4周见效。毒副作用较少,如轻度胃肠道反应、白细胞减少、皮疹等。可持续使用3个月或更长时间。

7.金制剂

代苹果酸金钠每周1mg/kg,可以从0.25mg开始逐渐增加剂量。近1/3患儿可能有严重副反应,如白细胞、粒细胞减少、血尿、蛋白尿、肝功能损害等,此时必须停药。

8.青霉胺

剂量为10mg/(kg·d)(最大剂量<750mg/d),可从小剂量50mg/d开始,观察疗效,逐渐增加剂量。

9.其他药物

大剂量IVIG治疗难治性全身发病型JRA的疗效尚未能得到确认。抗TNFα单克隆抗体(每次10mg/kg,1～2次/周)有明显退热及缓解作用。但对关节症状改善不明显。

(三)降阶治疗和金字塔治疗方案

1."金字塔"方案

以NSAID为一线药物;以青霉胺,磺胺柳氮吡啶,抗疟药,金制剂等慢作用药物(SARD)为二线药物;糖皮质激素,甲氨喋呤、免疫抑制剂和正在进行临床验证的药物为三线药物。治疗从一线药开始,反应不佳再逐渐使用二、三线药,构成一个选药"金字塔"。

2. "降阶方案"

对于顽固性、危及生命者、严重关节并发症及糖皮质激素撤减困难者可尽早采用联合治疗（NSAID＋MTX，或 NSAID＋MTX＋糖皮质激素，或糖皮质激素＋MTX），以求尽快控制病情。此后再逐渐减少药物品种和剂量，撤药次序首撤激素和NSAID，而慢性作用药物，包括柳氮磺胺吡啶、羟基喹啉、青霉胺、金制剂和MTX可用于长期维持治疗。

（王莉）

第四节　幼年强直性脊柱炎
Section 4

幼年强直性脊柱炎（JAS）是指16岁以前发病的强直性脊柱炎。其临床特征主要为脊柱，和骶髂关节受累，表现为下背部和腰骶部疼痛、发僵及有可能发展为脊柱强直。约半数患者出现四肢关节受累，少数患者有心脏病变及眼炎。绝大多数患者的发病有遗传因素介入。幼年强直性脊柱炎的确切发病率与患病率，国内外均缺乏详细的统计资料，国外一项研究报道表明，约有8.6%的强直性脊柱炎患者是在幼年发病。按我国部分地区报道的强直性脊柱炎的患病率为0.3%推算，我国也有近30万幼年强直性脊柱炎患者，这个数字接近甚至超过了幼年类风湿关节炎。因此，幼年强直性脊柱炎是儿童较最常见的一种关节疾病。

一、诊　　断

（一）临床表现

幼年强直性脊柱炎多见于年长儿，是一种慢性全身性疾病，除了主要累及脊柱和四肢关节，还可出现皮肤、黏膜、眼、心脏、肺及神经系统等病变。

1. 骨关节

特点是以下肢大关节为主的非对称性关节炎，也可累及小关节及上肢关节，下腰部疼痛、发僵、弯腰受限，夜间翻身困难。80%的幼年强直性脊柱炎患者在病程中可出现髌腱、跟腱或其他肌腱附着处的疼痛、肿胀或发红，这种现象称为肌腱端病或肌腱端炎。肌腱端病对幼年强直性脊柱炎具有诊断意义，通常在疾病初期即可出现，持续时间从数周至数月不等，常与膝、踝关节炎并发。跟腱的肌腱端病可伴发跖底筋膜炎，临床上出现明显的足跟痛，影响步行。和肌腱端病经常伴发的另一种特征性表现是手指或足趾的弥漫性肿胀，形似腊肠，称为腊肠指（趾）。

2. 皮肤黏膜

可有口腔或外生殖器溃疡，皮肤红斑及毛囊炎等。

3. 眼

复发性虹膜睫状体炎是幼年强直性脊柱炎的重要症状之一，表现为畏光、流泪、眼红、视物模糊，可为单侧、双侧或双眼交替发作。

4. 心脏

心率过慢（<60/min）或过快（>100/min）、心律失常、乏力、气短是幼年强直性脊柱炎患者较多见的心脏受累表现，多见于晚期患者，但也可见于较早期患者。

5. 肺

可以表现为气短、呼吸费力，多见于晚期患者。

6. 神经系统

个别患者可出现肢体无力、麻木,甚至大小便失禁等神经系统症状,但极少见。

7. 全身性表现

幼年强直性脊柱炎往往还伴有一些非特异性的全身症状,如低、中度发热,多汗,乏力及消瘦等。

(二)辅助检查

1. 实验室检查

急性活动性病例常见轻至中度正细胞正色素性或正细胞低色素性贫血,可见轻、中度白细胞和血小板增多及γ球蛋白增高;常见血沉增快、C反应蛋白增高;90%患者为人类白细胞抗原B(HLA-B)27阳性;抗核抗体及类风湿因子多为阴性,常见IgG,IgM和(或)IgA增高,但部分患者表现为选择性IgA缺陷。

2. X线检查

骶髂关节炎的X线征象为本病的早期表现。最初表现为骶髂关节边缘模糊,骨质破坏,以后出现骶髂关节两侧硬化,关节腔狭窄,严重者骨质融合,关节腔消失。脊柱X线早期仅表现骨质疏松,以后出现骨质破坏,后期椎间盘间隙钙化、骨化,将相邻的椎体连合而呈竹节样改变。目前,国际上强直性脊柱炎的骶髂关节炎X线分级多采用美国风湿病学会确定的分级标准,共分为5级:0级为正常骶髂关节;Ⅰ级为可疑骶髂关节炎;Ⅱ级为骶髂关节边缘模糊,略有硬化和微小侵蚀病变,关节腔轻度变窄;Ⅲ级为骶髂关节两侧硬化,关节边缘模糊不清,有侵蚀病变伴关节腔消失;Ⅳ级为关节完全融合或强直伴或不伴残存的硬化。

3. CT检查

适于骶髂关节炎的早期诊断。

4. MRI检查

是目前最敏感的检查方法。

二、鉴别诊断

(一)儿童类风湿病

幼年强直性脊柱炎早期临床表现常符合儿童类风湿病的诊断标准,但前者常有阳性家族史、HLA-B27阳性,关节炎以下肢为主、手小关节较少累及。儿童类风湿病患者常有双手小关节受累以及侵蚀性关节病变,类风湿因子多为阳性,而HLA-B27阳性率低,极少出现脊柱及骶髂关节受累。肌腱附着点病变为两者最好的鉴别,尤以足、膝周等处累及更有意义。

(二)Reiter综合征

多见于年长男孩,常发生于志贺菌、耶尔森菌、空肠弯曲菌和衣原体感染后,表现为尿道炎、结膜炎及关节炎,也称尿道—眼—关节综合征。全身表现可有发热、皮疹、胃肠炎。本病过去强调有尿道炎、结膜炎及关节炎三联症,现在认为,旋涡状龟头炎和溢脓性皮肤角化病等表现亦具有同样的诊断意义。

(三)银屑病关节炎

本病在儿童较少见,以女性多见,多数患儿有远端指间关节受累及跟腱炎,关节炎可发生于银屑病后,也可先于银屑病。根据皮疹特点及好发部位,指(趾)甲损害情况,不对称性少关节炎,X线拍片关节有典型的铅笔帽改变,脊柱可有不对称巨大的侧韧带骨赘等表现,均有助于鉴别。

(四)炎症性肠病

主要指溃疡性结肠炎和限局性小肠炎,临床以便血、腹泻为主,可伴有关节炎。关节炎常与肠病活动有关,很少发展为关节的破坏和畸形。

(五)关节结核

好发于 5～15 岁儿童,临床多有原发结核病灶,有结核中毒症状,结核菌素试验阳性。以膝关节结核多见,骶髂关节结核少见,且骶髂关节结核常合并周围关节冷脓肿,而少见骨质疏松。

(六)骶髂关节区的骨转移瘤及脊髓肿瘤

临床疼痛剧烈,X 线常表现虫蚀状、斑片状骨破坏或融合成大片状的骨质缺损,无骨质硬化边,或见斑点状、棉球状高密度影甚至于象牙样骨质密度。

(七)布氏杆菌性关节炎

骶髂关节 X 线改变虽与强直性脊柱炎相同,但多见于牧区,常有急性感染史,布氏杆菌补体结合实验或血清凝集反应呈阳性。

(八)化脓性关节炎

以单关节病变为主,局部红肿热痛明显,全身感染中毒症状重,常伴高热、寒战,末梢血白细胞明显升高,关节液混浊,涂片有大量脓细胞。

(九)风湿热

表现为游走性关节肿痛,无关节畸形,常伴心脏损害、皮下小结、环形红斑等,血清 ASO 升高,HLA-B27 阴性。

三、治　　疗

本病目前尚缺乏满意的治疗。治疗的目的在于控制炎症,缓解疼痛,保持良好的关节功能。

(一)一般治疗

患儿宜睡木板床或硬床垫,避免枕头过高。加强功能锻炼和体育活动。

(二)药物治疗

1. 非甾体类抗炎药

这些药物能缓解疼痛、减轻症状,但并不能阻止病情的发展,不能抑制脊柱强直的发生。由于这类药可减轻症状,有助于患者早期进行功能锻炼及从事正常工作、生活,其作用不可低估。应用这类药物的患者可掌握一个原则:即有疼痛时才服用,一旦疼痛消失可停用,这主要为避免药物的胃肠道副作用。这类药物种类、剂型很多。常用的非甾体类抗炎药有吲哚美辛、萘普生、双氯芬酸、布洛芬等。

2. 慢作用药

这类药物起效缓慢,与非甾体类抗炎药不同的是这类药可能通过抑制机体免疫功能,有延缓疾病发展的作用。这类药为治疗的主要药物,患者应长期服用而不能因为症状缓解即停药。主要有柳氮磺吡啶和甲氨蝶呤,其中以柳氮磺吡啶为首选。

3. 糖皮质激素

一般不提倡首先使用糖皮质激素,只有对上述药物治疗效果不佳,关节炎症重,特别是关节积液,以及有关节外如内脏器官受累时才可考虑,而且剂量不宜太大,疗程不宜过长。

四、预　　后

一般而言,幼年强直性脊柱炎的病情进展较为缓慢,预后较好。尽管四肢关节均可受累,但除髋关节外,其他受累关节的炎症经治疗后均可治愈,不遗留残疾。髋关节受累者,除早期有髋部疼痛和活动受限制,大约 1/3 的患者可发生髋关节破坏或狭窄,最终导致关节强直,需行全髋关节置换。虹膜睫状体炎多不遗留严重后遗症。心脏病变较少见,主要见于晚期患者,若出现在早期,往往是预后差的征兆。

本病患者应注意身体锻炼,预防关节活动范围的缩小或丧失,保持关节的功能位量。对幼年强直性脊柱炎患者来说,每天应认真做最大范围的腰部活动(如向前弯腰、后伸、侧弯等)和深呼吸,有四肢关节受累者还应注意做病变关节的活动与锻炼。许多患者因胸部活动受限或活动时疼痛,往往只做腹式呼吸,这样只会进一步使胸部活动范围减小。因此,应积极鼓励患者做胸式呼吸训练。游泳可以很好地将心肺与四肢、腰部功能训练等有机地结合在一起,因此值得提倡。

(王莉)

第十八章
Chapter 18

营养和营养障碍性疾病

第一节 蛋白质—热能营养不良
Section 1

蛋白质—热能营养不良(PEM)是一种程度不同的临床综合征,同时有维生素和矿物质等多种营养素缺乏的特点。多见于3岁以内的婴幼儿。

一、病　因

(一)原发性蛋白质—热能营养不良

主要是长期膳食供给不足,如小婴儿母乳不足而未及时添加其他乳品;奶粉调配不当;突然停母乳而未及时添加辅食;长期以淀粉类食品(粥、奶糕)为主。年长儿的不良饮食习惯如偏食、挑食、吃零食过多或早餐过于简单;学校午餐摄入不足等。

(二)继发性蛋白质—热能营养不良

消化系统解剖或功能上的异常影响食物的消化和吸收,如唇裂、腭裂、幽门梗阻、迁延性腹泻、过敏性肠炎、肠吸收不良综合征等;需要量增多造成相对缺乏,如急、慢性传染病(如麻疹、伤寒、肝炎、结核)后的恢复期、双胎早产、生长发育快速阶段等;消耗量过大,如糖尿病、大量蛋白尿、急性发热性疾病、甲状腺功能亢进、恶性肿瘤等。

二、病理生理

(一)新陈代谢异常

由于蛋白质摄入不足,使体内蛋白质代谢处于负氮平衡。总蛋白下降,胶体渗透压下降,发生低蛋白性水肿;各种酶功能不足,体内代谢低下。食物不足和消耗增多,体内供给能量不足,糖原消耗,血糖偏低。机体消耗脂肪以维持必要的能量消耗,故血清胆固醇浓度降低;肝脏脂肪浸润及变性,肝细胞营养不良。由于大量消耗脂肪,使细胞外液容量增加,细胞内钾离子移到细胞外,水电解质紊乱;低渗性肾浓缩功能减退,肾小管重吸收功能减低,尿量增多而比重下降。

(二)组织器官功能障碍

严重蛋白质—热能营养不良时,中枢神经系统可出现抑制与烦闹不安交替现象;消化道酶功能下降,肠壁变薄。严重时小肠双糖酶下降,继发糖源性腹泻,消化功能紊乱,出现便秘或腹泻、纳差、呕吐、恶心等症状;心肌纤维浑浊肿胀,心肌收缩无力,心搏力下降,血压下降,脉搏细弱;胸腺、淋巴组织萎缩,免疫球蛋白合成减少,免疫功能低下,易于感染。

三、营养不良的人体测量评价

目的是确定是否存在营养不良;进行营养不良分度和分类,以利临床治疗。

(一)参数选择
采用 WHO 推荐的 NCHS(美国国家健康统计中心)标准。

(二)体格测量指标
评价儿童营养不良的三项人体测量指标是年龄的体重(W/A),年龄的身高(H/A),身高的体重(W/H)。

(三)统计学指标
据样本的特点采用标准差法,以小于中位数减 2s 为营养不良界值点。

(四)分型与分度
1. 分型
(1)低体重:体重低于同年龄、同性别参照人群值的均数减 2 倍标准差。
(2)生长迟缓(矮):身高低于同年龄、同性别参照人群值均数的 2 倍标准差以下。
(3)消瘦:体重低于同性别、同身高参照人群值的中位数减 2 个标准差以下。

由于与缺乏的营养素在体内的生理生化功能有关,三项可不一致,符合其中一项即可满足人体测量评价营养不良的标准。但人体测量只是粗略的评价并不能代表临床诊断,临床诊断应结合临床表现(包括遗传因素)。实验室检查。应避免仅用个人身体的大小来评价营养状况。不宜将年龄、身高的下降简单称为"慢性营养不良"。因年龄的身高下降并不是一长期营养不良持续状态,而是某种状态的残留。也不宜将"急性营养不良"与"消瘦"、"慢性营养不良"与"生长迟缓"等同。"生长迟缓"并不都是营养不良,也不完全是"过去营养不良",因影响骨骼生长,因素很复杂。

2. 分度
儿童营养不良轻度与营养正常之间的界限很窄,分度多只用中度与重度(见表 18-1)。

表 18-1 儿童营养不良分度

	<中位数-(2~3s)	<中位数-3s 以下
低体重	中度	重度
生长迟缓	中度	重度
消瘦	中度	重度

3. 胎儿营养不良(IUGR)
以出生时体重、身长小于胎龄的第 10(或第 3)百分位,出生时身长的体重小于第 10(或第 3)百分位等三个指标,符合其中一项即可满足胎儿营养不良的标准。

四、群体营养不良流行率(患病率)的调查

群体儿童中营养不良的波及范围通常以患病率来衡量。

(一)调查方法和要求
采用横断面调查方法分层整群随机抽样,测定某个特定的人群的体重、身长,多在夏季进行。同一地区资料可 3~5 年间隔比较 1 次。

(二)中、重度营养不良患病率的计算
以低体重为例,生长迟缓、消瘦的患病率计算依此类推。

$$中(重)度低体重患病率=\frac{调查儿童中的中(重)度低体重人数}{调查儿童总数}\times 100\%$$

(三)群体营养不良原因分析

如调查结果显示某地区中、重度营养不良患病率较高,应分析其原因,制定相关措施。如可能有战争、天灾、疾病、土(水)质不良、知识匮乏、食物供给不足等原因所致。在一个营养不良发生率高的人群中用人体测量方法判断的营养不良儿童实际不都是营养不良,绝大多数是受营养不良的影响。

五、个人营养不良的诊断

个体儿童营养不良诊断除测量值的判断外,还应根据病史、体检、实验室检查、膳食调查等综合分析。

(一)临床表现(中、重度)

体重不增是最早出现的症状,随即体重下降,久之身高增长缓慢,逐渐低于正常,发生偏离;皮下脂肪逐渐减少、皮肤干燥、苍白、肌肉松弛至萎缩;精神萎靡、反应差;体温偏低,脉细无力,食欲低下,常腹泻、便秘交替;部分小儿可因血浆清蛋白明显下降而出现水肿。

据临床表现可分消瘦型、水肿型和混合型。消瘦型营养不良常见小婴儿能量供给不足,肌肉、脂肪严重消耗,时间长者身长发育迟缓。水肿型营养不良多见2~3岁幼儿,以蛋白质不足为主,出现水肿、脂肪肝、皮损、肝脾大、毛发无光泽,呈红棕色等。混合型介于二者之间。

(二)实验室检查

1. 血液

血糖降低,血胆固醇降低,血淀粉酶降低,血脂酶降低,胰酶降低,血浆必需氨基酸降低特别是支链氨基酸(亮、异亮、缬氨酸)降低;血红蛋白下降,周围淋巴细胞<1.5×10^9个/L 免疫球蛋白下降;血维生素A下降,血前蛋白(PAS)下降,血转铁蛋白下降,视黄醇结合蛋白(RBP)下降;血总蛋白、清蛋白下降;血钾下降,血钠下降。

2. 尿液

尿肌酐下降,尿羟脯氨酸下降,酮尿症。

六、治 疗

(一)中度营养不良

除去病因,从膳食中补足蛋白质、能量和其他重要营养素。

(二)重度营养不良

控制感染与其他合并证,纠正水电解质紊乱;逐渐增加蛋白质与能量的摄取,达高蛋白、高能量膳食。治疗可用渐进法,开始40~60kcal/(kg·d)[167~251kJ/(kg·d)],逐渐加至120~150kcal/(kg·d)[502~628kJ/(kg·d)],注意控制进食量,以减少消化道症状,2周后可逐步加大至最大量,其治疗时间较长;也可采用快速法,开始75kcal/(kg·d)[314kJ/(kg·d)],1~2d后每日增加25kcal/kg(105kJ/kg)直到小儿出现不再耐受为止,并适当补充各种维生素、微量元素。此法可使体重快速增加;缩短治疗时间。无论用哪种方法治疗都应随病情变化,不断调整计划。

(李粹)

第二节 小儿单纯性肥胖
Section 2

肥胖症是由于体内脂肪过度积聚、体重超过正常范围的一种营养障碍性疾病。体重超过同性别、同身高参照人群均值的20%即可称为肥胖。肥胖症分为原发性和继发性两种，原发性肥胖又称为单纯性肥胖。儿童肥胖绝大多数为单纯性肥胖，约占肥胖的95%～97%，是由于长期能量摄入超过机体代谢需要，使体内脂肪过度积聚而造成的。儿童单纯性肥胖在我国呈逐步上升的趋势，目前约占儿童人群的5%～8%。肥胖不仅影响儿童的健康，且儿童期肥胖可延续至成人，容易引起高血压、糖尿病、冠心病等疾病，故应引起足够的重视，以及早防治。

一、诊断

(一)病史
可发生于任何年龄，但最常见于婴儿期、5～6岁和青春期。食欲旺盛且喜吃甜食和高脂肪食物，进食速度快，活动少。明显肥胖儿童常有疲劳感，用力时气短或腿痛，严重者由于脂肪的过度堆积限制了胸廓和膈肌运动，使肺通气量不足、呼吸浅、快，可造成低氧血症、气急、发绀、红细胞增多、心脏扩大或出现充血性心力衰竭甚至死亡。多有家族遗传倾向，目前认为肥胖的家族性与多基因遗传有关。某些情感、精神因素（如亲人病故或学习成绩低下）、心理异常等可致儿童以过度进食作为精神安慰，导致肥胖。

(二)体格检查
皮下脂肪丰满，分布均匀，腹部膨隆下垂，严重肥胖者可因皮下脂肪过多，使胸腹、臀区及股皮肤出现皮纹；因体重过重，走路时两下肢负荷过重可致膝外翻和扁平足。女孩胸部脂肪堆积，无乳腺组织硬结。男性肥胖儿因股内侧和会阴部脂肪堆积，阴茎可隐匿在阴阜脂肪垫中。部分患儿性发育常较早，故最终身高常略低于正常小儿。

(三)辅助检查
血甘油三酯、胆固醇大多增高，严重者血清白蛋白增高；常有高胰岛素血症，血生长激素水平可减低。

(四)诊断要点
小儿体重为同性别、同身高参照人群均值10%～19%者为超重；超过20%以上者便可诊断为肥胖症；20%～29%者为轻度肥胖；30%～49%者为中度肥胖；超过50%者为重度肥胖。体质指数(BMI)是评价肥胖的另一种指标。BMI是指体重(kg)/身长的平方(m^2)，小儿BMI随年龄性别而有差异，评价时可查阅图表，如BMI值在P_{85}～P_{95}为超重，超过P_{95}为肥胖。

(五)鉴别诊断
需与伴有肥胖的遗传性疾病及内分泌性疾病，如Prader-Willi综合征、甲状腺功能减低症、肾上腺皮质功能亢进症等相鉴别。

二、治疗

(一)运动疗法
适当的运动能促使脂肪分解，减少胰岛素分泌，使脂肪合成减少，蛋白质合成增加，促进肌肉发育。肥胖小儿常因动作笨拙和活动后易累而不愿锻炼，可鼓励和患儿选择喜欢、有效、易于坚持的运动,每天坚持至少运动 1h,以长跑为主,配合跳绳、球类、游泳等。要循序渐进,不要操之过急。如果运动后疲惫不堪,心慌气促以及食欲大增均提示活动过度。

(二)饮食疗法

在保证小儿基本热量与营养素需要、保持正常生长发育的原则下,减少热量摄入。6个月内的婴儿,热能摄入量每日不超过 460.2kJ/kg (110kcal/kg),6~12 个月每日不超过 376.6kJ/kg (90kcal/kg),5 岁以下小儿每日限制在 600~900kcal,5 岁以上小儿每日限制在 5 021~6 276kJ/kg (1 200~1 500kcal)。推荐低脂肪、低糖类和高蛋白食谱。低脂饮食可迫使机体消耗自身的脂肪储备,但也会使蛋白质分解,故需同时供应优质蛋白质。糖类分解成葡萄糖后会强烈刺激胰岛素分泌,从而促进脂肪合成,故必须适量限制。食物的体积在一定程度上会使患儿产生饱腹感,故应鼓励其多吃体积大而热能低的蔬菜类食品,其纤维还可减少糖类的吸收和胰岛素的分泌,并能阻止胆盐的肠肝循环,促进胆固醇排泄,且有一定的通便作用。萝卜、胡萝卜、青菜、黄瓜、番茄、莴苣、苹果、柑桔、竹笋等均可选择。

改变不良饮食习惯,合理分配摄入热量。全部食物分为 3 餐及 2~3 次点心,早餐占总量的 1/3,晚餐不宜过量。不吃夜宵,不吃零食,尤其应禁食巧克力糖、奶油制品、油甜点心,进食时应细嚼慢咽。

根据病史及临床表现诊断并不困难,但要注意除外伴有肥胖的遗传性疾病、内分泌性疾病及颅内肿瘤。治疗成功与否与患儿及家长的信心及是否能长期坚持运动、控制饮食有关。

三、预　防

做好宣教,宣传肥胖儿不是健康儿的观点,使家长摒弃"越胖越健康"的陈旧观念。孕妇在妊娠后期要适当减少摄入脂肪类食物,防止胎儿体重增加过重。父母肥胖者更应定期监测小儿体重,以免小儿发生肥胖症。小儿自出生起,就要注意科学喂养,防止过度喂养,牛奶加糖勿过多,少饮糖水及含糖多的饮料,少食油脂食品,每日进食一定的粗粮、蔬菜、水果,注意膳食平衡。每天进行适当的户外活动和运动。

(蒋妍)

第三节　维生素 A 缺乏症
Section 3

维生素 A 又称为视黄醇,主要存在于各种动物的肝脏中,乳类及蛋类中含量也较多。胡萝卜素在人体内可转化为维生素 A,故含胡萝卜素丰富的食物如胡萝卜、番茄、红薯、南瓜、豆类及深绿色蔬菜也是重要的维生素 A 的来源。如果小儿摄入上述食物较少或者由于消化吸收等障碍而引起维生素 A 缺乏则称为维生素 A 缺乏症。

一、临床表现

婴幼儿多见,男孩多于女孩。长期食用脱脂牛奶、豆浆、大米粥等喂养而未能及时增加辅食,膳食中脂肪含量过低;小儿长期患消化不良、肠结核等慢性疾病引起低蛋白血症。较大儿童可述眼不适,结膜、角膜干燥。当维生素 A 缺乏数周或数月后,可出现以下症状及体征。

（1）眼部表现：夜间视物不清（夜盲症），眼泪减少，自觉眼干不适，眼部检查可见角膜边缘处干燥起皱褶，角化上皮堆积形成泡沫状白斑，称之为结膜干燥斑。继而角膜发生干燥、混浊、软化、溃疡、坏死，眼部疼痛，畏光，经常眨眼或用手揉搓导致感染。严重者出现角膜穿孔、虹膜脱出乃至失明。

（2）皮肤表现：全身皮肤干燥，鳞状脱屑，角化增生，常发生丘疹样角质损害，触之有粗沙砾样感觉，以四肢伸面、两肩及臀区为著。毛囊角化引起毛发干燥，失去光泽，易脱落。指甲多纹，失去光泽，易折裂。

（3）生长发育障碍：严重者身高落后，牙质发育不良，易发生龋齿。

二、辅助检查

（1）小儿血清维生素 A 浓度降至 $200\mu g/L$ 即可诊断。

（2）血清视黄醇结合蛋白水平低于正常范围则有维生素 A 缺乏的可能。

（3）取 10ml 新鲜中段尿，加 1% 甲紫溶液数滴，摇匀后在显微镜下做上皮细胞计数。除泌尿系统感染外，若每立方毫米中上皮细胞超过 3 个以上，提示维生素 A 缺乏；高倍镜检查尿沉淀，如有角化上皮细胞更有助于诊断。

（4）用暗适应对视网膜电流变化进行检查，如发觉暗光视觉异常则有助于诊断。

三、诊 断

有维生素 A 摄入不足史或慢性消化吸收障碍史，加上眼部和皮肤症状体征可以做出诊断。

四、治 疗

（一）改善饮食

增加富含维生素 A 及类胡萝卜素的食物，积极治疗原发病如消化道疾病。

（二）维生素 A 治疗

早期可口服维生素 A 制剂，每日总量 10 000～25 000U，分 2～3 次服。一般数日后眼部症状改善，逐渐减量至完全治愈。对重症或消化吸收障碍者，可肌内注射维生素 A，每次 25 000U/d，一般 2～3 次见效，眼部症状消失后改预防剂量，不宜长期大量服用以防中毒。

（三）眼病局部疗法

早期局部用硼酸溶液洗眼，涂抗生素眼膏或眼水防治感染。对重症患儿用 1% 阿托品扩瞳，以防虹膜粘连。检查和治疗时切勿压迫眼球，防止角膜溃疡穿孔。

五、预 防

注意平衡膳食，经常食用富含维生素 A 的食物。孕妇、乳母应食富含维生素 A 及类胡萝卜素的食物，婴儿时期最好以母乳喂养。人工喂养儿应给维生素 A 较多的食物，推荐每日维生素 A 摄入量 1 500～2 000U。如有消化道功能紊乱或慢性疾患者，应及早补充维生素 A，必要时肌内注射。

（张霞）

第四节 维生素D缺乏性佝偻病
Section 4

维生素D缺乏性佝偻病是由于儿童体内维生素D不足致钙、磷代谢紊乱,产生以骨骼病变为特征的全身慢性营养性疾病。典型的表现是生长期的长骨干骺端和骨组织矿化不全。维生素D不足使成熟骨矿化不全,则表现为骨质软化症。

婴幼儿,特别是小婴儿生长快、户外活动少,是发生维生素D缺乏性佝偻病的高发人群。近年来,随着社会经济水平的提高,我国维生素D缺乏性佝偻病的发病率逐年降低,且病情也趋减轻。北方佝偻病患病率高于南方。

一、维生素D的生理与调节

(一)维生素D来源于以下途径。

1. 母体-胎盘转运

胎儿可通过胎盘从母体获得维生素D,贮存体内,以满足生后一段时间的生长需要。胎龄越近于足月,胎儿体内贮存25-(OH)D_3越多。母体血清25-(OH)D_3浓度显著高于脐血,两者呈正相关。

2. 皮肤光照合成

人的皮肤中有7-脱氢胆骨化醇,经日光中紫外线照射后变为胆骨化醇,即维生素D_3,这是人类维生素D的主要来源。皮肤光照合成与日照时间、波长、暴露皮肤面积有关。最适紫外线波长为290~320nm。小儿每日户外活动1~2h,可满足机体所需维生素D。

3. 食物

是婴幼儿维生素D营养的外源性来源。天然食物中,包括母乳,维生素D含量较少;谷物、蔬菜、水果不含维生素D,肉和鱼含量很少。植物中麦角醇在植物油及酵母中含量丰富,不能为人体吸收,经紫外线照射后才能转变为可被人体吸收的麦角骨化醇,即维生素D_2。我国学者证实,我国儿童可从食物中获得维生素D约150U。随强化食物的普及,婴幼儿可从这些食物中获得充足的维生素D见表18-2。

表18-2 食物维生素D的含量

食物	含量	强化食物	含量
母乳	40U/L	AD强化奶	600U/L(390 U/660ml)
牛奶	5~40U/L	婴儿配方奶	300U/100g(758ml)
鸡蛋	70U/100g	奶米粉	400U/100g(160U/40g)
黄油	30~60U/100g		

维生素D制剂中主要成分如表18-3所示。

(二)代谢及生理功能

1. 维生素D的代谢

食物中的维生素D在胆汁的作用下,在小肠刷状缘经淋巴管吸收。皮肤合成的维生素D_3直接吸收入血。维生素D被贮存于肝脏、脂肪、肌肉内。血循环中的维生素D无生物活性,经二次羟化作用后,才能发挥生物效应。当机体需要时,维生素D在肝细胞内质网和微粒体经25-羟化酶作用,第一次羟化形成25-羟胆钙化醇[25-(OH)D_3]。25-(OH)D_3从肝脏释放入血,成为血浆中的主要代谢产物,正常的含量为11~60mg/ml。循环中25-(OH)D_3浓度较稳定,可反映体内维生素D的营养状况。25-(OH)D_3是1,25-(OH)D_3的前体,其抗佝偻病的生物活性较低,可动员骨钙入血,循环中的25-(OH)D_3与α-球蛋白结合,被运载到肾脏,在近端肾小管上皮细胞线粒体内经1-羟化酶作用,第二次羟化形成 1,25-羟胆钙化醇[1,25-(OH)$_2$D$_3$]。现已知生长激素、胰岛素和雌激素等亦有促进 1,25-(OH)$_2$D$_3$ 合成的作用。

表 18-3 维生素 D 制剂的含量

鱼肝油(10∶1)	维生素 A5 万 U,维生素 D5000U/g 1g＝40 滴,1 滴≈维生素 A1250U,维生素 D125U 4 滴≈维生素 A5000U,维生素 D500U
鱼肝油(3∶1)	维生素 A9000U,维生素 D3000U/g 1 滴≈维生素 A225U,维生素 D75U 4 滴≈维生素 A900U,维生素 D300U
贝特令	每丸维生素 A1800U,维生素 D600U

2.1,25-(OH)$_2$D$_3$ 的生理功能

1,25-(OH)$_2$D$_3$ 的生物活性最强,主要通过作用于靶器官(肠、肾、骨)而发挥其抗佝偻病的功能。

(1)小肠：肠黏膜上皮细胞有 1,25-(OH)$_2$D$_3$ 的受体(VDR)。1,25-(OH)$_2$D$_3$ 与 VDR 作用产生钙结合蛋白,促小肠黏膜细胞合成一种特殊的钙结合蛋白(BDP)而增加肠道吸收,磷的吸收也随之增加,1,25-(OH)$_2$D$_3$ 可能有直接促进磷转运的作用。

(2)肾脏：增加肾近曲小管对钙、磷重吸收,特别是磷的重吸收,提高血磷浓度,有利于骨的矿化作用。

(3)骨骼：直接作用于骨的矿物质代谢(沉积与重吸收)。促进成骨细胞的增殖和碱性磷酸酶的合成,促进骨钙素的合成、使之与羟基磷灰石分子牢固结合构成骨基质；促使间叶细胞向成熟破骨细胞分化,从而发挥其骨质重吸收效应。

近年来还发现除了肾脏、小肠、成骨细胞有 1,25-(OH)$_2$D$_3$ 受体外,甲状旁腺、胰岛细胞、脑细胞、乳腺上皮细胞等处也有 1,25-(OH)$_2$D$_3$ 的受体。1,25-(OH)$_2$D$_3$ 参与许多组织的细胞增殖、分化的调节。根据目前对 1,25-(OH)2D$_3$ 的全代谢过程及其作用的分子机制的研究,1,25-(OH)$_2$D$_3$ 已被认为是一个类固醇激素,维生素 D 已不仅是一种重要的营养成分,也是一种激素的前体。已知受 1,25-(OH)$_2$D$_3$ 调控的基因产物有钙结合蛋白、骨钙素、碱性磷酸酶、纤维结合蛋白、1,25-(OH)$_2$D$_3$ 受体、Ⅰ型胶原、24-羟化酶和 1-α羟化酶等。

3.1,25-(OH)$_2$D$_3$ 调节

(1)自身反馈调节：正常情况下维生素 D 的合成与分泌是按机体需要而自行调节的。肝脏产生 25-(OH)D$_3$ 受血中 25-(OH)D$_3$ 浓度的调节,如 25-(OH)D$_3$ 过高,可抑制肝脏合成 25-(OH)D$_3$;肾脏 1,25-(OH)$_2$D$_3$ 的合成受血 1,25-(OH)$_2$D$_3$ 浓度调节,即 1,25-(OH)$_2$D$_3$ 血浓度过高时可通过负反馈机制减慢 1-α羟化过程。

(2)协同甲状旁腺、降钙素维持体液与组织的钙磷平衡

①血钙间接作用：低钙血症可刺激甲状旁腺激素(PTH)分泌增加,PTH 促肾脏 1-α羟化过程,间接促 1,25-(OH)$_2$D$_3$ 的生成；PTH 与 1,25-(OH)$_2$D$_3$ 共同作用于骨组织,破骨细胞活性增加,成骨细胞活性降低,骨重吸收增加,骨钙释放入血,血钙水平恢复。高血钙症时刺激降钙素(CT)分泌,抑制肾小管羟化,间接抑制 1,25-(OH)$_2$D$_3$ 的生成以降低血钙水平。②血磷直接作用：低血磷可直接促进肾脏生成 1,25-(OH)$_2$D$_3$,高血磷则抑制其合成。

二、病因(高危因素)

(一)围生期缺乏

孕母体内缺少；早产、双胎的小婴儿体内贮存不足,使小婴儿生后较早出现维生素 D 缺乏。

(二)日照不足

因紫外线不能通过玻璃窗,故婴幼儿缺乏户外活动即导致内源性维生素D生成不足;大城市中高大建筑可阻挡日光照射,大气污染如烟雾、尘埃亦会吸收部分紫外线;冬季日照短、紫外线较弱,容易造成维生素D缺乏。

(三)摄入不足

乳类含维生素D量甚少,虽然人乳中钙磷比例适宜(2:1),有利于钙的吸收,但母乳喂养儿若缺少户外活动,或未及时补足维生素D,亦易患佝偻病。

(四)吸收不良

胃肠道疾病可影响维生素D的吸收,如婴儿肝炎综合征、先天性胆管狭窄或闭锁、脂肪泻、胰腺炎、慢性腹泻等;严重肝、胆、肾损害亦可致维生素D羟化障碍,生成1,25-$(OH)_2D_3$不足而发生佝偻病。

三、发病机制与病理改变

(一)发病机制

维生素D缺乏性佝偻病的病理改变是由于长期严重维生素D缺乏使肠道钙吸收不足,血钙降低,刺激甲状旁腺代偿性分泌增加,继发机体严重钙,磷代谢失调,特别是严重低血磷的结果。细胞外液钙、磷浓度不足,破坏了软骨细胞正常增殖、分化和凋亡的程序;钙化管排列紊乱,使长骨骺线失去正常的形态,成为参差不齐的阔带,钙化带消失,骨基质不能正常矿化。

(二)病理改变

骨的正常生长有软骨成骨和膜性成骨,软骨成骨使长骨增长;膜性成骨使骨增粗、增厚。软骨成骨主要在长骨的骨骺软骨中心进行;膜性成骨主要在骨干和扁骨中发生。正常的骺软骨整齐,可分为软骨层和软骨基质,软骨层排列成行,分静止层、增殖层、肥大层和退化层。由退化的软骨细胞坏死形成管道,称钙化小管,其内有血管襻,周围有整齐排列的成骨细胞,或骨细胞包围钙化管的软骨基质,成骨细胞分泌骨基质,然后钙盐沉着,形成初期骨小梁,以后形成成熟的骨小梁,这样使骨增长。

维生素D缺乏,Ca,P代谢紊乱,排列成行的软骨细胞增殖过度,凋亡减少,钙化管排列不规则、稀少或消失,所以钙化线模糊或消失。成骨细胞增殖过度,分泌的骨基质也增多,但却不能矿化,因此造成骨样组织的堆积。如果骨样组织堆积在长骨干骺端,受重力作用则向两侧膨出,形成临床上的手,脚镯,肋串珠;同样膜性成骨也受影响,在扁骨如颅骨则形成颅骨软化或方颅;在骨干造成骨质疏松。

四、临床分期与表现

主要表现为生长最快部位的骨骼改变,并可影响肌肉发育及使神经兴奋性改变。年龄不同,临床表现也不同。

(一)活动期佝偻病

1. 初期(早期)

多见于6个月以内,特别是3个月以内小婴儿。常见神经兴奋性增高,如易激惹、烦闹、汗多刺激头皮而摇头等。但这些并非佝偻病的特异症状,仅作为临床早期诊断的参考。实验室检查显示血清25-$(OH)D_3$降低、血钙下降、血磷下降,血PTH增高、碱性磷酸酶活性正常或稍增加；长骨X线正常或钙化线稍模糊。

2. 激期

早期维生素D缺乏的婴儿未经治疗，继续加重，出现甲状旁腺功能亢进、钙磷代谢失常的典型骨骼改变。临床表现与年龄有关，6个月以内小婴儿头颅（扁骨）生长快，故以颅骨病变为主，主要表现为颅骨软化（前囟边软、乒乓头）。（乒乓头检查方法：检查者用双手固定婴儿头部，指尖稍用力压迫枕骨或顶骨的后部，可有压乒乓球样的感觉。正常婴儿的骨缝周围亦可有乒乓球样感觉。）7～8个月龄以后的婴儿颅骨软化消失，额骨和顶骨中心部分常逐渐增厚，变成"方盒样"头型即方头（从上向下看），头围也较正常增大。（"方盒样"头应与前额宽大的头型区别。）骨骺端因骨样组织堆积而膨大，沿肋骨方向于肋骨与肋软骨交界处可及圆形隆起，从上至下如串珠样突起，称肋串珠，以第7～10肋骨最明显（肋串珠检查方法：应顺肋骨方向检查）。手腕、足踝部亦可形成钝圆形环状隆起，称手、足镯。（检查方法：应于手腕、足踝背伸位上下触摸）。1岁左右的小儿可见到胸廓畸形。胸骨柄和邻近的软骨向前突起。形成"鸡胸样"畸形（"鸡胸样"畸形检查方法：卧位，胸骨下2/3突起。）严重佝偻病小儿胸廓的下缘形成一水平凹陷，即肋膈沟或郝氏沟（正常小儿两侧肋缘稍高，应与肋膈沟区别）。由于骨质软化与肌肉关节松弛，小儿开始站立与行走后双下肢负重，可出现股骨、胫骨、腓骨弯曲，形成严重膝内翻（"O"型）或膝外翻（"X"型），有时有"K"型样下肢畸形（正常1岁内小儿可有生理性弯曲和正常的姿势变化，如足尖向内、足尖向外等，3～4岁后自然矫正）。小儿会坐与站立后，因韧带松弛可致脊柱畸形。严重低血磷使肌肉糖代谢障碍，全身肌肉松弛，肌张力降低和肌力减弱，实验室检查显示血清25-(OH)D$_3$明显降低、血钙稍低或正常、血磷下降、血PTH增高、碱性磷酸酶活性正常或稍增加，长骨X线钙化带消失或干骺端呈毛刷状、杯口状、骺盘增宽（＞2mm）；骨质疏松，骨皮质变薄可有骨干弯曲畸形或青枝骨折，骨折可无临床症状。

（二）恢复期

以上任何期经日光照射或治疗后，临床症状和体征逐渐减轻或消失。实验室检查显示血清PTH、血25-(OH)D$_3$、血钙、血磷逐渐恢复正常，1～2个月后碱性磷酸酶活性降至正常。治疗2～3周后长骨X线出现不规则钙化线。预示开始恢复。

（三）后遗症期

多见于2岁以后的儿童。无任何临床症状。因婴幼儿期严重佝偻病，长骨X线检查骨骼干骺端病变消失，残留不同程度的骨骼畸形；血生化正常。

五、诊断及鉴别诊断

具有维生素D缺乏的高危因素，并有非特异性神经精神症状时，可为诊断本病的线索。血液生化、长骨X线检查结果为确诊的金标准，其中血清25-(OH)D$_3$最可靠，出现变化最早。

有以下情况者应予鉴别：

（一）具有佝偻病相似体征的疾病

1. 脑积水

颅内压增高的表现，头围增长较快，应与佝偻病的"方盒样"头型鉴别。

2. 黏多糖病、软骨发育不良

骨骼畸形有特殊的X线改变.应与佝偻病的股骨，胫骨、腓骨弯曲，手、足镯等骨骼畸形鉴别。

3. 先天性甲状腺功能低下

生后 3 个月后出现生长落后、发育迟缓(萌牙晚、前囟闭合延迟、运动语言发育落后)以及因黏液性水肿的特殊面容等典型临床表现。血清 T_4、TSH 检查可鉴别。

(二)其他病因所致的佝偻病

如家族性低磷性佝偻病、维生素 D 依赖性佝偻病、肾性佝偻病、肾小管性酸中毒等疾病出现与维生素 D 缺乏性佝偻病骨骼 X 线相同的变化,但尚有其他有关临床表现,应仔细鉴别。

此外,长期服用抗惊厥药物可使体内维生素 D 不足。如苯妥英钠、苯巴比妥等可提高肝细胞微粒体的氧化酶系统的活性,使维生素 D 和 25-(OH)D_3 加速分解为无活性的代谢产物;糖皮质激素可对抗维生素 D 转运钙的作用。

六、治 疗

应以口服维生素 D 为主,5 000~10 000U/d,疗程 1 个月;一般不主张大剂量反复肌注,大剂量维生素 D 与治疗效果不成正比,也不缩短疗程,与临床分期无关。大剂量治疗缺乏可靠的指标来评价血中维生素 D 代谢产物浓度、维生素 D 的毒性、高血钙症的发生以及远期后果。有研究证实日光照射和生理剂量的维生素 D 400U 可治疗佝偻病,现认为确保儿童每日获得维生素 D 400U 是治疗和预防的关键。大剂量治疗应有严格的适应证。重症佝偻病有并发症或无法口服者可大剂量维生素 D 15 万~30 万 U 注射 1 次,3 个月后改为预防量。大多治疗 2~3 周后骨骼应开始恢复。治疗 1 个月后应复查效果,如临床表现、血液生化与骨骼 X 线改变无恢复征象,应与抗维生素 D 佝偻病鉴别。对已有严重骨骼畸形的后遗症期患儿可考虑外科手术矫治。除采用维生素 D 治疗外,应注意加强营养,及时添加辅食,坚持每日户外活动。

七、预 防

(一)围生期

孕母应多产外活动,食用富含钙、磷、维生素 D 及其他营养素的食物。妊娠后期适量补充维生素 D 800U/d。

(二)婴幼儿期

关键在日光浴与适量维生素 D 的补充。生后尽早让婴儿坚持户外活动,冬季也要注意保证每日 1~2h 户外活动。早产儿、低出生体重儿、双胎儿生后 2 周开始补充维生素 D 800U/d,3 个月后改预防量。足月儿生后 2 周开始补充维生素 D 400U/d,至 2 岁。夏季户外活动多,可暂停服用或减量。一般可不加服钙剂。补充维生素 D 800U/d。

(林晓婷)

第五节 维生素 D 缺乏性手足搐搦症

Section 5

维生素 D 缺乏性手足搐搦症(tetany of vitamine D deficiency)又称为佝偻病性低钙惊厥,或婴儿手足搐搦症,多见于 2 岁以下小儿。因维生素 D 缺乏,同时甲状旁腺代偿不足,导致血清钙离子浓度降低,神经肌肉兴奋性增高。临床表现为手足搐搦、喉痉挛甚至全身惊厥。

一、病因和发病机制

本病的发生与血清钙离子浓度降低有直接关系。正常小儿血清总钙浓度稳定在 2.25～2.75mmol/L（9～11mg/dl），血清游离钙为 1.25mmol/L（5mg/dl）。当血清总钙降至 1.75～1.88mmoL/L（7～7.5mg/dl）或游离钙低于 1.0mmoL/L（4mg/dl）时即可引起惊厥。

引起血钙降低的主要原因有：①春、夏季阳光照射增多，或在维生素 D 治疗的初期，血清钙大量沉积于骨骼，旧骨脱钙减少，经肠道吸收钙相对不足而致血钙下降；②患儿在感染、发热或饥饿时，组织分解使血磷升高而引起血钙降低；③长期腹泻或慢性肝胆疾病使维生素 D 和钙的吸收减少。

二、临床表现

（一）典型发作

1. 惊厥

一般为无热惊厥，常突然发作，轻者网眼上翻，面肌痉挛，意识清楚。重者表现为肢体抽动，口吐白沫，意识丧失。每日发作数次到数十次，持续时间数秒到数分钟。发作停止后多入睡，醒后活泼如常，多见于婴儿期。

2. 手足搐搦

见于较大婴幼儿。发作时两手腕屈曲，手指伸直，拇指内收贴紧掌心。双下肢伸直内收足趾向下弯曲，足底呈弓状。

3. 喉痉挛

多见于婴儿。喉部肌肉及声门突发痉挛，引起吸气性呼吸困难和喉鸣，严重者可突然发生窒息、缺氧而死亡。

（二）隐性体征

没有典型的发作，但局部给予刺激可引出的体征称隐性体征。

1. 面神经征（Chvostek 征）

用指尖或叩诊锤轻叩颧弓与口角间的面颊部，出现口角或眼睑抽动为阳性。正常新生儿可呈假阳性。

2. 腓反射

用叩诊锤上部击膝下外侧腓神经处可引起足向外侧收缩为阳性。

3. 陶瑟征（Trousseau 征）

血压计袖带绑在上臂，充气使其压力维持在收缩压与舒张压之间，5min 内出现手痉挛者为阳性。

三、诊断与鉴别诊断

婴幼儿忽发无热惊厥，反复发作，发作后神志清楚，无神经系统阳性体征者应首先考虑本病。血清钙低于 1.75～1.88mmol/L（7～7.5mg/dl）或离子钙低于 1.0mmoL/L（4mg/dl）则可确诊。应与下列疾病鉴别。

（一）低血糖症

常发生于清晨空腹时，常有进食不足或感冒、腹泻病史，可出现惊厥、昏迷，血糖常低于 2.2mmoL/L（40mg/dl），口服糖水或静脉注射葡萄糖后立即好转或恢复。

（二）婴儿痉挛症

1 岁以内发病，突然发作，头及躯干、上肢均屈曲，手握拳。下肢屈曲至腹部，常伴意识障碍，每次发作数秒至数十秒,反复发作,常伴智力异常。血钙正常,脑电图有高幅异常节律。

(三)低镁血症

多见于新生儿及幼小婴儿,多为人工喂养,血清镁低于 0.58mmol/L(1.4mg/dl),表现为知觉过敏,触觉和听觉的刺激可引起肌肉颤动,甚至惊厥及手足搐搦。用硫酸镁深部肌内注射有效。

(四)原发性甲状旁腺功能减退症

多见于较大儿童。表现为间歇性惊厥及手足搐搦,间歇数日或数周发作 1 次;血钙降低,血磷升高,碱性磷酸酶正常或降低。

(五)急性喉炎

多有上感症状,声音嘶哑,呈犬吠样咳嗽,常夜间发作,无低钙症状和体征,钙剂治疗无效。

四、治 疗

(一)急救处理

惊厥发生时应用镇静止痉剂治疗,安定 0.1～0.3mg/kg 肌内注射或静脉注射。也可选用苯巴比妥,同时保持呼吸道通畅,给予氧气吸入;喉痉挛者应立即将舌头拉出口外,行人工呼吸或加压给氧,必要时行气管插管术。

(二)钙剂治疗

可用 10%葡萄糖酸钙 5～10ml 加入 10%葡萄糖液 10～20ml 中缓慢静脉注射(10min 以上)。注射过快可引起血钙骤升,发生呕吐甚至心搏骤停。惊厥反复发作者,可每日应用钙剂 2 次治疗,直至惊厥停止后改为口服。轻症手足搐搦患儿可口服 10%氯化钙,每日 3 次,每次 5～10ml 稀释后口服。

(三)维生素 D 治疗

应用钙剂治疗后同时给予维生素 D 治疗,用法同维生素 D 缺乏性佝偻病。

(蒋妍)

第六节 锌缺乏症

Section 6

锌是人体重要的必需微量元素,在体内仅次于铁。锌具有多种生理功能,参与 90 多种酶的合成,与 200 多种酶活性有关,锌缺乏可导致机体多种生理功能紊乱。锌缺乏在儿童中较为常见,主要表现为儿童食欲减退、生长发育迟缓、性发育不良等。锌缺乏症的患病率目前国内外无统一数据,可能为 10%左右。1995 年重庆 217 名学前儿童调查血清锌低于正常者占 12%。虽然没有统一的发病率,但植物类食物为主的人群中普遍存在缺锌的事实得到重视。锌能调节几乎所有的代谢,特别是蛋白质合成,因此生长越快需要锌越多。故其高危险人群为婴儿、儿童、孕妇和哺乳期妇女。

一、代谢及推荐摄入量

(一)吸收

摄入 10～15mg 锌后,其吸收率 20%～30%,吸收入血 2～4h 达高峰,在十二指肠和小肠近端吸收。吸收机制不清,可能通过特异和非特异载体联结过程吸收。在肠腔内与前列腺素 E_2 (PGE_2)(胰腺分泌的分子量配体)或黏液蛋白结合经小肠上皮细胞吸收。在小肠上皮细胞与特异性的配体含胱氨酸丰富的蛋白质(CRIP)结合吸收。

(二)结合

与血清蛋白结合,30%～40%的锌牢固与α-球蛋白结合,60%～70%与蛋白质呈疏松结合,后者主要是担负运输作用。

(三)转运

每克血清蛋白含锌6.6～11.6μmol/g,经血液运输至全身组织器官。

(四)排泄

经大便、汗液、尿中排泄。每天从大便排锌5～6mg,皮肤、鳞屑及毛发脱落可丧失部分锌。

(五)中国居民锌的膳食参考摄入量(见表18-4)

表18-4　中国居民锌需要量（单位:mg/d）

年龄（岁）	性别	体重（kg）	EAR	RNI	UL
0～		6	1.45a		13
0.5～		9	6.7	8.0b	23
1～		13	7.44	9.0b	23
4～		19	8.66	12.0	28
7～		27	9.68	13.5	37
11～	男	42	13.1	18.0	34
	女	41	10.82	15.0	42
14～	男	56	13.88	19.0	35
	女	50	11.2	15.5	45
18～	男	65	11.23	15.5	37
	女	58	8.26	11.5	
孕妇	早期		8.26	11.5	
	中期		+5	+5	35
	晚期		+5	+5	
乳母		6	+10	+10	35

注:摘自《中国居民膳食营养素参考摄入量》中国营养学会2000年版。

二、病　　因

(一)摄入或吸收减少

食物中含量不足,缺乏动物性食物(肉食中的锌摄入率为50%),谷物加工过程中损失过多(谷物中锌占总摄入量的30%),植物中锌低可由于土壤含锌较低。肠道吸收减少,食物中含粗纤维、淀粉、植酸等干扰锌的吸收。补铁对锌的吸收有一定的影响。长期胃肠外营养,未补锌。

(二)需要量增加

婴幼儿生长发育,青春期及孕妇需要量相对增加。

(三)丢失排泄增多

烧伤组织损伤,反复失血,溶血,长期用青霉胺、四环素及类固醇药物。

三、临床表现

(一)生长发育落后
锌是Ⅰ型营养素,缺乏时直接影响生长速度,锌通过形成RNA、DNA聚合酶直接影响核酸和蛋白质合成;通过垂体激素减少直接引起发育停滞,骨骼发育障碍,生殖发育不良,第二性征发育不良。

(二)消化功能紊乱
缺锌影响味蕾细胞更新,味觉减退,食欲低下,影响舌黏膜增生,角化不全、异食癖、厌食、腹泻等。

(三)智力发育不良
缺锌使脑DNA和蛋白质合成障碍,使大脑功能不全。缺铁缺锌对儿童认知能力影响更明显,有人认为这是不可逆的。

(四)免疫功能受损
儿童胸腺、脾功能低下或萎缩,使T细胞功能降低而易发生感染。

(五)缺锌性夜盲
缺锌使视网膜和肝维生素A还原酶活性受限,视黄醇结合蛋白减少,出现夜盲症。

(六)皮肤损害表现
肠病性皮炎,毛发脱落,伤口愈合延迟。

(七)其他
贫血、精神差,重者可有心肌损害,肝硬化。

四、实验室检查

目前尚无单一指标能准确反映锌缺乏的情况。
(1)血清锌正常值:7.65～22.95μmol/L。
(2)细胞内锌:
白细胞:男2～9.97μmol/1 010个细胞;女2～7.2μmol/1 010个细胞。
红细胞:180.5～272.8μmol/1 010个细胞。
(3)发锌:男(2.5±0.3)μmol/g;女(2.6±0.2)μmol/g仅供参考。
(4)尿锌:(4.5±1.9)μmol/24h尿。

五、诊 断

缺锌的诊断要根据膳食调查、临床表现、血清锌浓度的测定以及补锌后的反应进行综合判断。确诊应具备下列5项中的3项:
(1)膳食调查:每日锌摄入量小于推荐供给量的60%。
(2)有纳呆、生长发育迟缓、皮炎、反复感染、免疫功能低下、异嗜癖等典型的缺锌表现中的2个或2个以上的条件。
(3)空腹血清锌浓度<11.47μmol/L(原子吸收法):血清锌浓度能较灵敏地反映人体近阶段的锌营养状况,但采血时应避免溶血和受外界环境的污染,还要防止某些生理(进食、妊娠)和病理(如肝、肾疾病和急慢性感染)等因素的影响。

(4)餐后血清锌浓度反应试验(PZCR):被试者在空腹时抽血作为血清锌浓度的基础水平,然后给于标准饮食(总热能按全天的20%计算,其中蛋白质:脂肪:糖为10%~15%:30%~35%:50%~60%)。2h后抽血复查血清锌浓度,并根据下列公式汁算PZCR值:

$PZCR = (A_0 - A_2)/A_0 \times 100\%$ 其中 A_0 为空腹血清锌浓度,A_2 为餐后2h血清锌浓度。PZCR正常值为>15%。

(5)单独用锌治疗1个月后有显效:当空腹血清锌浓度介于13.74~11.47 μmol/L(原子吸收法)时,可诊断为可疑锌缺乏症。

(6)发锌检查:头发的采集、运输、贮存均较便利,但迄今为止尚无理想的洗涤方法,而且缺锌可使头发生长减慢,从而造成发锌不低的假象。因此,一般认为发锌低于70μg/g可作为缺锌的佐证,70~109mg/g提示可能有锌缺乏,但发锌浓度≥110μg/g不能排除缺锌的可能。

六、治 疗

(一)去除引起缺锌的原因

(二)调整饮食

提倡平衡膳食,并积极补充各种富含锌的动物性食物如肝、瘦肉、蛋黄和鱼类。

(三)补充锌剂

可在下述2种方法中任选1种,总疗程以2~3个月为宜。

1. 按体重

每日0.5~1.5mg/kg元素锌口服(相当于每日2.5~2.7mg/kg的硫酸锌,或3.5~10.5mg/kg的葡萄糖酸锌)。

2. 按年龄

每日给予2倍于供给量的锌口服(每日元素锌供给量标准为0~6个月3mg,7~12个月5mg,1~10岁10mg,10岁以上15mg,孕妇及乳母为20mg)。

七、预 防

坚持平衡膳食是预防缺锌的主要措施。一般说来母乳,尤其初乳中含锌最丰富,故提倡母乳喂养对预防缺锌具有重要的意义。动物性食物不仅含锌丰富(3~5mg/100g),而且利用率较高(40%~60%)。坚果类(核桃、板栗、花生等)含锌也不低,但其利用率较低(约10%)。农村儿童膳食中植物性食物的比例较高,故应列为防治的重点。对孕妇、乳母以及长期有腹泻及纳差者可额外补给每日供给量的锌,并积极控制原发疾病。

(李粹)

第十九章 Chapter 19

感染性疾病

第一节 猩红热
Section 1

猩红热是由具有红疹毒素的 A 组 B 型溶血性链球菌所致的急性呼吸道传染病。本病多发于冬春季节,2～10 岁为发病高峰。临床以发热、咽峡炎、全身鲜红色皮疹和恢复期成片状脱皮为特征。

一、病因

(1)链球菌按其所含多糖类抗原的不同,分为 A～V 20 个群,引起猩红热的病原是 A 群溶血性链球菌。在血液培养基上生长良好,并产生完全(B 型)溶血。A 群链球菌可依其表面抗原 M 的不同,分为 90 多种血清型。

(2)细菌的致病与细菌的荚膜、M 蛋白和产生的红疹毒素及一些酶有关,细菌的脂壁酸和 M 蛋白使得细菌黏附于组织,荚膜中的透明质酸和 M 蛋白使细菌具有抗吞噬作用;不同型的 A 群链球菌,能产生红疹毒素者即可引起猩红热,红疹毒素能引起发热和猩红热皮疹,红疹毒素有 5 种血清型,不同型之间无交叉免疫;细菌产生的链激酶及溶血素等均与发病有关。

(3)细菌的抗吞噬能力强,链球菌溶血素水平高,半胱氨酸蛋白酶水平低,与重型临床表现有关。A 群溶血性链球菌在痰及脓液中可生存数周,加热 56℃ 30min 或一般消毒剂均可将其杀灭。

二、临床表现

患者与猩红热或咽峡炎患者有接触史,潜伏期为 2～12d,多数为 2～5d。起病多急骤,以发热、咽峡炎和皮疹为主要临床表现。

(1)98%患者有咽峡炎,咽部初感干燥,继而疼痛,吞咽时加重。80%左右的患者有扁桃体肿大,可有灰白色或黄白色点片状脓性渗出物,易于抹去。

(2)一般在皮疹出现前,先可见有黏膜内疹,表现在软腭黏膜充血,轻度肿胀的基础上,有小米粒状红疹或出血点。皮疹为猩红热最重要的症状之一。

(3)发疹同时,可出现舌被白苔,乳头红肿,突出于白苔之外,以舌尖及边缘处为显著,称为"草莓舌";第三日白苔开始脱落,舌面光滑呈肉红色,可有浅表破裂,乳头仍然隆起,称为"杨梅舌"。部分患者颈及颌下淋巴结肿大,有压痛,但多为非化脓性。

三、辅助检查

(一)血常规
白细胞总数在$(10\sim20)\times10^9$个/L或更高,中性粒细胞可达75%~90%。

(二)细菌培养
咽拭子培养出A组B型溶血性链球菌。

(三)血清学检查
80%以上未治疗,患者在前3周血清抗链球菌溶血素"O"阳性,链球菌酶玻片试验能测定血清中多种抗体,且较少有假阳性。

四、鉴别诊断

与金黄色葡萄球菌感染的鉴别:金黄色葡萄球菌所致咽炎和败血症可引起猩红热样皮疹,但皮疹持续时间短暂,无脱皮,且常有局部或迁延性病灶,细菌培养结果不同。

五、治 疗

(一)一般治疗
急性期应卧床休息,保持皮肤清洁,勿抓破皮肤,防止继发感染。年长儿每日用温热淡盐开水洗漱数次。

(二)抗生素治疗
首选青霉素。轻症每日80万~160万U,分2次肌内注射;重症每日200万~400万U,分2~3次静脉滴注。青霉素过敏者改用红霉素。疗程7~10d。

(三)支持疗法
重型患儿可输血浆或全血,能起到中和毒素、增加抵抗力的作用。

六、预 后

对猩红热、急性扁桃体炎患者在流行期间,应采取预防措施,隔离患者,禁止与其他儿童接触,咽拭子培养连续两次B型溶血性链球菌阴性可解除隔离。在托儿所、幼儿园等集体单位流行时可用药物预防。注射长效青霉素120万U 1次可使流行中止,并可防止风湿热和肾小球肾炎的发生。口服青霉素或磺胺,效果较差。咽部带B型溶血性链球菌者应接受青霉素治疗7~10d。如是集体儿童,保育人员等应暂时调离工作直至咽拭子培养阴转为止。

(王莉)

第二节 水痘

Section 2

水痘是由水痘带状病毒初次感染引起的急性传染病。儿童时期任何年龄皆可发病，以学龄前多见。临床特征为发热，皮肤分批出现丘疹、疱疹、结痂，且各期皮疹同时存在。

一、病因

（1）带状病毒属疱疹病毒科，病毒先在上呼吸道繁殖，小量病毒侵入血液中在单核吞噬细胞系统中繁殖，再次大量进入血液循环，形成第2次病毒血症，侵袭皮肤及内脏，引起发病。

（2）水痘传染性强。患者为主要传染源，出疹前1～2d至出疹后5d都有传染性。儿童与带状疱疹患者接触亦可发生水痘，因两者病因相同。

（3）传播途径主要是呼吸道飞沫或直接接触传染，也可通过接触污染的用物间接传染。本病以冬春季发病为主，主要为2～10岁的儿童发病。人群普遍易感，但一次发病可终身免疫。

二、临床表现

根据临床表现可分为3期。

（一）潜伏期

7～17d不等。

（二）前驱期

起病急，幼儿前驱期症状常不明显，开始即见皮疹。年长儿常有发热，可达39～40℃，常伴有全身不适，食欲缺乏，可见前驱疹如猩红热或麻疹样皮疹，24h消失。

（三）发疹期

皮疹可在发热同时或1～2d后出现。初时为成批的细小红色斑疹、斑丘疹，数小时或1d后变为椭圆形大小不等的疱疹，周围红晕。数日后，疱疹逐渐变干、结痂，再经数日脱落，不遗留瘢痕。皮疹呈向心性分布，以躯干及头皮多见，伴痒感。丘疹、疱疹、结痂三种不同形态皮疹同时存在，是最典型的水痘疹。在口腔、咽部和结膜也可见小红丘疹，继而形成疱疹，破裂后形成溃疡。

三、辅助检查

（一）血常规

白细胞计数正常或稍低，淋巴细胞相对增高。有继发感染时白细胞数可增高。

（二）病毒分离

出疹后3～4d从疱疹液中可分离出病毒。

四、鉴别诊断

1. 丘疹性荨麻疹

皮疹为红色丘疹，壁硬、质较坚，瘙痒，周围无红晕，不结痂。

2. 脓疱病

皮损为化脓性疱疹,疱液可培养出细菌。

3. 手足口病

皮疹呈离心性分布,在四肢远端及手足部位出现疱疹,不结痂,由柯萨奇A组肠道病毒所致,多见于4岁以下小儿。

五、治 疗

(一)一般治疗

加强护理,勤换内衣,保持皮肤清洁,勿抓破皮疹以防继发细菌感染。

(二)对症治疗

局部可涂1%~2%甲紫或擦炉甘石洗剂。若痘疹穿破流水,可用松花粉撒患处。痘疹溃破,可用青黛膏(青黛60g,煅石膏、滑石各120g,黄柏30g,冰片、黄连各15g,研细末,和匀,用麻油调搽)。

(三)抗病毒治疗

若必要,可进行抗病毒治疗。

(1)利巴韦林:每日10~15mg/kg,静脉滴注或肌内注射。

(2)双嘧达莫:每日3~5mg/kg,分3~4次口服,连服3d。

(3)西咪替丁:每日10~20mg/kg,分3次口服,连服3d。

(四)抗感染

有继发细菌感染者可用青霉素。

六、预 后

先天性水痘,发生在出生后5~10d内,是由于母亲在妊娠末期患水痘,病情常较严重,病死率可达20%。

(王莉)

第三节 结核病
Section 3

一、结核感染及结核菌素皮试

由结核杆菌感染引起的结核菌素试验阳性,而全身找不到结核病灶,称结核感染。它可以有或无结核中毒症状。

(一)诊断

1. 症状

结核中毒症状如发热、盗汗、疲乏、体重下降,食欲不振、睡眠不安等。

2. 体征

可见全身浅表淋巴结轻度肿大、疱疹性结膜炎、结节性红斑等。

3. 有结核病接触史
4. 实验室及其他检查

结核菌素试验(PPD)阳性。肺部 X 线检查正常。

(二)治疗

1. 预防性治疗

结核感染有下列情况者需要预防，①3 岁以下婴幼儿；②结核菌素试验近期由阴性转阳性者；③有结核中毒症状者；④近期患急性传染病（如麻疹、百日咳）者；⑤应用糖皮质激素或免疫抑制剂治疗其他疾病者；⑥结核菌素试验呈强阳性反应者；⑦结核菌素试验一般阳性，但与活动性肺结核患者有密切接触史者。

2. 用药及疗程

异烟肼每天 10mg/kg，一次顿服，每天总量不超过 0.3g，疗程为 6～9 个月。

(三)结核菌素皮试

1. 适应证

(1)结核病的辅助诊断。

(2)卡介苗接种 3 个月后，了解机体对卡介苗的细胞免疫反应。

(3)判断过敏体质患儿的预后。

2. 操作方法

(1)于前臂曲面皮内注射纯结核蛋白衍生物(PPD)0.1mL(含 1U，0.00002mg)。

(2)PPD 皮内注射后 48～72h 测量注射局部硬结直径，计算横径和直径的平均值。

(3)结果判断：①无硬结或硬结平均值＜5mm 为阴性反应。②硬结平均值 5～9mm 为轻度阳性反应（＋）。③硬结平均值 10～19m 为中度阳性反应（＋＋）。④硬结平均值＞20mm 为强阳性反应（＋＋＋）。⑤除硬结外，尚有水疱、破溃、淋巴管炎和双圈反应者为极强阳性反应（＋＋＋＋）。

3. 注意事项

(1)在辅助诊断结核病时，用 PPDIU(0.00002mg)结核菌素皮试阴性者，可再进行 0.1mL(含 5U，0.0001mg)皮试，必要时可进行 0.1mL(含 250U，0.005mg)皮试。

(2)在辅助诊断结核病时，应充分认识结核菌素皮试的局限性。该试验的影响因素很多，包括皮内注射失败、PPD 失效、患儿细胞免疫功能低下、严重结核感染等。

(3)结核菌素皮试不能区别卡介苗接种和结核杆菌自然感染所致的免疫反应。

(4)结核菌素皮试也不能区别非结核分枝杆菌感染和结核菌感染。

(5)对过敏体质患儿进行预后判断时，无论卡介苗接种、结核杆菌或非结核分枝杆菌自然感染所致的结核菌素皮试阳性均提示患者 Th_1 细胞功能状态较好，有助于临床症状的缓解。

二、原发性肺结核

原发性肺结核为结核菌初次侵入肺部后发生的原发感染，包括原发综合征及支气管淋巴结结核。是小儿肺结核病中最常见的主要类型。前者由肺原发病灶、局部淋巴结病变和二者相连的淋巴管炎组成；后者以胸腔内肿大淋巴结为主，而肺部原发病灶或因其范围较小，或被纵隔影掩盖，X 线检查无法查出，或原发病灶已经吸收，仅遗留局部肿大淋巴结。

(一)诊断

1. 临床表现

(1)症状：轻重不一，可分三类。

第一类，无症状，仅在体检做X线检查时发现。

第二类，起病缓慢，可有低热、食欲不振、疲乏及盗汗等结核中毒症状。

第三类，突然高热达39～40℃，但一般情况尚好，2～3周后转为低热，并有明显结核中毒症状，此类多见于婴幼儿。

当气管受压或发生支气管结核时，可出现百日咳样痉挛性或双音咳嗽、喘憋等症状。

(2)体征：①过敏性表现：如结节性红斑、疱疹性结膜炎、过敏性关节炎。②肺部体征：不明显，与肺内病变不一致。若有支气管结核，肺部可闻痰鸣音及喘鸣音等。

2.辅助检查：

(1)X线检查：原发病灶可呈圆形或片状阴影，可占一个肺段或肺叶，密度多不均匀，多位于上叶的下部或下叶的上部，气管旁或支气管旁淋巴结肿大，多不对称。有气管结核时可出现肺不张和(或)肺气肿。必要时可做CT扫描可显示气管旁肿大淋巴结以及X线平片难以发现的病灶。

(2)实验室检查：结核菌素试验(PPD)多阳性，由痰或胃液可找到或培养出结核杆菌，纤维支气管镜检查或活检有助诊断和治疗。

3.结核菌感染的依据

患儿无卡介苗接种史或肩部不见卡痕，有结核病接触史。PPD试验阳性，胃液或痰涂片或培养发现结核杆菌，但阳性率不高。

4.鉴别诊断

X线检查前，应与上感、流感、支气管炎、伤寒、风湿热等鉴别。X线检查后应与各种肺炎相鉴别。胸内淋巴结肿大明显时，应与纵隔良性及恶性肿瘤相鉴别。

(二)治疗

1.抗结核药物

病情较轻者，联合应用异烟肼(INH或H)和利福平(RFP或R)，疗程6～9月。病情严重时加用链霉素(SM或S)肌肉注射两月或吡嗪酰胺(PZA或Z)口服3个月，即2SHR/4HR或3HRZ/3HR。剂量：异烟肼10mg/(kg·次)，(最大300mg/d)，利福平10mg/(kg·次)口服(最大450mg/d)，链霉素20～30mg/(kg·次)(最大0.75g/d)，吡嗪酰胺20～30mg/(kg·次)。因链霉素可致听力损害，5岁以下儿童慎用，如有条件可做脑干测听检测。

2.外科治疗

胸腔内淋巴结高度肿大，有破入气管引起窒息或破入肺部引起干酪性肺炎之可能时，可考虑胸腔内淋巴结摘除术，原发空洞经久不闭合，洞壁较厚，常发生播散者，宜考虑外科治疗。

三、浸润性肺结核

浸润性肺结核是肺结核中最常见的一种类型。原发感染经血行播散而潜伏在肺内，仅当人体免疫力降低时，潜伏在病灶内的结核菌始有机会繁殖，形成以渗出与细胞浸润为主、伴有程度不同的干酪样病灶，称为浸润性肺结核。

(一)诊断

1.临床表现

起病缓者，有发热，咳嗽，咯血及结核中毒症状；起病急者，类似流感症状，体征不明显，病变较大者可有叩诊浊音，呼吸音降低，闻及湿啰音。

2.X线检查

病灶部位多在锁骨上下，为片状、絮状阴影，边缘模糊。有时可见空洞及病灶的支气管播散。浸润型肺结核伴大片干酪样坏死时，常呈急性进展，出现严重毒性症状，临床上称为干酪样肺炎。

3. 实验室检查
结核菌素试验阳性,痰或胃液涂片或培养找到结核杆菌。
4. 有结核病接触史
5. 未接种卡介苗,PPD 试验阳性,痰或胃液找到结核杆菌

(二)治疗

1. 抗结核治疗
同原发性肺结核。
2. 糖皮质激素
病变广泛,中毒症状重者。泼尼松 1mg/kg,两周后减量,3～4 周停药。

四、急性粟粒性肺结核

急性粟粒型肺结核是全身血行播散性结核病在肺部的表现,主要是干酪性原发灶或胸腔内的干酪性淋巴结中的大量结核杆菌一次或近期多次进入血流而引起全身血行播散性结核病,也可仅限于肺部。此型结核约 90% 发生在原发感染后 1 年内,尤其是 3～6 个月内,3 岁以下患者占 60% 左右。

(一)诊断

1. 临床表现
(1)急性起病,以发热为首发症状,主要分五型:①脑膜炎型:有发热、头痛、呕吐、脑膜刺激征等症状,约占病例 54%。②肺型:有发热、咳嗽、呼吸困难、发绀、肺湿啰音及心衰等症状,约占病例 32%。③伤寒型:约占病例 5%,有高热、明显中毒、肝脾肿大等症状。④败血症型:除高热、明显中毒症状外,可见紫癜及出血等症状。⑤其他:少数婴幼儿消化不良、营养障碍和明显消瘦。
(2)体征:缺乏明显肺部体征,临床与 X 线所见不一致是其特点。当病变融合,除呼吸困难外,可听到细湿啰音。半数患儿可见肝、脾肿大,少数病例可见皮肤粟粒疹,眼底可见结核结节。
2. 辅助检查
(1)X 线检查:一般于症状出现两周,个别病例 3～5 周后在 X 线片上可见到典型改变:呈两肺对称性、均匀一致粟粒状阴影或小点状阴影。此外,多数病例可见到原发病灶或(和)肿大淋巴结的征象。透视检查往往只能发现肺野呈均匀密度增高或纹理增多,而不能见到明显的粟粒结节阴影,因此需拍 X 线照片才能诊断,有时尚需重复摄片或做 CT 方能确诊。
(2)实验室检查:①结核菌素试验(PPD):多为阳性,但有 5% 左右的患者呈假阴性。②血常规检查:白细胞约 40% 的病例升高,可达 20×10^9 个/L,中性粒细胞增多及核左移,白细胞亦可减少,但中性粒细胞仍高。少数病儿见全血细胞减少。③痰或胃液找到结核杆菌。④腰穿检查脑脊液,半数病例合并结核性脑膜炎者可有常规及生化改变,培养结核杆菌可阳性。
3. 结核菌感染的依据
无卡介苗接种史,有结核病接触史,PPD 试验阳性,胃液或痰液涂片或培养发现结核杆菌。
4. 鉴别诊断
应与流感、伤寒病、败血症、风湿热、肺炎、波状热等急性发热性疾病鉴别。X 线片呈粟粒状阴影,需与朗罕细胞组织细胞增生症、肺含铁血黄素沉着症、真菌性肺炎、支气管肺炎、恶性肿瘤肺部转移等病相鉴别。

(二)治疗

(1)注意营养,尤其是蛋白质和维生素的供给。
(2)抗结核药物治疗:联合应用 INH、RFP、SM 以及 PZA,其中 SM 用 2 个月、PZA 用 3～6 个月、

RFP 用 6~9 个月,INH 用 9~12 个月。

(3)糖皮质激素:可促进渗出病变吸收、增进食欲、减轻中毒症状及改善一般状态。可用泼尼松每天 1~2mg/kg,最大量 45mg/d,4 周后逐渐减量,3~4 周结束。

(4)合并脑膜炎:按结核性脑膜炎处理。

(5)肺部病变广泛融合并发生心衰,抗心衰治疗。

五、结核性脑膜炎

结核性脑膜炎是小儿结核病最严重的一种病型。常发生在初染 1 年内,尤其是 3~6 个月内,好发于 5 岁以下婴幼儿。结核性脑膜炎发病常为全身血行播散型结核的一部分,少数为隐匿的血行播散时潜伏在脑膜或脑实质的结核病灶,一旦有干酪病灶破溃入蛛网膜下腔或脑室管膜系统即可发生结脑。

(一)诊断

1. 临床表现

(1)一般结核中毒症状:包括发热、食欲减退、消瘦、睡眠不安、性情及精神改变等。

(2)神经系统症状和体征及分期:①前驱期(早期):1~2 周,患儿可有发热、食欲减退、睡眠不安、性情改变、烦躁好哭或精神呆滞、便秘或呕吐、年长儿可述头疼。②脑膜刺激期(中期):1~2 周,头疼持续加重,呕吐、多为喷射性,知觉过敏,易激惹,惊厥,烦躁与嗜睡交替出现。出现脑膜刺激征、颅神经麻痹、颅压增高和脑积水的症状、体征以及偏瘫症状。③昏迷期(晚期):1~3 周,以上症状逐渐加重,神志由意识模糊矇眬、半昏迷而进入昏迷。常见在惊厥后陷入昏迷,阵挛性或强直性痉挛发作频繁,颅压增高及脑积水症状更加明显,可呈角弓反张,去大脑或去皮层强直,终因呼吸心血管运动中枢麻痹而死亡。

2. 辅助检查

(1)脑脊液检查:压力增高,也可因炎性粘连,椎管梗阻而压力降低。外观:早期多为无色透明,而中期或晚期可为混浊,呈玻璃样,浅黄或橙黄色。标本静置 24h,可有薄膜形成,用它做涂片更易找到结核杆菌。白细胞轻、中度增高[$(25\sim500)\times10^6$ 个/L],个别病例可高达 $10\,000\times10^6$ 个/L 以上。大多数病例以淋巴细胞占优势,但在急性期或恶化期可以中性粒细胞占优势。一般经过一周左右转变为淋巴细胞占优势。脑脊液蛋白增高,大多在 30~40mg/dl 之间。糖含量降低,氯化物降低。糖和氯化物同时降低是结核性脑膜炎的典型表现。

(2)X 线检查:胸部 X 线检查约 85%结脑患儿的胸片有结核病的改变,其中 90%为活动性病变。有粟粒型结核者证明有血行播散性结核病,对确诊结核性脑膜炎很有意义。

(3)结核菌素试验:结核性脑膜炎患者结核菌素多呈阳性反应,但约 5%为假阴性。

(4)皮肤粟粒疹:在血行播散性结核患者可以出现。眼底检查约 14%患儿的脉络膜上发现结核结节。在皮肤粟粒疹及眼底找到结核结节,对结脑的诊断与胸片证明有粟粒型肺结核具有同样的诊断意义。

3. CSF 检查

细胞数增高,以淋巴细胞为主。蛋白增高,糖和氯化物同时降低。

4. 结核菌感染的依据

多无卡介苗接种史,有结核病接触史,PPD 试验阳性,CSF 涂片或培养发现结核杆菌。

5. 鉴别诊断

出现脑征或做脑脊液检查前,应与手足搐搦症、风湿热舞蹈病、消化不良、伤寒等相鉴别。脑征出现或脑脊液检查后,应与病毒性脑炎、不规则治疗的化脑、脑肿瘤、脑脓肿、脑囊虫病、隐球菌性脑膜炎、脑血管畸形和脑脱髓鞘病等相鉴别。

(二)治疗

1.抗结核治疗

同急性粟粒型肺结核。

2.控制颅内压

(1)糖皮质激素:可抑制炎症渗出,从而降低颅内压,并可减少粘连,从而利于脑脊液循环。一般用泼尼松每天1～2mg/kg,<45mg/d,4～6周后开始逐渐减量,6～8周结束用药。急性期可以加用氢化可的松每天50～100mg,静滴1周后停用。

(2)20%甘露醇:每次0.5～1.5g/kg,在20～30min内静脉注入。根据颅内压情况,每天可2～3次,2～3d后逐渐减少次数,7～10d停用。在应用两次甘露醇之间,静脉滴入半张含钠液,维持水和电解质平衡。

(3)醋氮酰胺:如果应用糖皮质激素及甘露醇后,颅内压逐渐好转,在停用甘露醇前1～2d,加用醋氮酰胺每天20～40mg/kg,<0.75g/d,口服。根据颅内压情况,可服用1～3个月或以上,可每天服用,亦可间歇服用。

(4)侧脑室穿刺引流:适应证:主要为急性脑积水及慢性脑积水急性发作,应用其他降颅压措施无效,或已出现脑疝先兆症状时,应尽早进行,一般出现头疼、呕吐加重、尖叫、知觉过敏、嗜睡或嗜睡与烦躁交替、面色苍灰、前囟饱满或头颅破壶音阳性、瞳孔忽大忽小、口周发绀、呼吸不整或暂停、四肢肌张力增高及内旋时应立即做侧脑室穿刺引流。

(5)脑外科治疗:若为阻塞性脑积水,经侧脑室穿刺引流等治疗难以奏效,而脑脊液已恢复正常,为彻底解决颅内压增高的问题,可考虑做脑外科手术,如做侧脑室小脑延髓池分流术等。慢性交通性脑积水保守治疗效果不佳时,于脑脊液恢复正常后可考虑行脑室腹腔分流术。

六、结核性胸膜炎

小儿结核性胸膜炎多为渗出性,多见于3岁以上儿童。可并发于原发性肺结核病;亦可单独发生。胸膜炎多发生在一侧,亦可双侧同时或先后发生,也可为多发性浆膜炎的一部分。

(一)诊断

1.临床表现

(1)起病可急可缓。发热为38～40℃,1～2周后转为低热,同时可伴有胸痛、咳嗽、气促及结核中毒症状。胸水量多且增长迅速时,可有呼吸困难。

(2)体征:病侧胸廓运动受限,叩诊浊音,呼吸音减低或消失,大量积液时气管和心脏向对侧移位。当渗出液将出现或消失时,可听到胸膜摩擦音。

2.辅助检查

(1)X线检查:中等量积液时,于胸腔下部呈均匀致密有弧形上缘的阴影,大量积液时,呈均匀致密阴影,心脏纵隔向健侧移位。叶间胸膜炎时,后前位胸片呈中下肺野大片一致性阴影,侧位胸片呈梭形致密阴影。肺底积液时,可见横膈上盘状阴影,需进一步做变换体位的胸部透视以明确诊断。

(2)超声波检查:有助于判断包裹性积液的存在,并协助行穿刺定位。

(3)实验室检查:胸水为草黄渗出液,偶为血性渗出液,比重>1.016,白细胞数可为$(100～1\,000)\times 10^6$个/L以淋巴细胞为主,Rivalta试验(+),蛋白质大于25g/L,可以找到结核杆菌,但阳性率不高。

3. 结核感染依据

无卡介苗接种史,有结核病接触史,PPD 试验呈阳性,痰液或胸水涂片或培养发现结核杆菌。

(二)治疗

1. 抗结核药物

同原发性肺结核。

2. 糖皮质激素

糖皮质激素可促进胸水的吸收,减少胸膜粘连,减轻中毒症状。应用泼尼松每天 1～2mg/kg,两周后减量,4～6 周结束用药。如在减量过程中或停激素后胸水增多或复现,同时伴有发热的症状,可将激素回加至反跳前的剂量,1～2 周后再逐渐减量。

3. 胸腔穿刺

病初应进行诊断性穿刺,送胸水做常规及细菌学等检验。在应用抗结核药加糖皮质激素治疗后,一般不需要反复胸腔穿刺抽液治疗。

4. 外科治疗

适应证为:①胸膜明显增厚,影响呼吸功能,根据条件和可能可考虑做胸膜剥脱术;②包裹性结合性脓胸,内科治疗无效时,可考虑手术治疗。

七、结核性腹膜炎

结核性腹膜炎多继发于肠系膜淋巴结核或肠结核,也可经血行播散成为全身粟粒型结核的一部分。多见于较大儿童,临床表现不同,分 3 型,各型之间无严格界限。

(一)诊断

1. 临床表现

起病慢,有结核中毒症状,并有腹痛、腹胀、便秘与腹泻交替现象。

(1)渗出型:①全身消瘦,腹部变大,呼吸浅表(由于肝及横膈上抬)。②脐凹消失,腹壁静脉怒张。③有腹水、波动感,叩诊有移动性浊音。④腹部触诊有揉面感(早期)及压痛。⑤下肢可发生水肿,因腹腔静脉被腹水压迫所致,渗出液多者尿量减少。

(2)粘连型:①腹部触诊有特殊柔韧的揉面感并有大小不等的包块,程度不等的压痛,位置较固定。②反复出现不全肠梗阻,腹腔内脏有广泛的粘连,由于粘连的肿块压迫肠管所致。表现有腹胀、腹痛、恶心、呕吐,腹壁可见肠蠕动波,肠鸣音亢进。③腹部不同区域叩诊呈鼓音或浊音,乃由于腹膜与大网膜,肠系膜淋巴结粘连所致。④粘连包块可引起压迫症状,出现下肢水肿严重者泌尿道梗阻。

(3)干酪溃疡型:①病情重、进展快、发热、衰弱、消瘦、贫血、恶病质表现明显。②腹痛、腹泻症状明显。③腹部触诊有揉面感或呈板状,压痛明显。④并发脐瘘或肠瘘,由于干酪化病变穿破肠腔或穿破腹壁形成。

2. 实验室检查

(1)渗出型腹膜炎渗出液多者,腹腔穿刺可抽出草黄色浆液性渗出液,比重在 1.018 以上,细胞分类以淋巴细胞为主,腹水涂片可找到结核菌或培养或动物接种证实有结核菌。

(2)腹腔镜检查,可见腹膜充血,水肿和粟粒型结核结节等急性病变,或如腹膜增厚、腹膜粘连等慢性病变。观察不满意时可取小块腹膜送病理活检。

(3)血沉增快。

3. OT 或 PPD 试验

强阳性。反应过强者可有局部坏死,如高度怀疑结核性腹膜炎,可将小 OT 或 PPD 再稀释一倍成为 0.005mg 做皮内注射。

4. X 线检查

腹部平片可发现钙化的淋巴结,钡餐或钡剂灌肠多数病例可见腹膜增厚粘连,以及肠结核、肠梗阻、肠瘘等,有助于诊断。

(二)鉴别诊断

1. 腹腔恶性肿瘤

肿瘤多呈进行性、迅速增大,腹水多为血性,可找到瘤细胞。

2. 腹腔巨大囊性肿瘤

如肠系膜囊肿、卵巢囊肿等,腹部呈圆形隆起,叩诊中央浊音,双侧腹部为鼓音,无移动性浊音;触诊可触及肿物轮廓,X 线腹部平片或钡灌肠可见肠管被压挤移位。

3. 化脓性腹膜炎

起病急,发热及腹痛明显,腹肌紧张,压痛及反跳痛明显;血液白细胞总数及中性粒细胞明显增高,腹水为化脓性,涂片及培养可找到化脓菌。

4. 其他

门脉性肝硬化,心肾疾病及营养不良水肿等疾病,腹水为漏出液。原发病症状明显。

(三)治疗

1. 一般治疗

发热期间要卧床休息,给予营养丰富、易于消化的食物,补充维生素 A、B、C、D。

2. 抗结核治疗

INH 口服 1.5 年,加 SM 肌注 2～3 个月。后停 SM 加 EMB 或 PAS 治疗 1 年。用法及剂量同原发型肺结核。

3. 激素的应用

腹水型可加用肾上腺皮质激素如泼尼松 1mg/(kg·d)(＜40mg/d),分 2～3 次日服,用药 2～4 周,能加速腹水吸收,减少粘连。然后递减停药。

4. 腹腔穿刺排液

腹水过多影响呼吸者穿刺排液,可减轻患儿痛苦。

八、骨与关节结核

骨与关节结核是全身结核感染的局部表现。其发生绝大多数是由于结核杆菌从原发病灶通过血行而停留于骨端或关节的骨膜所引起的。它是肺外结核最常见的一种。可见于各种年龄 75%～80% 的患者在 14 岁以内,以 2～6 岁最多,外伤往往是诱发因素。儿童常见的发病部位为脊柱,以及髋、膝、踝等关节。

(一)诊断

起病缓慢,局部症状开始不明显,首先出现低热、精神不振、食欲减退、疲乏、消瘦、盗汗等全身结核中毒症状,以后逐渐出现局部症状。几乎都有结核接触史,OT 或 PPD 试验阳性。

1. 脊柱结核

(1)疼痛:为神经根刺激症状,呈放射性,如胸椎结核疼痛可放射至胸骨或肋间,下部胸椎痛放射至腹部及腰部。有病变的脊椎有压痛及叩击痛。

(2)脊柱僵直:由于局部肌肉发生保护性痉挛,以限制活动,避免疼痛。小儿入睡后,肌肉变为松弛,当身体不自觉移动时便出现疼痛,因此常发生夜哭现象。检查时可见椎旁肌肉发硬,有时隆起呈绳索状,此时可作拾物试验:让患儿弯腰从地上拾物品,患儿腰背不能向前倾,更不能弯腰向下,而是取曲膝蹲下的姿势;或是一手扶着曲屈的膝部,一手去拾物。此检查法对诊断脊柱结核很有意义。

(3)脊柱有后凸不变的固定畸形,患儿呈特殊姿势,保护性地采取不同体位,以减少对受损椎体的压力。如胸椎结核时常保持抬起肩膀挺胸的姿势,腰椎结核时腹部前挺,双足远离,步态蹒跚,呈鸭步状。

(4)脊椎受损处有寒性脓疡形成,髋关节伸直受限。进一步椎体破坏可出现脊髓压迫症,如大小便失禁,病损以下皮肤感觉消失,腱反射亢进、踝阵挛等。

(5)X线摄片:早期椎间隙变窄及骨质疏松,晚期椎体破坏呈楔形,有时脊柱旁软组织阴影增深呈梭形,提示有寒性脓疡形成。

2.髋关节结核

(1)腿痛:很少限于髋关节而是放射至膝关节股前内侧,为间歇性,休息后消失,以后发展呈持续性。小儿有夜惊现象,为髋关节结核特点。

(2)跛行:走路时主要由健肢着地呈跛行步态,此种姿势使疼痛减轻,患侧髋关节活动受限,股四头肌萎缩,患儿下肢缩短。

(3)妥马(Thnomas)征阳性:令患儿平卧,两手抱膝使健侧髋关节屈曲,同时令其伸直对侧下肢,若不能伸直,可认为该侧髋关节有病。

(4)X线摄片:最初几周内可无任何发现。早期变化有骨质疏松,髋臼变浅、变平,进而股骨头或髋臼边缘骨质破坏,关节间隙变窄,严重时广泛骨质破坏,股骨头病理性脱臼,关节完全损坏或关节纤维性强直而丧失活动能力。

3.膝关节结核

(1)早期症状为轻微的跛行及疼痛,间歇性,休息后消失,活动时加重,夜间可发生跳痛,跛行与疼痛可发展为持续性,并加重。

(2)关节肿胀呈梭形肿大,关节腔内积液时触诊有波动感及浮髌现象。

(3)患侧大腿肌肉萎缩,膝屈曲畸形,髌上滑囊增厚,触之有揉面感,出现运动障碍,如关节囊内充满结核性肉芽组织,关节伸直受限,膝关节取屈曲位置。大腿略向外旋转,此位置可减轻疼痛。进一步骨骺破坏后,患肢变短,关节呈畸形,逐渐加重,最后屈曲成直角。

(4)X线摄片:膝关节正侧位像,早期可见限局性骨质松疏,继而骨小梁模糊,骨骺端骨质破坏。关节腔狭窄,关节软组织肿胀,有时可见寒性脓疡形成。

(5)关节穿刺找结核菌或活组织检查。

4.指骨掌骨结核

(1)多见于5岁以下小儿。

(2)为多发性,手指骨或掌骨呈梭形膨大,无红肿热痛等症状。

(3)X线摄片可见骨干中心有小透亮区,逐渐扩大,几乎充满整个骨干,使骨干呈梭形肿胀,骨皮质极薄,有时可见骨皮质增生,形成一层致密阴影,病变进展可有死骨形成,指骨病理性脱臼,患侧较健侧长。

(二)治疗

1.一般治疗

卧床休息,加强营养及给予多种维生素等。

2.抗结核药物治疗

选二联或重者选三联治疗。

(1)INH + SM + PAS(或EBM)

INH:1～18个月;

SM:3～6个月;

PAS:6~12个月；

EMB:6~9个月。

(2)INH＋RFP

INH:1~18个月；

RFP:6~12个月。

3.局部治疗

(1)皮肤牵引术:畸形患儿用皮肤牵引术纠正屈曲畸形和保持功能体位,可减轻肌肉痉挛和疼痛。

(2)石膏固定:无畸形者用石膏固定以限制活动,每3个月更换一次,并观察关节功能。

(3)手术治疗:可用病灶清除术,效果较好。单纯滑膜结核可行单纯滑膜切除术。12岁以上的关节结核患者可考虑作关节固定术。

4.脊柱结核及合并截瘫的治疗

在全身治疗及充分用抗结核药的基础上应用。

(1)卧硬板床或用石膏固定。

(2)寒性脓疡穿刺排脓以减轻全身中毒症状。

(3)完全截瘫者行手术探查,清查病灶,行前外侧减压术。不完全截瘫者先采用保守治疗2~3个月,无效时采用手术治疗,待完全恢复后可考虑作脊椎融合术。

5.对截瘫患儿要加强护理

定时翻身、加垫,预防褥疮发生。同时预防坠积性肺炎及呼吸道感染。

（王莉）

第四节　中毒型细菌性痢疾

Section 4

急性细菌性痢疾(acute bacillary dysentery)是由志贺菌属所引起的肠道传染病。临床特征为发热、腹痛、腹泻、里急后重、排黏液脓血便。中毒型细菌性痢疾(toxic type bacillary dysentery)是急性细菌性痢疾中最为严重的类型,可导致感染性休克、脑水肿等危重征象,如治疗不及时,可危及生命。

一、诊断依据

(一)流行病学资料

本病病原体为志贺菌属,又称为痢疾杆菌。患者和带菌者是主要传染源,亚临床感染、慢性患者和带菌者具有重要的流行病学意义。粪—口传播为主要传播方式,在非流行季节以接触传播为主,在流行季节主要以食物型、水型暴发流行。人群对本病普遍易感,以儿童发病率最高。全年均可发病,有明显的季节性,夏秋季发病较多。

(二)临床表现

潜伏期1~2d(数小时至7d)。中毒型细菌性痢疾多见于2~7岁儿童。病程进展快,突起高热,体温常达40℃以上,反复惊厥,嗜睡、昏迷,迅速出现循环和呼吸衰竭。肠道症状常不明显。经灌肠或肛拭取粪便检查可发现较多的白细胞及红细胞。少数病例开始为普通型急性细菌性痢疾,1~2d才转为中毒型。根据主要表现,分为以下四型。

1. 脑型(即呼吸衰竭型)

主要表现为颅内压增高。轻者,头痛、呕吐、嗜睡、面色苍白、口唇发绀、呼吸增快、四肢肌张力增强、反复惊厥、血压正常或轻度升高。重者,神志昏迷,可有频繁或持续惊厥、面色苍灰、瞳孔不等大、对光反射迟钝或消失、肌张力明显增强,出现呼吸节律不整、血压显著升高至最后下降。

2. 休克型

轻者,神志尚清楚,但有烦躁或精神萎靡、面色苍灰、手足发凉、口唇轻度发绀、皮肤花纹、尿量减少、脉搏增快、脉压小、血压略有降低。重者,神志模糊或昏迷、面色苍白、四肢湿冷、皮肤明显花纹、口唇及指(趾)端明显发绀、尿量明显减少、脉搏细数或摸不到、心率明显增快、心音低钝或有奔马律、呼吸节律不整、血压明显下降甚至测不出。

3. 肺型

轻者,烦躁不安、面色暗红、呼吸增快、进行性呼吸困难;肺部呼吸音略低;X线检查肺部有网状阴影,透明度降低;血气分析 pH 值 < 7.45,PaO_2 < 7.99kPa,$PaCO_2$ < 4.7kPa。重者,明显烦躁不安、面色暗红或青灰、呼吸明显增快、严重的吸气性呼吸困难;肺部呼吸音减低,出现捻发音或啰音;X线检查肺部出现点、片状阴影;血气分析 pH 值 < 7.35,PaO_2 < 5.33kPa,$PaCO_2$ > 5.99kPa。

4. 混合型

有少数患儿可兼有以上 2 型或 3 型的症状,可同时存在,也可先后存在,最为凶险。

(三)辅助检查

1. 血常规:外周血白细胞总数增高至 $(10 \sim 20) \times 10^9$ 个/L 以上,分类以中性粒细胞为主,并可见核左移。

2. 粪便检查

常规肉眼观察为黏液样便、黏液血便、脓样便、脓血样便等,显微镜下见有大量的白细胞与红细胞,并可见吞噬细胞。部分患者粪便培养志贺菌属可获得阳性结果。

3. 免疫学检查

如采用单克隆抗体免疫荧光法、对流免疫电泳法等检测,具有快速、敏感、简便等优点,有利于早期诊断。

二、治疗措施

治疗原则为选用强效抗菌药物,加强对症治疗,重点防治高热、惊厥和呼吸衰竭。

1. 一般治疗

消化道隔离到临床症状消失、粪便培养 2 次阴性。饮食以少渣易消化的流质及半流质饮食为宜;保证足够的水分,维持电解质及酸碱平衡,脱水轻者且不伴呕吐可用口服补液,如因严重吐泻引起脱水、酸中毒及电解质紊乱者,则需静脉补充液体。

2. 病源治疗

近年来耐药菌株逐渐增多,为有效的控制感染,宜联合使用两种抗生素,同时应依据当地当时的药敏情况及临床经验,选用强效抗生素,先采取静脉给药,病情好转后改为口服,疗程不宜短于 5~7d。

(1)头孢菌素类抗生素:本类药物是具有临床使用价值的高效抗生素,它能抑制细菌的转肽化作用,抑制细菌壁的生成,以达杀菌的目的,对大部分耐药菌株有效。可用头孢噻肟 100~150mg/(kg·d)、头孢曲松 100~150mg/(kg·d),或头孢呋辛 100~200 mg/(kg·d),稀释后分 2 次静脉滴注。

(2)氨基糖苷类抗生素:如阿米卡星 5~7.5 mg/(kg·d),分 2 次稀释后静脉滴注。妥布霉素每次 1.5mg/kg,每 8h 1 次,可肌肉注射或静脉滴注。本类药物毒性较大,主要是第 8 对脑神经及肾脏损害,在婴幼儿使用时必须严格掌握其适应证、剂量及疗程。

(3)氟喹诺酮类抗菌药物:该类药物与其他类抗生素无交叉耐药,对质粒传递的耐药菌株有良好的抗菌作用。近年来该类药物多数学者认为对儿童不列入禁用,但必须严格掌握适应证、剂量、疗程,并注意观察药物毒副作用。诺氟沙星10～30mg/(kg·d),分2～4次口服,也可以静脉给药,婴幼儿慎用。环丙沙星20～25mg/(kg·d),分2次静脉滴注,疗程不超过5d。

3. 对症治疗

(1)降温、止惊:因高热易致惊厥,加重脑缺氧和脑水肿,从而导致呼吸衰竭。因此,迅速降温、止惊是防止病情进展的重要措施,可综合使用物理、药物降温或亚冬眠疗法。常用降温药物有复方阿司匹林、对乙酰氨基酚。亚冬眠疗法为氯丙嗪和异丙嗪每次各1～2mg/kg,肌肉注射,根据病情决定用药间歇时间,一般2～4h 1次,共3～4次。对极度烦躁不安或惊厥不止者,应用地西泮每次0.2～0.3mg/kg,肌肉或静脉注射;或用水合氯醛溶液灌肠。

(2)抗休克:①补充血容量、纠正酸中毒:一般先用2:1液(2份生理盐水,1份1.4%碳酸氢钠),每次10～20ml/kg,快速静脉滴注,然后算出丢失量、生理需要量和继续丢失量,将当天补给的1/2量在头8～12h输完,常用1/2～2/3张含钠液,余下的1/2量在后12h输完。第一天用1/2～2/3张含钠液,第二天用1/4～1/3张含钠液。全日补液量约为60～80ml/kg,宜根据尿量和患者情况而定。重症休克多有明显酸中毒,可先用5%碳酸氢钠,每次5ml/kg,静脉快速滴注。后用2:1溶液(用量同前)。其后用6%低分子葡萄糖酐,可疏通微循环和扩充血容量,每次10～20ml/kg(1次最大剂量不超过300ml)静脉滴注。②解除微血管痉挛:常用血管扩张药山莨菪碱(654-2)宜从小剂量开始,每次1～2mg/kg,每10～15min静脉注射1次。病情危重时剂量加大,每次3～4mg/kg,每5～10min给药1次。待四肢转暖、面色微红、脉搏有力、血压回升及呼吸改善时停用。如病情再度恶化,可重复应用。③肾上腺糖皮质激素的应用:可早期、大剂量、短程应用,常用地塞米松每次1～3mg/kg,静脉注射。

(3)防治呼吸衰竭:由于脑微血管痉挛,致使脑组织缺氧、缺血和水肿,从而导致呼吸衰竭发生,所以防治呼吸衰竭非常重要。①早期应用血管扩张药山莨菪碱以改善脑微血管痉挛,可以预防呼吸衰竭。②脑水肿者给予20%甘露醇,每次0.5～1.0g/kg,每4～6h 1次,至脑水肿症状消失。③如已有呼吸衰竭,应立即大剂量(每次3～4 mg/kg)应用654-2,短间隔(每5～10min 1次)反复静脉注射。④注意给氧、吸痰,保持呼吸道通畅,应用呼吸兴奋剂。⑤如呼吸停止,立即行气管切开,以及人工辅助呼吸。

(王莉)

第五节　寄生虫病

Section 4

肠道寄生虫病是儿童期常见的胃肠道疾病,以蠕虫中的线虫最为重要,其中尤以蛔虫、蛲虫和钩虫在我国分布地区较广,感染率很高,可造成小儿不同程度的各种损害,并引起相应的临床表现。本节重点介绍临床上常见的上述三种肠道寄生虫病。

蛔虫形似蚯蚓,雌雄异体。雌虫每日产卵约20万个。受精卵随粪便排出,在适宜温度和湿度下发育为感染性虫卵,被吞入人体后,多被胃酸杀死,少数进入小肠孵化成幼虫。而后经肠黏膜血管入门静脉,经体循环到达肺。幼虫在肺泡内发育,然后顺小支气管、气管上行到咽喉部再被吞下,在小肠发育为成虫。整个发育过程需2～3个月,不需中间宿主。成虫在小肠内存活1～2年。

蛲虫为白色线头状,长约1cm,雌雄异体。寄生于人回肠下端至直肠。雄虫在交配后死亡,雌虫受孕后向下移行,夜间爬出肛门,在肛周及会阴部产卵,继而死亡。产出的卵经6h即可发育为感染性虫卵,若被吞食,在肠道经 2～4 周发育为成虫。不需中间宿主。成虫可存活 1～2 个月。

寄生于人体的钩虫主要为十二指肠钩口线虫和美洲板口线虫,为半透明淡红色,细小针状,雌雄异体。成虫寄生于人的小肠和十二指肠,由其口囊吸在肠黏膜上,摄取血液及肠液。所产虫卵随粪便排出,在温湿度合适的土壤中经 1～2d 就可发育为感染性幼虫,当接触人体皮肤、黏膜后即可钻入,经血循环入肺,沿气道达咽喉部,被吞咽后在肠道发育为成虫,约需 50d。成虫存活 1 年以上。

一、诊 断

(一)病史及查体

(1)蛔虫病的临床表现主要为幼虫移行引起的症状,表现为虫体异性蛋白引起的变态反应和幼虫穿破肺毛细血管进入肺泡时所引起的炎症反应。成虫寄生于肠道,多无症状。最常见的是腹痛,位于脐周,多较轻,无规律性。大量而长期的蛔虫感染可引起营养不良,影响生长发育。因蛔虫有乱窜钻孔的习性,因此可发生胆管蛔虫、肠穿孔及腹膜炎、蛔虫性肠梗阻等严重的并发症。

(2)蛲虫钻出肛门在局部爬行引起瘙痒,夜间尤甚。局部皮肤损害、感染、过敏而发生皮炎。有时可伴恶心、呕吐、腹部不适及遗尿等,偶因蛲虫钻入阑尾而发生阑尾炎。

(3)钩虫病的临床表现轻重不一,主要以贫血为主。幼虫钻入皮肤时可能出现局部瘙痒性小红疹,随血循环侵入肺组织时可引起肺出血及炎症反应,出现咳嗽、发热、外周血嗜酸性粒细胞增多。这些症状多数日内消失。由于成虫咬吸肠黏膜,分泌抗凝血酶,且经常改变咬吸部位,导致肠黏膜多处受损,不断出血,形成溃疡和炎症,影响消化和吸收。因此主要表现为不同程度的便血、贫血和营养障碍。

(二)辅助检查

1. 病原检查

粪便检查找到虫卵可以确诊。最简单的是直接涂片法,但因取粪量很少,轻度感染在粪检时很容易遗漏。目前国外均采用改良加藤法,检出率较高,可进行虫卵计数和疗效考核。也可用饱和盐水漂浮法,因虫卵比重轻,在饱和盐水内漂浮表面,较易检查,检出率很高。

2. 血象

白细胞总数和嗜酸性粒细胞在肠道寄生虫感染初期增加,钩虫感染者外周血中红细胞总数减少,血红蛋白量及平均血红蛋白浓度均低,属低色素型小细胞性贫血。

(三)诊断要点

可参考当地,尤其是幼儿园、学校等集体活动场所中蛔虫、蛲虫和钩虫病的发生情况明确诊断。肛周夜间瘙痒及肛周和外阴部皮炎是蛲虫的典型表现。慢性便血、贫血、营养不良及胃肠道功能紊乱是钩虫的典型症状。蛔虫病表现多不典型,但可有胆管蛔虫、肠穿孔及腹膜炎、蛔虫性肠梗阻等严重并发症的发生。大便直接镜检找虫卵,饱和盐水漂浮法可提高阳性率。

(四)鉴别诊断

肠道寄生虫病应与耐药菌引起的慢性胃肠功能紊乱及溃疡性结肠炎等相鉴别。

二、治 疗

(一)驱虫治疗

1. 甲苯达唑(安乐士)

为广谱驱虫药,能杀灭蛔虫、蛲虫、钩虫等,对成虫、幼虫及虫卵都有作用。驱蛔虫、蛲虫及钩虫剂量均为每次200mg,1次空腹顿服,连用3d。驱钩虫时,3周后可重复使用。服药时不需禁食和服泻药。本品副作用轻微,少数可有头昏、头痛、上腹不适,不需特殊处理。有时可出现蛔虫游走和吐蛔虫现象,与本药作用缓慢有关,应引起注意。

2. 阿苯达唑(肠虫清)

为广谱驱虫药。2岁以上儿童400mg,1次空腹顿服。治愈率可达96%,如需要10d后重复1次。本品副作用轻微,少数有口干、乏力、头晕、头痛、食欲减退。恶心、腹痛、腹胀等,一般可自行缓解,孕妇和2岁以内小儿慎用。

3. 噻嘧啶(又名噻咪唑,抗虫灵,驱虫灵)

广谱驱虫药。常用其双羟萘酸盐(抗虫灵)或枸橼酸盐(驱虫灵),每片300mg,基质100mg。剂量为基质5~10mg/g,睡前1次顿服,虫卵阴转率90%以上。连服2d,可提高疗效。副作用轻而短,偶有恶心、呕吐、腹痛、腹胀、谷草转氨酶升高,对急性肝炎、肾炎、严重心脏病者慎用。

(二)局部治疗

1. 蛲虫病的局部疗法

雄黄百部软膏,每晚睡前清洗肛周及会阴部后外涂雄黄百部软膏,可杀虫止痒;便后和睡前用温水洗肛门,再用2%的氧化氨基汞软膏或者10%的氧化锌软膏涂于肛周的皮肤上,也将蛲虫软膏通过细管挤入肛管少许,以达到止痒及减少自身感染的目的。

2. 局部早期治疗钩蚴移行症

钩虫幼虫引起的钩蚴性皮炎,钩蚴在侵入皮肤后24h内大部分尚停留在局部。采用左旋咪唑涂肤剂(左旋咪唑750mg加70%二甲亚砜水溶液100ml),每天涂擦2~3次,可连续涂擦2~3d;皮肤透热疗法,可采用56℃热水浸泡或用纱布热敷。可有止痒和局部消炎作用。

(三)肠道蛔虫并发症的治疗

胆管蛔虫病治疗原则为解痉止痛、控制感染和驱虫。蛔虫性肠梗阻需禁食、胃肠减压、补液、解痉、止痛,腹痛缓解后可予驱虫治疗。当发展为完全性肠梗阻时需及时手术治疗。蛔虫性肠穿孔、腹膜炎或阑尾炎时应及时手术治疗。

(四)一般治疗

钩虫病患者以纠正贫血为主。补充铁剂,同时给予富含维生素与蛋白质的饮食。

三、诊疗体会

(一)诊断方面

应仔细询问当地,尤其是幼儿园、学校等集体活动场所中蛔虫、蛲虫、和钩虫病的发生情况。蛲虫和钩虫的临床表现可较典型。蛔虫病多无明显的临床症状,但可有胆管蛔虫、肠穿孔及腹膜炎、蛔虫性肠梗阻等严重并发症的发生。大便直接镜检找虫卵可协助诊断。

(二)治疗方面

确诊后及时给予驱虫治疗,往往需反复多次治疗方能根治,对钩虫病可两种药物联合应用,以提高疗效。蛲虫患儿局部瘙痒者每晚睡前清洗肛周及会阴部后外涂雄黄百部软膏,可杀虫止痒,以达到止痒及减少自身感染的目的。肠道蛔虫病有并发症者,给予禁食、胃肠减压、补液、解痉、止痛等处理,病情仍不缓解,及时转院治疗。

(三)患者教育

肠道寄生虫病是童期常见的胃肠道疾病,其中以蛔虫、蛲虫和钩虫在我国地区分布较广,感染率很高,可造成小儿不同程度的各种损害。及时治疗,预后良好。肠道蛔虫病有并发症者需及时转院治疗。

(王莉)

第二十章 Chapter 20

遗传性疾病

第一节 21-三体综合征
Section 1

一、概述

21-三体综合征（又称先天愚型或 Down 综合征或唐氏综合征），是小儿最常见的一种染色体病，活产婴儿中发病率为 1/800～1/600，母亲年龄愈大，发病率愈高，约 60% 在胎儿早期夭折而流产。

二、临床表现

（一）病史
1. 智力落后
这是最突出、最严重的表现，表情呆板，语言发育迟缓，3 岁内很少会说话，7 岁时不能上普通学校，可上弱智学校。智商测定在 25～70 之间，随着年龄增长，与同龄儿童相比还会逐渐下降。
2. 生长发育落后
患儿抬头、翻身、坐、立和行走均晚，四肢短，身材矮小，性发育延迟。

（二）查体
1. 特殊面容
多数病儿在出生时其特殊面容已很明显：头围小、枕廓扁平、眼距宽、眼裂小、眼外侧上斜、内眦赘皮、鼻梁低平、外耳小、舌常伸出口外、流涎多。
2. 皮肤纹理特点
1/2 患者有通贯掌，三叉点七向掌心移位（正常在大、小鱼际的底端，手掌基部正中部位附近，有一个三叉点，称为三叉点七），小指常短粗且内弯，1/3 患儿仅有一条指褶纹。
3. 其他并发症
约 30% 患儿伴有先天性心脏病，脐疝，小阴茎和隐睾等也较多见。易患各科感染性疾病，白血病的发病率也增高 10～30 倍。
4. 老年性痴呆症状
如存活至成人期，则常在 30 岁以后出现老年性痴呆症状。

三、辅助检查

染色体检查:按照核型分析结果可将21-三体综合征患儿分为三型,其中标准型和易位型在临床上不易区分,嵌合型的临床表现差异悬殊,视正常细胞株所占的百分比而定,可以从接近正常到典型表型见表20-1。

表20-1 21-三体综合征的染色体、临床表现和再发风险

染色体分型	核型	比例	临床表现	再发风险
标准型	47,XX(XY)+21	95%	典型	1%
易位型	46,XX(XY) −D,+t(Dq;21q) −G,+t(Gq;21q)	2.5%~5%	典型	母(D/21易位):10%* 父(D/21易位):4%* 21/21易位:100%*
嵌合型	46,XX(XY)/ 47,XX(XY)+21	2%~4%	不典型	1%

注:*表示父或母为平衡易位携带者子代发病风险。

四、治　疗

目前尚无有效治疗方法。对患儿宜注意预防感染,加强训练,如伴有其他畸形,可考虑手术矫正。

五、预　防

(一)避免高龄妊娠

本病的发病率随母亲年龄增长明显升高,如30岁以下的母亲中发病率为1/1 000,而35岁以上的母亲中发病率为1/300~1/45。

(二)产前筛查

长期以来,人们以"高龄孕妇(≥35岁)"作为21-三体综合征高危的主要筛查指征。但是,据报道,80%的21-三体综合征由35岁以下的孕妇产生,而我国35岁以下孕妇人数居多,因此开展产前筛查21-三体综合征越来越受到普遍的关注。孕8~13周做母血清标志物PAPPA测定;孕14~20周做母血清标志物AFP和Free-hCGβ检测,对筛查出来的高危孕妇再做相应的产前确诊诊断。

(三)产前诊断

在妊娠早期8~12周取绒毛进行染色体核型分析;妊娠中期16~20周取羊水做细胞培养,进行染色体核型分析;妊娠22周以后可经脐带穿刺取脐带血做染色体核型分析,确诊为患病胎儿时应及时终止妊娠。

(四)孕早期避免有害因素

孕早期避免腹部X线照射,防止细菌及病毒感染,禁止使用对胎儿有影响的药物。

(五)其他

有阳性家族史或有两次以上习惯性流产的夫妇应做染色体核型分析,对先兆流产者不易随便使用保胎药。

(林晓婷)

第二节　肝豆状核变性
Section 2

肝豆状核变性(HLD)又称 Wilson 病,为先天性铜代谢障碍引起的疾病,属常染色体隐性遗传,发病率约为 1/(50 万～100 万)。其临床特征是在肝、脑、肾和角膜组织,因铜沉积而引发一系列的临床表现。

一、病因与发病机制

本病缺陷基因位于 13q14.3。发病机制不明,已知其基本代谢缺陷是肝不能正常合成铜蓝蛋白和自胆汁中排出铜量减少。铜是人体所必需的微量元素之一,但是机体内含铜量过多时,高浓度的铜会使细胞受损和坏死,导致脏器功能损伤。人体内铜的稳定是由肠道吸收和胆汁排出两者之间的动态平衡来维持。在正常人血浆中,90%～95% 的铜为铜蓝蛋白的形式存在,仅少量与清蛋白或氨基酸结合为非铜蓝蛋白铜,非铜蓝蛋白铜是铜在血液和各组织间转运的主要形式。肝脏是进行铜代谢的主要器官,人体内总铜量(约 100mg)的 8% 贮存于肝脏,其浓度居各脏器之首。铜蓝蛋白由肝细胞合成,并分泌入胆汁。人体每日经由胆汁排出铜 1.2～1.7mg,尿中排出量仅 0.07mg 左右。当铜代谢机制障碍时,铜自胆汁中排出减少,而肠道吸收铜功能正常,因此大量铜贮积在肝细胞中,最终导致肝功能异常和肝硬化。同时血液中非铜蓝蛋白铜含量增高,致使由尿中排出增加,另外,铜还可由血循环转移至脑、肾、肌肉和眼等组织中,导致大量铜沉积,在临床上表现出各系统受累及的相应症状。

二、病　　理

肝细胞最初呈现脂肪浸润改变,以门脉区周围显著。在电镜下可见线粒体形态异常,基质密度增加,可见基质内有空泡状或结晶状包涵体。溶酶体内含有脂质颗粒,过氧化酶体形态不一,基质呈颗粒状或絮状改变。脑的病变主要位于基底节区,包括壳、苍白球及尾状核,严重的可见变性,形成空洞,白质软化,皮层萎缩,脑胶质细胞及毛细血管周围可见铜沉积。肾脏的肾小管上皮细胞变性,胞浆内铜沉积。角膜的铜沉积主要位于其周边部分,成环状,称 K-F 环。

三、临床表现

本病在婴儿期肝脏内即可见铜的沉积,多在 6～12 岁发病,但早在 3 岁、晚至成年也有发病者。随着年龄增长,肝脏铜的沉积量增加,脑、肾、角膜、骨骼、皮肤等组织均有铜盐沉积,临床表现变异较大。常以肝病为首发,也可以神经系统症状为首发,有的以血尿、蛋白尿等肾脏症状起病,或者以溶血性贫血、关节疼痛、佝偻病、内分泌障碍等起病。

(一)肝病症状

表现疲乏,食欲不振,呕吐,水肿,腹水,黄疸,肝功能异常,可反复发作。有的可并发病毒性肝炎。

(二)神经精神症状

常有肢体运动障碍,动作不协调,震颤,面具脸,构音不清,智力下降,书写困难,晚期可出现幻觉、痴呆。

（三）溶血性贫血

发生在肝病症状前或与肝病同时发生，一般为一过性，但可反复发作。溶血的原因是由于大量铜由肝释放到血循环，直接损伤红细胞膜所致。Coombs 试验阴性。

（四）肾病症状

出现血尿、蛋白尿，其症状可类似急慢性肾炎。也可出现肾结石、氨基酸尿、糖尿和肾小管酸中毒或肾性佝偻病，并以此为首发。

（五）角膜 K-F 环

在角膜边缘上有铜盐沉积，逐渐形成棕黄色环，称为 Kayser-Fleisher 环（K-F 环），是本病特有的体征，初期需用裂隙灯检查。

（六）关节疼痛

20% 可发生背部或关节疼痛症状，X 线检查常有骨质疏松、脱钙、关节间隙变窄或骨赘生等病变。

（七）其他

皮肤发黑或青铜色，内分泌障碍如闭经、性早熟等。常有生长发育落后。少数可并发甲状旁腺功能减低，葡萄糖不耐症，胰酶分泌不足，免疫功能低下等。

四、实验室检查

（一）血清铜蓝蛋白测定

正常为 200～400mg/L；本病时常低于 200mg/L。

（二）24h 尿铜排出量测定

正常人 < 40μg/24h；本病患儿明显增高，常达 100～1 000μg/24h。尿铜排出量的测定，有助于判断药物剂量的投予及治疗效果评价。

（三）基因诊断

可用分子生物学技术进行基因连锁分析和基因突变分析，有助于早期诊断。

（四）核素铜结合实验

正常人在经静脉给铜后肝细胞能迅速将其合成铜蓝蛋白，并分泌入血循环。给受检者一次静脉注射 64Cu 或 67Cu（半衰期分别为 12 和 61h）0.3～0.5μCi，正常人在注射后 4～48h 放射量呈持续上升，而患者则在 4h 以后持续下降，48h 后仅为 4h 的一半。

（五）肝细胞含铜量测定

行肝穿刺活检测定。正常人肝含铜量 < 20μg/g（干重）。本病时在症状未出现前，肝铜已明显增加，可达 200～3 000μg/g。

五、诊　　断

本病可以治疗，早期诊断非常重要。但本病早期症状常较隐匿，容易延误诊断。临床上凡遇到有原因不明的肝病，神经精神改变，肾脏疾患，溶血性贫血，关节疼痛，皮肤发黑等症状的患儿应考虑到本病的可能性，作进一步检查（如查角膜 K-F 环）及必要的实验室检查。同时对家族成员进行有关检查，以发现无症状病例，及早治疗。

六、治 疗

(一)低铜饮食

避免食入含铜量高的食物,如坚果类,海产品(鱼、虾、蟹、贝、乌贼、鱿鱼),各种动物内脏和血、蚕豆、豌豆、玉米、巧克力、蕈类等。每日铜的摄入量不应＞1mg。

(二)促进铜排出

铜络合剂青霉胺是目前最常用的药物,能与铜离子络合,使之从尿中排出,剂量为每日20mg/kg,分2～3次口服。治疗期间注意监测尿酮。一般用药数周至数月临床症状好转。青霉胺可能拮抗维生素B_6,应注意补充以免造成缺乏。其他副作用有发热、药物疹、关节疼、肾病、血小板减少等,如对青霉胺过敏或不耐受,可改用三乙烯四胺四硫代钼酸铵(TTM)是一种高效铜络合剂,可在短期内改善症状。

(三)锌剂

口服锌剂可干扰肠道内铜的吸收,促进铜排泄增加,减少体内铜的蓄积。常用硫酸锌或醋酸锌,每日用量约元素锌50mg,分2～3次餐间服用。

(四)其他治疗

锥体外系症状可用氟哌啶醇、安坦、左旋多巴等对症治疗;肝、肾、造血、骨关节等病症按不同病情适当处理。急性肝功能衰竭或失代偿性肝硬化经以上治疗无效者可考虑肝移植。

(林晓婷)

第二十一章 Chapter 21

常见小儿先天性心脏病

第一节 继发性房间隔缺损
Section 1

一、概 述

继发性房间隔缺损（ASD）是最常见的一种先天性心脏病，约占所有先天性心脏病的5%～10%，多见于女性，女：男为2：1，常合并其他先天性心脏病畸形。John Gibbon首次报道在体外循环辅助下关闭房间隔缺损。此后，房间隔缺损亦是首次通过介入或外科微创封堵方法治疗的先天性心脏病。继发孔房间隔缺损的自然闭合率整体上为87%。在3个月以前诊断的缺损直径<3mm的房间隔缺损在1岁半内可100%自然闭合；缺损直径在3～8mm的房间隔缺损在1岁半内有80%以上的可自然闭合；缺损直径在8mm以上者很少有自然闭合者。如果未经治疗，充血性心力衰竭和肺动脉高压将在30岁前发生。继发性房间隔缺损手术死亡率<0.5%，但对年龄大的伴有严重肺动脉高压、充血性心力衰竭和心律失常的患儿，其手术死亡率在3%左右。

二、病理解剖

正常的房间隔由继发隔和原发隔组成。如在发育的过程中，原发房间隔停止生长，不与心内膜垫融合而遗留间隙，即成为原发孔（或第一孔）缺损。当原发房间隔向下生长而尚未和心内膜垫融合以前，其上部逐步被吸收，构成两侧心房的新通道，称为继发孔（或第二孔）缺损。继发隔和原发隔之间残留活瓣状孔道，称为卵圆孔。原发孔房间隔缺损在房室间隔缺损章节叙述，本节主要介绍继发性房间隔缺损，根据其缺损的部位可分为四个类型。

（一）卵圆孔型（中央卵圆孔缺损）

临床上最常见，发病率约占总数的75%。绝大多数缺损为单发性，呈椭圆形，大小各不相同，位于冠状窦的后上方，周围有良好的边缘，尤以上部更为明显。个别病例的缺损，可呈筛孔形。

（二）下腔静脉型（低位缺损）

较少见，约占总数的12%。缺损为单发性，位置较低，呈椭圆形，下缘缺如，与下腔静脉的入口没有明显分界，有时可伴有下腔静脉瓣。

（三）上腔静脉型（静脉窦型或高位缺损）

缺损位于卵圆孔上方，紧靠上腔静脉的入口，约占总数的3.5%。缺损一般不大，其下缘为明显的新月形房间隔,上界缺如,常与上腔静脉连通,使上腔静脉血流至左、右心房如图21-1所示。这类病例几乎都伴有右上或右中叶肺静脉异常,血液回流入上腔静脉内。

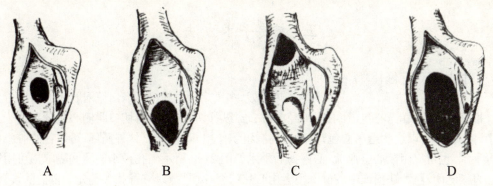

图 21-1 继发性房间隔缺损分型
A. 中央型;B. 下腔静脉型;C. 上腔静脉型;D. 混合型(中央型下腔静脉型)

(四)混合型(兼有上述两种以上的缺损)

约占 15%。往往伴有其他畸形,如肺动脉瓣狭窄、右肺静脉异位引流、二尖瓣狭窄(Lutembacher 综合征)、双上腔静脉、右位主动脉弓等。

三、病理生理

由于左心房压力 8～10mmHg 比右心房 3～5mmHg 高,房间隔存在缺损将使左心房血流向右心房分流,分流量的多少决定于心房压力阶差和缺损大小。幼儿期,两侧心房压力比较接近,分流量不大,临床症状也不明显。随着年龄增长,房压差增大,左向右分流量逐渐增多,可达到体循环血流量的 2～4 倍。右心负荷加重,使右心房、右心室和肺动脉逐渐扩大,肺动脉压力上升。初期肺小动脉痉挛,以后管壁内膜增生和中层增厚,管腔狭小和阻力增加,最终导致梗阻性肺动脉高压,右心房、右心室压力随之增高,分流量减少,甚至发生右心房向左心房逆流,晚期可发生艾森门格(Eisemenger)综合征。

四、临床表现与诊断

患儿发育大多正常。缺损较大的患儿发育较差,体格瘦小,左前胸隆起,心脏浊音界增大,心前区近胸骨左缘处有抬举性搏动;胸骨左缘第 2～3 肋间可闻及吹风样收缩期杂音。肺动脉瓣区收缩期杂音和第二心音亢进及固定分裂,对诊断有重要意义。部分缺损较大的病例,在心前区可听到三尖瓣相对性狭窄的短暂滚筒样舒张期杂音。当肺动脉高压形成后,肺动脉瓣区收缩期杂音可见减轻,但是第二心音亢进更明显,而分裂变窄或消失。晚期病例发生右心衰竭时,则有颈静脉怒张、肝大和坠积性水肿等体征。

X 线胸片表现为右心房、右心室扩大,明显肺动脉段突出以及肺纹理增多。心电图检查在右胸导联可见电轴右偏、右心室高电压伴不完全右束支阻滞、右心房肥大(II 导联中高 P 波)。超声心动图四腔面可示房间隔有连续回声中断、右心房及右心室扩大、室间隔与左心室后壁同向运动。

房间隔缺损的诊断一般不难。根据临床症状、心脏听诊、放射线胸片、心电图及超声心动图的检查，往往可以得出结论。如在心导管检查中，心导管通达左心房，同时右心房血氧含量超过上腔静脉时，更可进一步明确诊断。

五、主要手术方法

(一)体外循环下修补术

经胸骨正中切口进胸，但当前从美容角度出发，多采用经右腋下纵切口第四肋间进胸如图21-2所示。推开右肺叶，暴露心包，经右膈神经前方2cm纵行切开心包，将切口两侧心包分别缝于两块纱布上，拉紧纱布，以达到悬吊心包，并遮挡周围组织作用。可以建立体外循环，可以在心脏不停跳下进行手术，也可以阻断心脏血流，心停搏后手术如图21-3所示。孔径小的房间隔缺损可用连续缝合法直接缝闭，巨大缺损或上腔静脉型者用心包或涤纶织片修补。筛状多孔先予以剪除，再缝合或缝补缺损如图21-4所示。伴有异位静脉引流者，可将缺损内侧边缘缝于肺静脉开口的前方右心房壁上，关闭缺损，同时纠正异位引流。

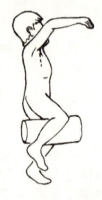

图21-2　右腋下纵切口

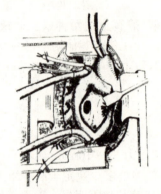

图21-3　暴露手术野

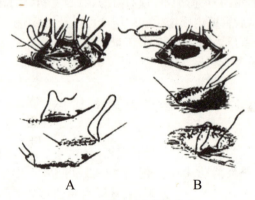

A　　　　　　　B

图21-4　房间隔缺损修补术
A.直接缝合法；B.补片修补法

(二)微创外科封堵术

随着介入技术的发展，对一些年龄较小、体重较轻但有临床症状者，或为避免大剂量X线的辐射，近年来开创了外科微创封堵术，其手术适应证同介入手术，即中央型周围均有边的继发性房间隔缺损。手术方法：取平卧位，于胸骨右缘第4肋间做0.5～2cm的切口，切开皮肤及相关组织达胸膜前，推开胸膜，提出心包，在膈神经前方做一个"十"字切口，在食管超声(TEE)指引下，用手指探查右心房，明确缺损部位。在心房表面缝一个荷包，将输送器穿入右心房再经房间隔缺损到达左心房,经输送器将封堵伞的第一个伞释放到左心房后,回拉输送器使第一个伞钩住房间隔;输送头部迟到右心房后,释放第二个伞,让两个伞正好夹住房间隔缺损二侧的房间隔边缘,TEE 检查无残余分流,不影响各瓣膜功能后,退出输送器如图 21-5 所示。封堵伞大小选择往往比缺损直径大 2mm 左右为合适。心包切口一般不缝合,大多数患者无须放置引流管。手术要切忌勿损伤乳内动、静脉及肋间血管,一旦损伤,一定要缝扎止血。尽量不要损伤胸膜,如损伤者,尽量修补完整。微创封堵如果发生封堵器不牢或脱落并无法补救者,应立即改为体外循环手术。如房间隔缺损后缘边较小,担心封堵器不够牢固时,可在房间沟处,用 4-0 Prolene 线加固一针。

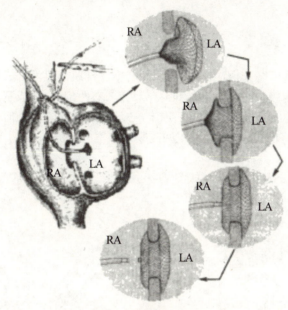

图 21-5 微创外科封堵术

(单继平)

第二节 室间隔缺损

Section 2

一、概 述

室间隔缺损(VSD)是最常见的先天性心脏病之一,约占所有先天性心脏病的 20%。VSD 大小不一,可以单发或多发,也可作为复杂心内畸形的组成部分。外科开胸手术是 VSD 传统的治疗方法。Lilehei 等用可控制交叉循环法外科修补首例 VSD。Okamoto 等应用深低温停循环技术成功矫治了婴儿 VSD。近年来,随着介入治疗设备和技术的不断完善与发展,介入封堵缺损较小的 VSD 被越来越多地应用于临床,成为除外科手术外又一种被广泛接受的安全、有效的治疗方法。Amplatzer 肌部 VSD 封堵器于 1999 年首次成功用于临床。在 2002 年,Hijazi 等率先报道成功应用 Amplatzer 膜部 VSD 封堵器治疗膜周部 VSD。近年,通过外科微创置入封堵器获得成功。

VSD 的病程发展与缺损大小、左向右分流量、肺血管阻力以及是否有其他心内畸形有关。限制型 VSD(直径＜0.5cm)在 1 岁以内自发变小或愈合的可能性较大。VSD 自发闭合率在 6 个月以内最高,随年龄增加逐渐降低,到 3～4 岁以后可能性已很少。肺动脉瓣下 VSD 的主动脉瓣叶易脱入VSD,发生主动脉瓣叶脱垂,晚期将导致主动脉瓣关闭不全,几乎不会自愈,应尽快手术治疗。非限制性VSD在出生后随着生理性肺阻力下降很快表现为充血性心力衰竭,需要药物支持。肺血管阻力随年龄增加而升高,有可能进展为艾森门格综合征,需要尽早手术。随着体外循环、心肌保护、术后监护技术的提高,20多年来VSD修补的病死率已明显下降。大龄单纯VSD手术死亡率接近于零。婴儿VSD由于大量左向右分流和体重关系,过去病死率较高,目前已逐渐降低。远期随访显示VSD修补术疗效好,生活质量与同龄人相似。如果VSD伴肺动脉高压,应该在1岁以内,最好在3～6个月内手术,以防止肺血管阻塞性病变的发生。

二、病理解剖

胚胎发育第4周末,在房间隔形成的同时,由原始心室底部肌小梁汇合成肌肉隆起,沿心室前线和后缘向上生长,与心内膜垫融合,将原始心室分为左、右两部分,形成室间隔的肌部,其上方暂留一孔,称为心空间孔。约在胚胎发育第7周末,心球的膜状间隔由上向下斜向生长,同时心内膜垫也向下延伸,使心室间孔闭合,组成室间隔膜部。室间隔流入道、小梁部、流出道组成室间隔膜部。

VSD根据其解剖位置可分为五种类型,如图21-6所示。

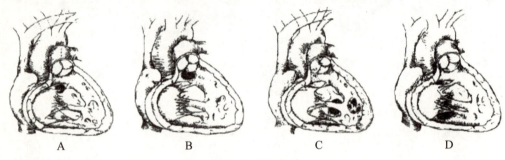

图 21-6 VSD 分型
A.膜周型;B.漏斗部室间隔缺损;C.肌部缺损;D.房室通道型

(一)膜周型

也可称为室上嵴下型或膜部缺损,占70%左右,最为多见。位于三尖瓣隔瓣和前瓣交界处,向前延伸至肌部室间隔,向上延伸至圆锥隔,向下延伸至隔瓣后。从左心室面观,缺损位于左心室流出道的后缘,无冠瓣和右冠瓣交界的下面。希氏束在中心纤维体的前方偏右侧穿过,室间隔膜部后缘行走于缺损的后下缘,再分为左、右束支。

(二)漏斗部型

约占20%,可分为圆锥间隔缺损型和肺动脉瓣下型,一般位于右心室流出道的漏斗部,也有称为室上嵴上型、干下型等。圆锥间隔缺损,其缺损四周均为肌肉组织,即VSD上缘至肺动脉瓣环之间有肌性组织隔开。肺动脉瓣下型缺损的上缘直接与肺动脉瓣及主动脉右冠瓣相连,即缺损与瓣叶之间没有肌性室间隔组织,而主动脉瓣与肺动脉瓣之间存在纤维环。由于缺损位于主动脉瓣右冠瓣叶下缘,使右冠瓣处无室间隔组织连接、支撑,同时存在心内左向右分流,导致主动脉瓣叶经VSD向下脱垂,易产生主动脉瓣关闭不全。

(三)肌部缺损

较少见,可发生在肌部的任何部位。整个缺损的边缘为肌性组织,好发于心尖部,肌部缺损可为多发性,即可由许多大小不等的缺损组成,又称Swiss-Cheese型缺损。肌部缺损常位于肌部小梁间,故给手术中寻找和修补缺损带来一定困难,现多采用体外循环下封堵器治疗。

(四)房室通道型

也可称为隔瓣后型。较少见,仅占5%。缺损位于右心室流入道隔瓣后,前缘为肌部室间隔,上缘可延伸至膜部。个别病例可伴有二尖瓣前瓣裂缺,但很少有反流。

(五)混合型

同时存在以上类型任何两种或两种以上即称为混合型VSD,约占0.67%。

三、病理生理

VSD的血流动力学变化与缺损大小、左右心室压力阶差及肺血管阻力高低有关,其他因素尚包括心室顺应性、左心室或右心室流出道有否梗阻。小型VSD的直径不超过主动脉根部直径的1/4,左向右分流量小,肺循环与体循环血流量之比小于2:1,左心室容量负荷增加,肺动脉压力正常。中型VSD的直径为主动脉根部直径的1/4~1/2,心内流量为(2~3):1,回流至左心房和左心室的血流量明显增加,左心室舒张期负荷增加,使左心房、左心室扩大。大型VSD的直径超过主动脉根部半径或大于等于主动脉直径。肺循环与体循环血流量之比大于3:1,不仅左心房和左心室扩大,而且由于肺循环血流量增加,肺小动脉产生动力性高压,右心室收缩期负荷增加,导致右心室肥大。随着病理进展,肺动脉压力进一步增高,使心内左向右分流量减少,后期出现双向分流,最后导致右向左分流,即艾森门格综合征。

四、临床表现与诊断

患儿的临床表现与VSD的大小有关,一般缺损较小,患儿可无明显表现。如缺损较大,患儿可出现喂养困难、体形瘦小、面色苍白、吸奶后气促,甚至出现反复呼吸道感染,并发肺炎,严重者出现慢性充血性心力衰竭。胸骨左缘第3~4肋间可闻及3级以上粗糙全收缩期杂音,伴收缩期震颤,同时在心尖区闻及低调舒张期杂音。肺动脉高压时,肺动脉瓣区第二心音亢进。细菌性心内膜炎为VSD少见并发症。

胸部X线表现可从正常到肺血管影增加伴心脏扩大。心电图检查表现为左心房扩大,左心室、右心室肥大或双室肥大;当出现肺动脉高压时,出现可出现ST段变化。超声心动图检查有助于术前鉴别诊断,可了解VSD的部位、大小、肺动脉压力和房室瓣、肺动脉瓣及主动脉瓣的活动情况,是否伴其他心内畸形等。除非超声心动图不能明确诊断,一般不需要心导管检查。

五、主要手术方法

(一)体外循环下修补术

此术式一般在中度低温或常温体外循环下进行,对缺损直径小于5mm,且边缘有较完整的纤维环者,可采用间断褥式带垫片直接缝合法。对缺损直径大于5mm,或边缘为肌性组织者需采用补片法。

1.膜周型VSD

经右心房切口,拉开三尖瓣暴露VSD进行修补,一般采用带垫片双头针缝合后再穿过补片打结的方法如图21-7所示。室间隔缺损后下缘为传导束通过的部位,故后下缘应超越缝合,即出针距离缺损边缘约5mm,避开以防止损伤传导束。缺损较大者可应用心包补片连续缝合能节省较多时间如图21-8所示,室间隔缺损后下缘传导束部位一般直接沿VSD边缘浅缝。如室间隔缺损偏向流出道,或延伸至肺动脉瓣下,可同时做肺动脉根部横切口,经右心房三尖瓣修补室间隔缺损下半部分,经肺动脉切口修补室间隔缺损上半部分。

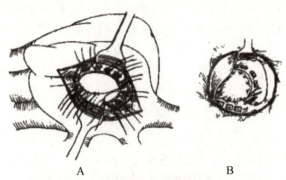

图 21-7 膜周型室间隔缺损修补方法
A. 带垫片双头针间断褥式缝合;B. 分别穿过补片后打结

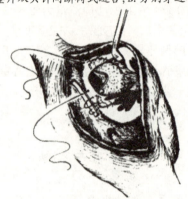

图 21-8 VSD 连续缝合修补法

2. 漏斗部型 VSD

肺动脉瓣下型 VSD 经肺动脉根部横切口或直切口修补,由于上缘为肺动脉瓣环,缝针垫片可置于肺动脉瓣窦内,也可采用连续缝合,后者可减轻手术后心脏杂音。由于这类 VSD 多伴有主动脉瓣脱垂,一般不主张直接缝合 VSD,术中要避免损伤主动脉瓣叶如图 21-9 所示。嵴内间隔缺损型修补可通过三尖瓣进行,术中要注意缝线不可过深,否则也会影响主动脉瓣。

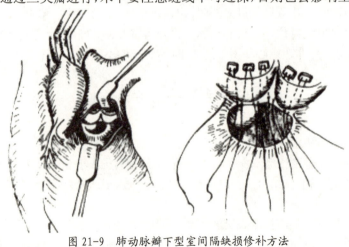

图 21-9 肺动脉瓣下型室间隔缺损修补方法

3. 房室通道型 VSD

一般经右心房切口拉开三尖瓣隔瓣进行修补,采用间断或连续缝合方法修补,要注意传导束可能在室间隔缺损的后上缘通过,故缝合必须较浅。如隔瓣后有较多的腱束阻挡,可以沿隔瓣根部剪开隔瓣,充分暴露 VSD,修补完毕再缝合隔瓣。

4. 肌部 VSD

单个狭长或卵圆形的缺损可直接缝合,大的缺损需用补片修补,修补前必须探清 VSD 边缘,往往有肌小梁分隔,术中勿将肌小梁作为 VSD 边缘修补,以免术后发生残余分流。心尖部 VSD 无法暴露清楚,可采用左心室心尖部切口,经左心室面修补,但术后心力衰竭的发病率较高。由于术后残余分流发生率高,目前多建议采用体外循环下微创封堵术。

(二)室间隔缺损微创封堵术

1. 适应证

①缺损≤10mm;②室间隔缺损四周有边缘;③无主动脉瓣脱垂;④无其他合并畸形。

2. 方法

肝素化后(1mg/kg),于剑突上方做纵切口长2~3cm,沿剑突劈开部分胸骨,暴露心包,切开心包,于右心室表面无血管区触及震颤最强处做荷包缝线,在荷包线圈内用穿刺针穿刺并引入导引钢丝,在食管超声(TEE)的指引下,将导引钢丝经 VSD 送入左心室,再沿导引钢丝送入输送器,退出导引钢丝及输送器内芯,置入封堵伞,在左心室侧释放第一个伞,输送器头部退至右心室后,释放第二个伞,然后做一下来回推拉试验,证实封堵器牢固并经 TEE 检查无残余分流及瓣膜功能不受影响,即可退出输送器。中和肝素,关闭胸部切口。

(三)肌部室间隔缺损体外循环下封堵术

建立体外循环后,切开右心房,经三尖瓣用神经拉钩探查肌部 VSD,肌部 VSD 往往较小,一般寻找有困难。经探查拉钩置入导引钢丝,如合并大的膜部 VSD,经膜部 VSD 引出导引钢丝,如没有膜部大型 VSD,则切开房间隔,经二尖瓣引出导引钢丝,置伞过程同上。合并心内其他畸形可一并同期矫治。术后心脏复跳后,用 TEE 探查有无残余分流。

(单继平)

第三节　房室间隔缺损

Section 3

一、概　　述

房室间隔缺损(AVSD)又称为房室通道缺损、房室管畸形或心内膜垫缺损,约占先天性心脏病的 4%。该病是由于心内膜垫发育异常,导致房室瓣上方的原发孔缺损或房室瓣下方的膜周室间隔缺损,以及房室瓣环不同程度分裂的一组复杂畸形,包括房室瓣下大型室间隔缺损、近房室瓣平面上房间隔缺损、单一或共同房室瓣孔。据报道,超过半数的患儿合并有 Down 综合征。临床上将房室间隔缺损主要分为部分型房室间隔缺损、过渡型房室间隔缺损和完全型房室间隔缺损。

二、病理解剖

各型房室间隔缺损在形态学上有以下共同特征:①有房间隔缺损;②房室瓣畸形;③室间隔嵴低凹,左心室流入道缩短;④主动脉瓣向上前移位,使左心室流出道延长,形成鹅颈征畸形;⑤冠状窦、房室结和位于心室的近侧传导束下移。

（一）部分型房室间隔缺损

1. 原发孔房间隔缺损

由于胎儿期心内膜垫未能与第一房间隔会合，残留房间隔原发孔缺损，其下缘为二尖瓣、三尖瓣附着在室间隔嵴上的瓣环，后下缘接近房室结，上缘为房间隔。

2. 原发孔房间隔缺损合并二尖瓣和（或）三尖瓣畸形

二尖瓣分为左上瓣叶、左下瓣叶及其跨越部分和左侧瓣叶，前二者可完全分开或部分融合，形成二尖瓣裂缺且均附着于低凹的室间隔嵴上。三尖瓣分为右上、右下和右侧瓣叶，右上瓣叶不附着于室间隔嵴上，多有发育不全。原发孔缺损一般中等大小，偶尔伴有继发孔缺损而形成共同心房。

（二）过渡型房室间隔缺损

过渡型房室间隔缺损为介于部分型与完全型房室间隔缺损之间的中间类型。有1个原发孔房间隔缺损，或合并继发孔房间隔缺损，可形成共同心房；有两个分开的房室瓣环，房室瓣组织未完全黏附至低凹的室间隔嵴上，可在腱索之间形成数个较小的室间隔缺损，偶尔有1～2个较大或中等室间隔缺损形成，二尖瓣左上和左下瓣叶间有裂缺存在。

（三）完全型房室间隔缺损

完全型房室间隔缺损包括原发孔房间隔缺损和房室瓣下方室间隔流入道缺损。根据房室瓣环与室间隔嵴有无腱索连接，以及左前瓣向室间隔右侧骑跨程度，Rastelli将其分为3种类型：A型为左前瓣与右前瓣交界处位于室间隔上，有房室瓣的腱索与室间隔嵴相连。过渡型房室间隔缺损亦属于A型。B型为左前瓣轻度骑跨于室间隔上，在室间隔右侧与右前瓣分界，仅部分腱索与室间隔右心室面的异常乳头肌相附着。C型则为左前瓣显著骑跨于室间隔对侧，并与右前瓣相融合，无任何腱索与室间隔相连，形成"漂浮瓣"如图21-10所示。

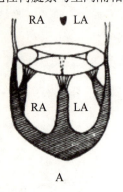 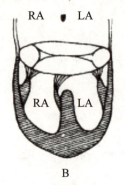 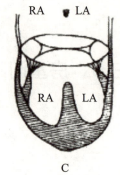

图21-10 完全型房室间隔缺损
A.A型；B.B型；C.C型

（四）合并畸形

1. 法洛四联症

完全型房室间隔缺损偶尔伴发法洛四联症，约占6%。如右心室流出道梗阻严重以致需要跨瓣环补片扩大时，由于肺动脉瓣反流，加上三尖瓣重建后易于反流，容易引起右心衰竭，远期效果差。

2. 动脉导管未闭

约占10%，是完全型房室间隔缺损中最常见的合并畸形。

3. 右心室双出口

同时伴有肺动脉狭窄的约占2%，无肺动脉狭窄约为1%，VSD较大，通常位于主动脉瓣下，偶尔VSD远离主、肺动脉开口。

4. 左心室流出道梗阻

部分型房室间隔缺损患儿多于完全型室间隔缺损,但在 Down 综合征中少见。当右心室优势时,左心室流出道梗阻常见。当存在主动脉缩窄或主动脉弓发育不良时,常有左心室流出道梗阻存在。

5. 单组乳头肌

在左心室发育不全的情况下,左心室两组乳头肌可靠得很近,偶尔可融合成单组乳头肌。如缝合二尖瓣前瓣裂缺后,而所有乳头肌附着于单组乳头肌的情况下,可形成降落伞样二尖瓣。但因为腱索细,腱索空间较大,与真性降落伞样二尖瓣有所不同。单组乳头肌往往提示左心室发育不良。

三、病理生理

各型房室间隔缺损的病理生理变化取决于引起血流动力学改变的程度:房内分流、室内分流及房室瓣分流。合并畸形也影响病理生理变化。

部分型及过渡型房室间隔缺损中,只要没有大的室内分流,主要的病理生理变化为心房水平左向右分流,在无或有轻度二尖瓣反流时,与大的房间隔缺损相似,有右心室容量负荷加重及肺血增多;如有重度二尖瓣反流,其反流从左心室直接入右心房,使左、右心室容量负荷增加,可能早期产生心脏增大和心力衰竭。

完全型房室间隔缺损四个心腔相通,除心房及心室水平左向分流外,左心室血液直接反流至右心房,右心室负荷明显增加,从出生时就有严重的肺动脉高压及严重的心力衰竭,并呈进行性加重。合并 Down 综合征的患儿肺动脉高压的进展速度更快。病理生理变化较部分型房室间隔缺损更严重。二尖瓣前瓣裂缺的反流引起边缘的卷曲和增厚,随着时间的推移,导致瓣膜反流越来越重。此外,肺血管阻力在出生后几个月内就常有明显的升高,往往在 1 岁以内产生肺血管阻塞性疾病,因此,完全型房室间隔缺损早期手术至关重要。

四、临床表现与诊断

部分型房室间隔缺损由于左向右分流的存在,肺循环充血而体循环缺血,患儿生长发育落后,活动耐力低,平时有气急、多汗、反复呼吸道感染,甚至合并肺炎或心力衰竭,若二尖瓣反流不明显,原发孔缺损较小,则临床状况较轻。完全型房室间隔缺损临床症状除生长发育迟缓、反复呼吸道感染、心力衰竭外,也可出现发绀及杵状指,许多患儿的心功能状况需用药物控制。体征表现为心前区隆起、心尖搏动弥散,胸骨左缘第 3～4 肋间可闻及 3 级以上收缩期杂音,并伴有震颤,肺动脉瓣区第二心音亢进,还可闻及房室瓣反流的杂音。

典型患儿依据临床表现和 X 线胸片、心电图、超声心动图和心导管检查可以做出诊断。X 线胸片示肺血管影增多、肺动脉干凸出且搏动增强,右心房、右心室增大,主动脉结缩小,原发孔缺损可有左心室增大。心电图检查常合并不完全性或完全性右束支传导阻滞、右心室肥厚。超声心动图检查提示肺动脉增宽,右心房、右心室增大,房间隔连续中断。超声多普勒于房间隔右侧可测到收缩期左至右分流频谱。心导管检查可发现右心房血氧含量高于上腔静脉 1.9% 容积,70% 的病例心导管可通过缺损口由右心房进入左心房。通过右心导管可测量各个部位压力及计算分流量。目前,临床一般通过超声心动图检查即可确诊,但如疑有原发孔缺损、肺动脉瓣狭窄、肺静脉畸形引流等复杂畸形,可考虑行心血管造影。

五、主要手术方法

(一)双补片法(见图21-11)

分别修补室间隔缺损部分和房间隔缺损部分,亦可剪开前后共同瓣用单补片一起修补室间隔缺损和房间隔缺损。为避免传导束损伤,修补室间隔缺损时,从空间隔上缘中点到后共同瓣中点应缝在室间隔的右侧面。手术中应抬高二尖瓣的水平以扩大左心室流出道。完全型房室间隔缺损合并法洛四联症或右心室双出口时,修补室间隔缺损补片应剪成泪滴形,从右心房和右心室切口修补室间隔缺损,主动脉环的针距要小于补片的针距,防止左心室流出道梗阻。右心室流出道疏通后用补片加宽。原发孔型房间隔缺损的修补从冠状窦口至房室环中点与隔瓣之间是传导束行经的危险区。修补原发孔型房间隔缺损时从二尖瓣裂隙处开始,沿大瓣根部用5-0 Prollene线连续缝合,至冠状窦口上缘对左心房壁,进而再转移至房间隔缺损边缘,依次缝合,心包片修补。少数冠状静脉窦口靠近左心房,则可将其隔至左侧心房侧。

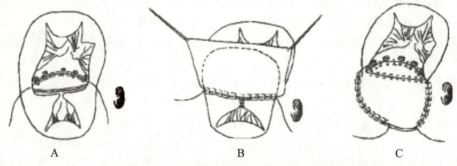

图21-11 双补片法修复完全型房室管畸形

A.用剪成新月形的涤纶补片置入空间隔右侧,用5-0聚丙烯缝线连续缝合法修补室间隔缺损,5-0涤纶线带垫片褥式加强数针;B.用5-0聚丙烯缝线将三尖瓣、心室补片上缘、二尖瓣似三明治样连续缝合固定,间断缝合二尖瓣裂缺,自体心包补片开始修补原发孔房间隔缺损;C.心包补片修补原发孔间隔缺损,冠状窦仍位于右心房

(二)改良单片方法(下沉法)

见图21-12。用5-0聚丙烯缝线作牵引线缝合在室间隔嵴上方的前、后共同瓣。用5-0聚丙烯缝线或涤纶带垫片缝线自上至下做一排褥式缝合,自室嵴右侧进针,近室暗处穿出。然后再依次穿出前、后共同瓣及自体心包补片(经戊二醛处理)边缘。心包补片向下推至室间隔后一一打结,似三明治样将房室瓣夹在心包补片和室间隔嵴之间。每对褥式缝合在心包补片上的距离要小于室间隔嵴上的距离,使补片在室间隔嵴的平面可起到部分瓣环成形术的作用。下沉法仅适用于过渡型或VSD较小的患者,其缺点是减少了左右心室的容积。

(三)二尖瓣成形

VSD修补后,再行二尖瓣成形。用6-0 Gore-Tex缝线由二尖瓣瓣根裂口向瓣缘间断缝合修补二尖瓣大瓣裂,缝合时要将卷曲的边缘翻平,进针间距要均匀,裂口要对正。修补完后应向左心室内注射生理盐水,观察修补后的二尖瓣闭合情况,必要时行瓣环成形术。如果修补后,中心型反流较重,二尖瓣前瓣发育较好者,亦可行二尖瓣双孔成形术;如二尖瓣严重发育不良,可行二尖瓣置换术。

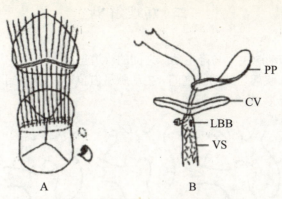

图 21-12 改良单片法矫治完全性房室间隔缺损

A. 5-0聚丙烯带垫片缝线自上而下做一排褥式缝合于室间隔嵴右侧,缝线依次穿过前、后共同瓣及自体心包补片;B.室间隔嵴上的缝线打结后,使共同辫叶向下至室间隔嵴,从而堵闭空间隔缺损;PP:心包补片;CV:共同瓣;LBB:左束支;VS:室间隔。

(四)三尖瓣成形

完全性房室间隔缺损三尖瓣成形非常重要,对近、远期疗效影响很大,如隔瓣缺如较多,必要时可以用心包片修补,要求术中注水,基本无反流。心脏复跳后,要求行 TEE 探查二尖瓣、三尖瓣反流情况,如反流严重,则需要重新成形,必要时要行瓣膜置换术。

(单继平)

第四节 动脉导管未闭

Section 4

一、概 述

动脉导管未闭(PDA)是常见的先天性心脏病,我国动脉导管未闭的发病率占所有先天性心脏病的 15%~21%,男女性别比例为 1:(1.4~3.0),早产儿发生率可高至 20%~30%。孕母于妊娠初期 3 个月多有风疹病毒感染史。动脉导管未闭亦可并发于其他先天性心脏病,或作为某些重症紫绀型先天性心脏病的代偿机制而存在。婴儿出生后,肺血管阻力下降、动脉血氧含量增加,以及缓激肽等物质的产生,均促使了动脉导管的闭合。足月儿动脉导管功能性关闭常发生在出生后数小时内,解剖上常在 6 周之内关闭,在 1 岁后每年关闭率仅为 0.6%。出生后 3d 内给吲哚美辛可抑制环氧合酶,阻止前列腺素合成,抵消其扩张动脉导管的作用,促使导管收缩、闭合,总的有效率在 70% 左右。如应用吲哚美辛无效,则需行介入或手术治疗。Gross 首次给 1 例 7 岁女孩成功施行动脉导管未闭结扎术,从而开创了心脏外科的新纪元。

Portsmann 及 Rashkind 分别设计经心导管引入填塞物封闭导管的装置,Laborde 等开展电视辅助下胸腔镜导管结扎术(VTSI)。无肺动脉高压的病例手术死亡率低于 1%,主要死亡原因是呼吸衰竭和大出血。手术后患儿生长发育好,杂音消失,少数患儿可闻及因肺动脉扩张的收缩期杂音,随着时间的推移而逐渐减弱。

二、病理解剖

动脉导管是位于肺动脉主干与降主动脉之间的管道见图21-13,主动脉弓在正常位时,未闭的动脉导管位于主动脉峡部与肺动脉之间。主动脉弓右位时,导管位于无名动脉的根部和右肺动脉之间。未闭导管依形态可分为五型。

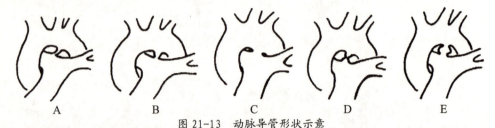

图21-13 动脉导管形状示意
A.管型;B.漏斗型;C.窗型;D.哑铃型;E.动脉瘤型

管型:导管两端等粗,此型最常见,占75%以上。
漏斗型:导管的主动脉端直径大于肺动脉端,呈漏斗状,占23%。
窗型:导管极短,管腔较粗,主动脉与肺动脉紧贴,呈窗状,管壁往往很薄,此型较少见。
哑铃型:导管中间细,两端粗,形成哑铃状,少见。
动脉瘤型:导管中间呈瘤状膨大,管壁薄而脆,罕见。
未闭导管的长度可从0.2~3cm;内径可从1~20mm或以上,多数为5mm左右。
动脉导管未闭常常合并其他先天性心脏病,当与法洛四联症、主动脉弓中断、右心室双出口、大动脉转位等心脏畸形并存时,动脉导管作为一种代偿途径可以延长患儿生命。

三、病理生理

婴儿出生后由于肺循环的肺血管阻力和肺动脉压力下降,而体循环血管阻力则因脐动脉闭锁反而上升,因此,未闭合的动脉导管血流发生逆转,由压力高的主动脉流向压力较低的肺动脉,形成左向右分流。分流量多少决定于导管的粗细、肺血管阻力的大小以及主、肺动脉压力阶差。左向右分流持续于整个收缩期和舒张期,临床可听到连续性的心杂音。由于肺动脉同时接受右心排出的和导管分流来的血液,故可引起肺充血;肺静脉回流入左心房和左心室的血流也相应增多,加重左心室负荷加重,促使左心室扩大、肥厚,甚至发生左心衰竭。流经二尖瓣口的血量过多可产生相对性二尖瓣功能性狭窄。肺循环血量增加后使肺血管阻力增大,右心室负荷加重可导致右心室肥大、增厚。

动脉导管未闭、分流量较大者可引起动力性肺动脉高压,当肺动脉压升高至主动脉的舒张期压力时,则血液分流仅在收缩期,临床上仅能在收缩期听到杂音。动力性肺动脉压虽可高达体循环水平,一旦分流中断,仍可逆转,使肺动脉压明显下降,甚至恢复正常。但肺小动脉因长期受血流冲击发生痉挛并继发管壁组织改变,如中层肌纤维和内膜增厚、硬化,管腔变细、阻塞,而使肺血管阻力持续上升,形成阻塞性肺动脉高压,这种阻塞性肺动脉高压不可逆转。此时左向右分流遂消失,逆转为右向左分流,临床上出现差异性发绀、收缩期杂音减弱,甚至消失,病变已属晚期,称为艾森门格(Eisenmenger)综合征。

四、临床表现与诊断

细小的动脉导管未闭者的左向右分流少,可以无症状。中等大小的动脉导管未闭,患儿常表现为发育迟缓、反复呼吸道感染、脉压差大、心脏搏动强和连续性机器样杂音。粗大的动脉导管未闭的婴儿可在出生后数周内发生心力衰竭。早产儿大的动脉导管未闭常有呼吸窘迫。

X线胸片异常表现为左心房、左心室增大,肺充血和肺间质水肿。心电图检查显示左心室肥厚。超声心动图能准确判定导管的解剖特征、分流方向和估计肺动脉压力。大多数婴儿和儿童有典型的临床症状,且超声心动图可明确诊断,而无必要行心导管检查。但是,有严重的肺动脉高压者,心导管检查可根据氧疗和肺血管扩张药物的肺血管床反应评估肺动脉高压的严重程度,以决定是否可手术治疗。

五、主要手术方法

(一)导管结扎术

导管结扎术适用于绝大部分婴幼儿和管状未闭的导管。右侧卧位,左胸后外侧切口,经第4肋间进入胸腔,将左上肺叶拉向前下方,显露后纵隔。亦可应用平行腋中线纵切口及经胸膜外途径。在肺动脉、迷走神经及膈神经组成的导管三角区,纵行切开主动脉峡部至降主动脉表面的后纵隔胸膜。钝性及锐性游离动脉导管及喉返神经。在导管上、下缘游离导管壁周围的松弛组织,分别解剖出动脉导管上、下窗。将直角钳从下窗经导管后内侧向上窗方向分离,钳尖端自上窗穿出,将双10号粗丝线从导管后拉过去见图21-14,予以结扎。先结扎主动脉端,后扎肺动脉端,打结用力均匀,双食指伸入胸腔,与导管在同一平面,慢慢收紧线结至震颤消失,在两结扎线上可用4号丝线结扎一次,防止结扎线松脱。游离、结扎导管前,短暂降低血压至60~70mmHg(8.0~9.33kPa),以减少血管张力,结扎或切断导管前必须暂时阻断导管30~60s,观察患儿有无血压下降或心率增快的表现。

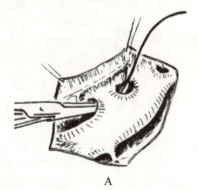 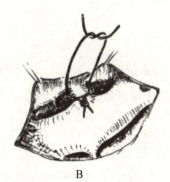

图21-14 导管结扎术
A.分离导管上、下间隙直接引出结扎线;B.结扎导管

(二)导管切断缝合术

对较粗、较长的导管可采取切断缝合术,游离出导管后在其主、肺动脉端分别置阻断钳,在两钳间切断,以5-0无损伤线连续缝合。此方法处理导管彻底,但手术风险大。钳夹应与导管长轴垂直,两钳间要有一定距离,如有松脱或管壁撕破,将发生致命性大出血。缝合针眼渗血应以温盐水纱布或小块干纱布压迫止血。

(三)体外循环下导管闭合术

此术式可经胸骨正中切口,在体外循环建立后将扩张的肺动脉主干向足侧及内侧牵拉,充分显露出心包腔顶部,剪开局部心包反折后,游离未闭的导管,仔细分辨左、右肺动脉与导管的关系。动脉导管确认后,用直角钳穿过导管的后方,引出两根 10 号粗丝线结扎导管。

有胸腔或心包内粘连或导管位置偏后,不易分离及显露时,可以先行血流降温,以手指压迫导管阻断其分流。当肛温降至 20～25℃时,减低流量至 10～20ml/(kg·min),切开肺动脉干,根据导管开口大小行褥式缝合、带垫片缝合或补片修补。缝合前应再次检查其确系导管开口,而非左肺动脉及其分支。最后一针打结前,患儿要处于头低位,利用体外循环流量充分排尽主动脉内气体,以免术后发生空气栓塞。

(四)电视胸腔镜下导管闭合术

随着电视胸腔镜治疗胸部疾病的发展,近来有学者开展了电视胸腔镜下闭合动脉导管术。全身麻醉气管插管后,在左侧胸壁打两个直径 5mm 孔洞,分别插入胸腔镜和套管,经套管插入特制的剪刀和解剖器,在电视屏幕图像辅助指导下小心解剖上纵隔、游离动脉导管,经套管用持夹器钳夹两枚钛夹,将导管完全夹闭。

(单继平)

第五节 三尖瓣闭锁
Section 5

三尖瓣闭锁(TA)是指三尖瓣完全未发育、瓣孔闭锁或瓣口缺如,使右心房和右心室之间无直接交通;同时,伴有房间隔缺损或卵圆孔未闭、右心室发育不良、二尖瓣和左心室的扩大。绝大多数病例为心房正位和心室右襻,极少数为心房反位和心室左襻,心室与大动脉关系可一致也可不一致。此外,尚可伴有肺动脉瓣狭窄、室间隔缺损、动脉导管未闭、大动脉转位等畸形。三尖瓣闭锁为较少见的先天性心血管畸形,占先天性心血管畸形的 1.2%～3%,为先天性心脏病发病率的第 14 位,在发绀类先天性心脏病中为第 3 位,仅次于法洛四联症和完全性大动脉转位。

一、病理解剖与病理生理

(一)病理解剖

三尖瓣闭锁在正常三尖瓣的位置仅有一凹窝或局部性纤维增厚或呈薄膜状,无三尖瓣瓣膜组织和三尖瓣孔,右心房扩大、肥厚,左、右心房之间保留胚胎期房间隔的交通,其中 2/3 病例未闭的卵圆孔为一裂隙或可容纳指尖,其余病例则为大小不等的房间隔缺损,多为继发孔型,偶尔为原发孔型,伴有二尖瓣大瓣裂缺。因全部体静脉和肺静脉回血均汇集于左心,故左心房和左心室都肥厚和扩大,尤其是房间隔通道大、血流通畅者。右心室发育不良,右心室腔多为数毫升大小或呈裂隙状。当室间隔完整者,右心腔常变成一由心内膜衬垫的裂缝样间隙,埋藏在左心室的右壁,甚至已闭塞;当室间隔缺损较大者则右心室腔中度缩小。有 1/3 的病例合并大动脉转位,多为右型转位,少数为左型转位,室腔中度缩小。凡有肺动脉闭锁或室间隔完整者,多合并有细小的动脉导管未闭。

三尖瓣病变复杂而且差异很大,按 Keith 的分类法,根据有无大动脉转位分为 3 类,再按有无肺动脉和室间隔的病变分为 8 种类型见图 21-15。

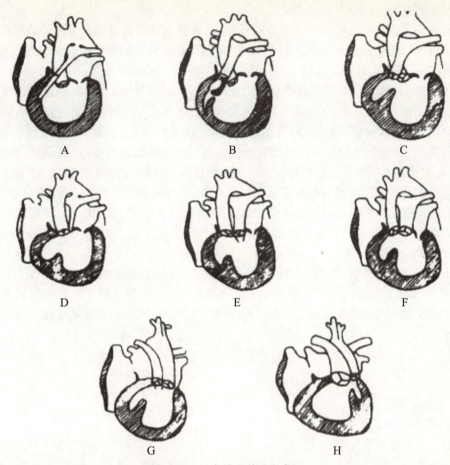

图 21-15 三尖瓣闭锁的分类
A. Ⅰa型;B. Ⅰb型;C. Ⅰc型;D. Ⅱa型;E. Ⅱb型;F. Ⅱc型;G. Ⅲa型;H. Ⅲb型

Ⅰ型:大动脉位置正常类,约占69%。

Ⅰa型:肺动脉闭锁,室间隔完整,合并有细小的动脉导管未闭。

Ⅰb型:肺动脉发育不良,瓣下狭窄,极少数为肺动脉瓣及其瓣环狭窄。同时伴小室间隔缺损,直径一般在5mm以下。25%合并有细小的动脉导管未闭。本类型占大动脉位置正常类的75%,占总数的50%以上。

Ⅰc型:肺动脉发育正常,无漏斗部狭窄,室间隔缺损大。

Ⅰ型中左心室内血流通过室间隔缺损到肺动脉,升主动脉起源于左心室,漏斗部内壁光滑呈囊状,有20%的肺动脉瓣为二叶瓣,冠状动脉分布和心脏传导系统基本正常,但由于左心室增大而左冠状动脉前降支右侧移位,传导束穿过异常的中心纤维体至室间隔的左心室面,在室间隔缺损后下缘分支,右束支在室间隔的右心室面沿缺损下缘到漏斗部。

Ⅱ型:右旋大动脉转位类,约占28%。主动脉由右心室发出,肺动脉由左心室发出。一般主动脉位于肺动脉的右前方,其位置关系完全符合TGA的标准。

Ⅱa型:肺动脉闭锁,室间隔缺损很大,合并有小动脉导管未闭。

Ⅱb型:肺动脉瓣或(和)瓣下狭窄,合并大室间隔缺损,偶有主动脉骑跨。

Ⅱc型:粗大肺动脉,合并大的室间隔缺损。在Ⅱ型三尖瓣闭锁中最为多见,占70%以上。

Ⅲ型:左旋大动脉转位类,约占3%。主动脉位于左前,肺动脉在右后,心室可正常或转位。

Ⅲa型:肺动脉瓣或肺动脉瓣下狭窄。

Ⅲb型:主动脉瓣下狭窄。

(二)病理生理

三尖瓣闭锁患者的右心房与右心室间不相通,有赖于卵圆孔未闭或房间隔缺损存活。右心房血液经过房间隔交通流入左心房和左心室,体循环静脉血和肺静脉氧合血在左心房混合,使动脉血氧饱和度减低,临床上出现发绀。当房间隔缺损较小时,右心房血进入左心房受阻,右心房和外周静脉压力升高,可引起右心衰竭的临床表现。右心室小,左心室是直接或间接承担体及肺血循环的唯一动力。大部分患儿如Ⅰb型和Ⅱb型患儿,左心室血通过室间隔缺损进入小的右心室,但肺动脉狭窄,则进入肺的血流量较少,临床上发绀较明显。在Ⅰa型和Ⅱa型肺动脉闭锁的患儿,肺血仅靠细小未闭的动脉导管和支气管动脉侧支循环,以致临床出现发绀更加严重,左心负担也相应较轻。反之,在Ⅰc型、Ⅱc型患儿,无肺动脉狭窄并有较大的室间隔缺损,则有较多的血进入肺循环,肺血多,临床上发绀较轻。肺部充血严重者,尚可引起左心功能衰竭,患儿多有肺动脉高压。在这两型中肺部充血Ⅰc型较轻,Ⅱc型较重,但都可使婴儿早期发生左心功能衰竭,并于出生后2～3个月即夭亡。

(三)自然转归

如不接受手术治疗,三尖瓣闭锁患者的预后极差。肺血流极度减少(如Ⅰa型、Ⅱa型)和肺血严重增多(如Ⅱc型)的患者,一般在3个月内死亡。对此类患者应争取在出生后1个月内行姑息性手术。对肺部血流较接近正常的Ⅰb型、Ⅱb型患者,可择期进行姑息性或根治性手术。

三、主要手术方式

(一)手术适应证

1. 姑息手术适应证

姑息性手术包括改善心房间交通的房间隔造口术、增加肺血流的体肺分流术和减少肺血流的肺动脉环缩术。姑息性手术适用于下列两类患儿:①病理解剖类型不适合行根治手术者;②病理解剖类型适合根治性手术但年龄在1岁以下,临床上有明显肺血流量异常或心力衰竭的患儿。

新生儿及3个月以内的婴儿,如心房交通太小,引起严重缺氧,体循环静脉系统压力升高,应争取在心导管检查时行球囊导管房间隔撑开术(Rashkind手术)或房间隔部分切除术(Blalock-Hanlon手术)。对于肺血多,出生不久即造成严重心力衰竭的患儿(Ⅱc型),应行肺动脉环缩术。

在各种分流手术中,锁骨下动脉与肺动脉分流术(Blalock-Taussig手术,简称B-T分流术)分流量易于掌握,效果较好,但新生儿及小婴儿血管较细,手术较困难,而且随着患儿年龄的增长,吻合口则显得相对狭窄,甚至需要再次施行分流手术。升主动脉与右肺动脉分流术(Waterston手术)和降主动脉与左肺动脉分流术(Ports手术)在小婴儿患者施行较易,但分流量往往过大,可以引起心力衰竭,或使肺循环阻力增加,不利于将来的生理性矫治(Fontan式手术)。所以,对肺血显著减少的患儿(如Ⅰa型、Ⅰb型、Ⅱa型、Ⅱb型和Ⅲa型),如年龄小于6个月,应首选Waterston分流术,6个月以上者最好采用Blalock-Taussig分流术,亦可根据情况选用Ports分流术或上腔静脉与右肺动脉吻合术(Glenn分流术)。近年来,在小婴儿利用Gore-Tex人造血管施行改良的Blalock-Taussig分流术日益增多,逐渐取代了Ports、Waterston分流术。对婴儿期做姑息手术者,应在2～4岁时行改良Fontan手术。

2. Fontan手术适应证

Choussat曾有10条标准,即①年龄4～15岁;②窦性心律;③腔静脉回流正常;④右心房容量正常;⑤肺动脉平均压≤15mmHg;⑥肺血管阻力指数< 4Wood U/m^2;⑦肺动脉和主动脉直径

比>0.75；⑧左心室功能正常，EF>0.6；⑨无二尖瓣关闭不全；⑩既往分流术无有害作用。现在这些指标很多是相对性的，有些也已经被废除。如年龄小于4岁不再是手术禁忌证，不过1岁以下手术死亡率仍然较高，目前多数单位主张最佳手术年龄为2～4岁。

此外，Fontan手术的高危因素还包括肺血管阻力大于4WoodU，平均肺动脉压力大于20mmHg，左心室舒张末期压力大于12mmHg，肺动脉指数小于$250mm^2/m^2$和单心室收缩分数小于45%（但要排除容量负荷过重引起的心功能下降）等。B-T分流术后，由于肺血管病变而形成堵塞，接下来的Fontan手术死亡率就会增高。

近年来研究还发现，术前膈肌单侧或双侧麻痹的患者，Fontan术后并发症的发生率和住院天数较没有膈肌麻痹者为高，而早期的膈肌折叠术或对改善此部分患儿手术预后有益。

除了心室的收缩功能，单心室的舒张功能对于患者Fontan术后的表现也起着举足轻重的作用。除了前面提到过的左心室舒张末期压力大于12mmHg是相对禁忌证之外，有研究发现，患者术前心室等容舒张期时间常数（Tau）是Fontan术后监护室滞留时间和住院时间的唯一独立预测因子。这一能够较为难确反映心室舒张功能的参数，今后是否会成为决定Fontan手术指征的一个重要方面值得进一步研究。

3. 全腔静脉与肺动脉连接手术

其适应证与改良Fontan手术相同，适用于Ⅰb型三尖瓣闭锁而漏斗腔窄小和合并肺动脉瓣及其瓣环狭窄的患儿。

(二)手术禁忌证

改良Fontan手术的禁忌证有：①有严重左心室功能损害；②两侧肺动脉和周围肺动脉发育不全；③有明显肺动脉高压，肺血管阻力指数大于$4Wood\ U/m^2$。

(三)主要手术方式

1. Blalock-Taussig手术

本术式是在全身麻醉下，经左或右前外切口，第4肋间进胸，将锁骨下动脉与肺动脉吻合，使体循环血流进入肺循环。也可以用Gore-Tex血管搭桥，该手术可作为姑息手术，其目的是增加肺的血流量，提高血氧饱和度，促进肺动脉发育和缓解症状，待合适时机再行根治手术。此手术并发症少，死亡率低，一般在1%以下见图21-16。

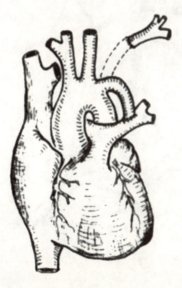

图21-16 Blalock-Taussig手术示意图

2. 全腔静脉—肺动脉吻合术

是用来治疗三尖瓣闭锁的一种术式，它是在双向 Glenn 术的基础上进行改良，将体循环静脉血不经过右心室直接引流入肺动脉从而使体、肺循环分开，减轻左心室负荷的一种姑息术式。目前，以心外全腔静脉-肺动脉吻合为最佳方案见图 21-17。如腔静脉压＞17mmHg，一般加做开窗手术。

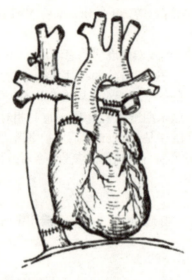

图 21-17　心外管道全腔静脉—肺动脉吻合术

3. 改良 Fontan 手术

包括上腔静脉和肺动脉吻合和构建心房内隧道引导下腔静脉血进入肺动脉两部分。多数患儿同时加心房内隧道与右心房侧孔交通。目前该方法已经较少使用见图 21-18、图 21-19。

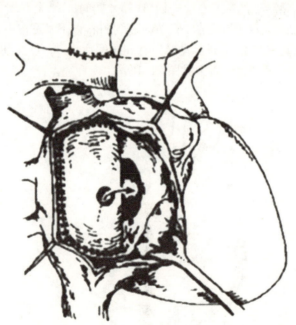

图 21-18　构建心房内隧道

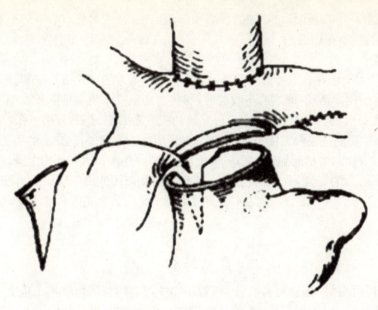

图 21-19 扩大上腔静脉开口并与右肺动脉吻合

(单继平 完颜红心)

第六节 三尖瓣下移畸形
Section 6

三尖瓣下移畸形是指部分或整个有效的三尖瓣瓣环向下移位于右心室,同时伴有三尖瓣瓣膜的畸形和右心室结构的改变。Ebstein 首先对此畸形的病理解剖做了详细的描述,故又称 Ebstein 畸形,比较少见,其发病率在先天性心脏病中占 0.5%~1.0%,男女发病率无显著差别。该病往往合并房间隔缺损、室间隔缺损或动脉导管未闭。

一、病理解剖与病理生理

(一)病理解剖

Ebstein 畸形可因三尖瓣发育不全和下移程度的不同在病理解剖上呈现较大的差异。多数病例是隔瓣和后瓣呈螺旋形下移,并常附着在心室壁的心内膜上。后瓣较隔瓣下移尤为明显,且下移的瓣叶发育不全、增厚。前瓣叶位置多正常,但常增大呈风帆样,有时有穿孔,或呈筛状。与瓣叶连接的乳头肌和腱索变细、缩短,有时只有细小的肌肉柱附着于瓣膜上。因同时存在三尖瓣环扩大,下移的隔瓣、后瓣及前瓣不能良好地密切闭合,从而出现严重的三尖瓣关闭不全。

Carpentier将Ebstein畸形的病理解剖按严重程度分为下列四型,临床上可由超声心动图辨别,从而可估计成形术的难度。

A 型:前瓣宽大,活动自如。房化右心室很小,有收缩力,功能右心室有足够的容量。

B 型:前瓣宽大,活动自如。后瓣和隔瓣明显下移,房化右心室很大,无收缩力,功能右心室细小。

C 型:前瓣活动受限,下缘附着于心室面,导致右心室流出道梗阻。功能右心室细小,收缩力减迟。

D型：前瓣下缘附着于心室面，与粘连的后瓣和隔瓣连接。巨大房化右心室与小的漏斗部仅通过前瓣隔瓣交界的狭小孔相通。

（二）病理生理

三尖瓣瓣环的下移，使右心室被分为两部分，移位瓣膜上方的房化右心室和其下方的功能右心室。房化右心室的反常活动，即右心房收缩时，房化右心室并不协调地同步收缩，而是舒张、扩大，收纳部分右心房血流，影响血流从右心房充盈功能性右心室；当右心房舒张、功能性右心室收缩时，除了因移位后的三尖瓣关闭不全，使部分血反流入右心房外，房化右心室的同期收缩，迫使腔内血也反流入右心房，从而加重右心房负荷，使右心房逐步扩大和压力上升，排血功能逐渐失代偿，到后期可导致右心衰竭。这类患儿多伴有卵圆孔未闭或房间隔缺损，此时右心房的静脉血可进入左心房与动脉血混合流入左心室和主动脉，使动脉血氧饱和度下降，临床表现为中央性发绀。

二、自然转归

本病轻者可无任何症状，或偶有易疲劳、气短和心悸等。约有半数患儿在新生儿期即出现发绀，后又逐渐减轻，5～10岁时又出现，部分患儿并发心力衰竭，严重病例可于出生后不久死亡，少数患儿可出现眩晕、头痛、晕厥和暂时失明。

三、主要手术方式

（一）手术适应证

近年来，随着手术技巧的日趋成熟，对Ebstein畸形的手术适应证也逐渐放宽。临床上一经明确诊断且伴有心悸、气急、心律失常或发绀、心力衰竭的出现即应手术治疗，对在婴儿时期出现症状或近期加重者，则更应及早手术治疗，而不应受到诸如年龄及心功能等方面的限制。经过相应的手术治疗后，往往都能取得比较满意的临床效果。近年来，在手术方法的选择上有许多人提出了新的看法，认为畸形矫正应根据其病理解剖类型选择：三尖瓣隔、后瓣下移＜2.5cm、前瓣发育好，行三尖瓣环缩术；下移＞2.5cm、前瓣发育好，行房化心室折叠加三尖瓣环缩术；前瓣发育差，应行三尖瓣置换术。

（二）手术方法

1.姑息手术

改良Fontan术或上腔静脉与右肺动脉吻合术（Glenn手术），仅适用于严重发绀的重型Ebstein畸形的婴幼儿，因病变严重、心脏明显增大不宜施行根治手术。该手术属减状手术，预后差，目前已很少采用。

2.矫治手术

现将目前最为常用的几种方法叙述如下。

(1)三尖瓣成形术：①水平房化心室折叠三尖瓣成形术：手术的要点是必须有一个足够大的前瓣叶。术中将房化心室的游离壁部分折叠，通过三尖瓣环成形以缩小三尖瓣口径及右心房，利用前瓣做三尖瓣的单瓣重建。如有房间隔缺损，同期缝闭。这种成形手术法适用于前瓣增大、功能性右心室不太小的病例见图21-20、图21-21。②垂直房化心室折叠三尖瓣成形术(Carpentier术)：适用于三尖瓣前瓣发育良好、面积较大，或前瓣腱索部分融合的患者。自下移瓣叶附着处直至瓣环放置一系列的带垫片褥式缝线垂直折叠房化右心室，同时环缩三尖瓣环。将切下的瓣叶顺时针旋转缝合固定于正常瓣环处，最后用Carpentier环成形三尖瓣环见图21-22。③改良

Carpentier 术:适用于三尖瓣隔、后瓣下移明显,以及前瓣发育较差或与右心室发育尚可的患者。常规建立体外循环,心脏停跳后切开右心房,沿隔瓣、后瓣附着处切下隔瓣、后瓣及前瓣后部,游离相应的瓣根部腱索,若瓣膜与室间隔有粘连或异常腱索附着,应给予充分松解。从后一隔交界位置纵向折叠消除房化右心室并环缩三尖瓣环,将切下的隔瓣、后瓣及部分前瓣缝至正常三尖瓣环处,使前瓣叶向右移位并尽量覆盖正常水平的三尖瓣口面积,同时充分应用隔瓣和后瓣,在瓣根部自体心包连续缝合加固,也可同时使用 Carpentier 环行瓣环成形见图 21-23。

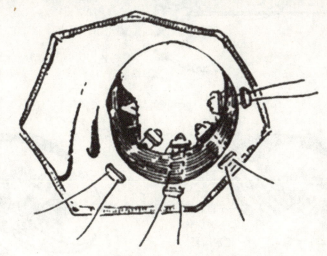

图 21-20 折叠房化心室

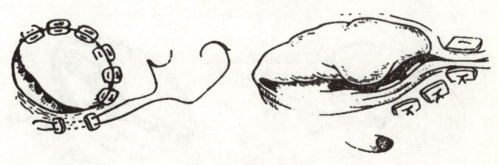

图 21-21 后瓣环成形术

(2)解剖矫治术:建立体外循环,阻断升主动脉后切开右心房,切除房化心室部分,4/5-0 Prolene 线缝合切口,注意不要损伤冠状动脉后降支及右冠状动脉主干,再切下下移瓣叶及有关腱索和乳头肌。如后叶或隔叶发育不良,可将其修复、互补,形成新的瓣叶,再将腱索和乳头肌移植在相应部位。如部分前叶发育不良或下移,也可采取相同处理,若面积不足可用自体心包补片重建,再用 4/5-0 Prolene 线折叠瓣环。

(3)一个半心空矫治术:如果患儿合并右心室发育不良,当-5<三尖瓣 Z 值<-2,50%<RV(右室容积)<80%,可行一个半心室矫治术。既减轻了右心室负荷,又减少了三尖瓣反流,还保留了右心室一定的功能参与血液循环。采用正中开胸,体外循环下手术治疗。在右肺动脉水平横断上腔静脉,其近心端切口缝闭,横行切开右肺动脉上方与上腔静脉远端行端一侧吻合,完成双向腔静脉肺动脉连接术。同时完成畸形矫治。

(4)三尖瓣置换术:若畸形严重,如隔瓣、后瓣和室间隔融合,腱索和乳头肌附着异常以及前瓣细小,或有多发性穿孔、交界融合、形成狭窄,或功能右心室偏小、右心血流受限、右室壁肥厚僵硬等,则需施行瓣膜置换术。

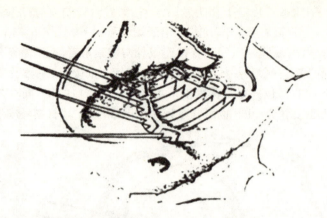

图 21-22 Carpentier 环成形三尖瓣环

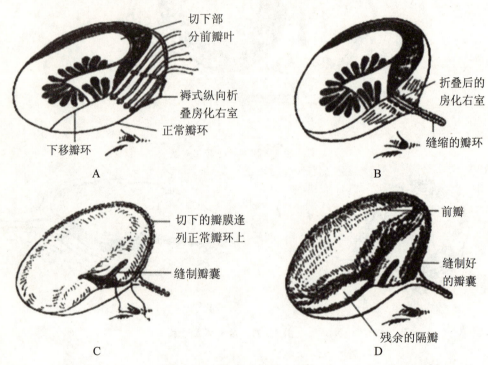

图 21-23 改良 Carpentier 术

(单继平)

第七节 先天性二尖瓣畸形
Section 7

一、概　　述

先天性二尖瓣畸形有二尖瓣狭窄和二尖瓣关闭不全,主要是指二尖瓣装置中的一个或几个部分的发育异常,包括瓣上、瓣环、瓣膜、瓣下(腱索或乳头肌)畸形。该病为一种少见的先天性心脏畸形,在先天性心脏病尸解中占 0.5%,临床上占 0.21%~0.42%。二尖瓣狭窄的患儿半数以上伴有关闭不全,同时往往合并其他先天性心脏畸形,最常见的有左心室发育不良或心肌异常肥厚、心内膜弹力纤维增生或硬化、左心室流出道梗阻、主动脉狭窄或缩窄、动脉导管未闭和房、室间隔缺损等,这些畸形更加重了原有病变的血流动力学障碍。因此,患儿症状出现早,病情进展较快,近50%的患儿在症状出现后6个月内死亡,未经手术者罕有存活至2岁以上者。先天性二尖瓣关闭不全较先天性二尖瓣狭窄病变要轻得多,往往可以延至儿童期手术。总体来看,先天性二尖瓣畸形手术的效果不够理想。尽管这些患儿中有的仍残留有不同程度的狭窄或关闭不全,但修复的患儿大多数不需再手术。儿童应用生物瓣替换者,以后均需再次替换;应用机械瓣者,再换瓣的主要原因为瓣周组织过度生长,瓣膜功能失调,其次是瓣膜太小,需重新更换成人型号的人造瓣膜。

二、病理解剖

(一)二尖瓣狭窄

一般病理分类按其病变部位,即瓣膜、瓣环、腱索和乳头肌的四种组织来进行。绝大多数的病变并非单一,而是包括两种以上组织的病变所组成。按分类主要有四种类型。①交界融合型:瓣膜交界处先天性融合,导致瓣口狭窄,瓣叶本身基本正常,瓣下可有一个乳头肌肥厚或腱索缩短,此型最少见;②吊床型:瓣膜改变主要是大小瓣融合,遗留一小孔,瓣下腱索和乳头肌融合成一片,腱索缩短,乳头肌肥厚,前后乳头肌融合形成拱桥形状,又形成一个狭窄,因此瓣下也有阻塞;③降落伞型:瓣膜本身病变不重,主要病变在腱索和乳头肌部分,腱索相互融合,附着在单一乳头肌上,融合的腱索形成筛孔状膜片,从而形成狭窄;④漏斗型:交界相互融合形成一小孔,腱索再融合成膜片状,分别附着在前后乳头肌上,形成漏斗状狭窄。

(二)二尖瓣关闭不全

二尖瓣关闭不全的病理解剖主要分为3型。①瓣环扩大,瓣膜组织正常,关闭不全的主要原因是二尖瓣环扩大或交界增宽;②瓣膜本身的病变:主要包括大瓣或小瓣裂隙、瓣叶缺如、交界处瓣膜发育不良或缺如、瓣膜孔洞;③瓣下病变:腱索或乳头肌发育异常,发育过长或过细的腱索断裂,从而心室收缩时瓣膜脱入左心房造成二尖瓣脱垂;乳头肌上发育过短的索或瓣叶直接与心室壁相连,瓣膜关闭时不能对拢。

三、病理生理

二尖瓣狭窄导致二尖瓣血流梗阻、肺循环淤血,左心房压、肺静脉压和肺毛细血管楔压均升高,最终继发肺动脉高压,晚期出现充血性心力衰竭。

二尖瓣关闭不全导致左心室收缩时血流反流入左心房,左心房容量增加、压力升高,继发肺动脉高压和充血性心力衰竭。

四、临床表现与诊断

二尖瓣狭窄患儿发育较差,较早即有心动过速、呼吸困难、气促、反复呼吸道感染和心力衰竭等,75%的患儿在婴儿期出现症状,33%的患儿在出生后6个月内就出现症状,伴有其他心脏畸形者症状出现更早。心脏听诊可在心尖部听到舒张期隆隆样杂音,肺动脉瓣区第二心音亢进。

二尖瓣关闭不全较先天性二尖瓣狭窄病变要轻得多，病变轻者可无症状，有中至重度关闭不全者，婴儿期患儿即可有反复上呼吸道感染、支气管肺炎，生长发育不良，活动耐力差等。心尖部可闻及全收缩期吹风样杂音，合并肺动脉高压时，肺动脉瓣区第二心音亢进。

X线胸片示肺充血，心影增大。心电图检查二尖瓣狭窄者示左心房和右心室增大，二尖瓣关闭不全者示左心室肥大。超声心动图检查可明确诊断，准确显示二尖瓣各部分结构及伴发的其他心内畸形等。心导管检查目前在单纯性二尖瓣畸形诊断中较少应用。

五、主要手术方式

（一）二尖瓣狭窄修复术

常规建立体外循环，在心停跳后做平行房室沟的右心房切口，在卵圆窝外缘切开房间隔，用小的心脏拉钩牵开房间隔切口内侧缘即可显露二尖瓣。如显露不满意，可在卵圆窝上缘横行切开1～2cm，使房间隔切口呈"T"形，即可充分显露。观察瓣膜的病理改变，拉钩牵开瓣口，观察瓣下腱索或乳头肌畸形。从二尖瓣口向左心室内注水，观察瓣膜活动情况，特别是大瓣活动、瓣膜反流部位。根据二尖瓣狭窄的不同类型，采用相应的手术方法。

1. 交界融合型

充分切开融合的交界，拉钩牵开瓣口，沿交界切开，直至距瓣环2～5mm为止。瓣下融合的腱索按附着瓣膜边缘分界向下劈开，并劈开乳头肌使其充分舒展。

2. 吊床型

将融合的大小分开，经瓣口显露左心室腔。如显露困难，于小瓣中部垂直瓣环切开瓣叶，充分显露瓣下结构。先切开前后乳头肌形成的"拱桥"，再沿腱索方向劈开乳头肌，并将多余部分切开，以扩大左心室腔。影响瓣膜活动的异常腱索应予切除。

3. 降落伞型

先切开二尖瓣融合交界，劈开融合腱索，切除多余部分，包括影响活动的二级腱索，劈开单个乳头肌，使腱索和乳头肌成为前后两部分。

4. 漏斗型

手术方法与"降落伞"型相似。

5. 二尖瓣环上隔膜切除术

经右心房和房间隔切口，充分显露二尖瓣环，可见在正常二尖瓣环上有一环状隔膜。将隔膜提起，充分切除。

成形结束后注水测试二尖瓣启闭良好，缝合房间隔切口。开放主动脉后要求常规行经食管超声心动图检查，如有重度关闭不全或狭窄压差在15～20mmHg以上，需要重新成形或行二尖瓣置换。

（二）二尖瓣关闭不全修复术

1. 瓣环畸形修复术

瓣环扩大可做瓣环成形，其所致交界增宽适合做交界折叠术。大龄儿童瓣环成形可选用人工环植入，以加固瓣环，如Carpentier环植入，方法是先测量大瓣的面积，根据大瓣面积选择合适型号的环。用2-0涤纶线在瓣环上做间断褥式缝合，缝针穿过瓣环1～2mm，缝在坚固组织上，然后推下人工环打结，测试瓣膜仍有关闭不全，可适当调整人工环。在婴幼儿及学龄儿童，由于二尖瓣环被固定，不能随年龄增长，久而久之将形成狭窄，因此，最好不要在10岁以前使用人工环。对于瓣环中度扩大、瓣叶功能尚好者，可行瓣叶部分楔形或矩形切除后缝合加瓣环折叠。

2. 二尖瓣双孔成形术（edge to edge）

由于二尖瓣腱索过长而导致的二尖瓣脱垂伴中重度反流者,现推荐采用二尖瓣双孔成形术,方法是经右心房房间隔径路显露二尖瓣,通过注入冰水充盈心室,试验观察瓣膜闭合状况,反流最明显处即是"双孔"成形处,于大瓣中点增厚处与小瓣中点增厚处试缝一针,注水,如无反流或反流明显减轻,则为缝合点。用7-0 Gore-TeX线带心包垫片从大瓣心室面进针,小瓣心室面出针,同一水平缝合两针,注水观察效果,无反流者为佳,形成一个"双孔"二尖瓣见图21-24。术后必须立即行经食管超声检查,要求压差在5mmHg以内,压差大于10mmHg以上须考虑重新成形,术后如果发生缝合脱落需要再次手术。

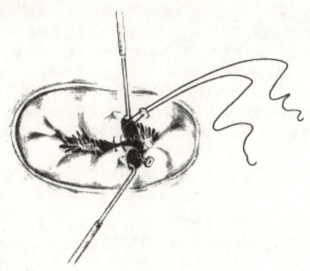

图21-24 双孔二尖瓣(edge to edge)

3. 瓣膜畸形修复术

瓣膜裂隙者可用无损伤Gore-TeX线间断缝合瓣膜裂隙,小瓣缺如者直接缝合后,相对应的瓣环做折叠;瓣膜孔洞可用自体心包补片修补,测量孔洞大小,将心包片修剪合适,先用针牵引线固定,而后间断缝合。

4. 腱索断裂修复术

小瓣腱索断裂,受累瓣叶小于小瓣者可呈矩形切除该处瓣膜,先将边缘缝合,瓣环做折叠。大瓣腱索断裂,如一级腱索断裂,可将瓣叶边缘固定在相对应的二级腱索上,但是需要有根较厚的二级腱索,先在腱索上缝2~3针,然后缝在瓣叶上;或做腱索移植,是指大瓣腱索断裂,把与之相对应的小瓣带腱索一起切下,乳头肌劈开,将瓣膜固定在大瓣上,小瓣对缘缝合,瓣环折叠;腱索延长者,如小瓣腱索延长可做部分切除,大瓣腱索延长可做腱索缩短术,对于乳头肌细小的病例,直接做"Z"字缝合把腱索折叠固定在乳头肌上,再用带垫片的褥式缝合穿过腱索和乳头肌加固,对于乳头肌较粗大者,将乳头肌尖端劈开,先在乳头肌一侧缝1针,缝线绕过延长的腱索,缝线另一端从对侧缝出,拉直缝线,把延长的腱索埋藏在乳头肌内,乳头肌再做缝合。用上述方法修复瓣膜后均需做交界折叠或植入人工环。目前部分病例主张行二尖瓣双孔成形术。

(三)二尖瓣替换术

严重的二尖瓣发育不良、大瓣钙化或瓣叶缺如,或大瓣活动受限的患儿,确认不能做瓣膜修复或修复后仍有明显关闭不全的应施行二尖瓣替换术。对小儿或儿童患儿建议选择双叶机械瓣。

(单继平)

第八节　肺动脉瓣狭窄

Section 8

一、概　　述

肺动脉瓣狭窄(PVS)较为常见,约占先天性心脏病的 8%～10%。PVS 是一种进展性疾病,进展速度和预后与 PVS 程度密切相关。新生儿常无症状,但危重型 PVS 迅速发展,出现严重低氧血症、心力衰竭,约 15%甚至在出生后的 1 个月内死亡,其中将近 50%死亡者伴有右心室发育不良。在儿童期轻度 PVS 患儿很少出现症状,病情发展缓慢。Swan 在停循环下成功地进行了心内直视肺动脉瓣交界切开术。近年来,随着介入技术的不断提高,经皮腔内球囊肺动脉瓣成形术亦得到了广泛应用。但目前的经典术式是体外循环辅助直视下瓣膜交界切开术。单纯 PVS 手术疗效佳,死亡率低,伴有右心室发育不良或充血性心力衰竭者预后较差,尤其是新生儿危重型 PVS 术后死亡率仍较高,死亡率高的原因可能与术前状况差,术前、术中和术后是否持续使用 PGE1 及围手术期监护技术有关。

二、病理解剖

肺动脉瓣狭窄通常是由肺动脉三个瓣叶的交界互相粘连融合,使其开放受限而致瓣口狭窄,亦可见两个瓣叶交界粘连呈二瓣畸形,较少见。偶尔瓣膜仅见中央一小孔而无交界者为单瓣狭窄。瓣孔狭窄程度轻重不一,直径一般在 2～4mm,往往瓣环正常,部分病例合并瓣环狭窄。大多数患儿通常伴狭窄后肺动脉扩张。由于右心室排出受阻,右心室常呈向心性肥厚,心室腔变小,晚期可扩大。新生儿危重型 PVS 早期多无狭窄后肺动脉扩张,且多伴有右心室发育不良。

三、病理生理

肺动脉瓣狭窄的病理生理变化取决于瓣口的狭窄程度。由于狭窄引起右心室排血受阻,右心室压力增高,而肺动脉压力降低,导致右心室与肺动脉之间存在不同程度的压力阶差。随着右心室后负荷不断增加,将引起右心室肥厚甚至充血性心力衰竭,并引起右心房压力升高,如患儿合并卵圆孔未闭或房间隔缺损时,心房水平可产生右向左分流,从而出现发绀。在新生儿危重型 PVS,由于其瓣口极重度狭窄接近于闭锁,如此类患儿不合并室间隔缺损或房间隔缺损,出生后即处于高度缺氧状态,生存主要依赖于动脉导管。一旦动脉导管闭合或有闭合趋势,由于侧支循环尚未形成,将很快出现严重缺氧及进行性酸中毒,最终导致死亡。

四、临床表现与诊断

轻度狭窄的患儿可无明显症状,中度以上狭窄的患儿可在劳累后出现心悸、气喘、乏力及胸闷等,如有房间隔缺损或卵圆孔未闭者可有不同程度的发绀。新生儿危重型出生后不久即可出现气促、呼吸困难、心力衰竭甚至晕厥、猝死。心脏检查在肺动脉瓣区可闻及响亮的粗糙喷射性收缩期杂音,多伴有震颤,第二心音减弱,可有来自肺动脉的收缩早期喀喇音。新生儿危重型 PVS,常伴有发绀和心力衰竭体征。

X线胸片示右心室增大,肺血少,肺野不清晰,多数可见肺动脉段明显凸出。心电图检查可正常,或不完全性右束支传导阻滞、右心室肥厚、电轴右偏。超声心动图检查有助于明确诊断,显示肺动脉瓣解剖特征、狭窄程度及右心室大小。检测右心室与肺动脉收缩压之间的压力阶差。部分患儿在行球囊肺动脉瓣扩张术前需行心导管检查。

五、主要手术方式

(一)肺动脉瓣交界切开术

常规建立体外循环,在心脏不停跳平行循环下于肺动脉主干瓣环上0.5cm处做由近向远纵行切口,显露瓣膜,辨认瓣膜融合的交界处以及瓣叶与动脉侧壁附着粘连处,用解剖剪先在瓣叶与动脉壁附着处做松解,紧贴动脉壁与瓣叶垂直剪开附着处粘连组织,然后切开瓣叶交界融合组织直至瓣环,并将切口向两侧瓣叶稍做延长,使其成倒"T"字状。然后缝闭肺动脉切口,停止体外循环。

(二)右心室流出道补片修补术

重度肺动脉狭窄时瓣环发育不良、瓣环过小、右心室流出道梗阻严重,仅做瓣交界切开是不够的,应向右心室流出道延长肺动脉切口,切除部分肥厚的心肌组织,用心包补片做右心室流出道跨瓣补片扩大。在做瓣膜右后交界充分松解切开时,要避免损伤肺动脉后壁及冠状动脉。

(三)经皮球囊扩张术

在造影下,通过导引钢丝置入球囊,根据扩张要求置入不同大小球囊。对瓣口极小者有时比较困难。

(单继平)

第九节 法洛四联症
Section 9

一、概 述

法洛四联症(TOF)是一组复合的先天性心脏血管畸形,包括右心室流出道狭窄、室间隔缺损、主动脉骑跨和右心室肥厚,其中主要的是室间隔缺损和右心室流出道狭窄。本病是最常见的发绀型先天性心脏病,发病率约占所有先天性心脏病的10%～15%。未经手术治疗的患儿绝大多数在儿童期死亡。据Bertranou等的资料,66%可生存到1周岁,49%生存到3岁,24%生存到10岁,而20岁时仍生存者则仅在10%以下。对于有症状或发绀的患儿来说,根据各个心脏中心的习惯,可以行一期根治术或者先行体-肺动脉分流姑息手术,以后再进行根治术。尽管分流手术的风险很小,但是它可能会加大分流处远端肺动脉狭窄的发生率,同时,患儿仍然存在生理学异常直到以后进行彻底根治术。随着目前手术及监护技术的进步,现在大多数心脏中心几乎对于所有单纯的法洛四联症患儿,偏向于进行一次根治术。目前对于2～4个月大的有症状的患儿有选择性地进行手术,而对所有患儿,均建议在6～12个月进行手术治疗。目前手术成功率很高,根据多中心报告,单纯法洛四联症的手术死亡率低于3%。

二、病理解剖

早在19世纪,Fallot就阐述了法洛四联症(TOF)的病变:①室间隔缺损;②右心室流出道狭窄;③主动脉骑跨;④右心室肥厚。

另外,常合并的解剖异常包括:①冠状动脉左前降支横过右心室流出道发自右冠状动脉;②双重左前降支;③右位主动脉弓;④多发性室间隔缺损;⑤永存左上腔静脉等。从胚胎心脏发生学来看,目前认为法洛四联症是由于胚胎发育时期漏斗隔发生异常所致。除了单纯的法洛四联症,法洛四联症常合并肺动脉闭锁、肺动脉瓣缺如和完全性房室间隔缺损等,称为复杂性法洛四联症。

三、病理生理

法洛四联症的病理生理情况主要取决于右心室流出道狭窄的程度。由于右心室流出道狭窄,血液进入肺循环受阻,引起右心室代偿性肥厚。对于肺血流梗阻小的患儿,可以没有或只有少量右向左分流。多数患儿肺动脉血流梗阻严重,在室间隔缺损水平可出现明显的右向左分流,这些患儿将出现缺氧症状和发绀,血氧饱和度在70%~80%。最严重者会出现严重的反复性缺氧发作,甚至可引起猝死。

四、临床表现与诊断

患儿自幼出现进行性发绀和呼吸困难,哭闹时更甚,伴有杵状指(趾)和红细胞增多。患儿易感乏力,多有蹲踞症状,少数患儿由于严重缺氧导致缺氧发作,可引起突然晕厥、抽搐。其他并发症尚有心力衰竭、脑血管意外、感染性心内膜炎、肺部感染等。体格检查时心前区可隆起,胸骨左缘第2~4肋间有收缩期喷射性杂音,可伴有震颤。此杂音为肺动脉口狭窄所致,其响度与狭窄的程度呈反比,肺动脉口狭窄严重者此杂音可以消失。肺动脉瓣区第二心音减弱或消失。

X线胸片示肺纹理减少,透亮度增加,右心室增大,心尖向上翘起,典型者心影呈靴形。心电图检查示心电轴右偏,右心室肥大,也可右心房肥大。超声心动图检查现已作为主要诊断手段,可见主动脉根部扩大,其位置前移并骑跨在心室间隔上,主动脉前壁与心室间隔间的连续性中断,该处室间隔回声失落,右心室肥厚及右心室流出道狭窄。一般来说,超声心动图已经能够较明确诊断。常规检查并不需要做心导管检查,因为导管穿过右心室流出道可能会引起流出道痉挛,加重病情。当患儿疑有多发性室间隔缺损、冠状动脉异常、肺动脉闭锁和主动脉缩窄、主—肺动脉交通支和肺动脉异常分支等异常时,建议要进行心导管检查。由于高速CT的出现,现完全可以用其替代心血管造影,从而可以减少创伤性检查。

五、主要手术方式

(一)单纯性TOF手术治疗

1.姑息性手术

在体循环与肺循环之间建立分流,以增加肺循环的血流量,使氧合血液得以增加,改善机体缺氧。有锁骨下动脉与左或右肺动脉的吻合术（改良Blalock-Taussing分流术）、主动脉与肺动脉的吻合术、上腔静脉与右肺动脉的吻合术等方法。本手术可增加肺血流量，促进肺血管发育和增加左心室容积，可为将来行根治性手术创造条件。近年来随着手术技术的不断提高，单纯性TOF已较少行姑息性手术治疗，多数予一期根治。

2. 根治性手术

常规建立体外循环，采取经右心房和（或）肺动脉切口结合的途径方法来修补VSD，切除右心室漏斗部异常肥厚的心肌组织，用补片扩大漏斗部，修补材料可选用涤纶片或自体心包片，采取带垫片双头针间断缝合或用聚丙烯单丝线连续缝合，要避免发生残余分流，VSD后下角要防止损伤传导束而导致三度房室传导阻滞。如果合并肺动脉主干狭窄，漏斗部切口要超过瓣环，需进行跨瓣缝合。跨瓣补片可导致肺动脉反流，如果右心室明显肥厚且顺应性差，右心功能就会有明显血流动力学变化。同时，必须常规探查肺动脉分支有无狭窄，如有狭窄应术中一并处理。VSD修补后，必须探查二尖瓣，如有反流，必须进行处理，否则术后近远期效果均差。对于复杂性法洛四联症，需要同时根治其他合并畸形。

（二）复杂性TOF手术治疗

1. TOF伴肺动脉闭锁（TOF/PA）

TOF/PA的解剖特征是VSD前壁连续性异常、右心室肺动脉连续中断及主动脉骑跨。因其肺动脉结构的多样性，TOF/PA患儿可以分为3类：①融合性的"肺动脉"，肺动脉的直径正常或轻度偏小，由动脉导管供血；②肺动脉主干缺如或极狭窄，肺动脉主干直径＜2mm，主、肺动脉间存在许多侧支；③没有固有肺动脉，肺血来自体肺侧支，许多肺段有双重血供。

第一类患儿可以当作一般TOF治疗。对于新生儿，可以使用前列腺素E_1维持动脉导管的开放直到进行姑息性分流术，或者在新生儿时就行根治术，这类患儿常会在动脉导管连接处出现左肺动脉狭窄，因此，在分流术后1~4个月严密监测左肺灌注很重要（通过超声心动图或肺灌注扫描）。一般认为只要条件许可，新生儿期就可进行一期根治术，但一般情况下需要行右心室-肺动脉管道重建。

第二类及第三类患儿的治疗方法需要更加个体化，根据肺动脉分支的局部解剖情况而决定手术方案，包括先确定进入肺动脉的血流，再通过血管造影确定各肺段的血供来源：①"真正"肺动脉；②单独来自主、肺动脉间分支；③以上两种。肺段由主、肺动脉间分支供血的这一类患儿可以并入"真正"肺动脉这一类。早期外科处理是Blalnck-Taussig分流术，也可以是主动脉与肺动脉之间的直接分流或右心室与肺动脉之间用导管相连。近年来，对侧支循环较粗的患儿采用单元化手术，即将多个分支汇总，人工建成左、右肺动脉，并用带瓣管道与右心室相连。一旦肺血管能足够接受全部的心脏血液、VSD能够被关闭，并且右心室压能维持在可接受的范围内，临床治疗即达到满意效果。

2. TOF伴肺动脉瓣缺如（TOF/APV）

TOF/APV包括肺动脉瓣发育不良、瓣环狭窄及肺动脉功能不全。此类患儿可根据年龄和症状的严重程度分为2类。①有心脏病及呼吸功能障碍的婴幼儿；②经过婴幼儿期存活下来的年长儿（此类患儿在生理上类似于TOF）。新生儿的典型症状为出生后几个小时出现明显呼吸困难、发绀。缺氧通常是由于VSD处右向左分流及因肺通气血流不匹配导致的肺静脉氧饱和度低下。气管插管及机械通气可能不会提高气体交换，但是高呼气末正压（PEEP）给氧可能会帮助开放"塌陷"的气道。平卧位有时能够帮助减轻一些气道受压。对这类患儿，必须早期手术。手术包括肺动脉前后折叠术、关闭VSD及跨瓣补片修补右心室流出道。目前，许多外科医生会放置一个自体移植瓣膜或单瓣膜，以便减少术后肺动脉反流和维持肺动脉搏动性血流。TOF/APV矫治术，尽管手术的技术很全面，但此类患儿往往持续性存在肺动脉的问题，几乎所有患儿在婴儿及儿童期都有不同程度的支气管痉挛；一些患儿还需要气管切开，长期机械通气以及呼气末正压。术中如果支气管软化明显，需行支气管悬吊术。术后监护的重点是呼吸道管理及呼吸机的合理应用。

3. TOF 伴完全性房室通道(TOF/CAVC)

患儿同时发生 TOF 与 CAVC 时，手术及术后处理均较困难，目前死亡率仍较高。对于此类患儿，保留肺动脉瓣的功能尤为重要。因为术后三尖瓣经常会发生异常及出现反流，跨瓣补片会导致肺动脉及三尖瓣反流，这样会导致术后立即出现严重的右心衰竭。当一些患儿肺动脉瓣严重畸形或发育不全时，应该考虑使用带瓣管道。TOF/CAVC 术后也会发生残余缺损，包括残余 VSD、右心室流出道梗阻、房室瓣反流和传导阻滞，并且往往对术后影响很大，故对这类右心功能不全的患儿术后应留有卵圆孔。TOF 合并 CAVC 行跨瓣环补片术后合并中、重度三尖瓣反流往往预后不佳，术后右心衰竭明显，呼吸机脱机困难。即使度过手术早期，手术远期效果亦不理想，有较高的死亡率，往往需要再次手术，甚至要行心脏移植。

六、术后监护

TOF 患儿术后返回 ICU 后，常规接呼吸机辅助呼吸，保持气道通畅，保证充分供氧，并注意动态血压监测、持续的心电图及中心静脉监测、临时起搏导线和左心房监测等，观察胸腔引流的量及性质，维持血流动力学的平稳，加强抗感染治疗，及时发现术后并发症并对症处理。

TOF 患儿对于残余 VSD 的耐受差。一些小的 VSD(直径 3～4mm)对于 TOF 患儿即可产生较大的血流动力学影响，这可能与同时存在肺动脉瓣反流、心室顺应性差、左心室容量减少等因素有关。有残余 VSD 的患儿常常有心率加快及心房压增高。因此，对于 TOF 术后出现血流动力学不稳定时，必须快速彻底地检查，如有残余 VSD 直径达 3～4mm 或以上时，尽早手术矫治。当患儿有残余右心室流出道梗阻时，在听诊时可听见残余杂音。当残余梗阻压差＞50mmHg 时必须要外科干预治疗。TOF 术后由于右心室切口及肺动脉瓣反流，或残余 VSD、右心室流出道梗阻等原因，易出现右心室功能紊乱，典型症状就是低心排血量以及高中心静脉压(肝脏大、水肿等)，这时常常会有胸膜渗出。这种情况恢复常常需要数天。在过渡期，增强心肌收缩力、加强利尿是主要治疗手段。另外，通过机械通气减少肺血管阻力可降低右心室后负荷。交界性异位心动过速在 TOF 术后发生率很高，特别是在术后第一夜，其典型症状是房室传导中断、每分钟 200～230 次的快速室上性心律失常。当交界性异位心动过速出现血流动力学紊乱时，必须进行治疗，如将体温降至 34～35℃以及应用抗心律失常药(普鲁卡因、胺碘酮)能明显降低交界性心率至 150～160 次/min。当血流动力学仍不理想时，可以使用起搏器重新恢复房室节律。法洛四联症早期经常有低心排血量综合征。

(单继平)

第十节 室间隔完整型肺动脉闭锁
Section 10

一、概　　述

室间隔完整型肺动脉闭锁(PA/IVS)是指肺动脉闭锁，伴右心室及三尖瓣发育不良，可有冠状动脉畸形，但室间隔是完整的，心脏血管连接亦为正常。其发病率约占先天性心脏病的 1%～1.5%。室间隔完整型肺动脉闭锁自然病死率高，50% 的患儿死于出生后 2 周以内，85% 在 6 个月以内死亡。早年对该病仅做肺动脉瓣切开术,死亡率高达50％以上,以后采用肺动脉瓣切开加体肺动脉分流术或单纯分流术,使早期疗效明显提高。由于其通常伴随明显的冠状动脉畸形,包括最重要的近端冠状动脉狭窄和远端的右心室冠状动脉瘘,在这种情况下,任何一种使右心室减压的手术将会导致左心室的大面积坏死而致患儿死亡。近年来,随着冠状动脉造影成为常规检查,手术死亡率也明显降低。手术远期效果主要与患儿右心室发育、冠状动脉有无畸形、三尖瓣反流程度等有关。依据患儿冠状动脉解剖、右心室发育程度和生长潜能以及手术中血流动力学和血氧情况,个体化地选择相应的手术方法,有利于提高患儿生存率。

二、病理解剖

室间隔完整型肺动脉闭锁通常是肺动脉瓣闭锁,可见三个瓣叶交界完全融合,肺动脉主干及左、右分支一般发育良好。右心室的形态和大小变化较大,存在不同程度的发育不良。正常的右心室由输入部、小梁部和漏斗部这3部分组成,Bull等根据这3部分不同的解剖结构将室间隔完整型肺动脉闭锁分为3型:①Ⅰ型:右心室的三个部分均存在,但有一定程度的发育不良;②Ⅱ型:仅有输入部和漏斗部,小梁部闭塞;③Ⅲ型:只有输入部,其余两部分均未发育。少数病例右心室正常或扩大,甚至室壁很薄或有三尖瓣下移等。病理上右心室流入道存在,三尖瓣存在,虽无闭锁,但几乎都有不同程度的发育不良。不少学者以三尖瓣瓣环的直径来判断右心室的发育程度,以指导手术的方式和预后。约10％的患儿有一个或多个主要冠状动脉的狭窄或闭锁,其狭窄远端通过冠状动脉瘘接受来自右心室的血液,这又称为依赖右心室的冠状血管循环。

三、病理生理

由于肺动脉瓣水平的完全闭塞,并且体肺侧支罕见,因此,肺血流量完全依赖于未闭的动脉导管。右心室压力通常大于左心室压力。血流进入无出路的右心室后可自三尖瓣反流入右心房,并在房间隔水平与肺静脉回流血在左心室混合,由于右心室高压,部分血流可在心脏收缩时通过心肌窦状间隙、交通支而进入冠状循环。一旦右心室压力下降,均可使依赖右心室交通支的逆行冠状动脉血流血压下降,导致左或右心室的心肌缺血、坏死、心力衰竭。如动脉导管出现闭合可造成肺血不足,加重低氧血症和代谢性酸中毒,甚至死亡;而心房水平右向左分流的减少,右心房高压可产生体静脉淤血、体循环低心排血量症状。

四、临床表现与诊断

患儿出生时即出现发绀、呼吸窘迫,并且发展迅速,同时伴有明显的代谢性酸中毒。心脏杂音与动脉导管的血流和三尖瓣反流量的大小有关。X线胸片示肺血少,右心房增大。心电图检查表现为右心室增大。超声心动图检查对该病有诊断意义,可显示肺动脉瓣、右心室及三尖瓣的形态,同时可测量三尖瓣的Z值。Z值=(测得的三尖瓣口直径-同体重正常值)/同体重组正常值的标准差。三尖瓣Z值是决定右心室发育及术式选择的决定因素,按照三尖瓣Z值大小可将右心室发育不良程度分为3级。①轻度发育不良:三尖瓣Z值>-2;②中度发育不良:三尖瓣Z值为-2~-4;③重度发育不良:三尖瓣Z值<-4。冠状动脉造影对室间隔完整型肺动脉闭锁患儿的诊断非常重要,可确定近端冠状动脉的狭窄和通过右心室供应的左心室及室间隔

的血量。

五、主要手术方式

对右心室腔发育稍差但接近正常,仅为肺动脉瓣膜状闭锁,可单行肺动脉瓣切开术;右心室的3个部分存在或仅漏斗部消失者,宜做体外循环下右心室流出道补片扩大术,同时行改良体-肺动脉分流术;右心室的漏斗和小梁部均不存在,仅行体-肺动脉分流术;对于依赖右心室的冠状动脉供血者,仅能做体-肺动脉分流术(或心脏移植术)。

(一)姑息手术

1.肺动脉瓣口隔膜切开

(1)经肺动脉干切开术:常温下经左后外侧第4肋间切口进胸,剪开肺动脉干表面心包,显露肺动脉干及其分支和右心室流出道。用Potts钳阻断肺动脉干近分叉处,纵行切开肺动脉主干,用尖刀切开闭锁的肺动脉隔膜,继用剪刀剪除隔膜,并用中号血管钳轻轻扩张肺动脉瓣环,缝闭肺动脉主干切口,完成手术如图21-25所示。动脉导管保持开放。

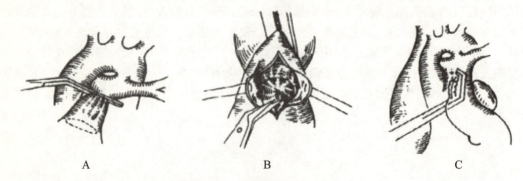

图21-25 经肺动脉干切开法
A.肺动脉干阻断;B.肺动脉瓣隔膜切除;C.切口置无损伤侧壁钳后缝闭

(2)镶嵌治疗:适合单纯膜式闭锁的患者。采取胸骨正中剪开,显露心脏和大血管。在右心室前壁无血管区做一带垫荷包牵引线。从荷包线圈内穿刺导管针进入右心室腔再穿过肺动脉瓣隔膜进入肺动脉,退出针芯,将导引钢丝引入,退出穿刺针,沿导引钢丝导入球囊扩张导管,按设定标准扩张肺动脉。完成手术后用心导管测右心室及肺动脉干压力、经皮氧饱和度以示疗效。该手术方法近年来被逐步推广应用。

2.体-肺动脉分流术

可采用改良Blalock-Taussig分流术。取膨体聚四氟乙烯人造血管置锁骨下动脉与左或右肺动脉间架桥。人造管道直径为3～5mm,用6-0 Prolene缝线做连续缝合完成吻合。

对于新生儿,改良Blalock-Taussig分流方法吻合较困难,目前常采用中央型分流术,经胸骨正中切口,显露心脏后在无名动脉或升主动脉与肺动脉干间用膨体聚四氟乙烯人造血管架桥。

3.同时实施分流术和肺动脉瓣隔膜切口术

同时行分流术和肺动脉瓣隔膜切口术常可获得更好效果。

(二)二期根治术

经姑息手术治疗后,低氧血症得到改善,右心室压力下降,但这些患儿大多仍存在未闭卵圆孔和右心室流出道残余梗阻,若干年后需予以解决。二期根治的原则是经姑息手术后如果有心室发育良好,则二期根治采取双室修补术或称解剖纠正术,即在体外循环下关闭未闭的卵圆孔或房间隔缺损,切除右心室漏斗部异常肌肉,彻底解除右心室流出道残余梗阻;如姑息术后右心室发育仍差,仅能做生理纠正术、右心室旷置手术、改良 Fontan 手术或先完成 Glenn 腔肺双向分流以后,再完成改良 Fontan 术。

(单继平)

第十一节 双腔右心室
Section 11

一、概 述

双腔右心室(DCRV)是一种比较少见的先天性心脏病,占先天性心脏病的 1%～1.5%,男女发病率相近,约为 1.4∶1。右心室内的异常肌束将右心室腔分成两部分,其间只留有狭小通路,称为双腔右心室,本病常合并室间隔缺损(VSD)和其他心内畸形。Tsifutis 首次报道该病。外科治疗是 DCRV 的唯一治疗方法,已经确诊者应积极进行手术治疗。

二、病理解剖

DCRV 的解剖特征是右心室腔内有一个或多个异常肥厚肌束,起自室上嵴的三尖瓣环附近,斜行向下,跨越体部心室腔,分别止于右心室前壁、前乳头肌根部及邻近心尖的室间隔上,将右心室分隔为两个相通的、近三尖瓣的高压腔和近肺动脉瓣的低压腔,并造成右心室腔的梗阻。根据梗阻的部位分为高位型和低位型,根据异常肌束的形态可分为隔膜型和肌束型。不论何种类型,其梗阻部位一般均低于漏斗部的近心端,近肺动脉瓣的低压腔应包含有部分腔面粗糙的梁部右心室。在多数情况下,肺动脉瓣及其瓣环正常,仅 10%～30% 合并有肺动脉瓣狭窄,肺动脉主干及分支的发育多正常。最常见的合并畸形为 VSD,占 80%～90%,也可合并其他心内畸形。

三、病理生理

DCRV 右心室腔内肥厚异常肌束的形成造成右心室排血功能受阻,血流进入肺动脉障碍,从而引起一系列的病理生理改变。该病的病理生理改变取决于异常肌束形成的梗阻程度,以及合并 VSD 的大小。如无合并 VSD 或 VSD 较小,其病理生理变化与肺动脉瓣狭窄相似;如梗阻较轻而 VSD 较大时,则病理生理与单纯 VSD 类似;在梗阻严重而 VSD 较大时,可在心室水平形成右向左的分流,产生发绀,其病理生理类似于法洛四联症(TOF)。

四、临床表现与诊断

本病的临床表现差异较大,主要与右心室流出道的梗阻程度、合并 VSD 的大小以及有无合并其他心内畸形有关。单纯 DCRV 临床表现类似于肺动脉瓣狭窄,合并 VSD、右心室梗阻较轻者类似于 VSD,如右心室梗阻较重、患儿有发绀则类似于 TOF。典型的体征是胸骨左缘第 2～4 肋间听到粗糙的全收缩期喷射性杂音。

X线胸片显示肺纹理减少，右心室增大；如合并VSD，右心室腔阻塞不严重时，肺纹理可正常甚至增多。心电图检查多有电轴右偏，右心室肥大。超声心动图检查显示右心室内异常肌束及环形狭窄，并发现心内其他合并畸形，右心室内出现压力阶差可明确诊断。心导管检查发现右心室内存在高、低压腔和充盈缺损，而漏斗部正常则可更加明确诊断。

五、主要手术方式

经右心房加右心室漏斗部切口矫治术：经右心房切口进行心内探查，切除右心室腔内异常肌束并修补VSD，若经该切口切除异常肌束不满意，或修补VSD困难，再加用右心室漏斗部切口。右心室流出道切口大多均可直接缝合，必要时可用自体心包补片加宽修补缝合。常规建立体外循环，经右心房切口进行心内探查，牵开三尖瓣切除右心室腔内异常肌束，术中应避免损伤前乳头肌、三尖瓣膜索和冠状动脉穿隔小分支，切除肌束应逐步切除，以疏通为主，避免切除过多、过深，若异常肌束不能切除也要将其横断。切除DCRV的异常肌束后，再探查疏通是否彻底有效。而修补VSD时，切勿将右心室内异常肌束形成的狭窄口误认为VSD予以修补。如术中经右心房切除异常肌束不满意，或修补VSD困难，再加用右心室漏斗部切口。在梗阻位置较高的患儿，可用心包补片加宽流出道，必要时行流出道的跨瓣补片。

（单继平）

第十二节　三房心
Section 12

一、概　　述

三房心是由于胚胎发育障碍，左心房或右心房被纤维肌隔分成两部分的先天性心血管畸形，发病率很低，在所有的先天性心脏病中约占0.1%。三房心分为左型和右型，左心房被分割者称为左型三房心，右心房被分割者称为右型三房心。右型三房心最罕见，仅占三房心的8%。本章主要描述左型三房心。本病右心房基本正常，而左心房被一肌肉纤维隔膜分为副房（亦称近端腔）和真左心房（亦称远端腔）。三房心的自然转归主要取决于副房与真左心房之间交通孔的大小。如无交通孔或交通孔很小，出生后不久即出现严重的症状，约75%的患儿死于婴儿期。如交通孔较大或合并房间隔缺损，可在儿童期或至成人期才出现症状。三房心自然预后不佳，一经确诊均应手术治疗。目前，三房心在婴幼儿或儿童期手术效果较为理想，死亡率很低，死亡病例多合并复杂心内畸形。

二、病理解剖

三房心的副房与肺静脉相连，真左心房含有左心耳并与二尖瓣孔相连，而二者之间为一较厚的纤维肌肉隔膜，此隔膜可以是完整的，也可以有一个或多个交通孔。三房心约80%都合并ASD或卵圆孔未闭，故三个心房之间可有不同类型的交通。根据解剖结构不同，临床上一般分为A、B、C三型。

(一)A 型

指肺静脉全部回流至副房,最常见。根据副房与真左心房有无交通,A 型三房心又分为 3 个亚型。

A Ⅰ 型:真左心房与副房无交通,而右心房与副房和真左心房之间均存在 ASD,即双孔 ASD。

A Ⅱ 型:真左心房与副房之间有小的交通,又分成无房间隔缺损、高位房间隔缺损和低位房间隔缺损三个类型。

A Ⅲ 型:真房与副房之间有宽大的交通。

(二)B 型

是指肺静脉回流到扩大的冠状窦而形成副房,通过房间隔缺损与真性左心房相通,较为少见。

(三)C 型

副房无肺静脉回流,与真左心房及右心房均有交通,最罕见。

三、病理生理

三房心的病理生理变化主要取决于左心房纤维肌肉隔膜交通孔的大小、房间隔缺损的大小、位置以及由此产生的一系列血流动力学的变化。典型的三房心由于肺静脉血自副房进入真左心房受阻而引起肺静脉压力升高,导致肺淤血、肺水肿,并逐渐产生肺动脉高压,最终导致右心衰竭。交通孔越小,血流动力学的改变越严重。当合并有 ASD 时,肺静脉梗阻得以减轻,当心房水平出现双向分流或右向左分流时,临床上可出现发绀。

四、临床表现与诊断

临床表现主要取决于副房与真左心房之间交通孔的大小。如无交通孔或交通孔很小,出生后不久即出现严重的症状,表现为发绀、咳嗽、呼吸困难、心率快、生长发育迟缓等,随之可以发生严重的肺炎、心力衰竭和低心排血量综合征。心脏听诊可闻及肺动脉瓣第二心音亢进。如交通孔较大或合并房间隔缺损,可在儿童期甚至成人才出现症状。

X 线胸片示肺血增多,右心增大。心电图检查提示电轴右偏,右心室肥厚。超声心动图检查显示左心房内、二尖瓣上方可见到异常隔膜回声,并可显示交通孔以及房间隔缺损的大小。一般均可明确诊断,无需行心导管检查。

五、主要手术方式

常规建立体外循环,对婴幼儿或合并房间隔缺损患儿选择经右心房-房间隔切口,而对成人或较大儿童可选用经房间沟-左心房切口。显露左心房腔内异常隔膜,将纤维肌肉隔膜自交通孔处向左右或前后两侧剪开达左心房壁(注意勿损伤左心房壁),沿隔膜基底部彻底剪除该隔膜,然后用 5-0 Prolene 线将隔膜的残边连续缝合。注意冠状窦开口有无异常,必要时自主动脉根部灌注心肌保护液以了解冠状窦开口的位置。对于纤维隔膜完整的常将纤维隔膜提起,在中心部切开一小口然后再向两侧剪开,以免损伤二尖瓣。心包补片修补 ASD 应尽量将冠状窦开口或部分开口隔于右心房侧。该手术的关键在于左心房纤维肌肉隔膜的良好显露和彻底切除。如患者合并其他心内畸形,术中应一并纠正。

(完颜红心)

第十三节 完全性肺静脉异位连接
Section 13

一、概　　述

完全性肺静脉异位连接(TAPVC)是指左右肺静脉直接或间接同右心房相连接,使上、下腔静脉血和肺静脉氧合血全部回流至右心房,左心房只能接受经心房内分流出来的混合血,其发病率占先天性心脏病的1.5%～3%。Wilson首先对TAPVC做了明确的描述。Burroughs和Kirklin首先在体外循环下完成了TAPVC矫治术。Barratt-Boyes等大力推广在深低温停循环下进行TAPVC矫治术,极大地改善了婴儿包括伴严重肺静脉梗阻的新生儿的手术效果。

完全性肺静脉异位连接的自然生存率同有无肺静脉引流梗阻和肺动脉高压程度有很大关系。50%的患儿将在出生后3个月内死亡,80%以上的患儿死于1岁以内。10%～20%的患儿没有肺动脉高压,常发生心力衰竭,经适当的内科治疗可以存活,但到达青春期而没有症状者极少。早期TAPVC手术死亡率较高,达10%～30%。随着手术技术及监护水平的提高,目前手术死亡率大约5%。有5%～10%的患者会出现肺静脉阻塞,并且常发生于吻合口处,这和手术死亡率密切相关。手术后早期心律失常也经常发生。

二、病理解剖

胚胎发育过程中,肺总静脉发育异常以及胚胎期肺血管丛与体静脉系统之间通道残留而导致TAPVC。TAPVC常合并卵圆孔未闭或房间隔缺损,25%～50%合并动脉导管未闭。根据肺静脉的连接类型不同,TAPVC分为4种类型(见图21-26)。

(一)心上型

约占45%。左、右肺静脉在心房后先融合形成肺静脉共干,然后再同左上腔或右上腔静脉相连。多数情况是肺静脉共干通过垂直静脉与左上腔静脉相通,肺静脉血经左上腔静脉、左头臂静脉入右上腔静脉,再回流到右心房。少数情况可见肺静脉共干直接同右上腔静脉或奇静脉连接。在左垂直静脉与肺静脉共干连接的部位以及回流静脉与上腔静脉连接的位置可能发生局限性的狭窄,或由于左垂直静脉肺门处受到气管压迫,可形成肺静脉梗阻。

(二)心内型

约占25%,左、右肺静脉融合形成肺静脉共干,多数与冠状静脉窦连接,少数直接入右心房,或各个肺静脉分别开口于右心房内。肺静脉梗阻较少见,可能发生于肺静脉共干与冠状静脉窦连接处,或冠状静脉窦的开口处。

(三)心下型

约占25%,多数左、右肺静脉汇合成肺静脉共干在食管前方通过膈肌后和门静脉及静脉导管相连,或是与下腔静脉直接相连,肺静脉经下腔静脉回流到右心房。肺静脉引流梗阻在此型最常见,肺静脉共干由于受膈肌或腹腔内脏器如肝脏的压迫而引起梗阻较为多见。

(四)混合型

此型较少见,约占5%。肺静脉通过两种连接方式引流,其中最常见的连接方式是左肺静脉引流入左垂直静脉,其他肺静脉引流入冠状静脉窦。

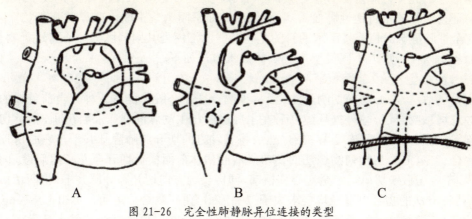

图 21-26 完全性肺静脉异位连接的类型
A. 心上型；B. 心内型；C. 心下型

三、病理生理

TAPVC 病理生理取决于其两种病理类型：肺静脉引流梗阻型和无梗阻型。肺静脉引流梗阻型多有肺静脉压升高和肺水肿同时出现，伴有反射性肺小动脉收缩和肺动脉高压，最终导致充血性右心衰竭。肺静脉引流无梗阻型肺静脉血反流到体循环静脉系统，两个循环的静脉血混合，右心房、右心室扩张，体循环心排血量在心房水平保持右向左分流。肺静脉引流无梗阻型引起右心衰竭的原因主要是容量负荷集中在右心系统，随着右心的扩张，左心房左心室则相对缩小和功能下降。

四、临床表现与诊断

TAPVC 伴肺静脉梗阻时，出生后即表现为呼吸急促、全身发绀、肝脏肿大，常有肺部感染，查体表现为全身发绀，心脏收缩期杂音轻，肺动脉瓣区第二心音亢进，右心衰竭后可致肝脏肿大。此类患儿需立即行复苏和手术治疗。TAPVC 无肺静脉梗阻型临床表现出现较晚，其表现与房间隔缺损相似，肺动脉高压发生较晚。

X线胸片检查无肺静脉梗阻型显示肺纹理增粗，心影增大不明显。伴肺静脉梗阻型示心脏扩大、肺充血。在一些年长儿中，可见垂直静脉，故心脏表现为"雪人状"（左垂直静脉构成"雪人"的左侧部分）。心电图检查常示电轴右偏、右心房扩张、右心室肥厚。超声心动图检查能较准确地反映完全性肺静脉异位连接的部位及类型，对明确没有复杂畸形者，可不再进行造影检查。64排CT检查能较明确地将肺血管及主动脉各分支血管的走行、分布等立体地呈现出来，对完全性肺静脉异位连接各个类型的辨别、是否合并其他复杂畸形有较大的益处，基本上可以替代有创的心血管造影检查。因此，目前心导管检查基本不用，除非在肺静脉回流情况不明确的情况下应用。

五、主要手术方式

TAPVC 合并肺静脉梗阻者，其1岁内死亡率接近100%。出生后应及早明确诊断，及时给予手术治疗。完全性肺静脉异位连接无肺静脉梗阻者一般要求在3岁内完成手术矫治。手术禁忌证为明显的不可逆性肺血管病变,同时肺血管阻力＞10Wood U。

完全性肺静脉异位连接手术的目的是将肺静脉汇流处共同静脉与左心房进行吻合,将肺静脉血流引入左心房。不同类型TAPVC的手术方法如下。

(一)心上型

主要包括左、右心房横切吻合法、经房顶吻合法和心脏上翻法3种。当前首选的手术方法为经左房顶吻合法,体外循环建立后在上腔静脉与主动脉间暴露左心房顶,横行切开左心房顶部,并将切口延伸至左心耳根部,然后将长轴方向切开的肺静脉共干与左心房顶切口做侧侧吻合。左、右心房横切吻合法的切口经右心房体前面横行切开至左心房后壁,同时切开房间隔,左心房后壁切口延伸至左心耳根部,同样长轴方向切开肺静脉共干,将两切口做侧侧吻合。两种方法的吻合口直径均要求大于二尖瓣口直径,吻合后方可用6-0 Prolene连续缝合,吻合口前壁最好做间断缝合以防止吻合口梗阻。经左房顶吻合法的优点是术后心律失常的发生率明显减少。Shah认为,对一些重症患儿,垂直静脉可以暂时不结扎,从而起到一个早期缓解作用,今后可以通过介入治疗等再予以处理。心脏上翻法目前已基本放弃使用。

(二)心内型

在体外循环下,切开右心房,切开、切除卵圆孔或房间隔缺损与冠状窦口间的房间隔组织,形成一个大的房间隔缺损,5-0 Prolene线连续缝合切除残端,心包补片将冠状窦隔入左心房并关闭房间隔缺损,从而使所有肺静脉血和冠状窦口血都汇流入左心房。

(三)心下型

体外循环下完成手术。心下型常与其他畸形合并存在,在完成其他畸形矫治的同时将垂直静脉与肺静脉汇流处与左心房行侧侧吻合。垂直静脉一般也不予结扎。

(四)混合型

混合型TAPVC都应依据其畸形的具体情况制定个性化的手术策略。上述提及的各种手术技术都可以应用于这类患儿。对于一些小婴儿,一期手术矫治所有的肺静脉异位引流可能风险较大,可以先矫治一部分畸形,这样手术风险小,易于成功。

六、术后监护

TAPVC患儿术前往往合并呼吸系统功能不全,手术后良好的监护非常重要。术后监护包括动脉及中心静脉压、左心房压和肺动脉压等的监测,必要时尚需安置房室临时起搏导线。常规呼吸机辅助呼吸,给予镇静、恰当的通气治疗,必要时给予NO吸入以降低肺动脉压力,严密监测相关并发症的发生并及时对症处理。

(一)肺动脉高压

50%左右的患儿会发生肺动脉高压,尤其是新生儿,这仍然是手术后早期死亡的主要原因之一。如果发生肺动脉压升高,首先应排除残余肺静脉梗阻,可借助床边超声心动图检查。术后一定要适当过度通气,及时纠正水、电解质及酸碱平衡紊乱,给予前列腺素E1持续泵入、NO吸入等。

(二)心律失常

TAPVC术后约有40%的患儿将发生心律失常。术后如发现心律变化,应及时处理。部分患儿术后心率减慢,如窦房结损伤严重,必要时需放置起搏导线,以防术后意外的发生。

(三)低心排血量综合征

由于术前因扩张的右心可影响左心房室结构的顺应性,术后易出现低心排血量综合征。

可通过连续起搏或用异丙肾上腺素[0.01～0.1μg/(kg·min)]来维持最佳心率和血压,因为在此类病变中其心排血量的维持更多地依赖心率而不是其他方面。由于左心顺应性较差,左心房收缩压应维持在15mmHg左右,以防止左心收缩无力加剧肺动脉高压的出现。

(四)急性肺水肿

术后急性肺水肿发生的原因主要有两大类:①吻合口狭窄、左心房容积小、左心顺应性差;②术后处理不当、单位时间静脉输液量过大、未能及时纠正心律失常和低心排血量综合征。治疗措施包括麻醉、镇静及呼气末正压通气以达到最大通气效率,尽可能提高血氧饱和度,迅速利尿,控制入量,应用扩血管药物和茛菪碱类药物以减轻心脏负荷、减少肺部渗出。对一些最严重的病例,甚至需用体外膜肺技术来维持供氧。

(五)术后肺静脉梗阻

有5%～20%的患儿在术后6个月内出现肺静脉梗阻,大多数病例需要在术后6～12个月内进行再次手术。术后包括出院后1年内应反复多次进行超声心动图检查,及时发现梗阻,可通过球囊导管扩张、支架置入或补片血管成形等方法解除梗阻。

(单继平)

第十四节 永存动脉干
Section 14

一、概 述

永存动脉干(truncus arteriosus)是一种相对少见的先天性心脏病,占先天性心脏病发病率的0.21%～0.34%,其畸形特点是保存了胚胎期单一动脉干从心底部发出,骑跨在室间隔上。永存动脉干没有单独的肺动脉瓣或心室—肺动脉连接,可与法洛四联症合并肺动脉闭锁相鉴别。永存动脉干自然预后不良,如不及时手术治疗,约75%的患儿在出生后1年内死亡。在Van Praagh的57例中,除3例外,都在6个月内夭折。婴儿早期死亡的最常见原因为充血性心力衰竭合并肺炎。

二、病理解剖

永存动脉干的解剖特征是单一动脉干起源于心底部,只有一组半月瓣骑跨在室间隔上,瓣叶常有结节性增厚,致使对合不佳或脱垂,常伴有大的室间隔缺损。永存动脉干的解剖分型主要依据肺动脉从动脉干的起源。Colett和Edwards提出了分类法,这种分类法尽管有所帮助,但不能完全解释所有解剖变异。Van Praagh夫妇提出了改良分类法,该分类法废弃了原来分类法中的IV型或有些书称之为假性动脉干,因为这种畸形更确切地应称为室间隔缺损、肺动脉闭锁伴侧支血管。Van Praagh对合并室间隔缺损患儿分为4型。A1型:肺动脉发自动脉干;A2型:左、右肺动脉直接从动脉干发出;A3型:左或右肺动脉缺如,该侧肺血由侧支循环供应;A4型:主动脉峡部发育不全、狭窄或中断,同时伴有一巨大动脉导管见图21-27。

永存动脉干只有一组半月瓣,大多为三瓣(60%),也有四瓣(25%)和二瓣(5%),常有增厚和变形而反流。右位主动脉弓占18%～36%,常并发头臂干镜像分支,11%～14%的患者合并主动脉弓中断。室间隔缺损常位于前上位，有些患者合并有冠状动脉起源和分布异常，在手术时需注意识别和保护。

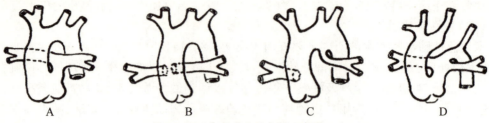

图 21-27　永存动脉干分型示意图
A. A1 型；B. A2 型；C. A3 型；D. A4 型

三、病理生理

永存动脉干的主要病理生理特征是出生后随着肺血管阻力的下降，大量左向右分流，肺血流量明显增多，导致肺动脉高压、肺血管阻力增加，患儿在出生后 6 个月即可出现肺血管阻塞性病变。患者有共同瓣反流将进一步加剧这种逆向分流，故早期就可发生心功能不全和心力衰竭。

四、临床表现与诊断

患儿出生后不久即表现明显的心脏杂音，以及呼吸急促、肝脏增大、喂养时出汗、生长迟缓等充血性心力衰竭的表现，部分患儿有发绀，如有共同瓣反流，可在胸骨旁闻及舒张期杂音。

X 线胸片示肺血影增多，心影增大。心电图检查示窦性心律，双心室肥大。超声心动图检查可明确诊断，包括永存动脉干的类型、共同瓣反流的程度、冠状动脉的开口及其他合并心内畸形等。

五、主要手术方式

(一) 手术适应证

姑息性的肺动脉环缩术仅适用于少数病情重、体质差的患婴，以限制肺血流量和保护肺血管床。尽管手术死亡率较高（75% 左右），但必要时仍值得考虑。此项手术能使少数患婴的症状得以改善，过渡到 3～4 岁时，再接受根治术。

永存动脉干的手术治疗建议在 6 个月以内，甚至在新生儿行根治手术更能防止肺血管阻塞性病变发生。伴有肺动脉狭窄或肺动脉缺如的永存动脉干（A3 型）也可行根治手术，但常因严重肺血管病变而影响手术效果。

再次手术指征是移植的管道发生梗阻、瓣膜损坏而出现明显充血性心力衰竭或第一次移植的管道直径太小已不适应患者发育和活动的需要。

(二) 手术禁忌证

肺血管阻力指数显著增高，超过 12Wood U/m² （或一侧肺动脉缺如者，阻力指数超过 20wood U/m²）或肺动脉重度高压，伴有不可逆性肺血管阻塞性病变的患者是根治手术的禁忌证。年龄较大、临床上出现明显发绀、动脉血氧饱和度低于 83% 和肺血管阻力指数大于 12wood U/m² 的患往往失去了根治术的机会。而严重充血性心力衰竭不应视为根治手术的禁忌证。

(三) 手术方式

永存动脉干完整的外科矫治包括将肺动脉从动脉干上解剖下来,修补缺损,关闭室间隔缺损,直接或通过使用心外管道建立右心室与肺动脉之间的连续性。

应用双腔静脉插管和深低温体外循环。深低温体外循环可以为新生儿患儿提供良好的心肌保护,并只需要一次灌注心肌停搏液,从而避免多次灌注心肌停搏液造成的心肌水肿和手术程序上的烦琐。主动脉插管必须足够高,以保证有足够的空间阻断主动脉、离断肺动脉和主动脉重建。

一般主张从动脉干的左端解剖肺动脉,而保持动脉干右端的完整,然后将动脉干上的缺损连续或补片缝合。但波士顿儿童医院主张在动脉干发出肺动脉处将动脉干横断,行动脉干近端和远端的端端缝合。他们认为切断的优点在于保持升主动脉重建的系统性,通过修剪动脉干的近端可以达到动脉干近远端管径的相对一致,取得较好的塑形,有利于维持共同瓣的功能,减少左冠状动脉扭曲和主动脉窦瘤的发生。

在右心室漏斗部做一横行切口,要特别注意避免损伤冠状动脉前降支和圆锥支。切口要足够大,以避免心外管道放置后压迫冠状动脉和心脏,同时也是与心外管道的管径保持一致的需要。一般来讲,对于新生儿患儿,切口长度不大于10mm。通过心室切口可以很好地暴露VSD,采用6-0 Prolene线连续缝合,另以间断缝合方法加以固定。永存动脉干的VSD离传导束较远,如延及膜部要注意避免损伤传导束。VSD修补材料大多采用心包补片或涤纶(Dacron)补片。

在重建右心室与左、右肺动脉的连接时,通过估计右心室切口到环切的肺动脉之间的距离,选择的管道应修剪到适当的长度。长度应不多余,避免压迫左冠状动脉,也避免被胸骨压迫,又能在无任何张力的情况下吻合。因术后可能仍存在有肺动脉高压,缝合要紧密,以防吻合口出血。关于重建右心室流出道与肺动脉连接的材料。早期有采用带猪瓣的Dacron管道,但容易出现早期的瓣膜钙化,管道新生内膜的纤维组织剥脱、堵塞。目前,应用较多的是小尺寸的经处理的牛颈静脉,其来源丰富,但远期效果还不清楚。近年来,许多作者对1岁以内患儿采用直接将肺动脉主干吻合到右心室切口上方,下方再用自体心包扩大,解决了生物材料远期钙化问题,长期效果有待随访。但对年龄较大儿童(大于1岁)仍要求使用带瓣管道。

六、术后监护

永存动脉干患儿术后除常规的心脏术后监护外,应特别注意其并发症的防治。

(一) 肺高压危象

肺高压危象(pulmonary hypertensive crisis,PHC)多见于大量左向右分流合并肺动脉高压矫治术后的新生儿和婴幼儿患者,永存动脉干术后常会出现该现象。PHC常常是发生在气管插管吸引后,低氧血症、低温、高碳酸血症、酸中毒或应用。肾上腺素正性肌力药物等均可导致PHC。临床上要求特别注意,如果突然上升而不能用其他原因解释,要求高度怀疑PHC。一旦出现PHC,这种右心室衰竭和低心排血量的恶性循环很难打破。治疗包括过度通气、吸入纯氧、吸入NO、碱化体液,使患者保持镇静,可静脉给予芬太尼或吗啡,同时可加用肌松药物。必要时可应用体外膜肺(ECMO)支持以渡难关。患者一旦发生PHC死亡率极高,因此,更重要的是预防PHC发生。

(二) 低心排血量综合征

永存动脉干术后患者出现血压偏低、尿少、四肢末梢灌注差、静脉氧饱和度低和难以纠正的代谢性酸中毒,常提示是低心排血量综合征。永存动脉干患者常合并肺高压、右心室肥厚、右心功能不全,术后右心室顺应性往往较差,术后早期需维持中心静脉压在12~15mmHg,以确保适当的前负荷。术后常规应用机械通气,维持较小的气道压力。应用正性肌力药物和扩血管药物以降低后负荷。常用药物包括多巴胺 5～10μg/(kg·min)、米力农(milrione)0.5～1.0μg/(kg·min)。如血压好,末梢循环差,还可用硝普钠 0.1～0.4μg/(kg·min)。当药物浓度增加但患者仍未改善,需即刻在床边行超声检查,对患者心功能状况做出评价,并检查是否有解剖上残余问题没解决。若局限性的心肌功能不全常提示是冠状动脉受损或栓塞。当超声检查提示明显的室间隔缺损残余分流、右心室流出道残余梗阻,或主动脉瓣反流,必要时需要心导管检查和外科进一步手术。

永存动脉干患者心脏较大,术后心肌水肿明显,在新生儿和小婴儿可采取延迟关胸方法,这样可减少胸骨对心脏的压迫,大多在术后 48～72h,患者血流动力学稳定后即可关胸。

(三)发绀

永存动脉干患者术后为防止严重的低心排血量,常保留患者卵圆孔开放。当术后出现严重的右心功能不全时,可导致右心房压升高,心房水平出现右向左分流,患者氧饱和度水平取决于分流的程度。当患者右心功能改善,则分流明显减少、氧饱和度提高。有一部分患者可能是肺部并发症,如肺不张、胸腔积液、气胸等,一般通过 X 线胸片和超声心动图检查即可确诊。

(四)心律失常

永存动脉干患者因需做右心室流出道切口,几乎所有患者都有完全性右束支传导阻滞,其他常见心律失常包括交界性异位心动过速(JET)、房性心动过速和房、室传导阻滞及完全性房室传导阻滞,其发生率为 3%～5%。永存动脉干患者术后心脏极易激惹,刺激后易引发室早,特别当合并低血钾、低血钙和低血镁时更易发生,故应及时对症处理。

(五)主动脉瓣狭窄或反流

永存动脉干患者因只有一组大动脉瓣,同时许多患者合并瓣膜畸形,如双叶或四叶瓣,或一些患者未能及时手术,因手术年龄偏大,出现了瓣膜的继发性改变,这些情况都较易出现主动脉瓣反流。术后主动脉瓣狭窄或反流大多采用降低后负荷药物维持,心率过慢会加重反流,对于严重的反流需做瓣膜置换术。

(六)残余 VSD

永存动脉干术后如存在残余 VSD,导致左心室容量负荷增加和肺充血,如分流量大会出现血流动力学不稳定,临床上表现为心动过速、心房和肺动脉压升高、无尿及代谢性酸中毒。术后心前区闻及收缩期杂音,并不一定是残余分流,因永存动脉干患者手术常需用人工管道或同种带瓣管道重建右心室流出道与肺动脉连接,术后都会有不同程度压力阶差从而出现杂音。床边超声心动图检查常可提供明确诊断,对于大的残余分流必须考虑再次手术。

(单继平)

第十五节 右心室双出口
Section 15

一、概 述

右心室双流出道(double outlet right ventricle,DORV)简称右心室双出口,是一种少见的、复杂的、心室—动脉连接关系异常的先天性心血管畸形。其病理解剖学特征是主动脉和肺动脉均完全或主要起源于形态右心室。其形态学表现变异甚多,从室间隔缺损(VSD)合并主动脉骑跨,到大动脉转位(TGA)合并 VSD 等。典型的 DORV 有 3 个特征:①主动脉和肺动脉均起源于右心室;②室间隔缺损为左心室的唯一出口;③有主动脉瓣下圆锥存在,主动脉瓣和二尖瓣间有肌肉组织分割,没有纤维连接。Lev 等提出 DORV 的广泛定义为一个大动脉全部和另一个大动脉的大部分或完全起源于右心室,半月瓣和房室瓣之间的纤维连接可有可无。许多学者将 90% 以上主动脉起源于右心室的法洛四联症和小于 90% 肺动脉起源于左心室的 Taussig-Bing 畸形归于 DORV,如果肺动脉超过 90% 以上是发自左心室,则划入 TGA 合并 VSD 的一种亚型。

DORV 的临床发生率约占先天性心脏病的 0.75%,先天性心脏病尸体解剖时发现有 2.7%～3.7%,占先天性心脏病病手术总数的 1%～2%,男、女性别发生比为(2～3):1。DORV 患儿自然发展过程因不同病变类型而不尽相同,同时也受合并畸形不同的影响。Kirklin 等首先对一例 DORV 患儿成功进行心室内修补术。DORV 分类各异,情况复杂,各种文献报道各组的手术结果悬殊甚大。影响手术结果的因素仍然是病变的类型、手术方法的选择、肺血管病变的程度以及手术技巧等问题。过去手术死亡率高达 27%～39%,近年来,随着对病理解刻和病理生理学的深入研究、手术技巧的日益提高、围手术期处理的改善,手术成功率逐渐提高。中长期术后随访中发现主动脉下和双动脉下室间隔缺损型的 DORV,心室内隧道修补的远期效果满意。而远离两大动脉开口型和房室通道型缺损的手术效果欠佳,再手术的发生率高。

二、病理解剖

由于圆锥部发育异常,肺动脉下、主动脉下圆锥不同程度的吸收,以及两大动脉之间不同的位置关系,形成病理解刻学上的许多变异。因此,在命名上也存较多争议。不同解剖亚型的结构差异决定不同手术方式,精确的解剖学诊断有助于决定手术的方式和方法。因此,Sakatt 和 Lecompte 等认为对这类心室—动脉连接异常的心脏畸形,手术前解剖学的诊断定义比分类和命名更为重要。

右心室双出口大部分均有较大的室间隔缺损作为左心室的唯一出口,通常是非限制性的(直径相当于或大于主动脉瓣环),有 10% 病例的室间隔缺损是限制性的,极少数没有心室间的交通。当没有室间隔缺损的时候,通常伴有二尖瓣和左心室发育不良,并且有一个房间隔缺损作为左向右分流的唯一通道。

(一)VSD 与大动脉之间的关系

VSD 与大动脉之间的关系往往是决定采用何种手术方式的关键。因此,DORV 中的 VSD 的位置通常采用与大血管位置关系的术语来描述。按照缺损的位置可分为四种:主动脉瓣下 VSD、肺动脉瓣下 VSD、双动脉瓣下 VSD(在两大动脉开口下方)和与大动脉非关联 VSD(远离两大动脉,与两大动脉开无关)。

1.主动脉下室间隔缺损

约有 50% 的 DORV 是这种类型,是最常见的一种类型。其心房—心室关系一致,主动脉和肺动脉常并列,主动脉大部分位于肺动脉的右侧或右前方。VSD 位于主动脉瓣下或主动脉圆锥的下方,并与主动脉瓣有一定的距离,其距离取决于主动脉下圆锥的存在和长度。当有主动脉下圆锥存在时,主动脉瓣环和二尖瓣之间为肌肉组织分隔而无纤维连接。如主动脉圆锥被吸收,则存在主动脉瓣环与二尖前瓣间的纤维连续,这时主动脉左冠瓣或二尖瓣前瓣实际形成了 VSD 的后上边界。有的 VSD 位于膜周部周围,或在三尖瓣隔瓣和前瓣交界处与三尖瓣环相连,在 VSD 后下方边缘有二尖瓣—三尖瓣连续,偶有肌性组织边缘将 VSD 的后边界与三尖瓣基底部分隔开。部分 DORV 合并主动脉左侧移位时,VSD 常位于肌性室间隔更靠前靠上的位置。VSD 的上缘通常是主动脉瓣,室上嵴的上、下肢形成下缘和后缘,这与 Taussig-Bing 畸形非常相似。

2.肺动脉瓣下室间隔缺损(Taussig-Bing)

约有 30% 的 DORV 是这种类型。其心房—心室关系一致,主动脉在肺动脉的右侧或右前方,主动脉瓣和肺动脉瓣并列在相同的高度。这类 VSD 通常是非限制性的,位于肺动脉前下方,包绕在室上嵴的前后肢之间,常有圆锥部肌肉组织分开。存在肺动脉圆锥时,圆锥构成 VSD 的上缘。VSD 与肺动脉瓣的距离因肺动脉圆锥长度而不同。无肺动脉圆锥时,肺动脉与二尖瓣存在纤维连续,肺动脉不同程度地骑跨在 VSD 上,形成 VSD 的上缘。这种类型的畸形常合并有主动脉缩窄,其原因可能是肥大的漏斗隔和壁束引起主动脉下不同程度的梗阻所致。

Van Praagh 将其解剖学定义为主动脉直接在肺动脉的前面、左前或右前方;主动脉和肺动脉下圆锥将半月瓣和房室瓣分开,两个半月瓣并列在相同的高度;有一个大的肺动脉下 VSD,在壁束和肌性室间隔上方;VSD 被肺动脉下圆锥游离缘分隔而不与肺动脉瓣环连接;主动脉完全起源于右心室,肺动脉瓣骑跨于 VSD,但不骑跨左心室腔。只有当肺动脉圆锥完全起自左心室者才列为大动脉转位。

3.双动脉瓣下室间隔抉损

约有 10% 的 DORV 有双动脉下 VSD。因为漏斗隔发育不全或缺如,主动脉和肺动脉常相互邻近,主、肺动脉开口并列,主动脉在稍前方。VSD 通常较大,位于室间隔前部的室上嵴分叉处,正位于主、肺动脉瓣开口的下方。半月瓣形成 VSD 的上缘,室上嵴的前后分叉形成 VSD 的前、下和后缘。两大动脉不同程度地骑跨在室间隔上,常难以区分大动脉到底起自哪个心室,有学者因此称其为双心室双出口。无冠瓣叶位于右或右前方,在有主动脉瓣—二尖瓣纤维连接时,二尖瓣多与无冠瓣连接。

4.与大动脉非关联空间隔缺损

10%~20% 的 DORV 患儿属于这种类型。VSD 位于圆锥之下,远离主、肺动脉瓣,不被室上嵴前后肢所包绕,在三尖瓣隔瓣下为房室通道型或位于小梁心室间隔的流出道隔上。部分 VSD 较小,有时可以严重限制左心室血液的排出。

(二)心房和心室的位置关系

在 DORV 的患儿当中,大部分是房室连接一致,约有 11% 是不一致的。同时少数也可以存在心房正位、心房反位和左/右心房异构。房室关系不一致的 DORV 常伴有肺动脉狭窄和右位心,主动脉多在肺动脉之前及左侧,部分在肺动脉之前侧或直接在前方,VSD 多在肺动脉瓣下,少数在主动脉瓣下。

(三)两大动脉的关系

DORV 两大动脉的位置关系有 3 种:①正常的大动脉关系,即主动脉在肺动脉的右后方,大动脉在离开心脏时相互旋绕。大多数 DORV 患儿是这种类型。②主动脉在肺动脉的右侧,常呈侧侧位,两大动脉相互平行,没有相互旋绕。③主动脉在肺动脉的左前方,两大动脉平行并置,该类型最为少见。

(四)合并心脏畸形

DORV 常伴有其他的心脏畸形,这些畸形会对外科手术的实施产生不同的影响。Lev、Kirklin 等从外科治疗的观点上对此进行了分类见表 21-1。

与法洛四联症相似,DORV 可以合并不同程度的右心室流出道梗阻,多合并主动脉瓣下火双动脉瓣下室间隔缺损的 DORV。这种右心室流出道梗阻常位于漏斗部,也可以是单纯瓣膜型,而在肺动脉瓣下室间隔缺损的 DORV 患儿中常合并有主动脉瓣下狭窄,其原因可能是由左心室流出道发育不良、房室瓣组织或肥大的肌束等引起的。

随着外科手术的进一步提高，人们对 DORV 患儿的冠状动脉的畸形也越来越重视。研究发现，DORV 患儿中有 30% 存在冠状动脉畸形，部分 DORV 患儿的左前降支起自右冠状动脉，并在肺动脉前横跨右心室流出道，这增加了外科医生的手术难度。

表 21-1　右心室双出口的外科分类

Ⅰ 单纯型右心室双出口	Ⅱ 复杂型右心室双出口
一般的室间隔缺损（主动脉口下、两大动脉下）	合并房室瓣异常
无肺动脉狭窄	二尖瓣闭锁或狭窄
合并肺动脉狭窄	共同房室管畸形
异常的室间隔缺损	完全肺静脉异位连接
限制性室间隔缺损	主动脉狭窄或发育不全
肺动脉下室间隔缺损（Taussig-Bing）	其他
远离两大动脉开口型室间隔缺损	

三、病理生理

由于 DORV 是一种介乎法洛四联症和大动脉转位之间的先天性心脏畸形，因此其病理生理表现也和这两种先天畸形有相似之处。由于室间隔缺损是左心室的唯一出口，所以左向右分流是必然存在的，而且左心室出口的通畅与否取决于 VSD 的大小。患儿临床上有无发绀决定于主动脉口和室间隔缺损的关系。

主动脉瓣下 VSD 型以 DORV 的血流动力学主要表现是左向右分流。随着肺循环血流量的增加、病程的长短不同以及是否合并右心室流出道或肺动脉狭窄，而产生不同程度的肺动脉高压和肺血管的病变。如果右心室流出道或肺动脉梗阻严重，肺血量明显减少，右心室压力明显增高，可以发生持续的右向左分流，从而在病程的早期即出现严重的发绀。

对于肺动脉瓣下 VSD 型的 DORV，其表现与大动脉转位相似。由于氧合血通过室间隔缺损优先流入肺动脉，肺动脉的血氧高于主动脉。体循环血氧饱和度取决于体、肺循环间血液混合的程度，因此，患儿在婴儿早期就表现出发绀和充血性心力衰竭。该类型并发梗阻型肺动脉高压也较主动脉瓣下 VSD 型为早，可能是由于左心室血流直接冲击肺动脉所致。如果患儿伴有主动脉下狭窄或主动脉缩窄时，体循环血流量减少，会进一步增加肺循环血流量，从而更早地出现肺动脉高压和肺血管病变。伴有肺动脉狭窄的，则因肺循环血流量的减少而使发绀加重。

四、临床表现与诊断

不同类型的 DORV 患儿临床表现亦不同。不伴其他心脏畸形的 DORV 患儿与大室间隔缺损相同，一般无明显发绀，表现为喂养困难、气促、发育差、反复呼吸道感染和充血性心力衰竭等，心脏听诊可闻及胸骨左缘 3～4 肋间 3 级以上粗糙的全收缩期杂音，肺动脉瓣区第二心音亢进。伴有肺动脉狭窄的 DORV 与法洛四联症相似，表现为发绀、发育不良、杵状指、低氧血症、蹲踞等，以及胸骨左缘 3～4 肋骨间 3 级以上收缩期杂音、肺动脉瓣区第二心音减弱。而肺动脉瓣下室间隔缺损的 DORV 则与大动脉转位并室间隔缺损相似，出生早期即出现发绀、反复呼吸道感染和充血性心力衰竭等，病情较严重。

X线胸片显示因解剖类型而异,无肺动脉狭窄者,示肺血增多,心影增大,以右心室为主;有肺动脉狭窄者,则肺血减少,心影稍增大。心电图检查示电轴右偏,右心室肥大。超声心动图检查具有重要的诊断价值,可显示主动脉和肺动脉的位置关系,室间隔缺损的大小、数目及位置,有无肺动脉狭窄及其他心内畸形等。心导管检查可进一步明确诊断,因其是有创检查,具有一定的风险和并发症,可根据患儿具体病情需要而选择,目前多采用高速螺旋CT检查来代替大部分心导管检查。

五、主要手术方式

由于DORV病变较为复杂,针对各类型病理解剖的不同,手术方法也多种多样。因此,应根据每个病例病变的特点,设计合理的个体化手术方案。如单纯主动脉瓣下或双动脉瓣下VSD型DORV,多在2岁内发生严重的肺血管病变。因此,应在婴儿早期接受根治性手术,延迟外科治疗会增加死亡的危险性。合并有肺动脉狭窄的,如果冠状动脉解剖正常,通常在出生6个月后实施手术。如果患儿情况不好,可先行体—肺动脉分流手术,以增加肺部血流,改善缺氧症状后再实施根治手术。肺动脉瓣下VSD型DORV,由于大多数没有肺动脉狭窄,容易早期发生严重的肺血管病变和心力衰竭,自然预后不佳。如果临床缺氧症状显著,可以在心导管检查的同时行球囊房间隔造口术,改善血氧情况,并且在1岁以内应尽早手术治疗。

目前常用的方法有以下几种:

(一)心室内隧道修补术

适用于主动脉瓣下或双动脉瓣下VSD型DORV。

此法采用补片法连接室间隔缺损与主动脉开口。内隧道补片的材料可采用自体心包片、涤纶补片和人造血管等。补片长轴的长度取决于主动脉右位的程度。补片隆起部分形成内隧道的前2/3,隧道的后1/3为心脏组织,以保持生长能力。术中应注意VSD的大小及其与主动脉的位置关系。如果VSD直径小于主动脉瓣,可扩大VSD,尽量使其大小达到主动脉瓣环的大小。在扩大VSD的同时,注意不要损伤二尖瓣及其腱索,不要损伤心室前壁和冠状动脉左前降支,或造成心室穿孔。同时,要切除右心室肥厚梗阻的肌束,常需部分切除漏斗隔,以使VSD与主动脉之间的内隧道通畅。有时内隧道可能造成右心室流出道梗阻,多数患儿需要行流出道扩大补片以扩大右心室流出道。

如果合并肺动脉狭窄,需切除部分肥厚的隔束和壁束,切除引起梗阻的圆锥隔,再行内隧道连接VSD和主动脉口,并同时行右心室流出道扩大成形术。如果肺动脉瓣环发育不良、瓣环狭窄或闭锁,则必须实施跨环补片,以免右心室流出道狭窄。手术应注意右心室流出道切口的长度,以免术后出现右心室功能障碍。对于合并冠脉畸形、肺血管明显病变、体—肺动脉分流大的患儿,可以考虑使用带瓣心外管道解除右心室流出道梗阻。

(二)内隧道关闭VSD和动脉调转术

适用于肺动脉瓣下VSD型DORV。

此法是目前治疗肺动脉瓣下VSD型DORV最常用的方法,可以用于治疗任何动脉位置的Taussig-Bing畸形的患儿。先做VSD修补,引导左心室的血液流入肺动脉,使之成为完全的大动脉转位,然后再行大动脉调转及冠状动脉移位。术中要注意冠状动脉移植点的位置。防止冠状动脉发生扭曲成角或过度牵拉造成冠脉缺血,引起心肌缺血和心率失常。

(三)补片内隧道连接VSD与肺动脉,并行心房调转术(Mustard或Senning术)

适用于肺动脉瓣下VSD型DORV。

此法手术过程较复杂，先用补片修补 VSD 使左心室血流进入肺动脉，再行心房内障板引导腔静脉血经二尖瓣进入左心室到肺动脉，而肺静脉血经三尖瓣进入右心室到主动脉，形成生理性循环。该手术术后晚期并发症较多，常见有严重的心律失常和肺静脉回路梗阻等，现已较少应用。

（四）Damus-Kaye-Stansel 手术

适合于合并圆锥肌肉肥厚、严重主动脉瓣下狭窄的 DORV 患儿。

手术方法采用内隧道连接 VSD 到肺动脉，吻合肺动脉近心端于主动脉侧壁，并关闭主动脉瓣，再用心外带瓣管道连接右心室与肺动脉远心端。手术后血流的途径是：左心室血液→VSD→肺动脉→主动脉→体循环，右心室血液→心外带瓣管道→肺动脉远心端→肺循环。该手术重建了心室与动脉连接的一致性，不影响冠状动脉的位置。但由于需使用心外带瓣管道，对远期效果有一定的影响，临床应用受到一定的限制。

（五）全腔静脉-肺动脉连接手术

适用于矫治伴有房室瓣异常、心室发育不良型的 DORV。

此法使用 Gore-Tex 血管作外道建立上、下腔静脉引流入肺动脉的通路，切断肺动脉，并闭合近心端，将上腔静脉与入口上方 1cm 处切断，闭合近心端，远端与右肺动脉吻合，横断下腔静脉，闭合近心端，用长 20～22mm 的 Gore-Tex 人工血管行下腔静脉远心端与右肺动脉连接，使腔静脉血进入肺循环氧合后经心室进入体循环。术毕要常规测量肺动脉压。由于腔静脉血是在低压下进入肺循环，因此，只适用于有肺动脉狭窄、肺循环压力和阻力低者，对于有肺动脉高压的患儿是不适用的。另外，对于与大动脉非关联 VSD 型 DORV 者和 SDL 型亦可选用此手术。

（六）Lecompte（REV）心室内修复手术

适用于不能做心室内隧道手术的心室动脉连接不一致的患儿，以及因肺动脉狭窄（左心室流出道）而无法行心内隧道关闭 VSD 到肺动脉和动脉调转术的患儿。

REV 手术与动脉调转术相似。首先在右心室下部行垂直于右心室的切口并向上延伸至靠近主动脉瓣。在主动脉瓣交界上数毫米处、靠近肺动脉瓣交界处横断两大动脉。用补片法建立 VSD 到主动脉的内隧道。重建横断的主动脉。垂直切开肺动脉前壁，将肺动脉后缘连接右心室切口上段，用心包补片扩大肺动脉，关闭右心室切口下段和肺动脉前部。关闭原肺动脉瓣口。在 REV 手术中，三尖瓣—肺动脉瓣的距离对决定 VSD 补片的位置尤为重要。如果距离大于主动脉瓣直径，则可以在肺动脉瓣后方成功建立内隧道；如果距离极短，则肺动脉开口将被隔入左心室；如果距离小于主动脉瓣直径，倘若在肺动脉瓣开口的后方建立隧道，容易引起主动脉下狭窄，所以必须将肺动脉瓣留在隧道的左心室面。

由于 REV 手术会引起肺动脉反流，所以仅限于术前那些肺动脉狭窄并且肺动脉压力低的患儿。当主、肺动脉侧侧位或主动脉稍微在肺动脉前方时，没有必要做这个手术。

（七）左心室至主动脉心外带瓣管道

适合于大动脉非关联 VSD 型 DORV 和合并有升主动脉及其弓部发育不全者。

VSD 用补片修补，自左心室用一带瓣管道连接主动脉。由于左心室压力高，致动脉瓣不能开放，右心室血流只能进入肺动脉。此手术现已很少应用。由于该法近远期效果均不理想，近年来有作者提出采用双动脉圆锥调转术进行外科治疗的探索。

（八）室间隔修补合并带瓣心外管道矫治术

适用于房室关系不一致的 DORV（SLD、IDD、SLL、IDL）。

心室切口位于形态上的左心室，闭合 VSD 使主动脉引流体循环血流。切断肺动脉主干，缝合近心端，用带瓣心外管道连接肺动脉远端与左心室切口，引流体循环静脉血进入肺动脉。

六、术后监护

DORV 患儿术后除常规的心脏术后监护外,应特别注意其并发症的发生,并及时给予对症处理。

(一)低心排血量综合征

该并发症的发生原因是多方面的,主要是选择手术方法不当或心内畸形矫治不完善、术后血流动力学矫治不满意,其次是术中心肌保护不良、心肌缺血时间长等。

当术后出现血流动力学不稳定时,应首先进行床边超声心动图检查,了解手术矫治情况,如左、右心室流出道是否有梗阻、房室瓣功能、是否有残余分流、心室功能等。如存在有外科畸形矫治不完善,应立即再次手术治疗。如无外科情况,应加强强心、利尿治疗,控制液体的输入速度,以及给予营养心肌等支持治疗。强心药物可以根据患儿的不同情况选择多巴胺、多巴酚丁胺、米力农等,也可以使用肾上腺素、去甲肾上腺素等收缩血管药物。但要注意使用的剂量,注意观察末梢循环、尿量变化情况,在血流动力学稳定的情况下,适当加用舒血管药物以防止肾血管过度收缩而引起急性肾功能不全。

(二)心律失常

由于 DORV 患儿病理解剖各不相同,传导束走行也各不一样,因此,心律失常是术后常见的并发症之一。根据所选择手术方式不同,对传导束的影响也不同。其中以行心房内调转术的患儿术后出现心律失常最为多见。常见的有阵发性室上性心动过速、房室传导阻滞、室性心动过速等。随着手术技巧、对传导束解剖位置认识的提高,术后心律失常的发生率会有所下降。

当出现阵发性室上性心动过速时,应及早处理,以防心功能随时间推移进一步受损。常用药物可以选择首先用毛花苷丙静脉注射转律,如果效果不佳,可以选择胺碘酮(可达龙)静脉注射,负荷量为 3mg/kg,维持量为 1mg/(kg·h)。使用过程中要注意注射速度不能过快,以防血压下降。也可以使用腺苷、β受体阻滞剂等,但选择这类药物时要注意其负性肌力作用,有引起心搏骤停的可能性,在使用过程中必须严密监护,做好充分的抢救措施。一般不选用普罗帕酮、维拉帕米等药物转律,容易引起心搏骤停。

三度房室传导阻滞,在房室顺序不一致的 DORV 患儿中的发生率较高,也与外科医生处理室间隔缺损的方法有关。一般在心脏复跳后即可出现。如果是由于心内操作引起窦房结和传导束水肿的,多可以恢复。治疗上可以使用糖皮质激素、加强利尿、使用白蛋白等治疗措施来消除水肿。在心律恢复前使用临时心外膜起搏器。如果是手术操作损伤或切断传导束的,一般不能恢复,需要安置永久起搏器。出现室性心动过速者,可以选用利多卡因、胺碘酮等转律。如是顽固性的室性心动过速者,可使用同步电复律。转律后,要使用利多卡因或胺碘酮静脉维持一段时间,防止再发。

(三)肺动脉高压

术前有肺动脉高压的患儿,随着手术矫治完全,术后肺动脉压可以降至正常。但有部分患儿由于肺血管病变较重,仍存在有不同程度的肺动脉高压。所以术后有条件的,可以给予 NO(10～20ppm) 持续吸入治疗,以降低肺动脉压力。也可以选用前列腺素 E1 或硝普钠等其他舒血管药物治疗。脱离呼吸机者,可以给予卡托普利、西地那非等口服药。目前有研究发现,5-磷酸二酯酶抑制剂可以明显降低肺动脉压力,并有改善心功能的作用,是一种新型的治疗肺动脉高压的药物。

(四)残余室间隔分流

术后残余室间隔分流可以造成右心衰竭,甚至死亡。如果术后 X 线胸片提示肺血多、肺渗出明显,术后不能脱离呼吸机者,要高度怀疑是否存在残余室间隔分流。可行床边超声心动图检查进一步确诊。如果肺循环血流量/体循环血流量＞1.5时,需要再行手术修补。

(五)左或右心室流出道梗阻

由于心室内隧道占据了心腔内较大的空间,所以容易引起右心室流出道梗阻。晚期主动脉瓣下梗阻,如果压力阶差＞50mmHg,常需再次手术切除主动脉瓣下圆锥肥厚的肌肉。

(单继平)

参考文献

[1] 单若冰. 儿童保健与儿科常见疾病诊治. 北京: 人民军医出版社, 2007.
[2] 王一彪. 儿科常见病诊疗思维. 北京: 人民军医出版社, 2008.
[3] 阴怀清. 儿科规范化诊疗. 武汉: 华中科技大学出版社, 2009.
[4] 肖达民, 孙升云. 儿科病. 北京: 人民卫生出版社, 2006.
[5] 吴希如, 李万镇. 儿科实习医师手册. 北京: 人民卫生出版社, 2006.
[6] 尹伟. 儿科疾病诊断与治疗. 天津: 天津科学技术出版社, 2010.
[7] 李仲智, 申昆玲. 儿科临床操作手册. 北京: 人民卫生出版社, 2010.
[8] 金荣华. 西医儿科学. 北京: 人民卫生出版社, 2010.
[9] 申昆玲. 儿科学. 北京: 高等教育出版社, 2009.
[10] 于天源. 儿科临床诊疗纲要. 北京: 人民军医出版社, 2009.
[11] 吴景才, 张乐元. 儿科疾病诊断治疗常规. 北京: 中国科学技术出版社, 2009.
[12] 陈兰举. 儿科学. 合肥: 中国科学技术大学出版社, 2010.
[13] 于洁. 儿科学. 北京: 人民卫生出版社, 2009.
[14] 赵祥文. 儿科急诊医学. 北京: 人民卫生出版社, 2010.
[15] 马沛然. 儿科治疗学. 北京: 人民卫生出版社, 2010.